内容简介

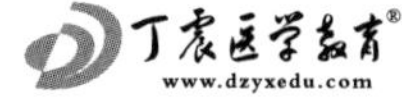

本书是丁震主管护师急救包系列图书之一，精选模拟试卷6套，共2400题。每套卷分为第1科基础知识，第2科相关专业知识，第3科专业知识和第4科专业实践能力。每个科目的题型构成与比例与最新考试一致。解析部分是对2400题的全解析，即每道试题均作解析，且对有干扰价值的选项作逐项解析。2024年增加了中医护理的试题。考试前大量综合刷题往往是通过考试的优选途径，丁震版综合刷题卷题量大，“主管护师外科亚专业6＋4刷题两本套”，共10套卷4000题，可供参加全国卫生专业技术资格考试外科护理学（中级）专业的考生使用。

丁震医学教育®　护理考试丛书

www.dzyxedu.com

丁震主管护师急救包®

外科护理学（中级）

模拟6套卷全解析

丁　震　编著

山东城市出版传媒集团·济南出版社

图书在版编目（CIP）数据

外科护理学（中级）模拟6套卷全解析 / 丁震编著
.—济南：济南出版社，2023.12（2024.1 重印）
（丁震主管护师急救包）
ISBN 978-7-5488-5963-5

Ⅰ.①外… Ⅱ.①丁… Ⅲ.①外科学—护理学—资格
考试—题解 Ⅳ.① R473.6-44

中国国家版本馆 CIP 数据核字 (2023) 第 223962 号

丁震主管护师急救包　外科护理学（中级）模拟 6 套卷全解析
DING ZHEN ZHUGUAN HUSHI JIJIUBAO　WAIKE HULIXUE (ZHONGJI) MONI 6 TAO JUAN QUANJIEXI
丁震 / 编著

出版人　田俊林
责任编辑　李　哲
装帧设计　舜思教育

出版发行　济南出版社
地　　址　济南市市中区二环南路 1 号（250002）
总编室　（0531）86131715
印　　刷　三河市中晟雅豪印务有限公司
版　　次　2023 年 12 月第 1 版
印　　次　2024 年 1 月第 2 次印刷
成品尺寸　210mm × 285mm　16 开
印　　张　23
字　　数　880 千
定　　价　88.00 元

前　言

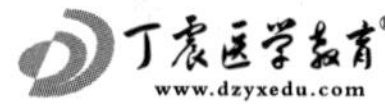

全国卫生专业技术资格（初、中级）以考代评工作从2001年开始正式实施，参加并通过考试是用人单位评聘相应技术职称的必要依据。2011年，原初级护士专业考试并轨、独立为全国护士执业资格考试。自2024年起，取消中医护理学（师）和中医护理学（中级）2个专业，将中医护理学并入护理学专业，在护理学专业考试中增加中医内容；另外取消了结核病学、职业病学、计划生育和职业卫生4个专业。目前，全国卫生专业技术资格（初、中级）考试共设113个专业，涵盖护理、临床医学、药学、检验、影像、康复、口腔、预防医学、中医药等学科领域。

全国卫生专业技术资格（初、中级）考试采用4个科目的考试形式，4个科目分别为第1科基础知识、第2科相关专业知识、第3科专业知识、第4科专业实践能力。每个科目有100个得分点，满分100分，60分即通过该科目。科目成绩实行2年有效的滚动管理办法，考生须在连续的2个考试年度内通过同一专业的所有4个考试科目，方为所报考专业成绩合格。各专业考试涉及知识范围广，有一定难度，考生对应考复习资料的需求较强烈。

目前，除护理学（师）专业仍为纸笔答题外，其余的112个考试专业均采用人机对话方式。采用人机对话考试后，每个考试科目的考试时间由原纸笔方式的120分钟减少至90分钟，完整的一个专业考试时间也由原纸笔方式的2天变为1天，即采用人机对话方式考试的4个科目分别在上午和下午各完成2个科目。

全国卫生专业技术资格（初、中级）考试共分为A1/A2、B1、A3/A4和案例分析题4类题型（已取消X型多选题），案例分析题只出现在临床医学专业的第4科。人机对话考试根据报考专业和科目的不同，每个科目会按上述4类题型划分为不同的模块，每个模块答题结束须提交方可进入下一个模块的答题，已提交的模块不可再回退修改答案；A3/A4和案例分析题的每道题或每个提问也只能向前点击，不可回退修改。A1/A2和B1两类题型在该模块未提交时可回退修改。

护理学（中级）考试也称为主管护师考试，分为主专业（专业代码368）以及内科（专业代码369）、外科（专业代码370）、妇产科（专业代码371）、儿科（专业代码372）和社区（专业代码373）亚专业，共6个专业。

主专业因考生人数较多，每年通常分为多个批次（3或4批）考试，亚专业均为1个批次，具体考试批次及时间以当年国家卫生健康委人才交流服务中心发布的官方通知为准。分多个批次的主专业考试，各批次的命题均不相同。

主专业和各亚专业的考试范围相互交叉、关系复杂，根据我们汇总的考生提问发现，如果没有针对性的复习参考书和培训课程，绝大多数考生分不清楚自己所报考主专业或亚专业的复习范围，以至于花费大量精力，却做了很多无用功。为此，考生在报考前务必对自己报考专业的考查范围做到心中有数。

首先，要明确第1、第2这2个科目为主专业和亚专业共用。内科、外科、妇产科、儿科和社区这5个亚专业根据当年考试时间安排，第1、第2这2个科目与同时间考试的主专业使用相同的试卷。第2科的考试范围非常清晰，是护理健康教育学、医院感染护理学、护理管理学这 3 章的内容。但需要特别强调的是，第 1 科的考试范围是内科、外科、妇产科和儿科这 4 个临床学科全部疾病的相应内容，比如，内科亚专业的考生，第 1 科并不只考内科，还要考外科、妇产科和儿科，如果仅仅复习内科，将会差之甚远。

其次，要明确社区护理学仅是报考社区亚专业才会考的内容，报考主专业以及内科、外科、妇产科和儿科这 4 个亚专业的考生都不需要复习社区护理学的内容。

再次，要明确主、亚专业第 3、第 4 这 2 个科目的考试范围。内科、外科、妇产科、儿科和社区这 5 个亚专业分别只考各自对应学科的全部内容。比如，内科亚专业，第 3、第 4 科只考内科，不考外科、妇产科和儿科；社区亚专业只考社区护理学。而主专业第 3、第 4 科包含了内科、外科、妇产科和儿科这 4 个学科的内容，但是要注意，并不是这 4 个学科的全部内容，而仅仅是考试大纲中标“*”的疾病或内容。

此外，还需要特别强调，主管护师考试只有第 2 科的考试范围非常清晰，第 1、第 3、第 4 这 3 个科目除涉及主、亚专业复杂的学科和疾病复习范围划分之外，还涉及疾病的病因与发病机制、解剖生理、病理、病理生理、临床表现、辅助检查、治疗要点和护理措施（我称以上内容为“大纲要点”）等命题范围区分。

第 1、第 3、第 4 科的大纲要点考查规则非常复杂，对一次考试同时报考这 3 个科目的考生来讲，全部复习即可，对每个科目的大纲要点范围可以不作区分，这个问题并不重要；但对于需要在这 3 个科目中只选取其中的 1 或 2 个科目报考的考生来讲，就应该把这 3 个科目所对应的大纲要点范围区分清楚，否则会做很多无用功。虽然考试大纲对这 3 个科目的大纲要点范围有具体要求，但在考试大纲中的标记琐碎、复杂，并且实际考试命题与考试大纲并不完全相符，甚至有些方面相差巨大，即便完全按考试大纲复习，也难免“掉坑”，这成为导致主管护师考试未通过的重要因素。尤其对于单科补考的考生，补考失利就意味着第 3 年需要全部重新报考。

以上考试规则非常复杂，把不同考试专业的不同考试科目从学科、疾病及大纲要点之间复杂的命题范围关系区分清楚，是一件非常困难的事，所以很多考生只会捧着一本厚厚的考试指导教材，不作区分、全书复习，虽精神可嘉，但复习效率非常低。

为了很好地解决不同专业考生分科目应考的难题，最佳的方法不是告诉考生每个专业各个科目的复习范围，而是直接向考生提供各专业、各单科的图书或课程。所以，我早在任人民军医出版社考试中心主任时期，就策划编写了主专业单科复习应考的图书，此后的十几年，不断修订并增加了内科、外科亚专业的相应科目，形成了“丁震单科考点背诵及强化 1000 题丛书”。该系列图书以试题为主，每本图书包含单科试卷 10 套，共 1000 题；同时总结了需要强化背诵的重点考试内容，以表格归纳为主。本丛书特别适合单科补考的考生，也适用于偏好拆分成单科复习的考生。

应试指导教材对复习备考必不可少，尤其对于基础相对薄弱的考生，有助于建立系统的知识体系，把握更多考试细节。丁震版应试指导教材以历年考试命题为依据，对历年常考的重点内容编写得非常详细，而对不常考的内容则一笔带过，并舍去了主专业及内科、外科、妇产科、儿科 5 个专业都不会考的社区护理学，大大压缩了教材篇幅，减轻了考生的备考复习压力。

考试前大量综合刷题更是必不可少，丁震版综合刷题卷题量大，且区分了主、亚专业。主专业有《护理学（中级）模拟 6 套卷全解析》《护理学（中级）预测 5 套卷全解析》《护理学（中级）冲刺 4 套卷全解析》3 种试卷（简称“主专业 6 ＋ 5 ＋ 4 刷题三本套”），共 15 套卷 6000 题；内科亚专业有“模拟 6 套卷”，共 2400 题；外科亚专业有“模拟 6 套卷”和“冲刺 4 套卷”两本套，共有 10 套卷 4000 题。

2024 年，新增了两本图书。一本是《护理学（中级）历年真题考点解读 5 套卷》，这本书是我们根据近两年多批考试原创的全真试卷和解析，体现了近年考试命题微妙的变化，参考价值特别高。另一本是《护理学（中级）札记》，这是一本图表化的记忆手册，以表格总结归纳历年考试的高频知识点，以流程图和思维导图梳理重点疾病的知识逻辑，并配套近 20 节重点难点疾病的精品课程。

由于主管护师考试难度大，对于复习应考较吃力或想尽快通过考试的考生，培训课程可以大幅度降低复习备考难度。课程充分体现了我和我的讲师团队对主管护师考试教学的专业研究成果，对考生顺利通过考试将大有裨益，且可以大幅降低复习的时间成本。

丁震主管护师“单科预测课”和“单科押题课”于 2019 年首次以直播形式推出，此后课件经过不断修订完善，试题和考点覆盖更广；2023 年起已全部转变为线上录播课的形式，既有以讲题为主的“单科预测课”“单科押题课”“历年题讲解课”“病例分析专项课”，也有以讲知识点为主的“核心考点课”等。“单科预测课”“单科押题课”是主干课程，以“点线学习法”的思路展开讲解，重在类似知识点的分类和归纳。在讲解中对知识点的扩展是课程的最大特色，特别有助于考生深刻理解每道题和每个知识点，融会贯通，举一反三。

2024 年，我们还将增加高端班型，其对考生最大的价值是用最少的精力通过考试。课程中增加了近两年考试新题，主要课程均为全新录制，针对性更强，押中率更高。

在图书编写和课程制作过程中，我和我的团队始终坚持两个基本原则：一是内容原创原则；二是及时修订原则，每年增补新的知识总结和新试题。只有不断努力，才能出精品。

由于编写和出版的时间紧、任务重，书中不足之处，请考生批评指正。

丁震

2023 年 9 月于北京

目 录

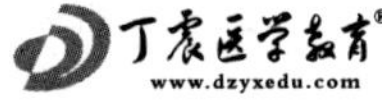

模拟试卷一

基础知识

一、单选题（每题 1 个得分点）：以下每道试题有 5 个备选答案，请从中选择 1 个最佳答案。提示：本部分在答题过程中可以回退（对已作答试题可以返回检查或修改答案）。

1. 一般情况下，正常胎心率基线摆动频率
   A．≥ 3 次 / 分
   B．≥ 4 次 / 分
   C．≥ 5 次 / 分
   D．≥ 6 次 / 分
   E．≥ 7 次 / 分

2. 大量蛋白尿指 24 小时尿蛋白超过
   A．0.15g
   B．1.5g
   C．2.5g
   D．3.5g
   E．4.5g

3. 全脂奶粉按照重量比例配制成全牛奶，奶粉与水的比例是
   A．1 : 4
   B．1 : 8
   C．2 : 1
   D．3 : 1
   E．4 : 1

4. 尿的正常 pH 值为
   A．1~2
   B．2~4
   C．3~5
   D．5~7
   E．8~10

5. 滞产是指总产程超过
   A．12 小时
   B．20 小时
   C．24 小时
   D．30 小时
   E．36 小时

6. 女，28 岁。因肥胖 1 年而就诊。查体：满月脸，皮肤痤疮增多，口唇有小须，背部毳毛多见，颈背部脂肪垫肥厚，血压 150/100mmHg，疑为库欣综合征。为了进一步明确诊断，必不可少的检查是
   A．血皮质醇测定
   B．24 小时尿钾测定
   C．24 小时尿蛋白测定
   D．24 小时尿肌酸测定
   E．血醛固酮测定

7. 吉兰 - 巴雷综合征的发病高峰季节是
   A．1~2 月
   B．3~4 月
   C．5~6 月
   D．7~9 月
   E．9~12 月

8. 乳腺癌的高危人群不包括
   A．月经初潮早于 12 岁者
   B．40 岁以上未孕者
   C．初产时间晚于 35 岁者
   D．绝经期晚于 55 岁者
   E．营养不良者

9. 女，28 岁。曾接种过卡介苗。若患者未感染结核分枝杆菌，护士观察其结核菌素试验的结果，硬结直径应为
   A．＜ 5mm
   B．5~9mm，3~5 天后消失
   C．5~9mm，1 周后留有色素
   D．10~19mm，1 周后留有色素
   E．＞ 20mm

10. 男，55 岁。患肝性脑病住院，患者经治疗后神志转清，可逐步增加蛋白质饮食，但短期内蛋白质不能超过每天
    A. 70g
    B. 60g
    C. 50g
    D. 30g
    E. 20g

11. 人体的糖原储备在饥饿状态下供能的最长时间是
    A. 4 小时
    B. 6 小时
    C. 8 小时
    D. 12 小时
    E. 24 小时

12. 男，35 岁。体重 60kg，其细胞外液量约为
    A. 6000ml
    B. 9000ml
    C. 12 000ml
    D. 15 000ml
    E. 18 000ml

13. 女，25 岁。平素月经规律，现停经 42 天，阴道流血 3 天，量少。今晨起床后突然感觉下腹撕裂样疼痛，有肛门坠胀感。实验室检查：血 hCG（＋），初步考虑为异位妊娠。为迅速明确诊断，应采用较可靠的诊断方法是
    A. 妇科检查
    B. B 超检查
    C. 阴道后穹隆穿刺
    D. 诊断性刮宫
    E. 盆腔 CT 检查

14. 反映胎儿胎盘功能可通过检测孕妇尿中的
    A. 雌二醇
    B. hCG
    C. 雌三醇
    D. 孕激素
    E. 酮体

15. 鉴别急性心肌梗死和心绞痛最有意义的心电图改变是
    A. ST 段压低
    B. ST 段抬高
    C. T 波倒置
    D. T 波高尖
    E. 病理性 Q 波

16. 杆状核白细胞增多见于
    A. 细菌性肺炎
    B. 阿米巴痢疾
    C. 急性白血病
    D. 出血
    E. 伤寒

17. 坏死性小肠结肠炎大便的特点为
    A. 稀黄、泡沫多、可见豆腐渣样细块
    B. 暗绿色、海水样、有假膜排出
    C. 蛋花样、黏液少、无腥臭味
    D. 黄绿色、蛋花样、有黏液、有腥臭味
    E. 暗红色、果酱样、有腥臭味

18. 容易发生缺血性肌挛缩的骨折是
    A. 肱骨髁上骨折
    B. 尺桡骨骨折
    C. 股骨颈骨折
    D. 股骨干骨折
    E. 锁骨骨折

19. 外科休克中最常见的类型是
    A. 低血容量性和感染性
    B. 创伤性和失血性
    C. 感染性和心源性
    D. 心源性和神经源性
    E. 神经源性和过敏性

20. 毒物吸收、代谢和排泄的描述，不正确的是
    A. 毒物被吸收后进入血液
    B. 大多数毒物经代谢后毒性增加
    C. 生物碱由消化道排出
    D. 气体和易挥发的毒物在吸收后，大部分以原形经呼吸道排出
    E. 大多数毒物由肾排出

21. 腹外疝的疝内容物最常见的是
    A. 小肠
    B. 大网膜

C. 盲肠
D. 阑尾
E. 乙状结肠

22. 急性肾损伤少尿或无尿期引起患者死亡的最常见原因是
A. 水中毒
B. 代谢性酸中毒
C. 尿毒症
D. 高钾血症
E. 低钙血症

23. 幽门梗阻患者持续呕吐可造成
A. 低氯、高钾性碱中毒
B. 低钾性酸中毒
C. 低氨、高钠性碱中毒
D. 低氯、低钾性碱中毒
E. 低氯、低钾性酸中毒

24. 急性肠梗阻易导致
A. 水中毒
B. 低渗性脱水
C. 等渗性脱水
D. 高钠血症
E. 低钠血症

25. 乳房 Cooper 韧带的作用是
A. 分泌乳汁
B. 分泌激素
C. 支持、固定乳房
D. 防止乳头内陷
E. 维持乳房生理功能

26. 引起慢性萎缩性胃炎的主要病原菌是
A. 大肠埃希菌
B. 粪肠球菌
C. 幽门螺杆菌
D. 伤寒杆菌
E. 痢疾杆菌

27. 颅内压增高患者宜采取的体位是
A. 平卧位
B. 俯卧位
C. 侧卧位
D. 床头抬高 15°~30°
E. 床尾抬高 15°~30°

28. 引起成人缺铁性贫血的主要原因是
A. 骨髓造血能力下降
B. 妇女妊娠或哺乳
C. 慢性失血
D. 胃大部切除术
E. 食物中供铁不足

29. 支气管哮喘反复发作的因素是
A. 缺氧
B. 感染
C. 免疫缺陷
D. 精神紧张
E. 气道变应性炎症

30. 剧烈寒战后发生弛张热，最多见于
A. 脓毒症
B. 革兰阳性菌菌血症
C. 革兰阴性菌菌血症
D. 厌氧菌菌血症
E. 真菌性菌血症

31. 维生素作为营养素之一，其作用不包括
A. 不能提供能量
B. 构成某些辅酶成分
C. 参与和调节代谢过程
D. 维持体液渗透压
E. 维持小儿正常生长及生理功能

32. 男，19 岁。头晕、乏力、面色苍白 1 年，牙龈出血伴皮肤出血点 1 个月入院。实验室检查：血红蛋白 60g/L，白细胞 3.2×10^9/L，血小板 30×10^9/L，骨髓涂片确诊为非重型（慢性）再生障碍性贫血。对该患者进行骨髓活组织检查，典型的病理改变是
A. 造血细胞减少，非造血细胞增多
B. 骨髓增生低下，可见局灶性增多
C. 骨髓大部分被脂肪组织所代替
D. 骨髓基质水肿
E. 骨髓纤维结缔组织增生

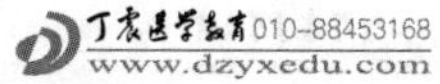

33. 风湿性疾病指的是
A. 累及关节及其周围软组织的一大类疾病
B. 过敏性疾病
C. 嗜酸性粒细胞增多的一类疾病
D. 病毒感染的一类疾病
E. 血尿酸增高的一组疾病

34. 在 3 种损伤性气胸中，开放性气胸特有的病理生理变化是
A. 伤侧胸膜腔负压消失
B. 回心血量减少
C. 伤侧肺萎陷
D. 健侧肺受压
E. 纵隔扑动

35. 外科患者最常发生的脱水是
A. 原发性脱水
B. 继发性脱水
C. 高渗性脱水
D. 低渗性脱水
E. 等渗性脱水

36. 单纯性甲状腺肿最主要的病因是
A. 甲状腺激素合成障碍
B. 甲状腺激素分泌增加
C. 甲状腺激素需要量增高
D. 碘缺乏
E. 长期服用甲状腺激素类药物

37. 有关妇科检查的准备和注意事项，叙述错误的是
A. 检查时应一人一垫
B. 检查者要态度严肃、认真
C. 男医生检查必须有女医务人员在场
D. 检查前需要导尿排空膀胱
E. 可以边检查边与患者交谈

38. 椎管内麻醉术前用苯巴比妥钠的目的是
A. 预防呕吐
B. 减少呼吸道腺体分泌
C. 降低基础代谢率
D. 减轻内脏牵引痛
E. 镇静

39. 胃壁细胞可分泌
A. 胃液
B. 碱性黏液
C. 促胃液素
D. 胃蛋白酶原
E. 盐酸和内因子

40. 急性化脓性腹膜炎最常见的病因是
A. 腹腔内空腔脏器穿孔
B. 绞窄性肠梗阻
C. 腹腔内脏器缺血
D. 腹部手术术中污染
E. 腹腔内脏器炎症扩散

41. 肾移植术后消化道出血发生的主要原因是
A. 麻醉
B. 禁食
C. 大量应用免疫抑制药
D. 大量应用糖皮质激素
E. 应用抗生素

42. 需要做造影剂过敏试验的检查不包括
A. 静脉胆道造影
B. 静脉肾盂造影
C. 胃肠钡剂造影
D. 心血管造影
E. 支气管造影

43. 艾滋病的病原体是
A. 细菌
B. 立克次体
C. 螺旋体
D. 病毒
E. 真菌

44. 国际抗癌联盟组织针对恶性肿瘤的临床分期提出 TNM 分期法，其中 N 代表
A. 原发肿瘤
B. 淋巴结
C. 远处转移
D. 血行转移
E. 种植性转移

45. 内脏痛的主要特点是
A. 刺痛

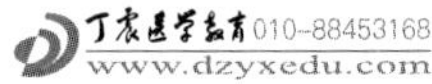

B．慢痛
C．定位不准确
D．必有牵涉痛
E．对牵拉不敏感

46. 门静脉高压症的病理变化不包括
A．脾大，脾功能亢进
B．门静脉交通支扩张
C．肝静脉淤滞引起急性大出血
D．肝功能损害，白蛋白合成障碍
E．毛细血管滤过压增高，促进腹水形成

47. 符合我国贫血诊断标准的是
A．男性血红蛋白＜150g/L，女性血红蛋白＜140g/L
B．男性血红蛋白＜140g/L，女性血红蛋白＜130g/L
C．男性血红蛋白＜130g/L，女性血红蛋白＜120g/L
D．男性血红蛋白＜120g/L，女性血红蛋白＜110g/L
E．男性血红蛋白＜110g/L，女性血红蛋白＜100g/L

48. 临床导致新生儿颅内出血最主要的原因是
A．窒息、产伤
B．脑血管先天畸形
C．脑膜炎
D．血友病
E．输注高渗液体

49. 可以用于判断双肾功能的检查是
A．尿常规
B．排泄性尿路造影
C．MRI 检查
D．B 超检查
E．血肌酐、尿素氮测定

50. 妊娠期子宫的生理变化，正确的是
A．妊娠 8 周子宫增大超出盆腔
B．妊娠足月宫腔容量可达 1000ml
C．妊娠足月子宫壁厚度为 2~3cm
D．妊娠子宫增大是由于细胞数目增加
E．妊娠晚期子宫呈不同程度的右旋

51. 属于深Ⅱ度烧伤的是
A．伤及表皮浅层，皮肤红斑，局部温度高
B．伤及真皮层，小水疱，痛觉迟钝，皮肤温度降低
C．伤及真皮层，大小不一的水疱，感觉过敏，皮肤温度增高
D．伤及皮肤全层，达到皮下、肌肉，无水疱
E．伤及表皮生发层，有水疱，疱壁较薄，含黄色液体

52. 确诊菌血症的可靠证据是
A．呼吸、脉搏增快，体温升高
B．神志淡漠、嗜睡
C．出现黄疸、皮下淤血
D．肝、脾大
E．血培养阳性

53. 妇科手术前，留置导尿管的主要目的在于
A．保持会阴清洁干燥
B．收集无菌尿标本做细菌培养
C．避免术后尿潴留
D．测定残余尿量
E．避免术中误伤膀胱

54. 男，56 岁。行全胃切除术后第 3 天，肠蠕动正常，拟行肠内营养。为防止营养液堵塞，喂养管应
A．输注营养液前后各冲管 1 次即可
B．输注营养液时每 2 小时冲管 1 次
C．输注营养液时每 4 小时冲管 1 次
D．输注营养液时每 6 小时冲管 1 次
E．输注营养液时每 8 小时冲管 1 次

55. 巡回护士和器械护士的共同职责是
A．热情接待患者并仔细核对
B．术前洗手、穿无菌手术衣
C．术前、关腹前清点器械
D．术中正确传递器械
E．术毕协助医生包扎切口

56. 水痘的病原体是
A．水痘病毒
B．水痘 - 带状疱疹病毒
C．柯萨奇病毒
D．带状疱疹病毒
E．肠道病毒

57. 单纯型肾病的主要临床表现为
A. 水肿、血尿、高血压
B. 水肿、蛋白尿、低白蛋白血症、高脂血症
C. 血小板减少、急性肾损伤、微血管溶血
D. 多饮、多尿、持续性高氯性代谢性酸中毒
E. 发作性肉眼血尿

58. 新生儿硬肿病发生低体温的主要原因是
A. 皮下脂肪较厚
B. 体表面积相对小
C. 棕色脂肪储存不足
D. 体温调节中枢发育成熟
E. 皮下脂肪组织中饱和脂肪酸少

59. 最能反映小儿营养状况的指标是
A. 身高（长）
B. 头围
C. 体重
D. 胸围
E. 皮下脂肪

60. 男，50 岁。持续性剧烈腹痛 2 小时，伴恶心、呕吐。触诊腹部有压痛、反跳痛和腹肌紧张。患者有脉搏增快、呼吸急促等表现，腹部立位 X 线检查显示膈下新月形阴影。该患者可能发生了
A. 脾破裂
B. 胃穿孔
C. 膀胱破裂
D. 肝破裂
E. 胰腺损伤

61. 婴儿暂时性反射<u>不包括</u>
A. 觅食反射
B. 吸吮反射
C. 肌腱反射
D. 拥抱反射
E. 握持反射

62. 诊断小儿肺结核的主要方法是
A. 胸部 X 线检查
B. 纤维支气管镜检查
C. 眼底镜检查
D. 淋巴结活组织检查
E. 痰涂片检查

63. 有吸气性呼吸困难的患者，可能患有的疾病是
A. 上呼吸道病变
B. 小气道梗阻
C. 肺组织病变
D. 肺气肿
E. 胸膜病变

64. 有关卵巢的描述，<u>错误</u>的是
A. 表面无腹膜
B. 性腺器官
C. 可分泌激素
D. 发育成熟后可产生卵子
E. 绝经后卵巢增大

65. 女，51 岁。胸闷、气促 2 周，胸部 X 线检查示右侧大量胸腔积液，胸膜腔穿刺抽出血性胸腔积液 800ml。进一步证实病因，最佳的检查方法是
A. 胸部 CT 检查
B. 胸部 X 线检查
C. 胸腔积液常规检查
D. 胸腔积液脱落细胞学检查
E. 肺功能检查

66. 急性胰腺炎的实验室检查结果，<u>不相符</u>的是
A. 白细胞增高
B. 血钙下降
C. 血淀粉酶增高
D. 胆红素增高
E. 血糖下降

67. 金黄色葡萄球菌感染后炎症局限的原因是该菌能产生
A. 溶血素
B. 血浆凝固酶
C. 透明质酸酶
D. 杀白细胞素
E. 链激酶

68. 出血性疾病发病机制与血小板因素<u>无关</u>的是
A. 原发性血小板增多症
B. 血友病
C. 血小板无力症
D. 脾功能亢进
E. 再生障碍性贫血

69. 男，52 岁。反复腰腿痛及间歇性跛行 10 余年，伴左侧大腿外侧放射性疼痛，行走时加重，平卧时减轻。查体：弯腰及腰椎过伸试验阳性。该患者最可能的诊断是
A．腰椎间盘突出症
B．腰椎管狭窄症
C．腰椎结核
D．腰椎肿瘤
E．马尾部肿瘤

70. 引起肝硬化的病毒性肝炎不包括
A．甲型肝炎
B．乙型肝炎
C．丙型肝炎
D．丁型肝炎
E．庚型肝炎

71. 颅内压增高引起死亡的主要原因是
A．呕吐
B．意识障碍
C．脱水
D．感染
E．脑疝

72. 支持胎膜早破诊断的检查结果不包括
A．阴道液 pH 值≥ 6.5
B．阴道液涂片镜检有羊齿状结晶
C．羊膜镜检查可直视胎先露，看不见前羊膜囊
D．超声检查显示羊水量减少
E．pH 试纸不变色

73. 经接触传染的感染是
A．疖
B．痈
C．脓性指头炎
D．气性坏疽
E．急性淋巴结炎

74. 可增强子宫对缩宫素敏感性的激素是
A．雌激素
B．孕激素
C．雄激素
D．卵泡刺激素
E．黄体生成素

75. 与原发性痛经有关的主要原因是
A．促性腺激素释放增加
B．孕激素分泌增加
C．雌激素分泌增加
D．前列腺素分泌增加
E．黄体生成素分泌增加

76. 目前认为子宫肌瘤发生最可能的相关因素是
A．晚婚、晚育
B．早婚、早育
C．多个性伴侣
D．高血压、肥胖
E．雌激素的长期刺激

77. 利尿药治疗心力衰竭的作用是
A．排钠、排水
B．增强心肌收缩力
C．增加心排血量
D．减轻水肿
E．降低动脉压

78. 急性血源性骨髓炎最常见的致病菌是
A．大肠埃希菌
B．真菌
C．肺炎链球菌
D．金黄色葡萄球菌
E．铜绿假单胞菌

79. 在我国，小儿肺炎最常见的病原体是
A．细菌
B．真菌
C．病毒
D．支原体
E．衣原体

80. 护理道德监督的方式不包括
A．舆论监督
B．制度监督
C．传统习俗
D．社会监督
E．自我监督

81. 原发性高血压的病因是
A．进食盐量过多

B. 周围血管阻力增加
C. 动脉粥样硬化
D. 在一定遗传背景下多种后天因素作用
E. 精神紧张和劳累过度

82. 软产道的组成包括
A. 子宫、宫颈、阴道、骨盆
B. 子宫下段、宫颈、阴道、骨盆
C. 子宫、子宫下段、宫颈、阴道
D. 子宫、宫颈、阴道、骨盆底软组织
E. 子宫下段、宫颈、阴道、骨盆底软组织

83. 烧伤后发生脓毒症的原因不包括
A. 皮肤屏障作用丧失
B. 组织坏死溶解
C. 缺氧
D. 白细胞功能减弱
E. 免疫功能下降

二、共用备选答案单选题（每题 1 个得分点）：以下试题中，每连续的 2~6 个试题使用相同的 5 个备选答案，请从中为每道试题选择 1 个最佳答案。每个备选答案可被选择一次、多次或不被选择。提示：本部分在答题过程中可以回退（对已作答试题可以返回检查或修改答案）。进入此部分试题后，您不能返回前面部分查看试题或修改答案。您是否进入共用备选答案单选题部分？

（84~85 题共用备选答案）

A. 产后 10 天
B. 产后 3 周
C. 产后 3~4 周
D. 产后 4~6 周
E. 产后 6 周

84. 第 1 问：正常产褥期的时间是
85. 第 2 问：子宫降至盆腔，在腹部摸不到宫底的时间是

（86~88 题共用备选答案）

A. 出生时
B. 出生后 2 个月
C. 出生后 3 个月
D. 出生后 6 个月
E. 出生后 8 个月

86. 第 1 问：卡介苗开始接种的时间是
87. 第 2 问：脊髓灰质炎疫苗开始接种的时间是
88. 第 3 问：麻疹减毒活疫苗开始接种的时间是

（89~90 题共用备选答案）

A. 持续低流量吸氧
B. 低浓度吸氧
C. 高压吸氧
D. 高流量吸氧
E. 间歇低流量吸氧

89. 第 1 问：慢性肺源性心脏病合并呼吸衰竭应
90. 第 2 问：急性左心衰应使用

（91~92 题共用备选答案）

A. 发病后即可见脑室扩大
B. 发病后即可见低密度影
C. 发病后即可见高密度影
D. 发病 24~48 小时后可见低密度影
E. 发病 24~48 小时后可见高密度影

91. 第 1 问：脑出血后，最早显示的典型 CT 图像和时间是
92. 第 2 问：脑梗死后，最早显示的典型 CT 图像和时间是

（93~94 题共用备选答案）

A. 肺
B. 骨
C. 脑
D. 肝
E. 胃

93. 第 1 问：大肠癌血行转移的部位最常见于
94. 第 2 问：前列腺癌血行转移的部位最常见于

（95~96 题共用备选答案）

A. 病理肾结核
B. 临床肾结核
C. 结核性脓肾
D. 肾自截
E. 膀胱挛缩

95. 第 1 问：结核分枝杆菌由原发病灶经血液进入肾

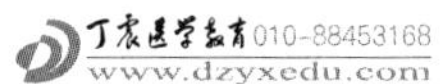

小球，在双侧肾皮质形成多发性微小结核病灶，此时可无临床症状，称为

96. 第 2 问：结核病变致肾盏或肾盂出口狭窄，形成局限性脓肿，称为

（97~98 题共用备选答案）

A. 病原体被清除
B. 隐性感染
C. 显性感染
D. 病原携带状态
E. 潜伏性感染

97. 第 1 问：病原体进入人体后，仅引起机体特异性免疫应答，发生轻微的病理变化，不产生任何临床症状，但可通过免疫学检查被发现

98. 第 2 问：病原体进入人体后，在人体内生长、繁殖并不断排出体外，成为重要的传染源，而人体不出现任何症状

（99~100 题共用备选答案）

A. 右心室前负荷加重
B. 右心室后负荷加重
C. 左心室前负荷加重
D. 左心室后负荷加重
E. 两心室前负荷加重

99. 第 1 问：二尖瓣狭窄可造成

100. 第 2 问：输液过多、过快可造成

相关专业知识

一、单选题（每题 1 个得分点）：以下每道试题有 5 个备选答案，请从中选择 1 个最佳答案。提示：本部分在答题过程中可以回退（对已作答试题可以返回检查或修改答案）。

1. 按照规定，拥有 1000 张病床医院的医院感染发病率应低于
A. 7%
B. 8%
C. 9%
D. 10%
E. 15%

2. 西方管理理论的古典管理学阶段是
A. 19 世纪前
B. 19 世纪末至 1930 年
C. 1940~1960 年
D. 1960 年后
E. 1970 年后

3. 用 25~500mg/L 含氯消毒剂浸泡消毒甲型肝炎患者衣物、餐具等物品，正确的浸泡时间是
A. 5 分钟
B. 10 分钟
C. 15 分钟
D. 20 分钟
E. 30 分钟

4. 某二级医院的护理管理架构是护理部主任—科护士长—病区护士长，该医院护理管理的层次数是
A. 5 级
B. 4 级
C. 3 级
D. 2 级
E. 1 级

5. 与不健康的生活方式有关的疾病是
A. 白化病
B. 色盲
C. 唐氏综合征
D. 艾滋病
E. 血友病

6. 属于接收者原因导致沟通障碍的是
A. 表达模糊
B. 言行不当
C. 目的不明
D. 过度加工
E. 口齿不清

7. 管理者激发下属谈话愿望的关键措施是
   A. 充分了解谈话对象的性格
   B. 注意多采用开放性问题
   C. 安排合适的时间和地点
   D. 针对下属特点选择谈话方式
   E. 首先要确定谈话的主题

8. 传播学家拉斯韦尔于 1948 年提出的“五因素传播模式”是
   A. 传播者、信息、受传者、效果、传播媒介
   B. 传播者、受传者、信息、传播媒介、效果
   C. 传播者、信息、传播媒介、受传者、效果
   D. 传播者、信息、传播媒介、受传者、反馈
   E. 传播者、受传者、信息、传播媒介、反馈

9. 以社会关系为基础，不受组织的监督，自由选择沟通渠道的沟通方式为
   A. 垂直沟通
   B. 非正式沟通
   C. 横向沟通
   D. 正式沟通
   E. 全通道式沟通

10. 集体决策方法不包括
   A. 德尔菲法
   B. 名义集体决策法
   C. 记录统计法
   D. 电子会议法
   E. 头脑风暴法

11. 非语言传播技巧不包括
   A. 动态体语
   B. 肯定性语言
   C. 时空语
   D. 同类语言
   E. 仪表形象

12. 患儿大便稀溏，夹有乳凝块，气味酸臭，脘腹胀满，便前腹痛，泻后痛减，证属伤食泻。其治法是
   A. 运脾和胃，消食化滞
   B. 健脾益气，助运止泻
   C. 清肠解热，化湿止泻
   D. 疏风散寒，化湿和中
   E. 温补脾肾，固摄止泻

13. 男，70 岁。肠梗阻术后因全身情况差，留置深静脉管道给予肠外营养，因引流物逐渐减少，腹腔引流管已经拔除，切口愈合尚可；术后 5 天患者出现高热，深静脉置管处发红，肿胀，血培养阳性。患者首先考虑
   A. 腹腔感染
   B. 深静脉置管感染
   C. 肠瘘
   D. 出血
   E. 切口感染

14. 以患者为中心，以护理计划为内容，有计划、有目的的整体护理。其临床护理组织方式是
   A. 个案护理
   B. 小组护理
   C. 功能制护理
   D. 责任制护理
   E. 临床路径

15. 用已经制订的目标为依据来检查和评价目标完成情况的管理方法称为
   A. 过程管理
   B. 人员管理
   C. 统筹管理
   D. 目标管理
   E. 时间管理

16. 属于灭菌剂的是
   A. 含氯消毒剂
   B. 碘伏
   C. 戊二醛
   D. 乙醇
   E. 氯己定（洗必泰）

17. 流行性出血热的主要病原体是
   A. 汉坦病毒
   B. 克雷伯菌
   C. 柯萨奇病毒
   D. 腺病毒
   E. 大肠埃希菌

18. 关于环境清洁与消毒的方法和原则中，错误的是
   A. 环境应定期清扫
   B. 医院一般环境应使用消毒剂清洁

C．清洁程序遵循从洁到污的原则
D．采用湿布拖把清洁
E．患者房间家具清洁做到一人一桌一巾

19. 引起患者发生内源性感染的微生物主要来自
A．患同类疾病的患者
B．床位医生
C．探视亲友
D．患者自身
E．责任护士

20. 可致五志化火的是
A．火热
B．六淫
C．七情
D．瘀血
E．过逸

21. 协调的基本要求不包括
A．及时协调与连续协调相结合
B．从根本上解决问题
C．调动当事者的积极性
D．体现协调者的权威性
E．公平合理

22. 绿豆、百合、甲鱼等食物适用于营养性缺铁性贫血患儿的症候是
A．脾胃虚弱证
B．心脾两虚证
C．肝肾阴虚证
D．脾肾阳虚证
E．肺脾气虚证

23. 某护士在清洗外科手术器械时，不慎被锐利的器械刺伤手指。该护士必须立即
A．挤出污血并冲洗伤口
B．清创
C．消毒
D．找到可能感染的病原体种类证据
E．医院感染管理科备案，抽血

24. 民间俗称发痧的病症是
A．中暑
B．感冒
C．暑温
D．湿温
E．风温

25. 女，30 岁。因乙型肝炎入传染科住院隔离治疗，限制其活动。该患者活动受限是属于
A．焦虑造成活动无力
B．运动系统功能受损
C．社会因素的需要
D．治疗措施需要
E．疾病影响机体活动

26. 关于手消毒，错误的是
A．接触被病原微生物污染的物品后只需要卫生洗手
B．实施侵入性操作前行手消毒
C．护理免疫力低下的新生儿前行手消毒
D．接触血液、体液和分泌物后行手消毒
E．接触传染病患者后行手消毒

27. 结核病最主要的传染源是
A．结核性脑膜炎
B．骨关节结核
C．开放性肺结核
D．淋巴结结核
E．结核性腹膜炎

28. 属于专科护理管理的内容是
A．静脉输液技术
B．铺麻醉床
C．阑尾炎手术患者护理
D．氧气吸入技术
E．测量患者生命体征

29. 医院感染的高危人群不包括
A．老年患者
B．早产儿和新生儿
C．免疫抑制药使用者
D．ICU 住院患者
E．孕、产妇

30. 根据健康信念模式，若要促使人们采取促进健康行为、戒除危害健康行为，则首先应使其
A．了解其对某种疾病的易感性

B. 认识到其危害健康行为的严重性
C. 认识到其采纳某种健康行为的有效性
D. 认识到其采纳某种健康行为过程中可能出现的困难
E. 相信自己有能力克服困难，改变不健康行为

31. 微生态失衡原位菌群三度失调可表现为
A. 慢性腹泻
B. 慢性咽喉炎
C. 口腔炎
D. 阴道炎
E. 假膜性肠炎

32. 认识健康与疾病的关系，对健康教育者的意义在于
A. 明确教育对象、教育目的和教育任务
B. 明确健康概念
C. 掌握健康教育模式
D. 了解疾病过程
E. 做好疾病预防

33. 某医院护理部根据医院分级管理评审标准要求，全年设立了 12 项标准值，并将此目标分解到区、科和个人，签订责任书并形成合同，年终 12 项目标均值达到或超额完成。这种管理方法是
A. 目标管理法
B. 组织文化法
C. 组织变革法
D. 目标激励法
E. 目标控制法

34. 有效沟通的原则不包括
A. 目的明确和事先计划原则
B. 信息明确原则
C. 及时的原则
D. 避免使用非正式沟通的原则
E. 组织结构完整性的原则

35. 梅毒的病原体是
A. 奈瑟菌
B. 钩端螺旋体
C. 苍白螺旋体
D. 汉坦病毒
E. 人乳头瘤病毒

36. 属于护理人才的群体结构的是
A. 品德结构
B. 能力结构
C. 专业结构
D. 智力结构
E. 知识结构

37. 产妇，24 岁。护士通过与其交谈，了解到年轻母亲缺乏婴儿喂养的知识和技能。属于健康教育程序的
A. 评估需求阶段
B. 确定目标阶段
C. 制订计划阶段
D. 实施计划阶段
E. 评价效果阶段

38. 实施患者健康教育程序的第 1 个步骤是
A. 评价教育效果
B. 确定教育目标
C. 制订教育计划
D. 实施教育计划
E. 评估教育需求

39. 用物理或化学方法消除或杀灭除芽孢外所有病原微生物，使之达到无害化的过程是指
A. 清洁
B. 除菌
C. 消毒
D. 抑菌
E. 灭菌

40. 属阴消阳长的是
A. 由冬及夏
B. 由暖变寒
C. 由夏及冬
D. 由秋及冬
E. 由快转慢

41. 属水肿湿热蕴结证的临床表现是
A. 面色晦暗如烟熏
B. 尿清便溏
C. 舌苔白腻，脉沉缓
D. 皮肤绷急光亮
E. 腰膝酸冷

42. 属阴阳偏衰所致病理变化的是
   A. 实证
   B. 虚证
   C. 寒证
   D. 热证
   E. 表证

43. 计划是指
   A. 确定目标和实现目标的途径
   B. 工作或行动之前拟定的方案
   C. 一种多层次、多岗位的权责角色结构
   D. 拟订、论证和实施方案的整个活动过程
   E. 为提高时间利用率而进行的一系列活动

44. 痰邪郁肿的特点是
   A. 肿势如棉馒，不红不热
   B. 肿势皮紧内软，随喜怒消长
   C. 肿而色红，焮热疼痛
   D. 漫肿宣浮，游走不定
   E. 肿势坚硬，红肿热痛

45. 乳腺癌患者自发成立联谊会，定期开展交流活动。传播活动类型属于
   A. 人际传播
   B. 群体传播
   C. 大众传播
   D. 组织传播
   E. 自我传播

46. 咨询属于
   A. 人际传播形式
   B. 自我传播形式
   C. 群体传播形式
   D. 组织传播形式
   E. 大众传播形式

47. 健康促进的目的是改变
   A. 人类生存环境
   B. 个体不健康行为
   C. 群体不健康行为
   D. 不良生活方式
   E. 政府行为

48. 感染风险最高的部门是
   A. 人流室
   B. 治疗室
   C. 换药室
   D. 产房
   E. 感染科病房

49. 在事故发生后采取正确处置的行为，属于促进健康行为中的
   A. 日常健康行为
   B. 避开有害环境行为
   C. 戒除不良嗜好行为
   D. 预警行为
   E. 保健行为

50. 血证的病因不包括
   A. 跌仆损伤
   B. 感受外邪
   C. 情志过极
   D. 饮食不节
   E. 体虚久病

51. 社区卫生服务中心的专业人员组成属于社会环境部分，它属于健康教育诊断的
   A. 社会诊断
   B. 流行病学诊断
   C. 行为诊断
   D. 环境诊断
   E. 教育诊断

52. 女，55 岁。胆结石，拟于次日在硬膜外阻滞下行胆囊切除术。目前患者情绪稳定，术前准备工作已做好，但仍焦虑不安、忧郁。这是因为未能满足患者的
   A. 生理的需要
   B. 安全的需要
   C. 爱与归属的需要
   D. 自我实现的需要
   E. 尊重的需要

53. 决定人类本能行为的主要因素是人的
   A. 生物性
   B. 成长性
   C. 学习性
   D. 社会性
   E. 适应性

54. 健康教育评价过程中，由于偶然因素，个别被测试对象的某特征水平过高或过低，但在以后的测试中又恢复到原有实际水平的现象被称为
A. 时间因素
B. 测试因素
C. 回归因素
D. 选择因素
E. 失访

55. 关于抗菌药物的管理，错误的是
A. 实行分级管理
B. 合理使用抗菌药物
C. 有针对性地选择一种抗生素治疗感染，避免无指征的联合用药
D. 病因未明的严重感染可联合使用抗生素
E. 预防性抗生素的应用应为 72 小时

56. 应用红外线烤灯治疗压疮，操作错误的是
A. 首先评估患者情况
B. 暴露压疮部位
C. 灯距为 20~30cm
D. 照射时间为 20~30 分钟
E. 注意防止烫伤

57. 术前预防性使用抗生素的最佳时机是
A. 术前 10 天
B. 术前 7 天
C. 术前 3 天
D. 术前 1 天
E. 术前 0.5~1.0 小时

58. 治疗燥屎内结应选用的方法是
A. 和法
B. 温法
C. 下法
D. 补法
E. 消法

59. 属于群众性卫生组织的是
A. 国家卫健委医政司
B. 中国红十字会
C. 计划生育门诊部
D. 某大学护理学院
E. 护理研究院

60. 组织文化内容会渗透到组织内部的各个方面，体现了组织文化的
A. 文化性
B. 综合性
C. 整合性
D. 自觉性
E. 实践性

61. 浸泡支气管镜的消毒剂宜用
A. 戊二醛
B. 苯扎溴铵
C. 甲醛
D. 含氯消毒剂
E. 碘伏

62. 弹性原则主要反映了现代管理原理中的
A. 系统原理
B. 人本原理
C. 动态原理
D. 效益原理
E. 平衡原理

63. 医院健康教育的意义不包括
A. 消除致病因素
B. 心理治疗
C. 降低医疗成本
D. 密切医患关系
E. 提高患者对医院文化的了解

64. 制订健康教育目标的宗旨是
A. 行为的建立
B. 知识的获得
C. 态度的转变
D. 技能的提升
E. 对象的参与

65. 健康教育的核心问题是
A. 宣传健康知识
B. 进行完整、系统的教育活动
C. 开展爱国卫生运动
D. 促进个体或群体改变不健康的行为与生活方式
E. 治疗慢性疾病

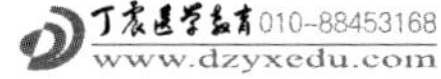

66. 关于隔离法描述，错误的是
A. 严密隔离的患者禁忌走出隔离室
B. 水痘患者隔离病室应有防蚊设施
C. 接触多重耐药菌感染的患者后不可直接接触其他患者
D. 消化道隔离病室应有防蝇设施
E. 接触飞沫传播疾病的患者时，须戴口罩

67. 静脉采血符合要求的是
A. 一人一针一管
B. 一人一针一管一巾
C. 一人一针一管一巾一带
D. 一人一针一巾
E. 一人一针一带

68. 某医院、某科室的住院患者中，短时间内突然发生许多医院感染病例的现象是
A. 医院感染散发
B. 医院感染播散
C. 医院感染流行
D. 医院感染暴发
E. 医院感染罹患

69. 影响人类行为发展的因素是
A. 遗传因素、学习因素、年龄因素
B. 遗传因素、年龄因素、社会因素
C. 年龄因素、社会因素、学习因素
D. 环境因素、遗传因素、年龄因素
E. 环境因素、学习因素、遗传因素

70. 关于组织传播的描述，错误的是
A. 又称公共关系学
B. 又称群体传播
C. 是组织之间的信息交流活动
D. 是组织内部成员之间的信息交流活动
E. 传播活动可分为 5 种类型

71. 控制的基本方法不包括
A. 预算控制
B. 质量控制
C. 进度控制
D. 整体控制
E. 目标控制

72. 人们的生活方式实际上是人们
A. 在一般场合下的行为表现
B. 在特殊场合下的行为表现
C. 埋藏在心底的自我意识
D. 日常的行为习惯
E. 外显的某些行为

73. 教目标人群掌握“粗粮细做”的技术，以促进他们改变只吃细粮不吃粗粮的习惯，是影响行为改变的
A. 知识因素
B. 环境因素
C. 倾向因素
D. 促成因素
E. 强化因素

74. 体现护理质量标准结构中，环节质量的内容是
A. 执行医嘱准确率
B. 压疮发生率
C. 规章制度
D. 环境质量
E. 人员配备

75. 在计划实施前采取预防措施防止问题的发生，称为
A. 直接控制
B. 间接控制
C. 前馈控制
D. 同期控制
E. 反馈控制

76. 直线型组织结构的特点是
A. 职能机构和人员按管理业务性质分工，分别从事专业管理
B. 组织系统职权从组织上层“流向”组织基层
C. 设置委员会以利于集体决策
D. 在高层管理者之下按特征设置若干分部
E. 直线主管人员有相应的职能机构和人员作为助手

77. 领导的作用不包括
A. 指挥作用
B. 协调作用
C. 激励作用

D．沟通作用
E．计划作用

78. 男，40 岁。因外伤须急诊行胆总管探查术，需要一根 T 管，最佳的消毒方法是
A．煮沸法
B．压力蒸汽灭菌
C．流动蒸汽
D．过氧乙酸浸泡法
E．环氧乙烷熏蒸法

79. 专科疾病护理技术管理的基础工作是
A．专科护理技术培训
B．专科护理技术论证
C．专科疾病护理技术常规的制定
D．专科护理技术审批制度的建立
E．专科护理技术操作考核评比

80. 关于直线型组织结构的特点，叙述错误的是
A．组织关系简明
B．各部门目标清晰
C．适用于规模较大的组织
D．容易造成最高领导人滥用权力的倾向
E．为评价各部门或个人对组织目标的贡献提供了方便

81. “合理应用医疗保健服务”属于
A．遵医行为
B．求医行为
C．保健行为
D．日常健康行为
E．预警行为

82. PDCA 循环的特点是
A．做好患者照顾的质量保证
B．大环套小环，互相促进
C．有效掌握医疗护理照顾的成本效益
D．满足工作人员的需求
E．落实患者和工作人员的安全措施

二、共用备选答案单选题（每题 1 个得分点）：以下试题中，每连续的 2~6 个试题使用相同的 5 个备选答案，请从中为每道试题选择 1 个最佳答案。每个备选答案可被选择一次、多次或不被选择。提示：本部分在答题过程中可以回退（对已作答试题可以返回检查或修改答案）。进入此部分试题后，您不能返回前面部分查看试题或修改答案。您是否进入共用备选答案单选题部分?

（83~84 题共用备选答案）
A．10~20cm
B．25~60cm
C．70~100cm
D．1.5m
E．2m

83. 第 1 问：紫外线用于空气消毒时，其有效距离应不超过
84. 第 2 问：紫外线用于物品消毒时，其有效距离应为

（85~86 题共用备选答案）
A．病毒
B．克雷伯菌
C．金黄色葡萄球菌
D．白假丝酵母菌
E．曲霉菌

85. 第 1 问：属于革兰阳性球菌的是
86. 第 2 问：属于革兰阴性杆菌的是

（87~88 题共用备选答案）
A．高水平消毒法
B．中水平消毒法
C．低水平消毒法
D．灭菌法
E．浸泡消毒法

87. 第 1 问：低度危险性的医用物品污染后的处理可选用
88. 第 2 问：高度危险性的医用物品污染后的处理应选用

（89~90 题共用备选答案）
A．满足患者护理需要原则
B．合理结构原则
C．优化组合原则
D．经济效能原则
E．动态调整原则

89. 第 1 问：护理管理者在编设和使用护理人员时，应在保证优质、高效的基础上减少人力成本的投入，符合

90. 第 2 问：护理人员的编设应不断吸引具有新观念、新知识、新技术的护士，以适应医院发展的需要，符合

（91~92 题共用备选答案）

A. 每天 1 次足量给药
B. 每天 2 次给药
C. 隔天 1 次给药
D. 持续缓慢给药
E. 快速加压给药

91. 第 1 问：红霉素静脉滴注的给药方式是
92. 第 2 问：青霉素静脉滴注的给药方式是

（93~94 题共用备选答案）

A. 声调
B. 语言
C. 眼神
D. 节奏
E. 服饰

93. 第 1 问：无声的动姿是指
94. 第 2 问：无声的静姿是指

（95~96 题共用备选答案）

A. 细菌总数≤ 500CFU/m³，且不得检出金黄色葡萄球菌、溶血性链球菌
B. 细菌总数≤ 100CFU/m³，且不得检出金黄色葡萄球菌、溶血性链球菌
C. 细菌总数≤ 10CFU/m³，且不得检出金黄色葡萄球菌、溶血性链球菌
D. 细菌总数≤ 200CFU/m³，且不得检出金黄色葡萄球菌、溶血性链球菌
E. 细菌总数≤ 4000CFU/m³，且不得检出金黄色葡萄球菌、溶血性链球菌

95. 第 1 问：按照医院空气卫生学标准，Ⅰ类环境消毒合格的标准是
96. 第 2 问：按照医院空气卫生学标准，Ⅱ类环境消毒合格的标准是

（97~98 题共用备选答案）

A. 乙醇
B. 甲醛
C. 碘酊
D. 氯己定
E. 过氧乙酸

97. 第 1 问：可与肥皂、洗衣粉混用的消毒剂不包括
98. 第 2 问：须现配现用的消毒剂是

（99~100 题共用备选答案）

A. 知识普及＋宣传鼓动＋社会环境支持
B. 知识学习＋信念理解＋行为改变
C. 知识学习＋信念理解＋社会环境支持
D. 知识普及＋宣传鼓动＋行为改变
E. 知识学习＋信念理解＋行为改变＋社会环境支持

99. 第 1 问：健康促进包括
100. 第 2 问：健康教育包括

专业知识

一、单选题（每题 1 个得分点）：以下每道试题有 5 个备选答案，请从中选择 1 个最佳答案。提示：本部分在答题过程中可以回退（对已作答试题可以返回检查或修改答案）。

1. 肾结石的症状是
A. 疼痛，放射至大腿外侧
B. 高血压
C. 膀胱刺激症状
D. 贫血
E. 与活动有关的血尿

2. 脑震荡临床表现不包括
A. 意识障碍持续 40 分钟
B. 皮肤苍白、血压下降
C. 逆行性遗忘
D. 头痛、头晕、恶心、呕吐
E. 神经系统检查无阳性体征

3. 革兰阴性菌感染的临床特点不包括

A. 低体温
B. 白细胞减少
C. 低血压
D. 四肢厥冷
E. 后期出现感染性休克

4. 开放性骨折最关键的处理步骤是
A. 复位和固定
B. 彻底清创
C. 应用抗生素
D. 及早闭合伤口
E. 迅速转运

5. 低钾血症的主要表现为
A. 恶心、呕吐
B. 软弱无力
C. 心动过速
D. 表情淡漠
E. 血压下降

6. 血栓闭塞性脉管炎局部缺血期的临床表现是
A. 静息痛
B. 肢端坏疽
C. 间歇性跛行
D. 肌肉抽搐
E. 疼痛剧烈，屈膝抱足

7. 可能诱发急性胰腺炎的检查是
A. B超检查
B. 口服胆囊造影
C. 静脉胆管造影
D. 经皮肝穿刺胆管造影术
E. 内镜逆行胰胆管造影术

8. 影响伤口愈合的局部因素不包括
A. 感染
B. 异物
C. 血肿
D. 坏死组织
E. 内脏出血

9. 颅内压增高引起的头痛特点是
A. 断续性头痛
B. 闪电样头痛
C. 持续性头痛
D. 夜间、清晨加重
E. 搏动性头痛

10. 结石引起肾绞痛时应首先采用
A. 给予抗感染药物
B. 手术取石
C. 中西医综合排石治疗
D. 解痉、镇痛
E. 给予镇静药物

11. 水中毒患者每天水的入量应控制在
A. 100~400ml
B. 400~700ml
C. 700~1000ml
D. 1000~1300ml
E. 1300~1600ml

12. 胃癌的癌前病变不包括
A. 胃溃疡
B. 萎缩性胃炎
C. 胃息肉
D. 胃酸缺乏症
E. 应激性溃疡

13. 胆道T管引流与腹腔引流管的护理措施不同的是
A. 保持引流管通畅
B. 每天更换引流袋
C. 观察引流量和性状
D. 拔管前夹管观察1~2天
E. 引流袋不得高于引流出口

14. 关于多发性损伤，正确的是
A. 由多种致伤因子同时引发多部位或脏器的损伤
B. 由一种致伤因子同时引发多部位或脏器的损伤
C. 2种以上致伤因子对多个个体造成的伤害
D. 2种以上致伤因子对同一个体造成的伤害
E. 一种致伤因子对多个个体造成的伤害

15. 细胞外液中最主要的阳离子为
A. K^+
B. Ca^{2+}

C．Mg^{2+}
D．Na^{+}
E．Fe^{2+}

16. 成人手术前禁食时间为
A．4~6 小时
B．6~8 小时
C．8~12 小时
D．24 小时
E．12 小时

17. 全身麻醉前用阿托品的主要目的是
A．预防呕吐
B．减少呼吸道腺体分泌
C．减弱副交感神经反射
D．减轻内脏牵引痛
E．镇静

18. 女，27 岁。产后哺乳 3 周，左乳房胀痛 1 周，局部出现胀痛性肿块，中心有波动感，伴寒战、高热；患侧腋窝淋巴结肿大，血白细胞明显增多。最有效的治疗方法是
A．停止哺乳
B．局部热敷
C．应用大剂量抗生素
D．及时排空乳汁
E．及时切开引流

19. 内痔的早期症状是
A．痔块脱出
B．便后疼痛
C．无痛性鲜血便
D．便秘
E．黏液便

20. 原发性醛固酮增多症最突出的电解质紊乱是
A．高钾血症
B．低钾血症
C．高钠血症
D．低钠血症
E．低钙血症

21. 单纯性肠梗阻的临床表现是
A．肠型及蠕动波
B．腹膜刺激征
C．腹胀不对称
D．肠鸣音减弱
E．腹部固定压痛

22. 骨盆直肠间隙脓肿的特点正确的是
A．肛周红、肿、热、痛明显
B．属于慢性化脓性感染
C．全身感染中毒症状明显
D．病变发展可形成低位肛瘘
E．是最常见的直肠肛管周围脓肿

23. 中度营养不良患者的血白蛋白含量是
A．＜21g/L
B．20~25g/L
C．21~30g/L
D．30~35g/L
E．＞35g/L

24. 休克代偿期的失血量约为
A．500ml 以下
B．800ml 以下
C．800~1600ml
D．1600ml 以下
E．2000ml 以下

25. 肝脏手术后最严重的并发症是
A．出血
B．肺部感染
C．腹腔感染
D．胆汁性腹膜炎
E．腹水

26. 治疗和抢救休克最基本和首要的措施是
A．积极纠正酸中毒
B．维持呼吸道通畅
C．调节体温
D．迅速补充血容量
E．应用血管活性药物

27. 恶性肿瘤的特性，不正确的是
A．分化成熟
B．生长快
C．浸润性生长

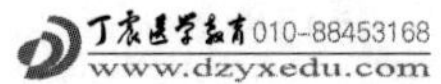

D. 不规律持续生长
E. 转移

28. 皮牵引的重量一般不超过
A. 2kg
B. 3kg
C. 4kg
D. 5kg
E. 6kg

29. 长期便秘的老年人突发肠梗阻症状时，应考虑
A. 肠粘连
B. 乙状结肠扭转
C. 蛔虫团堵塞
D. 麻痹性肠梗阻
E. 肠套叠

30. 脊髓休克早期出现尿液外流可能为
A. 真性尿失禁
B. 压力性尿失禁
C. 充溢性尿失禁
D. 急迫性尿失禁
E. 麻痹性尿失禁

31. 男性骨盆骨折最常见的并发症是
A. 骨 - 筋膜室综合征
B. 尿道外伤
C. 脾破裂
D. 腹壁疝
E. 空肠损伤

32. 应首先处理的损伤是
A. 肋骨骨折
B. 头皮裂伤
C. 张力性气胸
D. 胫腓骨骨折
E. 脾破裂

33. 腰椎管狭窄症的典型临床表现是
A. 腰肌痉挛
B. 压痛明显
C. 弯腰时疼痛加剧
D. 间歇性跛行
E. 直腿抬高试验阳性

34. 墨菲征阳性是指按压墨菲点时，患者表现为
A. 因疼痛而出现呼吸抑制的现象
B. 深呼吸时因疼痛而屏气的现象
C. 因疼痛而出现休克的现象
D. 深呼吸时疼痛致血压升高的现象
E. 因疼痛而出现战栗的现象

35. 多器官功能障碍综合征最常见的器官是
A. 肺
B. 肝脏
C. 心脏
D. 肾脏
E. 脑

36. 判断浅表脓肿的依据是
A. 红
B. 肿
C. 热
D. 痛
E. 有波动感

37. 巡回护士和器械护士的共同职责是
A. 热情接待患者并仔细核对
B. 术前洗手、穿无菌手术衣
C. 术前、关腹前清点器械
D. 术中正确传递器械
E. 术毕协助医生包扎切口

38. 腹腔实质性脏器破裂的早期临床表现是
A. 心率增快，收缩压下降
B. 板状腹
C. 肠鸣音亢进
D. 血、尿淀粉酶升高
E. 恶心、呕吐

39. 诊断盆腔脓肿最可靠的依据是
A. 直肠前壁穿刺有脓液
B. 下腹部压痛
C. 直肠刺激征
D. 膀胱刺激征
E. 全身中毒症状

40. 食管癌典型的临床表现是
A. 进食性哽噎

B．胸骨后疼痛
C．食管异物感
D．进行性吞咽困难
E．吞咽不适感

41．分泌过多会导致库欣综合征的激素是
A．盐皮质激素
B．糖皮质激素
C．雄激素
D．雌激素
E．儿茶酚胺

42．破伤风发病的直接原因是
A．破伤风梭菌侵入机体
B．破伤风梭菌在体内迅速繁殖
C．破伤风梭菌的菌体蛋白作用
D．破伤风梭菌产生的外毒素作用
E．全身免疫力缺乏

43．急性硬膜外血肿患者中间清醒期的长短取决于
A．原发性脑损伤的轻重
B．出血来源
C．血肿部位
D．血肿形成速度
E．血肿量

44．对于需要长期补钙治疗的患者，应该选用
A．口服钙剂
B．5% 氯化钙
C．10% 氯化钙
D．5% 葡萄糖酸钙
E．10% 葡萄糖酸钙

45．超急性排斥反应一般发生在移植后
A．24 小时内
B．数天内
C．数周内
D．2 个月内
E．3 个月内

46．机械通气治疗的适应证不包括
A．心肺复苏后期治疗
B．支气管内异物
C．换气功能衰竭
D．通气功能衰竭
E．呼吸功能丧失

47．等渗性脱水患儿的血钠浓度是
A．＜ 120mmol/L
B．120~130mmol/L
C．130~150mmol/L
D．＞ 150mmol/L
E．＞ 180mmol/L

48．幽门梗阻的表现不包括
A．上腹持续胀痛
B．蠕动波
C．呕吐酸臭味宿食
D．上腹膨隆
E．节律性上腹部疼痛

49．男，39 岁。车祸后，X 线检查示髂前上棘撕脱骨折，合理的体位应为
A．伸髋位
B．屈髋位
C．健侧卧位
D．患侧卧位
E．平卧位

50．女，30 岁。有十二指肠球部溃疡史 5 年，突感上腹部剧烈疼痛 2 小时，继之全腹疼痛、大汗淋漓、出冷汗、四肢冰冷。血压 75/45mmHg，脉搏 120 次 / 分。此时应最先进行的处理是
A．补充血容量
B．抗生素静脉滴注
C．抑酸药静脉滴注
D．给予镇痛药
E．吸氧

51．男，70 岁。站立位疝内容物可突出并下降至阴囊处，平卧后回纳疝块并压迫内环，嘱患者咳嗽疝块不再出现。最可能的诊断是
A．脐疝
B．股疝
C．白线疝
D．腹股沟斜疝
E．腹股沟直疝

52. 男，63 岁。因胰腺癌行胰十二指肠切除术后 2 天，术后引流管的护理措施不包括
A. 保持引流通畅
B. 观察引流液性状及量
C. 注意无菌操作
D. 避免引流管脱落
E. 每天冲洗 T 管

53. 冠状动脉旁路移植术后第 2 天，患者血压下降，脉压变小，中心静脉压 15cmH₂O，尿量 15ml/h，心率增快，肢端湿冷，足背动脉搏动减弱。首先考虑的并发症是
A. 急性心肌梗死
B. 严重传导阻滞
C. 低心排综合征
D. 急性肾损伤
E. 血容量不足

54. 女，26 岁。于 2022 年 10 月 19 日无意间发现右侧乳腺有一质地坚韧、光滑、活动好的肿块。该患者于 10 月 18 日月经来潮，其最佳的就诊时间是
A. 10 月 19 日 ~10 月 21 日
B. 10 月 22 日 ~10 月 23 日
C. 10 月 24 日 ~10 月 27 日
D. 10 月 28 日 ~10 月 30 日
E. 11 月 1 日 ~11 月 3 日

55. 男，45 岁。肛门附近皮肤反复出现破溃溢脓 2 年，查体发现右侧距肛门 4cm 处有一乳头状突起，挤压后有少许脓液。可能的诊断是
A. 肛周脓肿
B. 肛瘘
C. 内痔
D. 盆腔脓肿
E. 直肠肿瘤

56. 男，60 岁。慢性支气管炎 20 年，活动后心悸、气促。3 天前受凉后病情加重，神志恍惚。血气分析：pH 7.43，$PaCO_2$ 80mmHg，PaO_2 45mmHg，碱剩余＋ 20mmol/L。该患者出现了
A. 呼吸性碱中毒合并代谢性碱中毒
B. 代谢性碱中毒
C. 代谢性酸中毒
D. 呼吸性酸中毒合并代谢性碱中毒
E. 呼吸性碱中毒

57. 女，21 岁。双侧甲状腺肿大，清晨起床前测得血压 140/70mmHg，脉率为 100 次 / 分。该患者的甲状腺功能应属于
A. 功能低下
B. 功能正常
C. 轻度甲亢
D. 中度甲亢
E. 重度甲亢

58. 女，30 岁。局麻下行乳房肿块切除，注射局麻药后不久患者出现面色苍白、心悸气短、多语和烦躁不安等表现。首先应考虑其出现了
A. 低血糖
B. 疼痛阈值低
C. 精神过度紧张
D. 局麻药毒性反应
E. 原有疾病病情变化

59. 女，58 岁。放疗后局部皮肤出现高度充血、水肿，水疱形成，有渗出、糜烂。该皮肤反应为
A. 一度反应
B. 二度反应
C. 三度反应
D. 四度反应
E. 干反应

60. 女，35 岁。因毛囊炎引起颈痈，寒战、高热，全身多处出现软组织深在脓肿。应考虑为
A. 疖病
B. 菌血症
C. 败血症
D. 脓毒症
E. 毒血症

二、共用题干单选题（每个提问 1 个得分点）：以下每道试题有 2~6 个提问，每个提问有 5 个备选答案，请选择 1 个最佳答案。提示：进入此部分试题后，您不能返回前面部分查看试题或修改答案；本部分在答题过程中不能回退（对已作答试题不能返回检查或修改答案）。您是否进入共用题干单选题部分？

（61~63 题共用题干）

男，40 岁。体重 60kg。不慎落入热水池中，被急送医院救治。查体：意识清楚，能合作，脉搏 100 次/分，血压 120/80mmHg，面部、胸腹部、双前臂、双手、双小腿和双足烧伤。

61. 第 1 问：烧伤总面积为
   A．47%
   B．48%
   C．49%
   D．50%
   E．51%

62. 第 2 问：烧伤后第 1 个 24 小时补液中的晶体和胶体总量为
   A．4200ml
   B．4600ml
   C．5000ml
   D．5600ml
   E．6200ml

63. 第 3 问：在补液过程中，调节补液最简便、可靠的临床指标是
   A．意识状况
   B．脉率
   C．尿量
   D．中心静脉压
   E．血压

（64~65 题共用题干）

女，48 岁。发现右侧乳房包块 7 天。查体：质地硬，表面不光滑。穿刺细胞学检查诊断为乳腺癌。

64. 第 1 问：保留乳房手术的适应证错误的是
   A．乳房内单个肿瘤，直径≤ 3cm
   B．年龄≥ 35 岁
   C．距离乳头 2cm 以内
   D．腋窝淋巴结无转移
   E．钼靶 X 线示局限性钙化灶

65. 第 2 问：术后行功能锻炼不正确的是
   A．术后 5 天内患肢制动，置于功能位
   B．术后 24 小时内手指可以主动或被动活动
   C．术后 1~3 天活动肘部
   D．手术 1 周后可进行肩部活动
   E．出院时指导患者手指爬墙运动，幅度递增

（66~67 题共用题干）

男，33 岁。因急性腹膜炎入院，已行开腹探查术，术中证实为阑尾穿孔。

66. 第 1 问：术后第 1 天采取半坐卧位的意义不包括
   A．减轻切口张力
   B．利于引流
   C．减轻疼痛
   D．防止膈下感染
   E．利于肠蠕动恢复

67. 第 2 问：术后护理措施中不必要的是
   A．保持胃肠减压通畅
   B．维持水、电解质平衡
   C．营养支持
   D．减少活动以免切口裂开
   E．使用抗生素

（68~69 题共用题干）

男，45 岁。胃大部切除术后 2 周，进食后 20 分钟突然上腹饱胀不适，恶心、呕吐，全身无力、头晕，面色苍白、心悸。

68. 第 1 问：此时该患者最可能发生的并发症是
   A．胃小弯坏死穿孔
   B．胃潴留
   C．倾倒综合征
   D．残胃蠕动无力
   E．吻合口梗阻

69. 第 2 问：为避免该并发症的发生，给患者行饮食指导，错误的是
   A．少食多餐
   B．进餐后平卧 10~20 分钟
   C．避免过咸饮食
   D．进高蛋白饮食
   E．多进甜食

（70~72 题共用题干）

女，48 岁。寒战、高热，体温 39℃。B 超检查显示肝区有液平面。诊断为肝脓肿。

70. 第 1 问：肝脓肿致病菌进入肝脏的途径，最常见的是
A. 胆道
B. 淋巴管
C. 门静脉
D. 肝动脉
E. 脐静脉

71. 第 2 问：肝脓肿的临床表现不包括
A. 乏力、食欲减退
B. 肝区钝痛或胀痛
C. 肝大
D. 脾大
E. 白细胞升高

72. 第 3 问：肝脓肿患者发热的热型是
A. 稽留热
B. 弛张热
C. 间歇热
D. 不规则热
E. 波状热

（73~74 题共用题干）

女，53 岁。患胆总管结石 20 年，近年来反复发生右上腹疼痛伴黄疸。3 天前因饮食不当诱发急性胆管炎急诊入院。

73. 第 1 问：该患者入院后，有胆绞痛发作。不正确的用药是
A. 哌替啶
B. 阿托品
C. 吗啡
D. 山莨菪碱
E. 曲马多

74. 第 2 问：患者术后安置 T 管的目的不包括
A. 支撑胆道
B. 引流胆汁
C. 引流残余结石
D. 观察有无出血
E. 促进胃肠蠕动

（75~76 题共用题干）

男，24 岁。因进食后突然出现全腹疼痛 2 小时入院。查体：全腹压痛，反跳痛，腹肌紧张明显，肝浊音界消失。既往有胃溃疡病史。

75. 第 1 问：首先考虑的诊断是
A. 急性阑尾炎
B. 胃溃疡穿孔
C. 绞窄性肠梗阻
D. 急性胰腺炎
E. 急性胃炎

76. 第 2 问：针对该患者，护理措施不恰当的是
A. 立即放置胃肠减压
B. 建立静脉通路，输入抗生素
C. 置患者于半坐卧位
D. 立即给予镇痛药
E. 禁食禁饮

（77~78 题共用题干）

女，48 岁。被汽车撞伤右胸，造成 6~8 肋骨骨折，右胸中量积液，行胸膜腔闭式引流，引流出血性液体 550ml。

77. 第 1 问：患者胸膜腔内积血不凝固的原因是
A. 出血量太大
B. 凝血因子减少
C. 胸腔内存在抗凝物质
D. 胸腔内渗出液的稀释作用
E. 肺及膈肌的运动去纤维蛋白作用

78. 第 2 问：该患者血胸属于
A. 少量血胸
B. 中量血胸
C. 大量血胸
D. 凝固血胸
E. 机化性血胸

（79~82 题共用题干）

女，71 岁。不慎跌倒后无法行走，经检查诊断为右股骨颈骨折。

79. 第 1 问：患者受伤的原因是
A. 肌肉牵拉
B. 骨骼劳损
C. 病理性骨折

D. 直接暴力
E. 间接暴力

80. 第 2 问：最有意义的诊断依据是
A. 跌倒史
B. 症状
C. X 线检查
D. CT 检查
E. MRI 检查

81. 第 3 问：骨折的共有表现是
A. 异常活动
B. 畸形
C. 疼痛
D. 骨擦音
E. 骨擦感

82. 第 4 问：关于股骨颈骨折叙述，错误的是
A. 内收型骨折多不稳定
B. 青年人多在受到较大暴力下才发生骨折
C. 常发生于中老年女性
D. 骨折一般能较快愈合
E. 容易发生血运障碍

（83~84 题共用题干）

女，41 岁。已婚。10 小时前出现上腹部胀痛，2 小时前疼痛转移至右下腹，伴恶心、呕吐、体温升高。查体：右下腹压痛明显，腹肌紧张，有反跳痛。实验室检查：白细胞计数及中性粒细胞分类增高。

83. 第 1 问：最可能的诊断是
A. 急性胃肠炎
B. 急性附件炎
C. 尿路感染
D. 胃十二指肠穿孔并发腹膜炎
E. 急性阑尾炎并发腹膜炎

84. 第 2 问：患者行急诊手术后数天，下腹坠胀不适，大便次数增多，里急后重，排尿困难，应考虑
A. 尿路感染
B. 盆腔脓肿
C. 急性附件炎
D. 盆腔炎
E. 直肠癌

（85~86 题共用题干）

女，27 岁。因车祸撞击头部后昏迷 1 小时，清醒后又昏迷，左侧瞳孔散大，对光反射消失，右侧肢体偏瘫。

85. 第 1 问：导致患者瞳孔散大的原因是
A. 视神经受压
B. 交感神经受损
C. 动眼神经受压
D. 滑车神经受压
E. 迷走神经受压

86. 第 2 问：快速减轻脑水肿的药物是
A. 地塞米松
B. 呋塞米
C. 碳酸氢钠
D. 甘露醇
E. 吗啡

（87~89 题共用题干）

男，59 岁。行全胃切除术后第 3 天，肠蠕动正常，拟行肠内营养支持。

87. 第 1 问：有关肠内营养支持营养液的叙述，正确的是
A. 特殊配方制剂仅含有一种营养物质
B. 要素饮食是有渣饮食
C. 匀浆膳是人工合成的营养液
D. 首选大分子聚合物营养液
E. 肝性脑病患者首选高支链氨基酸配方营养液

88. 第 2 问：肠内营养的优点不包括
A. 无感染性并发症
B. 提供途径方便
C. 相对安全
D. 价格低廉
E. 利用胃肠道的免疫防御功能

89. 第 3 问：关于患者营养液输注速度及量的叙述不正确的是
A. 液体量从少量开始，初始量 250~500ml/d
B. 1 周内逐渐达到全量
C. 达到全量后，总液体量 2000ml/d

D. 连续输注速度从20ml/h开始，逐渐增加至120ml/h
E. 胃内残余量超过50ml时停止注射

（90~91题共用题干）

女，23岁。因单纯性甲状腺肿出现呼吸困难入院治疗。

90. 第1问：该患者拟行手术治疗，术前药物护理错误的是
A. 服用碘剂注意稀释，以防止损伤口腔及消化道黏膜
B. 复方碘化钾溶液的用法是3滴，3次/天，逐日每次增加1滴，至16滴止
C. 服用普萘洛尔时，最后一次服药应在术前1~2小时
D. 术前用苯巴比妥（鲁米那）及阿托品
E. 用药期间应严密观察药物的不良反应

91. 第2问：患者术后出现音调降低，进食呛咳。应考虑
A. 喉返神经损伤
B. 喉上神经损伤
C. 膈神经损伤
D. 喉头水肿
E. 甲状旁腺损伤

（92~94题共用题干）

男，52岁。1个月前体检时，胸部X线检查发现左上肺有一不规则阴影，诊断为肺癌。

92. 第1问：肺癌常见的肺外表现不包括
A. 骨关节痛
B. 肝大
C. 乳腺增大
D. Cushing综合征
E. 杵状指

93. 第2问：行肺叶切除术后，为引流积液，胸膜腔闭式引流管放置的位置是
A. 第2肋间锁骨中线内侧
B. 第4肋间锁骨中线内侧
C. 第5、6肋间腋中线处
D. 第6~8肋间腋中线处
E. 第8、9肋间腋后线处

94. 第3问：患者清醒后胸膜腔闭式引流期间应取的最佳体位是
A. 头低足高位
B. 侧卧位
C. 半坐卧位
D. 平卧位
E. 俯卧位

（95~98题共用题干）

男，38岁。车祸伤及头部，当即出现右侧鼻唇沟变浅，右外耳道流出淡血性液体，右耳听力下降，CT检查示颅内少量积气。

95. 第1问：该患者首先考虑的诊断为
A. 脑挫裂伤
B. 颅前窝骨折
C. 颅后窝骨折
D. 额骨骨折
E. 颅中窝骨折

96. 第2问：除听神经外，该患者最可能累及的脑神经是
A. 面神经
B. 视神经
C. 嗅神经
D. 动眼神经
E. 展神经

97. 第3问：护理措施不正确的是
A. 避免用力咳嗽
B. 用棉球塞住右耳，以减少脑脊液外漏
C. 限制液体入量
D. 枕部垫无菌巾
E. 用生理盐水棉球清洁耳道

98. 第4问：患者伤后第4天出现咀嚼不便，张口困难，咧嘴苦笑。首先考虑的原因是
A. 破伤风
B. 颅内压过高
C. 脑神经损伤
D. 颅内血肿
E. 脑水肿

（99~100 题共用题干）

男，45 岁。因进行性吞咽困难 3 个月就诊，食管钡剂 X 线双重对比造影示龛影，充盈缺损，管腔不规则狭窄，初步诊断为食管癌。

99. 第 1 问：如做病理检查，结果多为
   A．腺癌
   B．原位癌
   C．大细胞癌
   D．鳞癌
   E．小细胞低分化癌

100. 第 2 问：中晚期食管癌最多见的病理形态类型是
   A．硬化型
   B．缩窄型
   C．溃疡型
   D．蕈伞型
   E．髓质型

专业实践能力

一、单选题（每题 1 个得分点）：以下每道试题有 5 个备选答案，请从中选择 1 个最佳答案。提示：本部分在答题过程中可以回退（对已作答试题可以返回检查或修改答案）。

1. 骨折患者功能锻炼的目的不包括
   A．利于消肿，保持肌力
   B．促进局部血液循环
   C．防止关节僵硬
   D．被动活动为主
   E．循序渐进恢复肢体功能

2. 颈椎骨折脱位合并颈髓横断伤，早期可能出现
   A．心动过速
   B．呼吸运动减弱
   C．瘫痪肢体肌肉萎缩
   D．脂肪栓塞
   E．呼吸骤停

3. 甲状腺次全切除术后，血压平稳后可采取
   A．去枕平卧位
   B．半坐卧位
   C．端坐卧位
   D．中凹卧位
   E．截石位

4. 肝癌患者行经肝动脉化疗栓塞的正确护理是
   A．每次注药前严格消毒导管
   B．注药前肝素冲洗导管
   C．消化道反应为异常反应
   D．拔管后穿刺点压迫 10 分钟
   E．治疗期间出现腹痛暂停化疗

5. 肝癌切除术后的护理措施不正确的是
   A．半肝以上切除者术后间歇给氧 3~4 天
   B．饮食以高蛋白、高热量、高维生素和高膳食纤维为原则
   C．鼓励患者早期下床活动
   D．有腹水者，严格控制水和钠盐的摄入
   E．记录 24 小时出入量

6. 胆汁成分里，比例最大的是
   A．水
   B．胆汁酸盐
   C．胆固醇
   D．脂肪酸
   E．无机盐

7. 发、面、颈及会阴部严重烧伤，创面的处理应采用
   A．暴露疗法
   B．包扎疗法
   C．浸泡疗法
   D．半暴露疗法
   E．药物湿敷

8. 化脓性关节炎引流管拔管时间为
   A．引流液清澈后
   B．引流液细菌培养阴性后
   C．停止抗菌药滴注后几天内无引流液

D．关节红肿消退后
E．停止抗菌药滴注的同时

9. 判断呼吸性酸碱失衡的血气分析指标是
A．血氧饱和度（SaO_2）
B．动脉血氧含量（CaO_2）
C．动脉氧分压（PaO_2）
D．动脉血二氧化碳分压（$PaCO_2$）
E．碱剩余（BE）

10. 肛门坐浴的水温一般为
A．20~29℃
B．30~39℃
C．43~46℃
D．50~59℃
E．60~79℃

11. 蛛网膜下腔阻滞术后去枕平卧时间为
A．1~2 小时
B．2~4 小时
C．4~6 小时
D．6~8 小时
E．8~10 小时

12. 休克患者中心静脉压高而血压正常，原因可能是
A．血容量不足
B．血容量相对过多
C．容量血管过度收缩
D．心力衰竭
E．血容量严重不足

13. 前列腺癌最常见的血行转移部位是
A．肺
B．心
C．脑
D．肾
E．盆骨

14. 弥散性血管内凝血（DIC）患者使用肝素抗凝正确的是
A．肝素剂量不足时凝血时间小于 18 分钟
B．肝素过量时凝血时间大于 30 分钟
C．肝素过量时快速输注鱼精蛋白
D．DIC 晚期单独使用肝素
E．在 DIC 高凝期不宜使用肝素

15. 颅内肿瘤术后患者健康教育内容<u>不包括</u>
A．早期进行康复训练
B．综合治疗
C．定期复查
D．继发癫痫者服用抗癫痫药后方可单独外出
E．注意保护颅骨缺损部位

16. 肠内营养最常见的并发症是
A．肠黏膜萎缩
B．吸入性肺炎
C．高血糖及电解质紊乱
D．管道脱出
E．恶心、呕吐、腹胀、腹泻

17. 牵引复位适用于
A．跟骨压缩骨折
B．颅骨裂缝骨折
C．锁骨青枝骨折
D．股骨干斜形骨折
E．骨盆粉碎性骨折

18. 腹外疝修补术后预防阴囊血肿的措施是
A．平卧、膝下垫枕
B．保持大便通畅
C．抬高阴囊、局部沙垫压迫
D．避免早期下床活动
E．保持敷料清洁干燥

19. 宜早期下床活动的患者是
A．肾部分切除术后
B．下肢植皮术后
C．门静脉高压症分流术后
D．阑尾切除术后
E．传统的腹外疝修补术后

20. 人工肛门的护理措施<u>不包括</u>
A．取左侧卧位
B．术后 1 天开放结肠造口
C．护理结肠造口周围皮肤
D．结肠造口覆盖凡士林纱布
E．教会患者使用人工造口袋

21. 急腹症患者应采取的体位是
A．平卧位
B．侧卧位
C．半坐卧位
D．仰卧中凹位
E．头低足高位

22. 早期支气管肺癌首选的治疗方法是
A．化疗
B．早期手术切除
C．放疗
D．免疫疗法
E．非手术综合治疗

23. 乳腺癌患者癌细胞堵塞皮内或皮下淋巴管时，可出现
A．乳头内陷
B．“酒窝征”
C．皮肤“橘皮样”改变
D．乳头湿疹样改变
E．乳头上抬

24. 肠瘘瘘口的引流管负压应维持在
A．1.5~2.0kPa
B．2.0~3.2kPa
C．3~4kPa
D．10~20kPa
E．7.0~8.5kPa

25. 可作为结肠癌初筛手段的是
A．B 超检查
B．CEA 测定
C．X 线钡剂灌肠
D．大便隐血试验
E．纤维结肠镜检查

26. 麻醉前用药不包括
A．镇静催眠药
B．镇痛药
C．抗胆碱药
D．抗组胺药
E．降压药

27. 大便带血，便时、便后剧痛，应考虑
A．内痔
B．肛裂
C．肛瘘
D．血栓性外痔
E．直肠肛周脓肿

28. 对膀胱内药物灌注治疗患者行健康教育的内容不包括
A．其目的是预防或推迟肿瘤复发
B．术后近期每周灌注 1 次
C．灌注前应先排空膀胱
D．灌注后每 15 分钟改变体位
E．膀胱灌注需要持续 1 个月

29. 颅底骨折发生脑脊液耳漏时的处理原则是
A．立即堵塞外耳道
B．给予镇静、镇痛药
C．卧床休息，头低位
D．头颅 X 线检查寻找骨折线
E．清洁外耳道，不阻塞外耳道

30. 放疗局部皮肤一度反应不包括
A．红斑
B．烧灼痛
C．充血
D．颜色变暗红
E．脱屑

31. 颅内压增高患者行亚低温冬眠疗法时，较理想的肛温应维持在
A．29~32℃
B．30~33℃
C．31~34℃
D．32~35℃
E．33~36℃

32. 腹外疝术后，出院指导内容错误的是
A．6 个月内避免重体力劳动
B．防止受凉
C．便秘者给予通便药物
D．咳嗽时用手掌按压切口部位
E．逐渐增加活动量

33. 腹部多发刀割伤合并肠管脱出患者，现场急救措施错误的是
A. 迅速建立静脉通道
B. 腹部伤口止血
C. 观察有无呕吐物造成窒息的危险
D. 迅速将肠管回纳入腹腔
E. 迅速插入胃肠减压管引流

34. 对高渗性脱水患者输液治疗时，应首先输入
A. 等渗盐溶液
B. 5% 葡萄糖溶液
C. 平衡盐溶液
D. 右旋糖酐溶液
E. 林格液

35. 静脉注射去甲柔红霉素时药液外渗，处理措施不包括
A. 尽量回抽局部渗液
B. 局部用盐酸普鲁卡因封闭
C. 25% 硫酸镁湿敷
D. 局部热敷
E. 抬高患肢

36. 复苏时，首选的给药途径是
A. 肌内注射
B. 心腔内注射
C. 静脉给药
D. 皮下注射
E. 气管内给药

37. 下肢深静脉血栓形成最严重的并发症是
A. 丧失劳动能力
B. 患肢静脉性坏疽
C. 下肢严重肿胀
D. 肺动脉栓塞
E. 下肢静脉曲张

38. 膀胱造口术后护理，正确的是
A. 保持导尿管通畅
B. 不定时行封闭式膀胱冲洗
C. 造口周围皮肤涂凡士林
D. 造口管留置 3~4 周拔除
E. 敷料隔天更换

39. 胸部损伤患者出现反常呼吸，正确的护理措施是
A. 紧急开胸探查
B. 胸膜腔闭式引流
C. 胸壁加压包扎固定
D. 高流量氧气吸入
E. 紧急气管插管

40. 腹部闭合性损伤时，护理措施错误的是
A. 严密观察生命体征变化
B. 注意神志改变
C. 注意腹部体征
D. 禁用吗啡镇痛
E. 腹胀时灌肠

41. 与椎管内麻醉术后头痛的特点不相符的是
A. 常出现在术后 2~7 天
B. 疼痛常位于额部
C. 女性发生率高于男性
D. 抬头时头痛加重
E. 平卧时头痛减轻

42. 肿瘤化疗护理不包括
A. 药液必须新鲜配制
B. 药液适当稀释
C. 若出现药液外渗，应立即热敷
D. 每周检查白细胞和血小板
E. 用完的注射器和空药瓶应单独处理

43. 急性脓胸的治疗措施不包括
A. 补充营养，维持水、电解质平衡
B. 胸廓成形术
C. 积极处理原发病
D. 抗生素控制感染
E. 彻底排尽脓液

44. 男，18 岁。硬膜外阻滞下行阑尾切除术后 4 小时，生命体征稳定。手术后 24 小时内，最常见的并发症是
A. 盆腔脓肿
B. 肠间脓肿
C. 膈下脓肿
D. 腹腔内出血
E. 粘连性肠梗阻

45. 男，24 岁。外伤抢救后，意识清楚，带气管插管返回 ICU。该患者表达健康问题宜采用的交流方式是
A. 言语
B. 表情
C. 肢体
D. 书写
E. 眼神

46. 女，67 岁。因胃部肿瘤导致幽门梗阻，每天睡前大量呕吐，有宿食。患者的术前准备中最重要的护理措施是
A. 心理护理
B. 皮肤准备
C. 补碱性药物
D. 每晚温生理盐水洗胃
E. 备血、皮试

47. 女，18 岁。被推倒受伤，X 线检查发现左肱骨髁上骨折，骨折临床愈合后肘关节功能的恢复主要取决于
A. 足够的休息、康复时间
B. 并发症的防治
C. 功能锻炼
D. 肢体活动和负重力线的应力作用
E. 全身支持治疗措施

48. 女，28 岁。颈椎病，经颈椎前路行颈椎间盘摘除术后 6 小时，患者突然出现呼吸困难、口唇发绀，检查颈部明显肿胀。紧急处理措施是
A. 给氧
B. 环甲膜穿刺
C. 气管切开
D. 立即拆线、清除血肿
E. 给予呼吸兴奋药

49. 女，45 岁。肠梗阻术后第 7 天，出现右下肢胀痛，沿大隐静脉走行皮肤发红，有压痛，触及条索状静脉。护理措施错误的是
A. 局部硫酸镁湿敷
B. 患肢抬高
C. 患肢制动
D. 局部按摩
E. 理疗

50. 男，27 岁。因胸部被刀刺伤 2 小时，创口与胸膜腔相通，出现极度呼吸困难。首选的急救措施是
A. 迅速封闭伤口
B. 立即行胸膜腔闭式引流
C. 立即输血、补液
D. 立即手术治疗
E. 大剂量应用抗生素

51. 男，40 岁。体重 50kg。头、面部Ⅰ度，胸、腹、会阴及双下肢（包括双臀部）为Ⅱ度、Ⅲ度烫伤。伤后第 1 个 24 小时静脉补充电解质溶液和胶体液量共为
A. 4500ml
B. 4875ml
C. 5475ml
D. 6150ml
E. 6500ml

52. 女，36 岁。急性肾损伤少尿期第 2 天，尿量不足 100ml。患者的饮食要求为
A. 高脂饮食
B. 高蛋白饮食
C. 低蛋白饮食
D. 低碳水化合物饮食
E. 低脂饮食

53. 男，28 岁。运动后突发左肾区刀割样疼痛，放射到左下腹，不能忍受，镜下血尿（＋＋）。下一步首先考虑的辅助检查是
A. X 线检查
B. 尿生化检查
C. 排泄性尿路造影检查
D. 逆行肾盂造影检查
E. 放射性核素肾显像

54. 男，50 岁。身高 170cm，体重 60kg，其基础能量消耗约为
A. 1404.5kcal
B. 2507.5kcal
C. 3010.5kcal
D. 3508.5kcal
E. 3637.5kcal

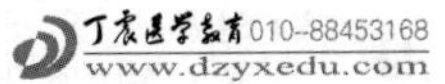

55. 女，50 岁。行毕Ⅱ式胃大部切除术后 2 天，突发右上腹剧痛，伴有腹膜刺激征，应考虑
A. 十二指肠残端破裂
B. 术后胃出血
C. 吻合口梗阻
D. 输入袢梗阻
E. 输出袢梗阻

56. 女，62 岁。因冠状动脉粥样硬化、心肌缺血拟行冠状动脉旁路移植术。目前选用的冠状动脉移植材料不包括
A. 胸廓内静脉
B. 胃网膜右动脉
C. 桡动脉
D. 大隐静脉
E. 小隐静脉

57. 女，48 岁。肝移植术后 1 周，体温增高至 39℃，烦躁，肝区疼痛，黄疸加深，胆汁分泌减少。实验室检查：血氨基转移酶增高，首先考虑的并发症是
A. 肝性脑病
B. 腹腔内出血
C. 胆道梗阻
D. 膈下感染
E. 排斥反应

58. 女，45 岁。肝硬化 8 年。近 1 个月来肝大、持续肝区疼痛、明显消瘦。查体：腹部膨隆，移动性浊音（+），肝大、质硬，表面凹凸不平。患者最可能并发了
A. 上消化道出血
B. 电解质紊乱和酸中毒
C. 原发性肝癌
D. 胆管感染
E. 胆管阻塞伴腹水

59. 女，35 岁。反复尿频、尿急、尿痛半年，尿常规发现脓血尿，多次尿细菌培养阴性。应用多种抗生素治疗无效。泌尿系统 B 超检查未见明显异常，最可能的诊断是
A. 肾结石
B. 肾癌
C. 肾积水
D. 肾小球肾炎
E. 肾结核

60. 男，43 岁。食管癌术后第 4 天拔除胃管，经口进食，术后第 6 天体温升高至 39℃，并伴有呼吸困难、胸痛、脉速，胸部 X 线检查发现手术侧胸腔积液。应首先考虑的诊断为
A. 肺炎
B. 胸膜炎
C. 切口感染
D. 吻合口瘘
E. 肿瘤播散

二、共用题干单选题（每个提问 1 个得分点）：以下每道试题有 2~6 个提问，每个提问有 5 个备选答案，请选择 1 个最佳答案。提示：进入此部分试题后，您不能返回前面部分查看试题或修改答案；本部分在答题过程中不能回退（对已作答试题不能返回检查或修改答案）。您是否进入共用题干单选题部分？

（61~62 题共用题干）

女，37 岁。因溺水收入 ICU 治疗，导致急性呼吸窘迫综合征（ARDS）。

61. 第 1 问：最有效的治疗方法是
A. 治疗感染
B. 维持循环
C. 治疗原发病
D. 应用糖皮质激素
E. 呼气末正压通气或间歇性强制通气

62. 第 2 问：有关 ARDS 的叙述，不正确的是
A. 多在原有肺病基础上发生急剧呼吸困难
B. 有全身缺氧表现
C. 须选用机械正压通气
D. 普通供氧常不能缓解缺氧
E. 进展期胸部 X 线显示广泛点片状阴影

（63~65 题共用题干）

男，30 岁。诊断为外伤性休克，怀疑脾破裂需要立即手术，由门诊直接送入手术室。

63. 第 1 问：手术过程中清点核对器械、敷料的时间是

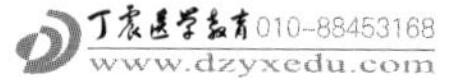

A．手术开始前和准备关体腔前
B．手术进行中
C．手术开始前
D．开始缝合皮肤前
E．手术完毕后

64．第 2 问：在医师和麻醉师看患者的同时，护士应首先处理的是
A．给患者吸氧
B．手术区备皮
C．输液，抽血配血
D．准备手术器械
E．摆好患者体位

65．第 3 问：器械护士已穿好无菌手术衣，戴无菌手套，手术未开始，双手应置于
A．胸前部
B．腹前部
C．双肩前
D．双手下垂
E．夹于腋下

（66~67 题共用题干）

女，56 岁。在硬膜外阻滞下行胃癌根治术，术后通过留置的导管给予硬膜外吗啡镇痛。

66．第 1 问：常用的剂量是每次
A．1mg
B．2mg
C．4mg
D．6mg
E．10mg

67．第 2 问：常见的不良反应不包括
A．恶心、呕吐
B．尿潴留
C．皮肤瘙痒
D．发热
E．呼吸抑制

（68~69 题共用题干）

男，21 岁。上山砍柴被毒蛇咬伤。

68．第 1 问：蛇毒中只含有神经毒素的毒蛇有
A．金环蛇
B．竹叶青蛇
C．五步蛇
D．眼镜蛇
E．蝮蛇

69．第 2 问：处理措施错误的是
A．注射抗蛇毒血清
B．口服解蛇毒中成药
C．蛇药外敷伤口周围
D．使用镇静药
E．常规使用破伤风抗毒素

（70~71 题共用题干）

男，38 岁。饱食后突发上腹剧烈疼痛波及全腹，面色苍白，出冷汗，全腹压痛、反跳痛、肌紧张。

70．第 1 问：最可能的诊断是
A．急性阑尾炎
B．急性胆囊炎
C．急性胃肠炎
D．急性胰腺炎
E．胃十二指肠穿孔并发腹膜炎

71．第 2 问：预防膈下感染有效的护理措施是
A．禁食
B．腹腔引流
C．半坐卧位
D．应用抗生素
E．维持水、电解质平衡

（72~73 题共用题干）

男，38 岁。汽车撞伤 4 小时，自述右上腹疼痛。查体：血压 80/60mmHg，脉搏 120 次 / 分，右肋见皮擦伤，右上腹压痛明显，全腹轻度肌紧张，移动性浊音阳性，肠鸣音弱。实验室检查：尿色正常。

72．第 1 问：首选的检查是
A．腹部 B 超
B．腹部 X 线
C．腹部 CT
D．腹腔穿刺
E．尿常规

73. 第 2 问：最可能的诊断是
A. 肝破裂，失血性休克
B. 脾破裂，失血性休克
C. 肾破裂，失血性休克
D. 胃破裂，失血性休克
E. 胰腺破裂，失血性休克

（74~75 题共用题干）

男，46 岁。行十二指肠手术后 9 天，诉腹痛，腹壁切口出有少量稀薄液体流出。嘱患者口服亚甲蓝 2ml 后，切口处流出液呈淡蓝色。

74. 第 1 问：该患者出现的并发症是
A. 肠瘘
B. 倾倒综合征
C. 克罗恩病
D. 切口脂肪液化
E. 切口感染

75. 第 2 问：该患者目前的处理措施，不正确的是
A. 遵医嘱使用抗生素控制感染
B. 腹部切口旁可使用负压
C. 使用促消化液分泌的制剂，以补充流失的消化液
D. 指导患者禁食
E. 行肠外营养支持

（76~78 题共用题干）

女，58 岁。急性右上腹阵发性绞痛，伴寒战、高热、黄疸，急诊行胆囊切除、胆总管探查加 T 管引流术。

76. 第 1 问：术后观察患者排便情况的最主要目的是判断
A. 胆总管通畅情况
B. 肠道功能恢复情况
C. 有无胃肠道出血
D. 术后饮食恢复是否合适
E. 对脂肪消化和吸收的能力

77. 第 2 问：该患者 T 管拔除后，主要观察的是
A. 肝功能
B. 大便色泽
C. 黄疸情况
D. 腹痛和发热
E. 食欲和消化情况

78. 第 3 问：该患者 T 管拔除的主要指征是
A. 无引流液引出
B. 引流液颜色正常
C. 大便颜色正常，食欲好转
D. 黄疸逐渐消退、无发热、腹痛
E. T 管造影、夹管试验无异常

（79~83 题共用题干）

男，45 岁。高空作业时不慎从 3m 高处坠落，当即昏迷，约 30 分钟后清醒，主诉头痛、恶心，呕吐 2 次；右侧耳后乳突区皮下出现淤血，并有淡血性液体从外耳道流出，右耳听力下降；双侧瞳孔等大，对光反射存在，除右上肢骨折制动外肢体活动尚可。

79. 第 1 问：根据患者目前情况，首先考虑为
A. 颅盖骨折
B. 颅前窝骨折
C. 颅中窝骨折
D. 颅后窝骨折
E. 脑挫裂伤

80. 第 2 问：目前该患者适宜的体位是
A. 头低位
B. 平卧位
C. 仰卧位
D. 右侧卧位
E. 左侧卧位

81. 第 3 问：目前护理措施中不正确的是
A. 抬高床头 15°~30°
B. 严禁经鼻腔留置胃管
C. 右外耳道口放置干棉球，记录 24 小时浸湿棉球数量
D. 定期用生理盐水冲洗右侧外耳道
E. 遵医嘱应用抗生素和破伤风抗毒素

82. 第 4 问：3 小时后该患者头痛、呕吐加重，继而昏迷，右侧瞳孔散大，对光反射差，左侧肢体瘫痪，巴宾斯基征阳性。首先考虑并发了

A. 硬膜外血肿和脑疝
B. 硬膜下血肿和脑疝
C. 脑血肿和脑疝
D. 脑挫裂伤和颅内压增高
E. 脑干损伤和颅内压增高

83. 第 5 问：针对其并发症，最主要的救治措施是
A. 吸氧和保持呼吸道通畅
B. 腰椎穿刺，降低颅内压
C. 限制液体摄入
D. 人工冬眠治疗
E. 脱水治疗和手术减压

（84~85 题共用题干）

男，66 岁。胸痛、痰中带血 2 个月，胸部 X 线检查示左上肺叶顶部有一不规则肿块阴影。拟诊断为肺癌。

84. 第 1 问：该患者出现一侧眼睑下垂，瞳孔缩小，眼球内陷，面部无汗，是因为
A. 动眼神经受压
B. 副交感神经受压
C. 上腔静脉受压
D. 肋间神经受压
E. 交感神经受压

85. 第 2 问：如该患者发生转移，其最可能的转移途径是
A. 直接扩散
B. 淋巴转移
C. 血行转移
D. 全身转移
E. 种植性转移

（86~87 题共用题干）

男，23 岁。会阴部骑跨伤致前尿道外伤，已留置导尿。

86. 第 1 问：该患者可能出现的临床表现不包括
A. 休克
B. 会阴部肿胀、疼痛
C. 尿道口少量鲜血流出
D. 排尿困难
E. 血肿和尿外渗

87. 第 2 问：该患者相关的护理措施不包括
A. 多饮水
B. 加强导尿管护理
C. 保持大便通畅
D. 定期尿道扩张
E. 治愈半年后方可从事重体力劳动

（88~89 题共用题干）

男，46 岁。运动时摔伤，局部肿胀疼痛，压痛和功能障碍，经 X 线检查诊断为桡骨远端骨折。

88. 第 1 问：桡骨远端骨折所指的正确范围是
A. 在桡骨远端关节面 2cm 范围内的骨折
B. 在桡骨远端关节面 3cm 范围内的骨折
C. 在桡骨远端关节面 4cm 范围内的骨折
D. 在桡骨远端关节面 5cm 范围内的骨折
E. 在桡骨远端关节面 6cm 范围内的骨折

89. 第 2 问：关于恢复期康复治疗不正确的描述是
A. 牵伸受累关节的内、外痉挛
B. 牵伸粘连的纤维组织
C. 采取被动运动方式
D. 活动范围要由小到大，控制关节活动度
E. 在无痛条件下进行，掌握运动量和节奏

（90~91 题共用题干）

女，40 岁。呕吐、腹泻 5 天，入院补液后出现低钾血症，护士遵医嘱为患者静脉补钾。

90. 第 1 问：静脉补钾的尿量要求是
A. 40ml/h
B. 30ml/h
C. 20ml/h
D. 10ml/h
E. 5ml/h

91. 第 2 问：为患者补充氯化钾时，10% 葡萄糖溶液 1000ml 加入氯化钾不超过
A. 1g
B. 2g
C. 3g
D. 4g
E. 5g

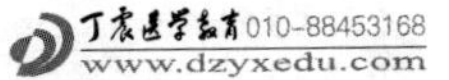

（92~94 题共用题干）

男，45 岁。足部被铁钉扎伤后 4 天，出现张口受限、苦笑面容、肌肉强直、频繁抽搐。

92. 第 1 问：患者目前最主要的护理问题是
   A. 有体液不足的危险
   B. 有窒息的危险
   C. 尿潴留
   D. 营养失调：低于机体需要量
   E. 有受伤的危险

93. 第 2 问：针对最主要的护理问题，应采取的处理措施不包括
   A. 详细记录痉挛发作的症状、次数和间隔时间
   B. 必要时给予气管切开
   C. 痉挛发作控制时，及时翻身、叩背，以利于排痰
   D. 注意痉挛发作的前兆，以便及时调整药量
   E. 频繁痉挛发作时，应经胃管进食

94. 第 3 问：破伤风发作时控制并解除肌痉挛的措施不包括
   A. 新生儿破伤风时酌情使用盐酸洛贝林、尼可刹米
   B. 痉挛发作频繁且不易控制者，可用 2.5% 硫喷妥钠缓慢静脉注射
   C. 伴有低血压者应给予冬眠 1 号合剂缓慢静脉滴注
   D. 根据病情交替使用镇静、解痉药物
   E. 肌松药在气管插管、切开时应用比较安全

（95~97 题共用题干）

男，35 岁。因肝硬化引起门静脉高压症，曾 2 次出现食管胃底静脉曲张破裂出血。经术前充分准备后，今在硬膜外阻滞下行脾切除、脾 - 肾静脉分流术。

95. 第 1 问：门静脉高压症最凶险的并发症是
   A. 肝性脑病
   B. 脾功能亢进
   C. 严重顽固性腹水
   D. 食管胃底静脉曲张破裂
   E. 肝衰竭

96. 第 2 问：术前护理措施正确的是
   A. 术前 3 天口服肠道抗生素
   B. 肝功能受损严重者限制蛋白质和支链氨基酸的摄入
   C. 可使用巴比妥类、红霉素等药物
   D. 术前 1 天晚用肥皂水灌肠
   E. 术前常规放置胃管

97. 第 3 问：术后 2 周内，应重点观察
   A. 生命体征
   B. 腹部体征
   C. 肝、肾功能
   D. 凝血时间
   E. 血小板计数

（98~100 题共用题干）

男，31 岁。饮酒后上腹部剧烈疼痛，伴呕吐、高热 1 天入院。查体：体温 39.8℃，上腹部压痛明显。实验室检查：白细胞明显增多，血淀粉酶增高。腹部 X 线检查可见结肠切割征和肠麻痹征。

98. 第 1 问：该患者目前最主要的护理问题是
   A. 焦虑
   B. 疼痛
   C. 水、电解质紊乱
   D. 体温过高
   E. 潜在并发症：休克

99. 第 2 问：遵医嘱密切观察该患者目前的脉搏、血压、神志及尿量变化最主要的目的是
   A. 预防急性腹膜炎
   B. 预防急性肾损伤
   C. 预防低血容量性休克
   D. 预防脓毒症
   E. 预防肠穿孔

100. 第 3 问：患者禁食时每天的补液量为
   A. 500ml
   B. 1000ml
   C. 1500ml
   D. 1800ml
   E. 3000ml

模拟试卷二

基础知识

一、单选题（每题 1 个得分点）：以下每道试题有 5 个备选答案，请从中选择 1 个最佳答案。提示：本部分在答题过程中可以回退（对已作答试题可以返回检查或修改答案）。

1. 移植术后的急性排斥反应多发生在
   A．24 小时内
   B．1 周内
   C．1~2 周
   D．6 个月内
   E．1 年内

2. 属于非电解质溶液的是
   A．1.4% 碳酸氢钠溶液
   B．0.9% 氯化钠溶液
   C．2∶1 溶液
   D．3∶2∶1 溶液
   E．5% 葡萄糖溶液

3. 脑血栓形成发生后要尽早实施溶栓治疗，超早期阶段是指在发病后的
   A．2 小时内
   B．6 小时内
   C．24 小时内
   D．30 分钟内
   E．3 小时内

4. 食管癌是我国常见肿瘤，男多于女，发病年龄多在
   A．35 岁以上
   B．40 岁以上
   C．45 岁以上
   D．50 岁以上
   E．55 岁以上

5. 急产是指总产程不超过
   A．2 小时
   B．3 小时
   C．4 小时
   D．5 小时
   E．6 小时

6. 心脏骤停行口对口人工呼吸，可使患者的 PaO_2 达到
   A．35~45mmHg
   B．45~55mmHg
   C．55~65mmHg
   D．65~75mmHg
   E．75~85mmHg

7. 4 岁小儿每天正常尿量是
   A．400~500ml
   B．500~600ml
   C．600~800ml
   D．800~1400ml
   E．1400~2000ml

8. 女，45 岁。进油腻饮食后右上腹绞痛，向右肩、背部放射。查体：体温 39℃，右上腹有压痛，Murphy 征阳性。首选的检查是
   A．胆囊造影
   B．CT 检查
   C．B 超检查
   D．PTC 检查
   E．ERCP 检查

9. 溃疡性结肠炎活动期的标志性检查指标是
   A．红细胞沉降率减慢
   B．白细胞降低
   C．C 反应蛋白增高
   D．大便检查见红、白细胞
   E．内镜检查黏膜见粗糙颗粒

10. 细胞外液的主要阴离子是
A. Pr^-、HPO_4^{2-}、HCO_3^-
B. Pr^-、SO_4^{2-}、HCO_3^-
C. HPO_4^{2-}、HCO_3^-、SO_4^{2-}、
D. Pr^-、Cl^-、SO_4^{2-}
E. Cl^-、HCO_3^-、Pr^-

11. 母乳中能有效抵抗病原微生物侵袭的免疫物质是
A. SIgA
B. SIgG
C. SIgM
D. 吞噬细胞
E. 淋巴细胞

12. 心电图检查鉴别急性心肌梗死与心绞痛最有意义的改变是
A. ST段弓背向下抬高
B. ST段压低
C. ST段弓背向上抬高，病理性Q波
D. T波高尖
E. T波倒置

13. 有关Graves病的病因与发病机制，错误的是
A. 研究证明Graves病为自身免疫疾病
B. 下丘脑-垂体-甲状腺轴功能异常是病因之一
C. TSH受体抗体阳性率达95%
D. Graves病有家族性遗传倾向，与HLA类型有关
E. 精神创伤等应激因素是常见的病因

14. 属乙类传染病，但需要采取甲类传染病的预防、控制传播的疾病是
A. 肺炭疽
B. 艾滋病
C. 病毒性肝炎
D. 脊髓灰质炎
E. 麻疹

15. 绞窄性肠梗阻腹部X线检查改变为
A. 肠袢呈阶梯状排列
B. 孤立突出胀大的肠袢，不改变位置
C. 肠黏膜呈鱼肋骨刺状
D. 小肠胀气不明显
E. 结肠内有气体

16. 肺炎链球菌肺炎炎症消散后的病理变化是
A. 常导致肺气肿
B. 肺组织无损伤
C. 常遗留纤维瘢痕
D. 常有肺组织坏死和溃疡
E. 肺组织不完全恢复正常

17. 男，62岁。患胃溃疡多年，近年来上腹痛发作频繁，无规律，体重下降，营养不良。胃X线钡剂检查见龛影。该患者最需要进行的检查为
A. 胃镜和组织学检查
B. 胃酸测定
C. 大便隐血试验
D. 腹部B超检查
E. ERCP检查

18. 急性化脓性腹膜炎发生严重休克的主要原因为
A. 急性呼吸衰竭
B. 中毒性心肌炎
C. 大量毒素被吸收
D. 血容量减少
E. 外周血管扩张

19. 导致急性应激胃炎的病因不包括
A. 重要脏器功能衰竭
B. 大手术
C. 大面积烧伤
D. 休克
E. 应用非甾体抗炎药

20. 慢性肾衰竭辅助检查中最突出的改变是
A. 血清钙过高
B. 血清甘油三酯过高
C. 代谢产物蓄积
D. 血糖过高
E. 血清铁过高

21. 艾滋病病毒主要侵犯的细胞是
A. B淋巴细胞
B. T淋巴细胞
C. 单核细胞
D. 中性粒细胞
E. 巨噬细胞

22. 会引起病理性骨折的是
A. 暴力打击
B. 骤然跌倒
C. 癫痫
D. 骨结核
E. 急行军

23. 痛经的描述，不正确的是
A. 原发性痛经生殖器官无器质性病变
B. 继发性痛经生殖器官有器质性病变
C. 多发于无排卵性异常子宫出血
D. 痛经常于经前数小时开始
E. 痛经者可用解痉药

24. 诊断慢性肺源性心脏病呼吸衰竭最确切的根据是
A. 白细胞计数及中性粒细胞在感染时增多
B. 红细胞计数和血红蛋白含量可增多
C. 二氧化碳结合力明显升高
D. $PaCO_2 > 50mmHg$，$PaO_2 < 60mmHg$
E. 肺通气功能明显减退

25. 关于手术中的无菌原则，正确的是
A. 手术人员穿好无菌手术衣及戴好无菌手套后，双手应下垂并靠近身体
B. 参加手术人员可扶持无菌桌的边缘
C. 凡与皮肤接触的器械，用生理盐水冲洗后可继续使用
D. 手术人员需要调换位置时，应采取面对面形式调换
E. 手术人员前臂或肘部若受污染，应立即更换手术衣或加套无菌袖套

26. 男，50 岁。近半年反复出现咳嗽、胸闷、气短，支气管镜检示原发性支气管肺癌。对该患者首选的治疗方法是
A. 手术治疗
B. 化疗
C. 放疗
D. 内分泌治疗
E. 中药治疗

27. 肾小管的功能不包括
A. 生成原尿
B. 重吸收功能
C. 分泌和排泄功能
D. 浓缩功能
E. 稀释功能

28. 下肢深静脉血栓脱落容易栓塞的部位是
A. 肾
B. 脑
C. 肝
D. 肺
E. 心

29. 门静脉高压症的发病原因不包括
A. 巴德 - 基亚里综合征
B. 肝炎肝硬化
C. 肝外门静脉栓塞
D. 门静脉主干先天性畸形
E. 肝良性肿瘤

30. 男，5 岁。发热 2 天，体温 39℃，伴有头痛、咽痛，病后第 2 天从头部及躯干开始出现皮疹，呈向心性分布，确诊为水痘。对患儿的护理措施不正确的是
A. 卧床休息
B. 保持皮肤清洁，衣着宽松
C. 给予乙醇拭浴
D. 给予高热量、高维生素、高蛋白、易消化的流质或半流质饮食
E. 做好口腔护理

31. 性兴奋时润滑阴道口的分泌物主要来自
A. 尿道旁腺
B. 阴道分泌物
C. 宫颈分泌物
D. 前庭大腺
E. 宫腔分泌物

32. 脱位的常见病因是
A. 胚胎发育异常
B. 外界暴力
C. 骨关节结核
D. 初次脱位治疗不当
E. 骨肿瘤

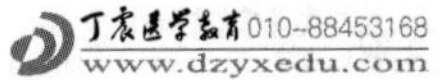

33. 对确诊再生障碍性贫血有意义的检查是
A. 血常规
B. 血清铁测定
C. 骨髓象检查
D. 总铁结合力测定
E. 血清铁蛋白测定

34. 女，65 岁。高血压病史 15 年，心绞痛病史 1 年，每次发作持续 3~5 分钟，含服硝酸甘油胸痛可缓解。今晨患者出现心前区剧烈疼痛，持续 1 小时，含服硝酸甘油未缓解。为明确诊断，首选的检查是
A. 心电图和血清心肌坏死标志物
B. 胸部 X 线
C. 冠状动脉造影
D. 心导管检查术
E. 超声心动图

35. 肾病综合征有确诊价值的尿液检查结果是
A. 白细胞尿
B. 肉眼血尿
C. 管型尿
D. 24 小时尿蛋白＞ 3.5g
E. 镜下血尿

36. 1 型糖尿病的主要发病原因是
A. 长期大量吃高碳水化合物食品
B. 胰岛素分泌绝对不足
C. 过度肥胖
D. 长期用糖皮质激素
E. 胰高血糖素分泌过多

37. 护理人员在未取得执业证书期间可以独立进行的临床护理工作是
A. 与患者沟通观察病情
B. 肌内注射
C. 过敏试验
D. 给患者服药
E. 静脉穿刺

38. 通气过度会引起的酸碱平衡失调是
A. 代谢性酸中毒
B. 代谢性碱中毒
C. 呼吸性酸中毒
D. 呼吸性碱中毒
E. 呼吸性酸中毒合并代谢性碱中毒

39. 钝性暴力造成的损伤一般为
A. 穿透伤
B. 裂伤
C. 火器伤
D. 挫伤
E. 擦伤

40. 急性肾损伤最常见的原因是
A. 血容量不足
B. 心排血量减少
C. 急性肾小管坏死
D. 急性肾间质病变
E. 肾小球疾病

41. 治疗洋地黄中毒所致的室性期前收缩二联律，除停用洋地黄外，还需要给予
A. 美西律
B. 普萘洛尔
C. 钾盐
D. 溴苄胺
E. 利多卡因

42. 与雌激素有关的疾病<u>不包括</u>
A. 子宫内膜癌
B. 子宫内膜增生症
C. 卵巢颗粒细胞瘤
D. 卵巢卵泡膜细胞瘤
E. 阴道闭锁

43. 吉兰 - 巴雷综合征患者脑脊液的典型改变是
A. 压力增高
B. 均匀血性
C. 氯化物减少
D. 糖明显增多
E. 蛋白 - 细胞分离

44. 各类型休克共同的病理生理特点是
A. 血压下降
B. 中心静脉压下降
C. 脉压缩小

D. 尿量减少
E. 有效循环血量锐减

45. 上呼吸道的主要生理功能是
A. 通气
B. 换气
C. 弥散功能
D. 免疫作用
E. 加温、湿化和机械阻拦

46. 小儿肺炎引起全身各脏器病理生理改变的主要因素是
A. 毒素作用
B. 组织破坏
C. 免疫力低下
D. 病原体的侵入
E. 缺氧和 CO_2 潴留

47. 免疫制剂中，属于被动免疫制剂的是
A. 卡介苗
B. 乙脑疫苗
C. 免疫球蛋白
D. 白喉类毒素
E. 脊髓灰质炎疫苗

48. 关于母儿血型不合，不正确的解释是
A. 母儿 Rh 血型不合时，第 1 胎便可发生新生儿溶血病
B. 母血型为 B 型，一般不会发生新生儿 ABO 溶血
C. 母儿 ABO 血型不合时，第 1 胎可发生新生儿溶血病
D. 母血型为 O 型，父血型为 A 型或 B 型时，可能发生新生儿溶血病
E. 母血型为 A 型，一般不会发生新生儿 ABO 溶血

49. 引起暴发型化脓性脑膜炎常见的病原菌是
A. 大肠埃希菌
B. 肺炎链球菌
C. 脑膜炎球菌
D. 流感嗜血杆菌
E. 金黄色葡萄球菌

50. 病毒性脑膜炎的主要病因是
A. 肠道病毒感染
B. 疱疹病毒感染
C. 巨细胞病毒感染
D. 虫媒病毒感染
E. 腮腺炎病毒感染

51. 脑疝形成的主要原因是
A. 脑组织水肿
B. 脑脊液生理调节作用减退
C. 脑血流量的调节失衡
D. 颅内占位性病变
E. 颅腔内压力分布不均

52. 良性前列腺增生的临床表现不正确的是
A. 尿频
B. 排尿困难
C. 尿潴留
D. 肉眼血尿
E. 早期多伴肾积水

53. 确诊深部脓肿的依据是
A. 红肿
B. 压痛
C. 皮肤温度高
D. 有波动感
E. 穿刺

54. 与系统性红斑狼疮发病关系最密切的因素是
A. 寒冷
B. 食物
C. 疲劳
D. 阳光照射
E. 营养缺乏

55. 产褥感染最常见的致病菌是
A. 厌氧性链球菌
B. A 组 β 溶血性链球菌
C. 葡萄球菌
D. 大肠埃希菌
E. 肺炎链球菌

56. 小细胞低色素性贫血见于
A. 巨幼细胞贫血
B. 缺铁性贫血

C. 溶血性贫血
D. 失血性贫血
E. 白血病

57. 开放性气胸导致循环功能障碍和休克的主要原因是
A. 创伤
B. 出血
C. 伤侧肺萎陷
D. 反常呼吸
E. 纵隔扑动

58. 十二指肠溃疡的好发部位主要位于
A. 十二指肠球部
B. 十二指肠降部
C. 十二指肠水平部
D. 十二指肠升部
E. 十二指肠乳头部

59. 男，27岁。右下腹持续性疼痛伴呕吐5小时。查体：右腹股沟区包块，有明显压痛，腹肌紧张，肠鸣音亢进。此时最适宜的处理是
A. 佩戴疝带
B. 紧急手术
C. 试行手法回纳
D. 择期手术治疗
E. 应用抗生素并观察

60. 最常见的先天性心脏病是
A. 法洛四联症
B. 房间隔缺损
C. 室间隔缺损
D. 动脉导管未闭
E. 肺动脉狭窄

61. 女，24岁。平时月经规律，体检时发现盆腔有一巨大包块，该患者拟于明天手术。术前准备的描述，不正确的是
A. 术前8小时禁食，4小时禁饮
B. 术前1天备皮
C. 术前测量生命体征
D. 术前1晚普通灌肠
E. 术前3天每天用1∶5000高锰酸钾行会阴擦洗

62. 有关小儿辅食添加原则错误的是
A. 由少到多
B. 由单一到多样
C. 数种一起添加
D. 由细到粗
E. 由稀到稠

63. 常用的妊娠期人工监护方法不包括
A. 测量腹围
B. 测量宫高
C. 胎动计数
D. 测量血压
E. 胎心监护

64. 某孕妇，妊娠36周，因近来胎动减少就诊。行无应激试验发现胎心基线110次/分，胎心基线变异＜5次/分，20分钟内仅1次胎动，无胎心加速，并连续出现晚期减速。该监测结果提示胎儿
A. 脐带绕颈
B. 脐带受压
C. 胎头受压
D. 宫内缺氧
E. 先天性心脏病

65. 在我国，营养性巨幼细胞贫血患者缺乏最多的物质是
A. 内因子
B. 蛋白质
C. 铁剂
D. 维生素B_{12}
E. 叶酸

66. 颅底骨折诊断最可靠的依据是
A. 颅底X线检查
B. 脑脊液耳漏、鼻漏
C. 头颅皮下出血
D. 颅底骨质凹陷
E. 脑神经损伤

67. 胸膜腔闭式引流的目的不包括
A. 引流胸膜腔内的液体或气体
B. 重建胸膜腔负压
C. 维持纵隔的正常位置

D. 促进肺复张
E. 预防肺部感染

68. 维生素D缺乏性佝偻病的病因不包括
A. 日光照射不足
B. 出生体重过低
C. 维生素D摄入不足
D. 生长过速
E. 疾病与药物的影响

69. 关于排泄性尿路造影检查前准备，错误的是
A. 检查前需要做碘过敏试验
B. 做充分肠道准备
C. 限制饮水6~12小时
D. 检查前2~3小时多饮水，使膀胱充盈
E. 肾功能严重损害为禁忌证

70. 导致上消化道大出血最常见的疾病是
A. 萎缩性胃炎
B. 胃癌
C. 消化性溃疡
D. 胆道结石
E. 食管癌

71. 对慢性支气管炎诊断最重要的依据是
A. 支气管镜检查
B. 痰培养
C. 胸部CT检查
D. 临床症状
E. X线检查

72. 能够兴奋体温调节中枢，有升高体温作用的激素是
A. 雌激素
B. 孕激素
C. 雄激素
D. 催乳素
E. 卵泡刺激素

73. 人体身高增长的第2个加速期是
A. 婴儿期
B. 幼儿期
C. 学龄前期
D. 学龄期
E. 青春期

74. 慢性肺源性心脏病肺动脉高压形成的最主要因素是
A. 继发性红细胞增多
B. 血液黏稠度增加
C. 血容量增加
D. 肺部毛细血管微小栓子形成
E. 缺氧及二氧化碳潴留引起肺小血管收缩痉挛

75. 急性化脓性阑尾炎最主要的病理改变是
A. 炎症局限于黏膜层
B. 炎症局限于黏膜下层
C. 炎症局限于浆膜层
D. 腹腔内有脓性液体
E. 阑尾腔内有积脓

76. 某孕妇，28岁。妊娠34周。既往体健，下肢水肿及血压升高2周，拟诊断为妊娠期高血压疾病，收入院治疗。有助于判断其临床分类检查的是
A. 血细胞比容
B. 24小时尿蛋白定量
C. 眼底检查
D. 尿酸测定
E. 心电图

77. 胰腺疾病和胆道疾病互相关联的解剖学基础是
A. 胰管和胆总管两者解剖位置靠近
B. 胰腺副胰管和胆总管相通
C. 胰管开口在胆总管开口之下
D. 胰管和胆总管下端有共同通道和共同开口
E. 胆总管和胰管均开口于十二指肠内侧壁

78. 有机磷农药的主要毒理作用是
A. 抑制胆碱酯酶活性
B. 抑制胆碱能神经
C. 抑制乙酰胆碱
D. 抑制交感神经
E. 抑制副交感神经

79. 关于小儿生长激素叙述正确的是
A. 基本功能是促使人体各组织细胞增大、增殖
B. 不能使骨骼、肌肉和各系统器官生长发育
C. 由垂体后叶储存
D. 由垂体后叶分泌
E. 受垂体分泌的生长激素释放激素调节

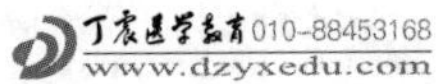

80. 对诊断腹腔实质性脏器损伤最有意义的是
A. 腹腔穿刺可见不凝血
B. 可见膈下有游离气体
C. 有显著的腹膜刺激征
D. 实验室检查示白细胞增多
E. 动脉血气中二氧化碳结合力降低

81. 原发性高血压患者长期血压升高可使
A. 左心室前负荷加重
B. 左心室后负荷加重
C. 右心室前负荷加重
D. 右心室后负荷加重
E. 左、右心室前负荷加重

82. 胎头的最大横径是
A. 双顶径
B. 双颞径
C. 枕颏径
D. 枕额径
E. 枕下前囟径

83. 新生儿胃食管反流患者发生胃内容物反流入食管的原因，正确的是
A. 上端食管括约肌功能不全
B. 下端食管括约肌功能不全
C. 中上段食管括约肌功能不全
D. 中下段食管括约肌功能不全
E. 全段食管括约肌功能不全

84. 孕妇的子宫生理变化正确的是
A. 子宫增大变软，妊娠 8 周后超出盆腔
B. 妊娠 14 周起出现 Braxton Hicks 收缩
C. 足月子宫容量约 1000ml
D. 妊娠晚期大多数子宫略左旋
E. 妊娠足月时子宫体积为 30cm×20cm×15cm

二、共用备选答案单选题（每题 1 个得分点）：以下试题中，每连续的 2~6 个试题使用相同的 5 个备选答案，请从中为每道试题选择 1 个最佳答案。每个备选答案可被选择一次、多次或不被选择。提示：本部分在答题过程中可以回退（对已作答试题可以返回检查或修改答案）。进入此部分试题后，您不能返回前面部分查看试题或修改答案。您是否进入共用备选答案单选题部分？

（85~86 题共用备选答案）
A. 新生儿
B. 1~3 个月小儿
C. 5~6 个月小儿
D. 1 岁小儿
E. 6 岁小儿

85. 第 1 问：肋缘下未触及肝脏的是
86. 第 2 问：生理性流涎常出现在

（87~88 题共用备选答案）
A. 3~5 天
B. 6~7 天
C. 9~10 天
D. 12~16 天
E. 18~20 天

87. 第 1 问：晚期囊胚透明带消失后，开始着床的时间相当于受精
88. 第 2 问：卵巢排卵后黄体形成，若卵子未受精，则黄体寿命一般为

（89~90 题共用备选答案）
A. 空气栓塞
B. 肠源性感染
C. 高血糖
D. 低血糖
E. 低钾血症

89. 第 1 问：突然停止输注高浓度葡萄糖时出现的并发症是
90. 第 2 问：长期全胃肠外营养时可发生的并发症是

（91~92 题共用备选答案）
A. 脑动脉粥样硬化
B. 先天性心脏病
C. 高血压合并脑动脉粥样硬化
D. 先天性颅内动脉瘤
E. 高血压

91. 第 1 问：脑出血最常见的病因是
92. 第 2 问：脑梗死最常见的病因是

（93~94 题共用备选答案）
A. 了解胆囊浓缩和收缩功能
B. 了解胆囊切除术后胆道情况
C. 明确梗阻性黄疸的原因和部位
D. 明确肝内病变的范围和性质

E. 同时显示胆道和胰管情况

93. 第 1 问：经皮肝穿刺胆管造影术（PTC）目的是

94. 第 2 问：内镜逆行胰胆管造影术（ERCP）目的是

（95~97 题共用备选答案）

A. 暴饮暴食

B. 长期反复接触化学毒物

C. 血吸虫感染

D. 慢性肝炎

E. 循环障碍

95. 第 1 问：与肝硬化发病无关的是

96. 第 2 问：原发性肝癌发病有关的是

97. 第 3 问：与急性胰腺炎发病有关的是

（98~100 题共用备选答案）

A. 右心室前负荷加重

B. 右心室后负荷加重

C. 左心室前负荷加重

D. 左心室后负荷加重

E. 两心室前负荷加重

98. 第 1 问：二尖瓣关闭不全导致心脏负荷的变化是

99. 第 2 问：主动脉瓣狭窄导致心脏负荷的变化是

100. 第 3 问：慢性肺源性心脏病导致心脏负荷的变化是

相关专业知识

一、单选题（每题 1 个得分点）：以下每道试题有 5 个备选答案，请从中选择 1 个最佳答案。提示：本部分在答题过程中可以回退（对已作答试题可以返回检查或修改答案）。

1. “先安未受邪之地”体现的治疗原则是

A. 治病求本

B. 未病先防

C. 急则治标

D. 既病防变

E. 三因制宜

2. 某医院护理部就护理质量实施目标管理，该目标管理的内容不包括

A. 总目标是使护理服务满意度达到 99%

B. 由护理部制订个人目标，各科护士严格执行

C. 护士长组织护理人员自觉地实现这些目标

D. 总结考评结果，提出问题，采取相应对策

E. 按考核结果对护理人员进行奖惩

3. 医院感染病例监测的具体方法不包括

A. 资料的收集

B. 资料的整理

C. 资料的分析

D. 资料的统计

E. 资料的报告

4. 属于形象传播的是

A. 咨询、演讲

B. 报刊、杂志

C. 标本、模型

D. 电影、电视

E. 书籍

5. 考虑到很多老年人听力不好，演讲时使用扩音器是遵循了健康传播原则的

A. 准确性原则

B. 针对性原则

C. 速度快原则

D. 经济性原则

E. 指导性原则

6. 由于抗生素使用不当，肠道中的铜绿假单胞菌转移到呼吸道，这种现象称

A. 转移

B. 共生

C. 定植

D. 定居

E. 易位

7. 关于有效沟通的措施中，错误的是

A. 注重细节

B. 排除干扰

C. 加强评论
D. 保持冷静
E. 耐心倾听

8. 对油剂行消毒灭菌的方法是
A. 煮沸法
B. 干烤法
C. 紫外线照射
D. 微波消毒
E. 压力蒸汽灭菌

9. 气性坏疽患者换药后的敷料，首选的消毒灭菌方法是
A. 煮沸法
B. 燃烧法
C. 干烤法
D. 紫外线照射
E. 压力蒸汽灭菌

10. 男，18 岁。能通过综合认识自己、他人、环境和社会，调整自己的行为。此时，其已进入行为的
A. 主动发展阶段
B. 自主发展阶段
C. 巩固发展阶段
D. 被动发展阶段
E. 独立发展阶段

11. 感冒的病位是
A. 肝、胆
B. 肺卫
C. 脾、胃
D. 肺、肾
E. 心、肺

12. 消毒灭菌的原则<u>不包括</u>
A. 重复使用的器械、物品，应先清洁再消毒或灭菌
B. 当受到患者的血液、体液等污染时，先去除污染物，再清洁与消毒
C. 环境与物体表面，应先消毒再清洁
D. 耐热、耐湿的手术器械首选压力蒸汽灭菌
E. 疑似或确诊朊粒感染的患者应选用一次性诊疗器械、器具和物品

13. 医院感染中最常见的细菌是
A. 致病性大肠埃希菌
B. 淋病奈瑟菌
C. 溶血性链球菌
D. 白假丝酵母菌
E. 金黄色葡萄球菌

14. 职权从组织上层“流向”组织基层，其组织结构类型是
A. 直线型组织结构
B. 综合型组织结构
C. 主导型组织结构
D. 职能型组织结构
E. 直线 - 参谋型组织结构

15. 组织结构的基本类型<u>不包括</u>
A. 直线型组织结构
B. 职能型组织结构
C. 分部制组织结构
D. 直线 - 职能型组织结构
E. 委员会

16. 一个健康教育项目效果评价的重点是
A. 知识增长
B. 态度转变
C. 患病率下降
D. 行为改变
E. 健康状况改善

17. 关于使用开窍法救治厥证患者的叙述，<u>错误</u>的是
A. 通关开窍之法适用于邪实窍闭之厥证
B. 应以辛香走窜的药物为主
C. 在使用剂型上应选择丸、散、气雾之类的药物
D. 给药途径为鼻饲、注射等
E. 对气血亏虚证亦可起到回阳救逆的作用

18. 寒证临床的表现<u>不包括</u>
A. 恶寒
B. 喜暖
C. 畏冷
D. 口渴
E. 冷痛

19. 健康教育的目标是
A．预防疾病、促进健康
B．改变不健康行为和建立健康行为
C．降低常见疾病的患病率
D．降低慢性疾病的病死率
E．提高人群的生活质量

20. 患儿面黄神萎，发焦稀疏，倦怠乏力，食少纳呆，头晕心悸，爪淡甲白，舌淡，脉虚细，指纹淡红。诊断为缺铁性贫血心脾两虚证。食疗应选用的是
A．薏仁粥
B．甲鱼汤
C．瘦肉粥
D．绿豆汤
E．石膏粥

21. 患者大便时溏时泻，迁延反复，食少，食后脘闷不舒，稍进油腻食物，即大便次数明显增加，面色萎黄，神疲倦怠，舌淡苔白，脉细弱。治疗应首选的方剂是
A．藿香正气散
B．保和丸
C．参苓白术散
D．四神丸
E．痛泻要方

22. 有关抗生素的使用，错误的是
A．疑似细菌感染，决定使用抗生素前，应留取标本行病原学检查
B．清洁手术术前一定要预防性使用抗生素
C．原则上使用生理盐水作为抗生素静脉滴注的溶剂
D．万古霉素不作为预防性抗生素使用
E．对长期使用广谱抗生素的患者，应监测感染部位细菌变化

23. 健康信念模式解释健康相关行为所运用的方法是
A．医学基础
B．社会心理
C．临床医学
D．医学管理
E．卫生管理

24. 属于污染区的是
A．医务人员值班室
B．医护人员办公室
C．治疗室
D．医生更衣室
E．患者入院接待处

25. 患者因乙型肝炎、肝衰竭，行肝移植术后 1 天，使用免疫抑制药，应采用
A．一般隔离
B．保护性隔离
C．呼吸道隔离
D．消化道隔离
E．接触隔离

26. 关于预防血管相关性感染的描述，错误的是
A．严格洗手，严格无菌操作
B．熟练的穿刺、置管技术
C．留置导管的时间不宜过长
D．使用合格的一次性医疗用品
E．配制的溶液可在冰箱内保存 1 周

27. 对胃镜检查中使用过的活检钳灭菌处理，首选的方法是
A．压力蒸汽灭菌
B．环氧乙烷气体灭菌
C．过氧化氢低温等离子体灭菌
D．甲烷蒸汽灭菌
E．喷雾消毒法

28. 属于 I 类环境的是
A．新生儿室
B．儿科病房
C．透析室
D．层流洁净病房
E．ICU

29. 健康教育的主要目的不包括
A．消除或降低影响健康的危险因素
B．预防疾病
C．促进健康
D．普及一般卫生知识
E．提高生活质量

30. 纵观近几年护理管理学的发展，错误的是
A. 向不同层次、多元化管理目标转变
B. 从一维分散管理向系统管理转变
C. 从重视软件管理向重视硬件管理转变
D. 从短期行为向社会的长期目标转变
E. 从经验决策向科学决策转变

31. 护士准备为患者更换造口敷料和行静脉穿刺。关于洗手的叙述，错误的是
A. 先静脉穿刺，再更换造口敷料
B. 护士的操作从造口处转向静脉穿刺部位时，应洗手
C. 接触患者床单位、周围环境及物品前必须洗手
D. 接触患者造口分泌物和敷料后应立即洗手或手消毒
E. 操作时戴手套，脱手套后应洗手

32. 为预防护理人员医院感染，自身职业防护措施错误的是
A. 无论患者是否有传染病，均应采取防护措施
B. 为患者执行各项护理操作时，均应戴手套
C. 抢救大出血患者，应穿戴隔离衣、护目镜等防护用品
D. 一旦手上出现伤口，不应直接接触患者血液和体液
E. 化学消毒时，注意通风及戴手套，消毒容器须加盖

33. 合理应用抗菌药物不包括
A. 外科预防用药
B. 联合用药治疗难治性感染
C. 病毒性感染使用抗生素
D. 注意给药途径、给药次数
E. 2 种抗生素不宜置于同一溶液中

34. 组织设计的基本原则不包括
A. 统一指挥原则
B. 专业化分工与协作原则
C. 管理层次原则
D. 管理幅度原则
E. 目标统一原则

35. 艾滋病传播途径不包括
A. 同性性接触
B. 异性性接触
C. 同桌进餐
D. 输血
E. 分娩

36. 按医院用品危险性分类，属于高危险性物品的是
A. 体温计
B. 注射器
C. 胃肠道内镜
D. 被服
E. 口罩

37. 医院护理部为提高全院护理服务质量，采用目标管理的方法提高护理人员的护理技术操作水平。关于目标的描述，最有效的是
A. 提高全体护理人员的护理技术操作水平
B. 提高全体护理人员的护理技术操作合格率
C. 1 年内提高全体护理人员的护理技术操作合格率
D. 全体护理人员的护理技术操作合格率达 90% 以上
E. 1 年内使全体护理人员的护理技术操作合格率达 90% 以上

38. 为预防血管相关性感染，介入性治疗的指征和留置时间要求是
A. 提倡非介入性治疗方法，尽可能缩短导管留置时间
B. 为减少血管的反复穿刺，保护血管，提倡深静脉置管
C. 为保持导管通畅，尽可能选择大口径导管
D. 为减少更换导管的痛苦，一次性留置导管的时间尽可能长
E. 一旦发现置管局部感染应加强抗感染，继续留置导管

39. 某医院制订护理人才培训计划，在计划步骤的第 1 步评估形势时，需要评估的内容不包括
A. 社会需求
B. 社会竞争
C. 服务对象的需求
D. 组织资源
E. 时间因素

40. 讳疾忌医属于
A. 日常危害健康行为
B. 保健行为
C. 致病性行为模式
D. 不良疾病行为
E. 预警行为

41. 吸毒行为属于
A. 日常危害健康行为
B. 致病性行为模式
C. 不良疾病行为
D. 违规行为
E. 不良嗜好行为

42. 关于人际关系学说主要观点的描述，正确的是
A. 人是喜欢工作的，是负责的，能够自我控制和管理
B. 群体行为是各种相互影响力的结合，这种“力场”可修正个人的行为
C. 群体是一种非正式组织，是处于平衡状态的
D. 人不仅是经济人，也是社会人，其工作态度受多种因素的影响
E. 群体的内聚力可以用每个成员对群体忠诚、责任感等态度来说明

43. 属“母病及子”的是
A. 肺病及肾
B. 肝病及肾
C. 心病及肾
D. 肺病及心
E. 脾病及肾

44. 属“至虚有盛候”的病机是
A. 由虚转实证
B. 虚中夹实证
C. 真实假虚证
D. 真虚假实证
E. 虚实错杂证

45. 健康教育评价的目的不包括
A. 确定健康教育计划的先进性和合理性
B. 确定健康教育计划的科学性和创新性
C. 确定健康教育计划的执行情况
D. 确定健康教育预期目标的实现
E. 总结健康教育的成功与不足

46. 有关持续质量改进的叙述，错误的是
A. 强调通过检查手段提高质量
B. 强调顾客的需要和诚信
C. 强调对员工尊重、引导、激励、授权
D. 强调通过改进持续性提高质量
E. 强调全员参与

47. 狭义的痰饮，饮邪停留的部位是
A. 胃肠
B. 胁下
C. 四肢
D. 胸肺
E. 肌肤

48. B-D 测试用于常规检测的时间是
A. 每天开始灭菌前
B. 每天灭菌结束后
C. 新安装的灭菌器
D. 灭菌器维修后
E. 每天下班前

49. 小组讨论出现沉默不语时，主持人应
A. 马上结束讨论
B. 暂时休会
C. 保持沉默
D. 个别提问
E. 点名批评

50. “通过经常性的各种有效信息的传递，使组织成员建立密切关系”，体现了协调的
A. 灵活变通原则
B. 利益一致原则
C. 勤于沟通原则
D. 目标导向原则
E. 整体优化原则

51. 以健康信念模式为理论基础的健康教育为
A. 了解酗酒的危害→形成酗酒有害健康的观念→产生戒酒的自信
B. 了解酗酒的危害→形成戒酒的积极态度→产生戒酒的自信
C. 了解酗酒的危害→了解戒酒的益处→产生戒

酒的自信
D. 了解酗酒的危害→了解戒酒的益处和可能遇到的困难→产生戒酒的自信
E. 了解酗酒的危害和戒酒的益处→了解戒酒可能遇到的困难→产生戒酒的自信

52. 行气法的代表方剂是
A. 大承气汤
B. 逍遥散
C. 桃红四物汤
D. 独活寄生汤
E. 黄连解毒汤

53. 关于控制图的叙述，错误的是
A. 控制图又称管理图
B. 控制图是画有控制界限的目表
C. 不同的控制图有其不同的适用范围
D. 控制图又称树枝图、鱼刺图
E. 是用来检查质量波动是否处于控制状态的工具

54. 化学消毒时，正确的防护措施是
A. 降低消毒剂配制浓度
B. 缩短化学消毒时间
C. 注意环境通风及戴手套
D. 严禁加盖，以利于消毒剂挥发
E. 减少单次消毒物品量

55. 在《渥太华宣言》中，健康促进的基本策略是
A. 健康宣传
B. 倡导、赋权与协调
C. 社会动员
D. 健康的公共政策
E. 发展个人技能

56. 健康教育需求中的学习态度评估重点是
A. 健康价值观
B. 阅读能力
C. 记忆力
D. 反应速度
E. 文化程度

57. 防止激励效应弱化应
A. 加强激励的针对性
B. 加强激励的严肃性
C. 加强激励的科学性
D. 加强激励的合理性
E. 加强激励的政策导向性

58. 对计划的叙述，不正确的是
A. 计划是为实现组织目标对未来的行动进行设计的活动过程
B. 广义的计划是指制订、实施、检查和评价计划3个阶段的工作过程
C. 从本质上讲，制订计划的过程就是一个决策过程
D. 计划不一定要根据实际情况，只要通过科学预测，权衡客观的需要提出在未来一定的时间内要达到的目标，以及实现目标的途径
E. 狭义的计划单指制订计划的活动过程

59. “某社区16~26岁青少年吸烟率在3年内降低25%”，这属于健康教育的
A. 计划目的
B. 健康目标
C. 行为目标
D. 计划目标
E. 教育目标

60. PDCA管理循环的4个管理阶段，按照其顺序应是
A. 计划、执行、检查、处理
B. 计划、执行、反馈、处理
C. 计划、检查、调整、执行
D. 计划、调整、执行、检查
E. 计划、调整、检查、执行

61. 组织中每个部门或个人的贡献越是有利实现组织目标，组织结构就越是合理有效，是组织设计原则中的
A. 集权与分权相结合的原则
B. 责权一致原则
C. 目标统一原则
D. 有效管理幅度原则
E. 分工协作原则

62. 常用于黏膜的消毒溶液是
A. 过氧乙酸

B．苯扎溴铵
C．氯胺
D．乙醇
E．碘酊

63. 可用于伤口冲洗的化学消毒剂是
A．过氧乙酸
B．甲醛
C．碘酊
D．苯扎溴铵
E．乙醇

64. 预防医院感染的关键措施不包括
A．隔离传染病患者
B．切断传播途径
C．保护易感人群
D．加强预防性用药
E．定期行消毒灭菌效果监测

65. 健康教育者想进一步深入了解教育对象拒绝戒烟的原因时，常采用的提问方式是
A．封闭式提问
B．开放式提问
C．探索式提问
D．偏向式提问
E．复合式提问

66. 梅毒螺旋体的抵抗力特点正确的是
A．对外界环境抵抗力强
B．对寒冷抵抗力较强
C．对消毒剂不敏感
D．对干燥不敏感
E．对热不敏感

67. 医务人员在诊查传染病患者后洗手方法为
A．大量流动水冲洗
B．快速手消毒
C．肥皂彻底洗手
D．严格洗手与手消毒
E．外科刷手

68. 一般情况下，任职10年的护士长影响力较刚上任的护士长要大，是因为
A．传统因素
B．资历因素
C．职位因素
D．品格因素
E．感情因素

69. 关于结核病的叙述不正确的是
A．传染源主要为排菌的肺结核患者
B．患者吐出的痰液干燥后无传染性
C．患者痰液应用纸盒盛装后焚烧
D．结核分枝杆菌污染物品的消毒应用中、高效消毒剂
E．以呼吸道传播最为常见

70. 健康教育诊断中，流行病学诊断最主要的任务是了解目标人群的
A．传染病的发病情况
B．地方病的发病情况
C．流行病的发病情况
D．主要健康问题
E．传染病的防疫情况

71. 拉斯韦尔模式不包括
A．传播者
B．信息
C．反馈
D．传播效果
E．传播媒介

72. 在健康传播中，起纽带作用的要素是
A．传播者
B．受传者
C．信息与讯息
D．传播渠道
E．传播效果

73. 常用的沟通技巧不包括
A．触摸
B．澄清
C．沉默
D．倾听
E．同感

74. 男，33岁。野外工作人员，因寒战、高热，大汗淋漓，每3天发作1次去医院就诊，查血液涂片找到疟原虫。患者应首选的药物是
A．伯氨喹
B．氯喹

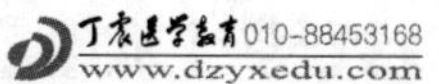

C．吡喹酮
D．甲硝唑
E．甲苯达唑

75. 为预防老年患者发生医院感染的措施，错误的是
A．保持室内环境清洁
B．加强老年人的生活护理
C．保持患者的口腔和会阴卫生
D．使用小剂量抗生素预防感染
E．严格执行陪伴探视制度

76. 采用血液 - 体液隔离的疾病是
A．艾滋病
B．甲型肝炎
C．肠炭疽
D．麻疹
E．流行性腮腺炎

77. 某医院内科病房有床位 30 张，床位使用率为 80%，平均护理时数为 3.3 小时，每名护士工作 8 小时 / 天，机动编制数占 20%。该科应配备的护士数量为
A．8 人
B．9 人
C．10 人
D．11 人
E．12 人

78. 医疗用品按其污染后造成危害的程度，可分为
A．1 类
B．2 类
C．3 类
D．4 类
E．5 类

79. 加热到 75℃，可杀灭炭疽芽孢杆菌繁殖体的时间是
A．1 分钟
B．2 分钟
C．5 分钟
D．10 分钟
E．15 分钟

80. 同一类传染病患者住同一病室，床距应保持在
A．1m 以上
B．0.8m 以上
C．1.5m 以上
D．2m 以上
E．2.5m 以上

81. 煮沸法消毒时，加入碳酸氢钠，配制成 1%~2% 的浓度，可提高沸点至
A．105℃
B．108℃
C．110℃
D．112℃
E．115℃

82. 被动发展阶段一般指
A．0~3 岁
B．3~12 岁
C．12 岁至成年
D．成年到退休
E．退休后

二、共用备选答案单选题（每题 1 个得分点）：以下试题中，每连续的 2~6 个试题使用相同的 5 个备选答案，请从中为每道试题选择 1 个最佳答案。每个备选答案可被选择一次、多次或不被选择。提示：本部分在答题过程中可以回退（对已作答试题可以返回检查或修改答案）。进入此部分试题后，您不能返回前面部分查看试题或修改答案。您是否进入共用备选答案单选题部分?

（83~84 题共用备选答案）
A．有关个人对生活环境反应的判断
B．有关个人对医疗技术反应的判断
C．个人、家庭、社会对健康问题反应的判断
D．对个人身体病理生理变化的判断
E．有关个人对生命照顾反应的判断
83. 第 1 问：护理诊断阐述的对象是
84. 第 2 问：医疗诊断阐述的对象是

（85~86 题共用备选答案）
A．细菌
B．病毒
C．真菌
D．螺旋体
E．支原体

85. 第 1 问：白假丝酵母菌属于
86. 第 2 问：肺炎最常见的病原体是

（87~88 题共用备选答案）

A. 温度 160℃；时间 2 小时
B. 压力 205.8kPa；温度 132℃；时间 4 分钟
C. 湿度 70%~90%；温度 54℃ ±2℃；时间 3 小时
D. 压力 102.9kPa；温度 121℃；时间 20~30 分钟
E. 湿度 60%；温度 20~40℃；时间 25~143 分钟

87. 第 1 问：下排气式压力蒸汽灭菌消毒柜灭菌条件为
88. 第 2 问：预真空压力蒸汽灭菌消毒柜灭菌条件为

（89~92 题共用备选答案）

A. 社会诊断
B. 行为诊断
C. 环境诊断
D. 管理与政策诊断
E. 流行病学诊断

89. 第 1 问：从分析社会问题入手，确定社会环境和生活质量问题属于
90. 第 2 问：根据格林模式，评估开展健康教育的资源属于
91. 第 3 问：客观地确定目标人群的主要健康问题以及引起健康问题的行为因素和环境因素属于
92. 第 4 问：确定导致目标人群疾病或健康问题发生的行为危险因素，区别引起疾病或健康问题的行为与非行为因素属于

（93~94 题共用备选答案）

A. 甲型肝炎
B. 流行性脑脊髓膜炎
C. 狂犬病
D. 梅毒
E. 肺结核

93. 第 1 问：经消化道传播感染概率最高的疾病是
94. 第 2 问：经性行为传播感染概率最高的疾病是

（95~98 题共用备选答案）

A. 个案护理
B. 功能制护理
C. 小组护理
D. 责任制护理
E. 整体护理

95. 第 1 问：将护理人员和患者分组，1 组护士为 1 组患者提供护理服务的临床护理组织方式属于
96. 第 2 问：2 名护士运用护理程序，对所负责的患者从入院到出院提供连续的、全面的、整体的护理。此临床护理组织方式属于
97. 第 3 问：每 1~2 名护士负责某一护理工作任务，各班护士相互配合共同完成全部的护理工作。此临床护理组织方式属于
98. 第 4 问：1 名护理人员负责 1 位患者全部护理工作内容。此临床护理组织方式属于

（99~100 题共用备选答案）

A. 反射
B. 应激
C. 顺应
D. 调适
E. 自我控制

99. 第 1 问：当某种行为可导致两方面的结果时，个体对自己的行为进行控制以适应社会属于
100. 第 2 问：个体与他人之间、群体与群体之间相互配合、相互适应属于

专业知识

一、单选题（每题 1 个得分点）：以下每道试题有 5 个备选答案，请从中选择 1 个最佳答案。提示：本部分在答题过程中可以回退（对已作答试题可以返回检查或修改答案）。

1. 女，24 岁。臀部被刀刺伤后半小时入院，其伤口属于
A. 清洁伤口
B. 感染伤口
C. 污染伤口

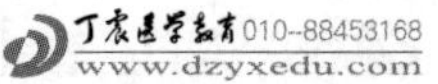

D．二期愈合伤口
E．一期愈合伤口

2. 静脉补钾时，尿量要达到的指标为
A．10ml/h
B．20ml/h
C．30ml/h
D．40ml/h
E．50ml/h

3. 急性肾损伤患者少尿期或无尿期的补液原则为
A．先盐后糖，先晶后胶，见尿补钾
B．先糖后盐，先晶后胶，见尿补钾
C．先盐后糖，先胶后晶，见尿补钾
D．量出为入，宁少勿多
E．量入为出，宁多勿少

4. 骨盆骨折早期最危险的并发症是
A．膀胱破裂
B．尿道断裂
C．直肠损伤
D．坐骨神经损伤
E．失血性休克

5. 血栓闭塞性脉管炎患者健康教育最重要的是
A．保持情绪稳定
B．戒烟
C．卧床休息
D．适当功能锻炼
E．患肢保暖

6. 直肠癌的定性诊断方法是
A．病理学检查
B．直肠指诊检查
C．肛门镜检查
D．乙状结肠镜检查
E．X 线检查

7. 胸部损伤后伤者出现反常呼吸运动，提示为
A．单根肋骨骨折
B．多根多处肋骨骨折
C．开放性气胸
D．闭合性气胸
E．张力性气胸

8. 关于抗生素的配伍禁忌和合理给药，描述错误的是
A．β- 内酰胺类抗生素静脉滴注时，可采用连续给药方案
B．大环内酯类抗生素可采用连续给药方案，避免毒性反应
C．氨基糖苷类抗生素采用间歇式给药方案，不宜静脉推注
D．静脉滴注抗生素的溶剂，原则选用生理盐水，必要时才选用 5% 葡萄糖氯化钠溶液或 5% 葡萄糖溶液
E．原则上 2 种抗生素不宜于同一溶液中静脉推注或静脉滴注

9. 调节酸碱平衡的重要器官是
A．肺、血管
B．肺、肾
C．肝
D．肾、血管
E．大脑

10. 怀疑肝脓肿的患者，首选的检查是
A．腹部 X 线检查
B．肝区 B 超检查
C．内镜逆行胆道造影检查
D．肝动脉插管
E．诊断性肝穿刺

11. 阻断门 - 奇静脉间交通支反流的手术
A．脾 - 肾静脉分流术
B．门 - 腔静脉分流术
C．脾切除术
D．贲门周围血管离断术
E．腹腔 - 静脉转流术

12. 膈下脓肿主要采用的治疗原则是
A．抗生素治疗
B．手术治疗
C．热水坐浴
D．温盐水保留灌肠
E．物理透热

13. 关于脱水的叙述，不正确的是
A．低渗性脱水时血钠浓度＜ 135mmol/L
B．高渗性脱水时血钠浓度＞ 150mmol/L

C. 等渗性脱水时血钠浓度正常
D. 高渗性脱水时细胞外液渗透压增高
E. 低渗性脱水时失水多于失钠

14. 胆绞痛禁用
A. 地西泮
B. 曲马多
C. 哌替啶
D. 吗啡
E. 阿司匹林

15. 全身麻醉的并发症不包括
A. 呼吸暂停
B. 心律失常
C. 肺脂肪栓塞
D. 肺不张
E. 高血压

16. 伤口愈合时，由肉芽组织填充并有瘢痕增生，此类愈合属于
A. 一期愈合
B. 二期愈合
C. 三期愈合
D. 原发愈合
E. 延迟愈合

17. 男，35 岁。大便次数增多 2 年，肛门部胀痛不适，伴腹胀、腹痛，肛门停止排便排气 2 天。肛门指诊：距肛门 4cm 处，有一肿块，手指不能通过。该患者为
A. 直肠癌完全性肠梗阻
B. 直肠癌不完全性肠梗阻
C. 直肠息肉完全性肠梗阻
D. 直肠息肉不完全性肠梗阻
E. 肠套叠

18. 输尿管结石梗阻时会出现
A. 排尿突然中断
B. 排尿困难
C. 膀胱刺激症状
D. 镜下血尿
E. 肾绞痛

19. 绞窄性疝与嵌顿性疝的主要区别在于
A. 疝块的大小
B. 疝内容物能否回纳
C. 有无肠梗阻表现
D. 疝块有无压痛
E. 疝内容物有无血运障碍

20. 休克早期的主要体征是
A. 昏迷
B. 末梢发绀
C. 心率增快
D. 血压下降
E. 脉压缩小

21. 弥散性血管内凝血最常见的原因是
A. 严重创伤
B. 严重感染
C. 失血性休克
D. 恶性肿瘤
E. 严重烧伤

22. 输尿管结石绞痛发作患者，主要的治疗措施是
A. 控制感染
B. 应用抗生素
C. 解痉镇痛
D. 准备手术治疗
E. 跳跃运动

23. 当腹内压突然增高时尿液不自主流出，称为
A. 真性尿失禁
B. 压力性尿失禁
C. 充溢性尿失禁
D. 急迫性尿失禁
E. 膀胱刺激症状

24. 甲状腺功能亢进症患者可能出现的临床表现不包括
A. 心悸
B. 双手细速颤动
C. 性情急躁
D. 食欲亢进
E. 脉搏细弱

25. 手术中发现腹壁下动脉在疝囊颈的内侧称为
A. 脐疝

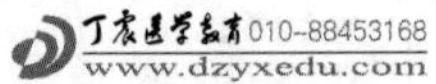

B. 腹股沟斜疝
C. 腹股沟直疝
D. 股疝
E. 白线疝

26. 前列腺癌描述正确的是
A. 常伴有血 PSA 降低
B. 血行转移以脊柱、骨盆最多见
C. 病因明确
D. 早期排尿困难明显
E. 2% 为腺癌

27. 膀胱癌最常见的早期症状是
A. 尿频、尿痛
B. 下腹部隐痛
C. 无痛性全程肉眼血尿
D. 排尿困难和尿潴留
E. 下腹部肿块

28. 腹腔内严重实质性脏器损伤的主要临床表现为
A. 全腹剧痛
B. 急性腹膜炎
C. 创伤性休克
D. 失血性休克
E. 感染性休克

29. 肿瘤患者求生欲望最强的心理反应期是
A. 震惊否认期
B. 愤怒期
C. 协议期
D. 抑郁期
E. 接受期

30. 诊断脑震荡的依据不包括
A. 伤后立即出现意识障碍
B. 伤后逆行性遗忘
C. 意识障碍期间可有皮肤苍白，血压下降，呼吸浅慢
D. 清醒后头痛
E. 脑脊液检查出现红细胞

31. 急性化脓性腹膜炎的临床表现不包括
A. 腹痛
B. 恶心、呕吐
C. 呃逆
D. 腹肌紧张
E. 腹式呼吸减弱

32. 腹部手术后拔除胃管的指征是
A. 术后 3 天
B. 肠蠕动恢复，肛门排气
C. 可下床活动
D. 肠鸣音亢进
E. 无胃液抽出

33. 关于脓毒症的描述，正确的是
A. 持续高热
B. 体温不超过 40℃
C. 易出现转移性脓肿
D. 起病缓慢
E. 通常不出现感染性休克

34. 急性心肌梗死发病后，择期手术的时间至少推迟
A. 2 个月
B. 3 个月
C. 4 个月
D. 5 个月
E. 6 个月

35. 胆囊癌最常见的组织学类型为
A. 黏液癌
B. 腺癌
C. 导管细胞癌
D. 鳞状上皮癌
E. 乳头状癌

36. 胃癌的好发部位是
A. 贲门部
B. 幽门部
C. 胃大弯
D. 胃小弯
E. 胃窦部

37. 创伤后的休克患者用救护车转送时，姿势正确的是
A. 足向车头，头向车尾，平卧位
B. 足向车尾，头向车头，平卧位
C. 足向车头，头向车尾，半坐卧位

D. 足向车尾，头向车头，半坐卧位
E. 足向车头，头向车尾，头高足低位

38. 血栓闭塞性脉管炎营养障碍期的主要表现是
A. 间歇性跛行
B. 静息痛
C. 肢端发凉
D. 足背动脉搏动消失
E. 患肢肌肉萎缩

39. 风湿性心脏瓣膜病患者行机械瓣膜置换术后需要长期服用的药物是
A. 肝素
B. 华法林
C. 维生素 K
D. 利多卡因
E. 阿司匹林

40. 慢性排斥反应的特点是
A. 突发寒战、高热
B. 术后 24 小时内发生
C. 术后 1~2 周发生
D. 移植器官功能逐渐减退
E. 移植器官增大，局部疼痛

41. 输入大量葡萄糖和胰岛素可导致
A. 高钠血症
B. 高镁血症
C. 低钙血症
D. 低钾血症
E. 高磷血症

42. 肾移植术后隔离属于
A. 床旁隔离
B. 消化道隔离
C. 保护性隔离
D. 呼吸道隔离
E. 血液 - 体液隔离

43. 破伤风潜伏期的通常为
A. 1~2 天
B. 7~8 天
C. 15~30 天
D. 60 天
E. 1 年

44. 蛛网膜下腔阻滞术后发生头痛的原因主要是
A. 颅内压增高所致
B. 与使用麻醉药品的种类有关
C. 颅内压降低，颅内血管扩张
D. 麻醉苏醒后，药物作用消失
E. 由体位不适引起

45. 当患者自主呼吸存在时，容易出现人机对抗的机械通气模式是
A. AMV
B. CMV
C. SIMV
D. PSV
E. IMV

46. 人体在正常情况下（非饥饿状态下）供应能量的是
A. 碳水化合物
B. 脂肪
C. 蛋白质
D. 电解质
E. 维生素

47. 暖休克时的病理生理特点是
A. 外周血管扩张，阻力降低
B. 外周血管扩张，阻力增高
C. 外周血管收缩，阻力降低
D. 外周血管收缩，阻力增高
E. 外周血管收缩，阻力不变

48. 治疗下肢丹毒首选的抗生素为
A. 青霉素
B. 红霉素
C. 庆大霉素
D. 四环素
E. 链霉素

49. 确定颈部包块性质最有价值的检查方法是
A. B 超检查
B. CT 检查
C. MRI 检查
D. 细针穿刺细胞学检查
E. X 线检查

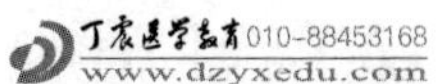

50. 关于骨折现场急救措施，错误的是
A. 脱离危险区域
B. 先处理危及生命的伤情
C. 妥善固定伤肢
D. 迅速平稳地转送
E. 外露骨端现场复位

51. 男，4 岁。发、面、颈及双上臂烧伤，其烧伤面积为
A. 17%
B. 19%
C. 24%
D. 33%
E. 35%

52. 男，39 岁。长期便秘，排便时有痔块脱出，便后可自行回纳，大便表面有鲜血。该疾病好发于截石位时肛门的
A. 6 点、9 点
B. 3 点、7 点
C. 3 点、7 点、11 点
D. 6 点、9 点、12 点
E. 3 点、6 点、7 点

53. 男，58 岁。原发性肝癌，肿瘤直径约 7cm，位于肝右叶近肝门区，肝功能检查轻度异常，B 超检查示有少量腹水。首选的治疗方法是
A. 尽早手术切除肿瘤
B. 先改善肝功能再手术
C. 肝动脉栓塞介入治疗
D. 化疗
E. 中医中药治疗

54. 女，56 岁。出现间歇性肉眼血尿 1 个月，抗生素治疗无效。近来出现尿频、尿急、尿痛。首选的检查手段是
A. 膀胱镜检查
B. X 线检查
C. B 超检查
D. CT 检查
E. MRI 检查

55. 男，65 岁。因阵发性腹部绞痛 5 小时入院，腹痛发作时自觉有腹腔内气块窜动感，伴呕吐胃内容物多次，肛门有少量排气。腹部 X 线检查示肠黏膜皱襞呈“鱼肋骨刺状”改变。该患者可能发生
A. 肠扭转
B. 肠套叠
C. 空肠梗阻
D. 回肠梗阻
E. 结肠梗阻

56. 男，25 岁。高处坠楼致腰部剧痛，双下肢感觉、运动障碍，大小便失禁。现场搬运的正确方法是
A. 单人搂抱法
B. 双人搂抱法
C. 背驮法
D. 侧卧搬运法
E. 平托或滚动法

57. 女，60 岁。胃大部切除术后第 6 天，突发上腹部剧烈疼痛，伴有强烈的腹膜刺激征。应首先考虑发生了
A. 输出袢梗阻
B. 胃肠吻合口破裂
C. 倾倒综合征
D. 胃出血
E. 胃潴留

58. 女，52 岁。3 个月前无意发现左乳房一肿块，查体左乳房外上象限可见局限性皮肤凹陷，触及一 2cm×3cm 大小肿块，此处皮肤凹陷的原因是
A. 癌肿侵犯 Cooper 韧带
B. 癌细胞阻塞皮下、皮内淋巴管
C. 癌细胞浸润皮肤
D. 癌肿侵入乳管
E. 癌细胞阻塞腋窝淋巴管

59. 女，68 岁。患糖尿病 35 年，2 天前因感冒出现食欲减退、恶心、呕吐、头痛、嗜睡、呼吸深快，最可能出现的情况是
A. 代谢性酸中毒
B. 代谢性碱中毒
C. 呼吸性酸中毒
D. 呼吸性碱中毒
E. 呼吸性酸中毒合并代谢性碱中毒

60. 女，61 岁。因左上腹疼痛入院，诊断为胰腺癌。首选的治疗方法为
   A. 放射治疗
   B. 姑息性手术
   C. 介入治疗
   D. 手术治疗
   E. 化学治疗

二、共用题干单选题（每个提问 1 个得分点）：以下每道试题有 2~6 个提问，每个提问有 5 个备选答案，请选择 1 个最佳答案。提示：进入此部分试题后，您不能返回前面部分查看试题或修改答案；本部分在答题过程中不能回退（对已作答试题不能返回检查或修改答案）。您是否进入共用题干单选题部分?

（61~62 题共用题干）

女，35 岁。右侧腹部砸伤，腹痛 5 小时，先位于脐周，后蔓延至全腹。查体：神志清楚，血压 106/82mmHg，全腹压痛、反跳痛、腹肌紧张，腹腔外有部分肠管脱出。血常规：白细胞 13×10^9/L，血红蛋白 140g/L。诊断为肠破裂，急性化脓性腹膜炎。

61. 第 1 问：现场急救处理原则不包括
   A. 首先处理威胁生命的因素，如明显的外出血、窒息等
   B. 保持呼吸道通畅
   C. 血压不平稳时取平卧位
   D. 立即将脱出的肠管回纳腹腔
   E. 立即输液，应用抗生素

62. 第 2 问：入院后处理原则不包括
   A. 非手术治疗，给予抗感染药，营养支持，并禁饮、禁食，胃肠减压
   B. 开腹探查确定病因，并处理原发病灶
   C. 彻底清理腹腔
   D. 充分引流，并保持引流通畅
   E. 术后继续禁饮、禁食，胃肠减压，补液，给予抗生素及营养支持

（63~65 题共用题干）

男，30 岁。急性完全性小肠梗阻。

63. 第 1 问：梗阻近端肠管内压力增高到一定程度，会发生血运障碍，早期病理表现为
   A. 血栓形成，肠壁失去活力
   B. 毛细血管通透性降低
   C. 肠壁组织缺氧
   D. 肠壁缺血，通透性增加
   E. 静脉血流受限，肠壁毛细小血管淤血

64. 第 2 问：患者病情变化，出现尿量减少，但无口渴。实验室检查：血红蛋白及红细胞比容增加，血钠、氯正常，尿比重增高。其代谢失调属于
   A. 低渗性脱水
   B. 等渗性脱水
   C. 高渗性脱水
   D. 水过多
   E. 离子代谢异常

65. 第 3 问：此时应首选输注的液体是
   A. 平衡盐溶液
   B. 等渗盐水
   C. 胶体溶液
   D. 0.3% 氯化钠溶液
   E. 5% 葡萄糖溶液

（66~67 题共用题干）

男，34 岁。因发现左肝外叶有一 2cm×3cm 大小包块收入院，诊断为左肝癌，患者肝功能正常，CT 检查未发现门静脉癌栓及远处转移。

66. 第 1 问：该患者首选的治疗方式为
   A. 手术切除
   B. 肝动脉插管化疗
   C. 肝动脉栓塞治疗
   D. 放疗
   E. 肝移植

67. 第 2 问：该患者术前护理措施中正确的是
   A. 术前进食高蛋白、高维生素、营养丰富的食物
   B. 静脉营养支持治疗
   C. 预防性使用抗生素
   D. 使用维生素 K
   E. 输血增强免疫力

（68~70 题共用题干）

男，42 岁。聚餐后 7 小时出现中上腹疼痛，放

射至两侧腰部，伴有恶心、呕吐。查体：腹部有压痛、肌紧张，两侧腰腹部出现蓝棕色斑，血压76/54mmHg，心率 113 次 / 分。

68. 第 1 问：最可能的诊断是
A. 急性胃炎
B. 急性胆囊炎
C. 急性胰腺炎
D. 急性胆管炎
E. 急性肠梗阻

69. 第 2 问：为明确诊断，首选的辅助检查是
A. 肝功能
B. 血清淀粉酶测定
C. 血糖
D. X 线检查
E. B 超检查

70. 第 3 问：在我国，该病最常见的病因是
A. 暴饮暴食
B. 胆道结石
C. 酗酒
D. 胃肠炎
E. 胆囊炎

（71~72 题共用题干）

女，76 岁。因左下肢肿胀 5 天入院，患者左下肢肿胀明显，以大腿部为甚，左足背动脉搏动较右侧弱，可触及。患者既往有心脏病病史，心功能Ⅱ级。

71. 第 1 问：引起患者左下肢肿胀最可能的原因是
A. 心源性水肿
B. 低蛋白性水肿
C. 水、电解质紊乱
D. 肾衰竭
E. 左下肢深静脉血栓形成

72. 第 2 问：护理措施中不正确的是
A. 观察患者呼吸情况
B. 注意输液速度
C. 抬高患肢
D. 定时翻身
E. 按摩患肢

（73~76 题共用题干）

男，25 岁。因车祸伤及头部，出现眼睑青紫，球结膜下出血，口鼻流出血性脑脊液。

73. 第 1 问：最可能的诊断是
A. 颅盖骨折
B. 颅前窝骨折
C. 颅中窝骨折
D. 颅后窝骨折
E. 鼻骨骨折

74. 第 2 问：最有价值的辅助检查是
A. B 超检查
B. X 线检查
C. CT 检查
D. MRI 检查
E. DSA 检查

75. 第 3 问：脑脊液漏自行愈合，一般需要的时间是
A. 1 周
B. 2 周
C. 3 周
D. 4 周
E. 5 周

76. 第 4 问：低颅压综合征临床表现不符合的是
A. 剧烈头痛、眩晕
B. 呕吐、畏食
C. 反应迟钝
D. 脉搏细弱
E. 血压偏高

（77~78 题共用题干）

男，65 岁。咳嗽、痰中带血 1 个月，近 2 周呼吸困难。患者有 30 余年吸烟史，否认结核史，胸部 X 线检查示左胸靠近左支气管处有块状阴影，边缘不清，周围有毛刺。

77. 第 1 问：首先考虑的诊断是
A. 肺结核
B. 左侧气胸
C. 肺脓肿
D. 肺癌
E. 左下肺炎

78. 第 2 问：为进一步确诊，简便有效的检查方法是
A. 经胸壁穿刺活组织检查
B. 痰脱落细胞学检查
C. 支气管镜检查
D. 开胸探查
E. 胸腔镜检查

（79~81 题共用题干）

男，53 岁。因吞咽食物易哽噎，胸骨后有异物感和烧灼样痛 3 个月，经食管镜检查确诊为食管癌，准备入院手术治疗。既往吸烟 20 年。

79. 第 1 问：此患者行食管癌根治术后 1 个月又出现吞咽不畅，可能的原因是
A. 反流性食管炎
B. 幽门梗阻
C. 肠梗阻
D. 吻合口狭窄
E. 吻合口溃疡

80. 第 2 问：食管癌根治术后特殊的护理是
A. 保持口腔卫生
B. 半坐卧位
C. 严格控制饮食
D. 鼓励患者深呼吸
E. 早期下床活动

81. 第 3 问：患者术后最严重的并发症是
A. 出血
B. 感染
C. 吻合口瘘
D. 乳糜胸
E. 反流性食管炎

（82~86 题共用题干）

男，45 岁。搬抬重物后出现腰痛伴右下肢放射痛 3 天来院就诊，诊断为腰椎间盘突出症，检查时发现患者小腿外侧的针刺觉减退。

82. 第 1 问：腰椎间盘突出症多发生于
A. 胸 12 至腰 1
B. 腰 1、腰 2
C. 腰 2、腰 3
D. 腰 3、腰 4
E. 腰 4、腰 5

83. 第 2 问：此患者可能受压的神经根是
A. 腰 1
B. 腰 2
C. 腰 3
D. 腰 4
E. 腰 5

84. 第 3 问：此患者临床检查时可发现的有价值的体征是
A. 腰椎侧凸畸形
B. 腰椎前凸畸形
C. 腰椎后凸畸形
D. 脊柱“S”形畸形
E. 腰椎生理弯曲消失

85. 第 4 问：此患者目前首选的治疗方法是
A. 理疗推拿
B. 绝对卧床休息
C. 手术摘除髓核
D. 局部封闭
E. 髓核化学融合法

86. 第 5 问：此患者不可做弯腰运动的时间是伤后
A. 1 周
B. 2 周
C. 1 个月
D. 2 个月
E. 3 个月

（87~88 题共用题干）

男，60 岁。放疗后局部皮肤出现高度充血、水肿，水疱形成，有渗出、糜烂。

87. 第 1 问：该患者的皮肤反应为
A. 三度反应
B. 干反应
C. 四度反应
D. 二度反应
E. 一度反应

88. 第 2 问：处理措施是
A. 涂 2% 甲紫
B. 热敷
C. 涂薄荷淀粉

D. 涂硼酸软膏
E. 涂高锰酸钾

（89~90题共用题干）

男，50岁。头部外伤5小时，急诊入院。查体：呼唤能睁眼，对问题答非所问，疼痛定位存在，双侧瞳孔等大、等圆，直径4mm，对光反射灵敏。

89. 第1问：该患者的GCS是
A. 14分
B. 10分
C. 12分
D. 11分
E. 8分

90. 第2问：若患者躁动不安，护士为其采取的护理措施不包括
A. 立即给予镇静药
B. 发现并消除引起躁动的原因
C. 不强加约束，以免引起颅内压升高
D. 勤剪指甲，以防抓伤
E. 做好引流管护理，防止脱出

（91~92题共用题干）

男，40岁。因多处肋骨骨折、肺挫伤导致急性呼吸窘迫综合征。

91. 第1问：关于急性呼吸窘迫综合征的描述，错误的是
A. 是一种以进行性呼吸困难和难以纠正的低氧血症为特征的急性呼吸衰竭
B. 肺泡Ⅱ型细胞受损，表面活性物质缺失，肺顺应性降低
C. 肺弥散功能障碍，换气功能严重受损
D. $PaO_2 < 60mmHg$
E. 长时间、持续吸入纯氧或高浓度氧可有效改善ARDS

92. 第2问：该患者维持有效循环，输液种类主要采用
A. 晶体液
B. 胶体液
C. 白蛋白
D. 血浆
E. 全血

（93~95题共用题干）

男，67岁。站立位疝内容物可突出并下降至阴囊处，平卧后回纳疝块并压迫内环，嘱患者咳嗽疝块不再出现。

93. 第1问：该患者最可能的诊断是
A. 右侧切口疝
B. 右侧腹股沟斜疝
C. 右侧腹股沟直疝
D. 右侧阴囊肿瘤
E. 右侧股疝

94. 第2问：行疝修补术后当天，患者宜采取的体位是
A. 去枕平卧位
B. 平卧屈膝位
C. 患侧卧位
D. 健侧卧位
E. 半坐卧位

95. 第3问：对患者的健康指导中，最重要的是
A. 严格卧床休息
B. 饮食清淡
C. 避免腹内压增高的因素
D. 保持会阴清洁
E. 加强体育锻炼

（96~97题共用题干）

男，36岁。突发上腹部持续性剧烈疼痛1小时。腹膜刺激征阳性。诊断为急性化脓性腹膜炎。

96. 第1问：采用手术治疗的目的主要是
A. 探明病因
B. 去除病因
C. 腹腔冲洗
D. 充分引流
E. 预防休克

97. 第2问：患者行急诊手术后数天，下腹坠胀不适，大便次数增多，里急后重，排尿困难，应考虑
A. 尿路感染
B. 盆腔脓肿

C. 急性附件炎
D. 盆腔炎
E. 直肠癌

（98~100 题共用题干）

女，65 岁。剑突下持续性疼痛 1 天，伴寒战、高热和黄疸。查体：神志淡漠，体温 39.8℃，血压 70/50mmHg，脉搏 130 次 / 分，剑突下压痛和肌紧张。

98. 第 1 问：最可能的诊断是
A. 胆囊结石伴急性胆囊炎
B. 胆囊穿孔伴急性腹膜炎
C. 胆总管结石伴急性胆管炎
D. 肝内、外胆管结石伴急性胆管炎
E. 肝内、外胆管结石伴急性梗阻性化脓性胆管炎

99. 第 2 问：最关键的治疗是
A. 营养支持
B. 输液、输血
C. 抗生素
D. 纠正酸中毒
E. 胆道减压手术

100. 第 3 问：术后留置 T 管引流，护理措施中不正确的是
A. 妥善固定
B. 保持有效的引流
C. 观察并记录引流液的颜色、量、性状
D. 引流 3~5 天后即可拔管
E. 更换引流袋时应注意无菌操作

专业实践能力

一、单选题（每题 1 个得分点）：以下每道试题有 5 个备选答案，请从中选择 1 个最佳答案。提示：本部分在答题过程中可以回退（对已作答试题可以返回检查或修改答案）。

1. 胸膜腔闭式引流的目的不包括
A. 排出胸膜腔内的气体和液体
B. 重建胸膜腔内负压
C. 促进肺复张
D. 预防胸膜粘连
E. 平衡胸膜腔两侧压力

2. 肛管手术后出现肛门失禁是由于术中损伤了
A. 肛门外括约肌
B. 肛门内括约肌
C. 肛管直肠环
D. 肛提肌
E. 肛门内、外括约肌

3. 防止颅内压骤然升高的护理措施，不包括
A. 卧床休息
B. 保持呼吸道通畅
C. 避免腹内压增高的因素
D. 控制癫痫发作
E. 躁动者应强制约束

4. 可抑制胰液分泌的药物是
A. 吗啡
B. 阿托品
C. 哌替啶
D. 地西泮
E. 地塞米松

5. 女，51 岁。消化性溃疡，拟行手术治疗，术后病情观察的重点是
A. 中心静脉压
B. 体温
C. 呼吸
D. 脉搏
E. 血压

6. 心脏骤停的初期复苏内容是
A. 补充血容量
B. 采用各种复苏药物
C. 人工呼吸和胸外按压

D. 用机械支持循环和呼吸
E. 头部用冰袋降温

7. 危重病患者出现进行性呼吸困难、心率增快、血压偏低、尿量 10ml/h 持续 3 小时，提示
A. 必须严密监测
B. 病情加重
C. 诊断不明确
D. 治疗效果欠佳
E. 可能出现多器官功能障碍综合征

8. 女，45 岁。从 3 楼坠落造成完全性脊髓损伤入院，留置导尿管，为预防尿路感染和膀胱萎缩，护士鼓励其每天饮水至少应为
A. 1000ml
B. 1200ml
C. 2500ml
D. 2600ml
E. 3000ml

9. 门静脉高压症典型的病理生理变化<u>不包括</u>
A. 脾淤血性增大
B. 脾组织增生，脾功能亢进
C. 消化器官淤血
D. 门静脉系统毛细血管滤过压增加
E. 肝细胞坏死

10. 总量为 150ml 的溶液中，加入 10% 氯化钾的量最多为
A. 1.5ml
B. 2.5ml
C. 3.5ml
D. 4.5ml
E. 5.5ml

11. 肠瘘早期瘘口周围皮肤的护理，正确的是
A. 及早堵塞瘘口以减少肠液外溢
B. 瘘口若被分泌物阻塞可减少肠液外溢，故不需要特殊处理
C. 夜间休息时可在瘘口处加盖敷料包扎
D. 瘘口周围皮肤涂氧化锌软膏保护
E. 局部皮肤糜烂时，用创可贴保护

12. 有关急腹症患者的护理，<u>不正确</u>的是
A. 病情稳定者取半坐卧位
B. 禁食，胃肠减压
C. 遵医嘱给予抗生素
D. 做好备皮，灌肠等术前准备
E. 禁忌灌肠

13. 门 - 腔静脉分流术前肠道准备要求
A. 术前 3 天口服肠道抗菌药
B. 术前 1 天口服肠道抗菌药
C. 术前 2 天口服缓泻药
D. 术前 3 天清洁灌肠
E. 术前 1 天改进流质饮食

14. 腹部手术后护士指导患者可以进半流质饮食的依据是
A. 腹胀减轻
B. 肠鸣音恢复
C. 食欲恢复后
D. 切口愈合
E. 肛门排气后

15. 急性肾损伤无尿期护理正确的是
A. 尿量增加时快速补液
B. 多进食优质蛋白
C. 多吃橘子补充钾离子
D. 严格限制静脉补液量
E. 输入库存血纠正贫血

16. 放疗患者口腔出现假膜时，应选用的漱口水是
A. 呋喃西林溶液
B. 生理盐水
C. 过氧化氢溶液
D. 纯净水
E. 温开水

17. 行下肢骨牵引时，抬高床尾 15~30cm 的主要目的是
A. 减轻疼痛
B. 对抗牵引力
C. 增强牵引效果
D. 减轻牵引重量
E. 防止牵引过度

18. 急性脓胸穿刺抽脓，每天抽脓量<u>不得</u>超过
A. 200ml

B. 300ml
C. 500ml
D. 700ml
E. 1000ml

19. 破伤风患者死亡的主要原因是
A. 脱水
B. 代谢性酸中毒
C. 肺炎、肺不张
D. 惊厥
E. 呼吸困难、窒息

20. 原发性醛固酮增多症手术后患者的饮食要求为
A. 低钠、低钾饮食
B. 高钠、高钾饮食
C. 低钠、高钾饮食
D. 高钠、低钾饮食
E. 无特殊限制

21. 参与机体酸碱平衡调节的主要组织器官是
A. 皮肤
B. 脾
C. 肝
D. 心
E. 肾

22. 骨折患者石膏固定拆除后，关节僵硬的主要原因是
A. 关节面骨折
B. 合并神经损伤
C. 合并血管损伤
D. 缺少功能锻炼
E. 骨折间软组织嵌入

23. 车祸现场应首先救治的是
A. 头皮撕裂伤
B. 开放性气胸
C. 腹腔内肠管脱出
D. 股骨干骨折
E. 肋骨骨折

24. 绞窄性肠梗阻术前护理不包括
A. 半坐卧位
B. 禁食、输液
C. 胃肠减压
D. 肥皂水灌肠
E. 术前常规准备

25. 器官移植术前，受者的准备不包括
A. 年龄在 60 岁以下
B. 术前预防感染
C. 术前加强营养
D. 进行血型和 HLA 配型
E. 根据医嘱使用免疫抑制药

26. 乳腺癌改良根治术后患侧上肢功能锻炼的理想目标是
A. 手越过头顶触摸到对侧耳廓
B. 手触及头顶
C. 手经胸前摸到对侧肩膀
D. 手触及同侧耳廓
E. 肘能屈伸

27. 有关肾结核术后患者用药指导，不包括
A. 术后继续抗结核治疗 6~9 个月
B. 坚持联合、规律、全程用药
C. 注意药物不良反应
D. 慎用有肾脏毒性的药物
E. 定期复查血白细胞计数

28. 急性脑疝急救时禁忌
A. 应用激素
B. 氧气吸入
C. 腰椎穿刺
D. 甘露醇快速静脉滴注
E. 手术减压

29. 再植肢体出现动脉危象的表现不包括
A. 指腹塌陷
B. 动脉搏动减弱或消失
C. 皮肤温度下降
D. 毛细血管充盈时间延长（＞2 秒）
E. 毛细血管充盈时间缩短（＜1 秒）

30. 前尿道裂伤常出现
A. 全程血尿
B. 终末血尿
C. 尿道口流血

D．无血尿
E．盆腔腹膜外血肿

31. 穿孔性阑尾炎患者行阑尾切除术后，有利于其腹腔渗液流至盆腔以减少毒素吸收的护理措施是
A．禁饮、禁食，输液
B．保持胃肠减压通畅
C．保持腹腔引流通畅
D．有效咳嗽、咳痰
E．取半坐卧位

32. 为等渗性脱水患者的补液安排中，第 1 个 8 小时的输液量为总量的
A．全部
B．1/2
C．1/3
D．1/4
E．1/5

33. 可放置鼻饲管情况不包括
A．脑挫裂伤长期昏迷
B．躁动的昏迷患者
C．脑干损伤合并吞咽困难
D．颅底骨折合并脑脊液鼻漏
E．颅底骨折合并脑脊液耳漏

34. 关于暴露疗法的护理要点，错误的是
A．随时用无菌敷料吸净创面渗液
B．适当约束肢体
C．焦痂用 75% 乙醇涂擦
D．观察肢体远端血运
E．创面不应覆盖任何敷料

35. 腹部损伤伴少量肠管脱出时，正确的处理是
A．迅速将肠管回纳腹腔
B．用消毒纱布覆盖并包扎
C．用凡士林纱布覆盖并包扎
D．用盐水纱布覆盖并包扎
E．用消毒或清洁器皿覆盖并包扎

36. 放置 T 管引流时，提示胆道远端通畅的是
A．腹痛减轻，引流量增多，食欲无好转
B．食欲好转，黄疸消退，引流量减少
C．腹痛和黄疸减轻，引流量增多
D．上腹胀痛，引流量突然减少
E．体温接近正常，引流量增多

37. 血栓闭塞性脉管炎患者的护理措施，错误的是
A．劝说绝对戒烟
B．保持皮肤清洁干燥，防止受伤及感染
C．禁用吗啡或哌替啶镇痛
D．指导做患肢运动和行走锻炼
E．出现溃疡或坏疽时患肢制动

38. 深静脉血栓形成患者的护理措施，错误的是
A．长期卧床患者定时翻身
B．患肢抬高
C．避免在膝下垫硬枕
D．穿弹力袜或应用弹力绷带
E．长期输液者，上下肢静脉交替使用

39. TPN 的护理操作注意事项不包括
A．严格无菌操作
B．可在营养液中添加胰岛素
C．需要控制输液速度
D．输注结束时用肝素稀释液封管
E．保持管道通畅

40. 尿道闭合性外伤，导尿管常规应留置
A．3 天
B．5 天
C．10 天
D．2~3 周
E．1 个月

41. 食管癌根治术后，护理重点是
A．做好口腔护理
B．严密观察病情变化
C．严格控制进食时间
D．做好胃肠减压的护理
E．鼓励早期活动

42. 胃肠减压的护理要点不包括
A．使用前检查减压装置
B．胃管阻塞时禁止冲洗
C．观察引流液的量、性质
D．注意肠蠕动是否恢复
E．及时调整胃管位置

43. 腹外疝术后预防阴囊血肿的主要护理措施是
A. 保持平卧位
B. 应用止血药
C. 避免早期下床活动
D. 保持敷料清洁
E. 用丁字带托起阴囊

44. 破伤风患者清洗伤口时使用的冲洗溶液是
A. 3% 过氧化氢溶液
B. 1% 碳酸氢钠溶液
C. 10% 水合氯醛溶液
D. 1% 有效氯溶液
E. 10% 过氧乙酸溶液

45. 男，50 岁。前列腺电切术后，性交无精液射出体外，可能是
A. 勃起功能障碍
B. 输精管狭窄
C. 早泄
D. 逆行射精
E. 精囊肿瘤

46. 直肠肛管疾病手术后护理错误的是
A. 进少渣饮食
B. 不限制排便
C. 1 周内不灌肠
D. 排便后换药，再坐浴
E. 防止切口受压

47. 男，44 岁。右上腹不适 5 年，入院后诊断为阿米巴肝脓肿，其穿刺脓液是
A. 棕褐色
B. 白色
C. 黄白色
D. 米黄色
E. 砖红色

48. 男，66 岁。脑出血，刺激肢体无运动反应，痛时能睁眼，言语无反应。现给予心电监护，吸氧，呼吸机辅助呼吸。GCS 为
A. 3 分
B. 4 分
C. 5 分
D. 8 分
E. 10 分

49. 男，55 岁。行颈椎前路切除椎间盘，椎体间植骨融合术，针对预防呼吸困难的护理措施不包括
A. 术前指导患者做气管推移训练
B. 术后观察颈部有无肿胀
C. 观察患者有无呼吸困难，发绀
D. 床旁备气管切开包
E. 观察有无喉返、喉上神经损伤

50. 女，45 岁。超声心动图确诊二尖瓣狭窄，近来感觉心慌不适，心电图提示患者有心房颤动，正确的是
A. 患者心室率绝对不规则
B. 患者脉搏与心率节律一致
C. 患者不易引起栓塞
D. 心房颤动在风湿性心脏病二尖瓣狭窄患者中罕见
E. 听诊有收缩期杂音

51. 女，55 岁。近来常感腹痛、腹胀、呕吐、停止排便排气。此患者应采用的营养支持方式为
A. 口服安素
B. 匀浆鼻饲
C. 半流质饮食
D. 肠外营养
E. 口服葡萄糖

52. 男，60 岁。左肾癌，行左肾部分切除术。术后第 1 天，咨询护理人员何时可离床活动，正确的回答是
A. 术后 2 周
B. 术后 1 个月
C. 生命体征稳定后
D. 所有管道拔除后
E. 切口拆线后

53. 男，58 岁。甲状腺肿大 3 个月，质硬，表面高低不平，声音嘶哑，吞咽困难，心率 80 次 / 分。应首先考虑为
A. 甲状腺癌
B. 甲状腺炎
C. 甲状腺腺瘤
D. 甲状腺功能亢进症
E. 单纯性甲状腺肿

54. 男，54 岁。因肝癌行肝叶切除，肝动脉置管化疗术，术后恢复良好。护士对其健康教育内容，不正确的是
   A. 注意休息，避免劳累
   B. 切口半个月内避免用力擦洗，埋管处避免碰撞
   C. 加强营养支持，避免进食霉变食物
   D. 定期复查 AFP、B 超，发现异常及时就诊
   E. 化疗中出现呕吐、腹泻应立即停止治疗

55. 男，27 岁。局部麻醉过程中出现呼吸困难、心率增快、血压升高、恶心、呕吐、谵妄、肌肉抽搐。考虑其主要原因是
   A. 患者精神高度紧张
   B. 局部麻醉药过敏反应
   C. 局部麻醉药毒性反应
   D. 局部麻醉药用量不足
   E. 麻醉前准备不充分

56. 女，34 岁。耻骨骨折，合并膀胱破裂。查体：局部皮肤颜色青紫，外观完整，耻骨骨折轻度移位。该骨折属于
   A. 闭合性骨折
   B. 开放性骨折
   C. 裂缝骨折
   D. 压缩骨折
   E. 骨骺分离

57. 女，42 岁。反复尿频、尿急、尿痛 8 年，清洁中段尿培养菌落数＞ 100 000 个 /ml，经系统抗炎治疗效果不明显。最有价值的诊治措施是
   A. 久病体弱应大力给予支持治疗，以提高抗病能力
   B. 可能与休息不充分有关，应卧床休息
   C. 中西医结合治疗以加强疗效
   D. 寻找并去除导致发病的易感因素，尤其是解除尿路梗阻
   E. 可能合并肾结核，应同时行试验性抗结核治疗

58. 女，30 岁。胸背痛 3 个月，夜间盗汗。查体：体温 37.4℃，T_9、T_{10} 棘突叩击痛。X 线检查示 T_9、T_{10} 椎体溶骨性破坏，椎间盘受累。其最可能的诊断是
   A. 椎体巨细胞瘤
   B. 椎体血管瘤
   C. 脊柱结核
   D. 化脓性脊柱炎
   E. 脊柱骨折

二、共用题干单选题（每个提问 1 个得分点）：以下每道试题有 2~6 个提问，每个提问有 5 个备选答案，请选择 1 个最佳答案。提示：进入此部分试题后，您不能返回前面部分查看试题或修改答案；本部分在答题过程中不能回退（对已作答试题不能返回检查或修改答案）。您是否进入共用题干单选题部分？

（59~60 题共用题干）

男，45 岁。全胃肠外营养，滴注后 2 小时出现口渴、头痛、尿多。

59. 第 1 问：患者可能发生的最严重的并发症是
   A. 低血糖
   B. 高血糖
   C. 脂肪肝
   D. 肝功能损害
   E. 高渗高血糖综合征

60. 第 2 问：首要的处理是
   A. 少量饮水以减轻口渴
   B. 应用镇痛药物
   C. 通知医师处理
   D. 暂停输注
   E. 给氧

（61~62 题共用题干）

女，50 岁。左乳房直径约 1cm 肿块 1 个月，以乳腺癌收治入院，除患侧腋窝淋巴结肿大外，无远处转移。

61. 第 1 问：该患者可选择的最佳手术方式为
   A. 保留乳房的乳腺癌切除术
   B. 乳腺癌改良根治术
   C. 乳腺癌根治手术
   D. 乳腺癌扩大根治术
   E. 全乳房切除术

62. 第 2 问：术后患者患侧皮瓣下常规放置引流管，术后皮瓣无积液，与皮肤紧贴，可考虑的拔管时间为术后

A．1~2 天
B．2~3 天
C．3~4 天
D．4~5 天
E．5~7 天

（63~66 题共用题干）

男，23 岁。进食后突发上腹部刀割样疼痛，迅速波及全腹，5 小时后来院急诊，既往有消化性溃疡病史。查体：腹肌紧张，全腹压痛，肠鸣音减弱。实验室检查：白细胞 $9.9×10^9/L$。

63. 第 1 问：最可能的诊断是

A．急性肠胃炎
B．胃十二指肠溃疡急性穿孔
C．急性胆囊炎
D．胆道蛔虫病
E．急性胰腺炎

64. 第 2 问：最有价值的检查是

A．腹部叩诊
B．腹部 B 超检查
C．腹部 CT 检查
D．腹部立位 X 线检查
E．血生化检查

65. 第 3 问：患者非手术治疗中最为重要的是

A．半坐卧位
B．禁食、胃肠减压
C．抗休克
D．补液
E．观察病情

66. 第 4 问：最适宜的治疗是

A．胃窦切除术
B．胃大部切除术
C．穿孔缝合术
D．迷走神经切断术
E．高选择性副交感神经切断术

（67~69 题共用题干）

男，68 岁。右半结肠癌（肿块型），拟在硬膜外麻醉下行右半结肠切除术。

67. 第 1 问：该患者术前清洁肠道宜采用的方法是

A．开塞露肛纳＋抗生素口服
B．保留灌肠＋抗生素口服
C．清洁灌肠＋抗生素口服
D．洗胃＋抗生素肌注
E．单独口服抗生素

68. 第 2 问：术前该患者卫生护理准备不包括

A．修剪过长的头发
B．剪指（趾）甲
C．备皮
D．去除耳部耵聍
E．沐浴

69. 第 3 问：患者卧床期间最有可能出现的呼吸道并发症是

A．肺部感染
B．肺水肿
C．肺栓塞
D．呼吸窘迫综合征
E．肺出血

（70~71 题共用题干）

男，70 岁。主诉上腹部疼痛 3 个月逐渐加重，并伴有进行性黄疸，全身皮肤瘙痒。2 个月来体重减轻 15 斤。

70. 第 1 问：首先应考虑的诊断为

A．胃溃疡
B．慢性萎缩性胃炎
C．胰头癌
D．十二指肠球后溃疡
E．胃癌

71. 第 2 问：患者手术后血糖升高，可能的原因是

A．合并慢性胰腺炎
B．胰高血糖素增加
C．胰岛素分泌不足
D．皮质醇分泌过多
E．合并胰岛细胞瘤

（72~73 题共用题干）

男，25 岁。因车祸撞伤腹部，诉腹痛难忍，伴恶心、呕吐，疑有外伤性肠穿孔。

72. 第 1 问：急诊处理不正确的是
A. 禁食、输液
B. 使用胃肠减压
C. 应用抗生素
D. 肌内注射吗啡
E. 做好手术前准备

73. 第 2 问：对诊断有重要价值的体征是
A. 腹式呼吸消失
B. 腹膜刺激征
C. 肠鸣音消失
D. 移动性浊音阳性
E. 高热、脉搏加快、口渴

（74~75 题共用题干）

男，56 岁。胸痛、痰中带血丝 2 个月，胸部 X 线检查见左肺门分叶状肿块阴影，周围有毛刺。既往吸烟 30 余年，30 支 / 天。

74. 第 1 问：最先考虑的诊断是
A. 肺结核
B. 肺炎
C. 肺炎性假瘤
D. 肺癌
E. 肺转移瘤

75. 第 2 问：对诊断最具价值的辅助检查是
A. 痰细胞学检查
B. 支气管镜
C. 胸部 CT 检查
D. 纵隔镜
E. 经胸壁穿刺活检

（76~77 题共用题干）

女，64 岁。下楼梯时不慎跌倒，右腰部被硬物碰及，诉腰痛、尿色红，神志清楚，血压、心率正常。

76. 第 1 问：最可能损伤的部位是
A. 肝脏
B. 脾脏
C. 肾脏
D. 膀胱
E. 脊柱

77. 第 2 问：应采取的措施是
A. 鼓励多活动，防止血栓形成
B. 不必卧床，但不可剧烈活动
C. 卧床 3 天
D. 卧床 1 周
E. 卧床 2 周

（78~80 题共用题干）

男，68 岁。跌倒时手掌着地，造成左手 Colles 骨折。

78. 第 1 问：Colles 骨折的常见部位是桡骨下端
A. 1cm 内
B. 2cm 内
C. 3cm 内
D. 4cm 内
E. 5cm 内

79. 第 2 问：此病典型表现是
A. 垂腕畸形
B. 杜加征阳性
C. 方肩畸形
D. “枪刺样”畸形
E. 爪形手

80. 第 3 问：手法复位纠正该畸形时，应将骨折远端
A. 向手臂桡侧挤压
B. 向手臂尺侧挤压
C. 向手掌侧挤压
D. 向手背侧挤压
E. 轻柔旋转复位

（81~83 题共用题干）

男，29 岁。使用电锯时不慎将左手示指、中指及环指切断。

81. 第 1 问：断指的正确处理措施是
A. 包好放入冰水
B. 放入冰箱冷冻保存
C. 用肝素盐水灌注断指

D．断指冲洗后内用无菌干纱布，外用湿纱布包好
E．3 个断指可在同一袋中保存

82．第 2 问：保持断指的适宜温度是
A．－8℃
B．－4℃
C．0℃
D．4℃
E．8℃

83．第 3 问：离体断指再植手术的时间不超过
A．2 小时
B．3 小时
C．4 小时
D．5 小时
E．6 小时

（84~87 题共用题干）

男，50 岁。腰腿痛 4 年，症状进行性加重，行走时下肢疼痛难忍，须下蹲数分钟方可缓解，骑自行车时疼痛可减轻。

84．第 1 问：该患者最可能的诊断是
A．腰肌劳损
B．腰部肌筋膜炎
C．颈椎间盘突出症
D．腰椎结核
E．腰椎管狭窄症

85．第 2 问：患者疼痛的主要原因是
A．肌肉拉伤后疼痛
B．坐骨神经痛
C．神经根受压
D．腰肌痉挛痛
E．炎症浸润

86．第 3 问：术后第 1 天进行的康复训练是
A．床上排便
B．轴位翻身
C．有效咳嗽
D．直腿抬高
E．胸廓运动

87．第 4 问：术后下床活动应坚持佩戴腰围的时间是
A．1 个月
B．2 个月
C．8 个月
D．9 个月
E．5 个月

（88~90 题共用题干）

女，27 岁。因车祸全身多处受伤出血，皮肤湿冷，面色苍白，血压 95/50mmHg，脉搏 125 次 / 分。考虑出现低血容量性休克。

88．第 1 问：提示严重休克的休克指数是
A．0.5
B．1.0
C．1.0~1.5
D．1.5
E．2.5

89．第 2 问：患者应采取的体位是
A．半坐卧位
B．头低足高位
C．侧卧位
D．头胸部抬高 20°~30°，下肢抬高 15°~20°
E．头高足低位

90．第 3 问：经处理后，提示患者微循环改善的最重要指标是
A．神志恢复清楚
B．血压回升
C．脉搏减慢
D．尿量增多
E．肢端温度上升

（91~93 题共用题干）

男，51 岁。拟在腰麻下行阑尾切除术。

91．第 1 问：麻醉前用药不包括
A．镇静催眠药
B．镇痛药
C．抗胆碱药
D．抗组胺药
E．降压药

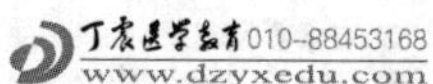

92. 第 2 问：术后最常见的并发症为
A. 低血压
B. 恶心、呕吐
C. 呼吸抑制
D. 头痛
E. 尿潴留

93. 第 3 问：术后去枕平卧时间为
A. 1~2 小时
B. 2~4 小时
C. 4~6 小时
D. 6~8 小时
E. 8~10 小时

（94~96 题共用题干）
女，42 岁。乳腺癌，拟手术治疗。

94. 第 1 问：手术日早晨的准备中错误的是
A. 询问患者是否月经来潮
B. 如有义齿者应取下
C. 嘱患者排尽尿液
D. 体温升高者给予退热药
E. 准备手术需要的资料和物品带入手术室

95. 第 2 问：术前检查血白蛋白 28g/L，血压 155/95 mmHg。患者首先需要
A. 调整血压
B. 缓解焦虑
C. 纠正低白蛋白血症
D. 调整睡眠
E. 调整血糖

96. 第 3 问：术后第 7 天，出现右下肢胀痛，沿大隐静脉走行皮肤发红，有压痛，触及条索状静脉。护理措施错误的是
A. 局部硫酸镁湿敷
B. 患肢抬高
C. 患肢制动
D. 局部按摩
E. 理疗

（97~98 题共用题干）
男，62 岁。进行性排尿困难，夜尿次数增多，直肠指诊发现前列腺明显肿大。

97. 第 1 问：良性前列腺增生最早出现的临床表现为
A. 排尿疼痛
B. 尿频
C. 排尿困难
D. 尿急
E. 尿潴留

98. 第 2 问：该患者行经尿道前列腺切除术，术后护理措施错误的是
A. 生理盐水持续膀胱冲洗
B. 根据引流液的颜色调节冲洗速度
C. 膀胱引流不畅时应及时处理
D. 停止膀胱冲洗后嘱患者多饮水
E. 术后绝对卧床 1 周

（99~100 题共用题干）
男，38 岁。X 线检查发现右肾结石约 0.4cm。

99. 第 1 问：体外冲击波碎石最适宜的结石大小是
A. ≤ 0.6cm
B. ≤ 1cm
C. ≤ 1.5cm
D. ≤ 2cm
E. ≤ 2.5cm

100. 第 2 问：2 次体外冲击波碎石治疗间隔时间是
A. 3 天
B. 5 天
C. 7 天
D. 10 天
E. 14 天

模拟试卷三

基础知识

一、单选题（每题 1 个得分点）：以下每道试题有 5 个备选答案，请从中选择 1 个最佳答案。提示：本部分在答题过程中可以回退（对已作答试题可以返回检查或修改答案）。

1. 二尖瓣狭窄时，最先累及的心腔是
   A. 左心房
   B. 右心房
   C. 左心室
   D. 右心室
   E. 右心房和左心室

2. 系统性红斑狼疮发病机制是
   A. 自身免疫
   B. 烈日暴晒
   C. 烟酒过多
   D. 劳累过度
   E. 药物过敏

3. 正常分娩过程中第一产程的产力是指
   A. 子宫收缩力
   B. 腹肌收缩力
   C. 膈肌收缩力
   D. 肛提肌收缩力
   E. 子宫收缩力＋腹肌收缩力

4. 护士执业注册后才能独立从事护理工作，每次注册的有效期限为
   A. 注册后 2 年内有效
   B. 注册后 3 年内有效
   C. 注册后 4 年内有效
   D. 注册后 5 年内有效
   E. 注册后 6 年内有效

5. 最简便易行杀灭结核分枝杆菌的方法是
   A. 煮沸
   B. 乙醇消毒
   C. 阳光暴晒
   D. 来苏水消毒
   E. 焚烧带菌痰纸

6. 有关吉兰 - 巴雷综合征的描述，正确的是
   A. 周围神经脱髓鞘性疾病
   B. 中枢神经脱髓鞘性疾病
   C. 脊髓变性疾病
   D. 中枢神经系统感染性疾病
   E. 神经肌肉接头疾病

7. 新生儿肺透明膜病的病理基础是
   A. 窒息
   B. 胎盘老化
   C. 缺乏肺表面活性物质
   D. 肺发育不良
   E. 缺乏棕色脂肪

8. 人体在应激反应早期的代谢变化是
   A. 脂肪代谢增强
   B. 糖代谢增加
   C. 蛋白质代谢增强
   D. 糖代谢紊乱
   E. 糖原合成增加

9. 麻醉前使用异丙嗪的目的是
   A. 镇静
   B. 催眠
   C. 镇痛
   D. 抗胆碱
   E. 抗组胺

10. 引起产褥感染的主要病原体是
   A. 真菌
   B. 衣原体

C．支原体
D．螺旋体
E．需氧菌

11. 胸外伤时纵隔扑动可发生在
A．张力性气胸
B．闭合性气胸
C．肋骨骨折有反常呼吸时
D．外伤性血胸
E．外伤性血气胸

12. 多灶萎缩性胃炎最主要的病因及其最好发的部位分别是
A．幽门螺杆菌感染，胃体
B．幽门螺杆菌感染，胃窦
C．服用非甾体抗炎药，胃体
D．服用非甾体抗炎药，胃窦
E．自身免疫因素，胃体

13. 肺炎支原体肺炎的临床特点是
A．婴儿多见
B．多无发热
C．刺激性干咳突出
D．肺部体征明显
E．有严重的全身中毒症状

14. 腰椎间盘突出症、腰椎管狭窄症的基本病因是
A．遗传因素
B．先天性椎管狭窄
C．慢性损伤
D．退行性变
E．软组织炎症

15. 女，50 岁。体重指数（BMI）为 30。自诉经常头晕、头痛、耳鸣、乏力、失眠。查体：血压 160/110mmHg；实验室检查：甘油三酯 4.9mmol/L，胆固醇 8.12mmol/L，血糖 7.0mmol/L。导致患者血压升高最可能的发病机制为
A．胰岛素抵抗
B．内皮素水平升高
C．肾素 - 血管紧张素 - 醛固酮系统失调
D．细胞膜离子转运异常
E．交感神经兴奋，儿茶酚胺水平升高

16. 稀释痰液、促进痰液排出，快速、有效的方法是
A．药物超声雾化吸入
B．痰液黏稠可使用祛痰药
C．使用有效的抗生素
D．限制水分摄入，以免痰液生成过多
E．翻身、叩背或导管插入吸痰

17. 应用阿托品治疗有机磷农药中毒患者时，“阿托品化”的表现不包括
A．颜面潮红
B．口干、皮肤干燥
C．心率增快
D．瞳孔缩小
E．肺部湿啰音消失

18. 诊断急性心肌梗死最具特异性的检验项目是
A．血清肌酸激酶（CK）
B．血清天冬氨酸转氨酶（AST）
C．血清乳酸脱氢酶（LDH）
D．血清肌酸激酶同工酶（CK-MB）
E．血清丙氨酸转氨酶（ALT）

19. 产生连枷胸的原因是
A．胸骨骨折
B．胸壁内陷
C．多根多处肋骨骨折
D．单根单处肋骨骨折
E．单根肋骨多处骨折

20. 确诊支气管扩张症最主要的检查手段是
A．胸部 X 线检查
B．胸部 CT 检查
C．支气管镜检查
D．胸部 MRI 检查
E．支气管造影

21. 高位硬膜外阻滞的穿刺部位是
A．胸 2~4
B．胸 4~10
C．颈 5 至胸 6
D．胸 6~12
E．腰部各棘突间隙

22. 男，89岁。因排尿困难入院，诊断为良性前列腺增生，入院后给予留置导尿术，5天后患者出现尿路感染。该患者尿路感染最直接的因素是
A. 性别
B. 年龄
C. 留置导尿
D. 卧床
E. 前列腺增生

23. 以肺淤血为主要表现的疾病是
A. 心绞痛
B. 右心衰竭
C. 左心衰竭
D. 慢性肺源性心脏病
E. 高血压

24. 婴幼儿腹泻的易感因素不包括
A. 消化系统发育不完善
B. 胃肠道防御功能较差
C. 肠道菌群失调
D. 母乳喂养
E. 生长发育快

25. 引起支气管扩张症的主要原因是
A. 先天性发育缺陷
B. 支气管、肺组织感染和支气管阻塞
C. 支气管外部纤维的牵拉
D. 遗传因素
E. 过敏体质

26. 蛛网膜下腔出血最常见的病因是
A. 先天性动脉瘤破裂
B. 脑动静脉畸形
C. 高血压动脉硬化
D. 血液病
E. 脑动脉炎

27. 人体主要内分泌腺不包括
A. 下丘脑
B. 垂体
C. 甲状腺
D. 肾上腺
E. 肝

28. 胆管结石的主要原因是
A. 细菌感染
B. 胆管畸形
C. 胆管梗阻
D. 胰液反流
E. 胆囊萎缩

29. 表现为持续性腹痛的疾病是
A. 胃十二指肠溃疡穿孔
B. 胆石病
C. 输尿管结石
D. 机械性肠梗阻
E. 胆道蛔虫病

30. 男，8岁。3天前体温39.5℃，左侧面颊部肿胀并伴有周围组织水肿、灼热、疼痛。患儿可分离出病原体的体液不包括
A. 唾液
B. 胃液
C. 尿液
D. 血液
E. 脑脊液

31. 有关骨折的病因叙述正确的是
A. 踢球时股直肌收缩致髌骨骨折称为直接暴力骨折
B. 跌倒时手掌撑地致桡骨骨折是间接暴力骨折
C. 长途行军时第2跖骨骨折是间接暴力骨折
D. 慢性骨髓炎致局部骨折称为肌牵拉性骨折
E. 股骨骨肉瘤处受撞击致骨折称为疲劳性骨折

32. 判断心脏骤停的指标不包括
A. 叹息样呼吸
B. 皮肤苍白或发绀
C. 瞳孔缩小
D. 大动脉搏动消失
E. 意识丧失或抽搐

33. 术后急性胃扩张最重要的处理措施是
A. 输液
B. 洗胃
C. 灌肠
D. 禁饮、禁食
E. 胃肠减压

34. 心律失常中最严重的类型是
A. 室性期前收缩
B. 房性期前收缩
C. 心房颤动
D. 三度房室传导阻滞
E. 室上性心动过速

35. 法洛四联症中对病情轻重起决定性作用的病变是
A. 室间隔缺损
B. 主动脉骑跨
C. 右心室肥大
D. 肺动脉狭窄
E. 房间隔缺损

36. 急性胰腺炎的病因不包括
A. 十二指肠乳头邻近部位的病变
B. 暴饮暴食
C. 高脂血症
D. 胰管梗阻
E. 粗纤维食物

37. 调节能量代谢，促进糖、蛋白质、脂肪代谢，促进生长发育的激素是
A. 生长激素
B. 甲状腺激素
C. 皮质醇
D. 醛固酮
E. 胰岛素

38. 人体内源性维生素 D 的主要来源是
A. 肾脏合成
B. 肝脏合成
C. 甲状腺合成
D. 食物中摄取
E. 紫外线照射皮肤产生

39. 胎膜早破的原因是
A. 妊娠期高血压疾病
B. 枕后位
C. 前置胎盘
D. 胎盘早剥
E. 胎先露衔接不良

40. 孕妇自觉胎动时间为
A. 妊娠 7~8 周末
B. 妊娠 16~17 周末
C. 妊娠 18~20 周末
D. 妊娠 21~23 周末
E. 妊娠 14~25 周末

41. 化脓性脑膜炎患儿脑脊液外观表现特点为
A. 清晰透明
B. 毛玻璃样
C. 呈脓性浑浊
D. 呈血性浑浊
E. 静置 24 小时有网状薄膜形成

42. 可引起急性肾小球肾炎的细菌是
A. 葡萄球菌
B. 溶血性链球菌
C. 肺炎链球菌
D. 大肠埃希菌
E. 副大肠埃希菌

43. 颅内压增高的“三主征”是
A. 偏瘫、偏盲、抽搐
B. 头痛、呕吐、视神经乳头水肿
C. 头痛、抽搐、偏瘫
D. 偏瘫、偏盲、偏身感觉障碍
E. 头痛、呕吐、偏瘫

44. 胆绞痛发作时，禁用的药物是
A. 哌替啶
B. 阿托品
C. 吗啡
D. 抗生素
E. 维生素 K

45. 前尿道外伤最多见于
A. 尿道阴茎部
B. 尿道悬垂部
C. 尿道球部
D. 尿道膜部
E. 尿道前列腺部

46. 营养不良主要是指缺乏
A. 能量和（或）碳水化合物
B. 能量和（或）脂肪

C．能量和（或）蛋白质
D．能量和（或）维生素
E．能量和（或）微量元素

47．门静脉高压症的常见原因是
A．门静脉血栓形成
B．门静脉主干畸形
C．肿瘤压迫门静脉
D．门静脉炎
E．肝硬化

48．女，26 岁。妊娠 40 周分娩。新生儿出生 1 分钟后 Apgar 评分 5 分，轻度窒息。实习生与护士协调配合，立即按 ABCDE 程序行新生儿复苏。有关复苏及复苏后的护理措施，错误的是
A．立即通畅气道
B．正常人工呼吸
C．氧气吸入
D．复苏成功，立即协助母乳喂养
E．做好母亲的情感支持

49．原发性腹膜炎的常见致病菌是
A．类杆菌
B．金黄色葡萄球菌
C．肺炎链球菌
D．大肠埃希菌
E．变形杆菌

50．腰椎间盘突出症最重要的体征是
A．脊柱活动受限
B．脊柱变形
C．压痛并引起下肢放射痛
D．直腿抬高试验和加强试验阳性
E．感觉减退、肌力下降、腱反射减弱

51．引起小儿热性惊厥最常见的疾病是
A．急性上呼吸道感染
B．消化道感染
C．中毒型细菌性痢疾
D．急性尿路感染
E．脓毒症

52．急性白血病出血的主要原因是
A．红细胞减少
B．血小板减少
C．白细胞减少
D．白血病
E．弥散性血管内凝血

53．属于不完全性骨折的是
A．横行骨折
B．青枝骨折
C．压缩骨折
D．凹陷骨折
E．嵌插骨折

54．宫颈癌的好发部位是
A．宫颈阴道部
B．宫颈扁平上皮与柱状上皮交界处
C．宫颈管内
D．子宫峡部
E．宫颈外口

55．门静脉压力增高时，病理变化最早出现的是
A．腹水
B．充血性脾大
C．上消化道出血
D．食管胃底静脉曲张
E．腹壁静脉曲张

56．主要反映肾小球滤过功能的检查是
A．酚红排泄试验
B．尿浓缩稀释试验
C．酸碱失衡试验
D．血清补体成分测定
E．内生肌酐清除率测定

57．女，25 岁。已婚未孕，阴道有脱出物，拟诊为Ⅱ度轻型子宫脱垂。发生子宫脱垂最可能的病因是
A．分娩损伤
B．手术损伤
C．腹压增加
D．盆底组织发育不良
E．盆底组织退行性变

58．慢性肺源性心脏病肺动脉高压形成的主要因素是
A．肺小动脉闭塞
B．肺泡内压力增加，压迫肺泡壁毛细血管

C. 长期缺氧、酸中毒致肺小动脉痉挛
D. 血容量增加，血液黏稠度增高
E. 毛细血管床减少

59. 小儿整体和各器官的成长，表示机体在量方面的增加定义为
A. 发育
B. 生长
C. 进化
D. 成熟
E. 演进

60. 感觉疼痛的中枢位于
A. 大脑皮质感觉区
B. 脊髓前角灰质
C. 脊髓后角白质
D. 大脑边缘系统
E. 视丘

61. 极低出生体重儿是指
A. 出生 1 小时内体重不足 2500g 的新生儿
B. 出生 1 小时内体重不足 2000g 的新生儿
C. 出生 1 小时内体重不足 1500g 的新生儿
D. 出生 1 小时内体重不足 1000g 的新生儿
E. 出生 1 小时内体重不足 750g 的新生儿

62. 骨盆外测量的径线<u>不包括</u>
A. 出口横径
B. 髂嵴间径
C. 骶耻外径
D. 髂棘间径
E. 坐骨棘间径

63. 改善急性呼吸窘迫综合征患者缺氧的最佳措施是
A. 持续高流量吸氧
B. 大剂量有效抗生素
C. 呼气末正压通气
D. 避免输液过量、过快
E. 鼓励深呼吸和排痰

64. 乳腺的解剖生理<u>不包括</u>
A. 成年女性乳腺有 15~20 个腺叶
B. 乳腺是内分泌器官的靶器官
C. 腺小叶和小乳管是乳腺的基本单位
D. 绝经后，乳腺腺体逐渐萎缩
E. 妊娠和哺乳期乳腺明显增生

65. 吸气时每分钟进入肺泡进行气体交换的有效通气量，称为
A. 潮气量
B. 肺泡通气量
C. 最大通气量
D. 每分通气量
E. 功能残气量

66. 可以有效诊断慢性阻塞性肺疾病的是
A. 残气量降低
B. 肺活量低于正常
C. 残气量占肺总量百分比增加
D. 潮气量高于正常
E. PaO_2 下降

67. 传染病的特征中对诊断有重要意义的是
A. 病原体
B. 传染性
C. 流行性
D. 季节性
E. 免疫性

68. 外科感染的主要病原体是
A. 病毒
B. 细菌
C. 真菌
D. 寄生虫
E. 螺旋体

69. 对绞窄性肠梗阻的诊断最有意义的检查是
A. 白细胞明显增高，中性粒细胞分类 0.90
B. 腹部 X 线检查可见多个气液平面
C. 腹腔穿刺抽出血性液体
D. 血气分析示血氧分压降低
E. 血生化检查示电解质紊乱

70. 按照类毒素、灭活菌（疫）苗、减毒活菌（疫）苗的顺序进行排列的免疫原是
A. 白喉、破伤风、麻疹
B. 破伤风、麻疹、脊髓灰质炎
C. 白喉、百日咳、卡介苗

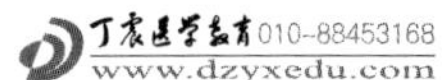

D. 破伤风、流行性脑脊髓膜炎、流行性乙型脑炎
E. 百日咳、麻疹、流行性脑脊髓膜炎

71. 男，27 岁。间歇性跛行 1 个月，疑为血栓闭塞性脉管炎。为检查患者动脉搏动情况，可采取的检查是
A. X 线检查
B. CT 检查
C. 静脉造影检查
D. 动脉造影检查
E. 多普勒超声检查

72. 女，34 岁。经检查诊断为亚临床甲状腺功能减退症，其诊断最敏感的指标是
A. FT_4 降低
B. FT_3 降低
C. TSH 升高
D. ^{131}I 摄取率降低
E. T_3、T_4 降低

73. 夜尿增多是指夜尿量大于
A. 450ml
B. 550ml
C. 650ml
D. 750ml
E. 850ml

74. 生殖器结核叙述正确的是
A. 30~50 岁为好发人群
B. 主要通过淋巴系统直接蔓延至生殖器
C. 以子宫内膜结核为主
D. 是原发性不孕症的主要原因之一
E. 卵巢结核占生殖器结核的 30%~40%

75. 慢性脓胸是指急性脓胸未及时治愈，病程超过
A. 2 周
B. 3 周
C. 4 周
D. 6 周
E. 12 周

76. 正常小儿乳牙出齐的年龄为
A. 1 岁
B. 1~1.5 岁
C. 1.5~2 岁
D. 2~2.5 岁
E. 3 岁

77. 无排卵性异常子宫出血患者刮取子宫内膜应在月经来潮
A. 14 小时内
B. 12 小时内
C. 10 小时内
D. 8 小时内
E. 6 小时内

78. 正常人血液缓冲系统中 HCO_3^- 和 H_2CO_3 之比为
A. 10 : 1
B. 15 : 1
C. 20 : 1
D. 25 : 1
E. 30 : 1

79. 食管癌术后吻合口处于充血水肿期，需要禁饮、禁食
A. 1~2 天
B. 3~4 天
C. 5~6 天
D. 7~10 天
E. 11~12 天

80. 人乳中钙与磷的比例是
A. 1 : 1
B. 2 : 1
C. 3 : 1
D. 1 : 2
E. 3 : 2

81. 女，15 岁。2 周前因糖尿病酮症酸中毒昏迷入院，经积极治疗已清醒，且尿酮（-），空腹血糖仍高。有关糖尿病病因的描述，不正确的是
A. 1、2 型均与遗传因素有关
B. 1 型者体内存在胰岛细胞抗体
C. 1 型者多易发生自身免疫反应
D. 2 型者常伴组织对胰岛素抵抗
E. 1、2 型均具有自身免疫缺陷

82. 子痫前期患者 24 小时尿蛋白定量超过
   A. 0.2g
   B. 0.3g
   C. 0.4g
   D. 0.5g
   E. 0.6g

83. 正常情况下，脐带内脐动脉的条数是
   A. 1
   B. 2
   C. 3
   D. 4
   E. 5

二、共用备选答案单选题（每题 1 个得分点）：以下试题中，每连续的 2~6 个试题使用相同的 5 个备选答案，请从中为每道试题选择 1 个最佳答案。每个备选答案可被选择一次、多次或不被选择。提示：本部分在答题过程中可以回退（对已作答试题可以返回检查或修改答案）。进入此部分试题后，您不能返回前面部分查看试题或修改答案。您是否进入共用备选答案单选题部分?

（84~85 题共用备选答案）
   A. 涂 2% 甲紫（龙胆紫）
   B. 热敷
   C. 涂薄荷淀粉
   D. 涂硼酸软膏
   E. 涂碘酊

84. 第 1 问：放疗后患者皮肤出现干反应，应如何处理
85. 第 2 问：放疗后患者皮肤出现湿反应，应如何处理

（86~87 题共用备选答案）
   A. 同质移植
   B. 自体移植
   C. 异体移植
   D. 同种异体移植
   E. 异种移植

86. 第 1 问：某人的肾脏移植给另一人，属于
87. 第 2 问：单卵双生的孪生兄弟或孪生姐妹，其组织器官相互移植，属于

（88~91 题共用备选答案）
   A. 全血细胞减少
   B. 红细胞及血小板正常
   C. 红细胞及血红蛋白均减少
   D. 血小板减少
   E. 周围血含大量原始和幼稚白细胞

88. 第 1 问：急性白血病的血常规正确的是
89. 第 2 问：缺铁性贫血表现为
90. 第 3 问：原发免疫性血小板减少症表现为
91. 第 4 问：再生障碍性贫血表现为

（92~93 题共用备选答案）
   A. 慢性胃炎
   B. 食管胃底静脉曲张
   C. 胃癌
   D. 消化性溃疡
   E. 食管 - 贲门黏膜撕裂综合征

92. 第 1 问：上消化道出血最常见的原因是
93. 第 2 问：肝硬化患者上消化道大量出血最常见的原因是

（94~95 题共用备选答案）
   A. 腹股沟斜疝
   B. 腹股沟直疝
   C. 切口疝
   D. 股疝
   E. 脐疝

94. 第 1 问：多见于年老体弱者的腹外疝是
95. 第 2 问：多见于中年经产妇女的腹外疝是

（96~98 题共用备选答案）
   A. 雌激素
   B. 孕激素
   C. 雄激素
   D. 催乳素
   E. 前列腺素

96. 第 1 问：使宫颈黏液分泌量增加、稀薄、透明、易拉成丝的激素是
97. 第 2 问：使增殖期子宫内膜转化为分泌期子宫内膜的激素是

98. 第 3 问：维持女性第二性征，促进阴毛和腋毛生长的激素是

（99~100 题共用备选答案）

A．B 超检查
B．CT 检查
C．MRI 检查
D．肝血管造影
E．肝组织活检

99. 第 1 问：目前肝癌筛查的首选方法是
100. 第 2 问：确诊肝癌最可靠的方法是

相关专业知识

一、单选题（每题 1 个得分点）：以下每道试题有 5 个备选答案，请从中选择 1 个最佳答案。提示：本部分在答题过程中可以回退（对已作答试题可以返回检查或修改答案）。

1. “未病先防”不包括
A．调摄精神
B．起居有节
C．锻炼身体
D．早期诊治
E．药物预防

2. β- 内酰胺类抗生素最佳给药方法是
A．连续给药
B．1 天量一次性给药
C．间歇给药
D．与氨基糖苷类抗生素同瓶滴注
E．根据药物效应动力学和药物代谢动力学的特点决定间歇或者连续给药

3. 紫外线杀菌的最佳波长是
A．184nm
B．254nm
C．285nm
D．354nm
E．384nm

4. 按照《综合医院组织编制原则试行草案》要求，符合编制规定的护理人员占卫生技术人员的编制比例是
A．20%
B．30%
C．40%
D．50%
E．60%

5. 导致哮证发生最主要的诱因是
A．饮食
B．气候
C．情志
D．劳累
E．药邪

6. 被流行性出血热发热期患者或疫鼠的排泄物污染的伤口，选用的消毒剂是
A．0.5% 碘伏
B．75% 乙醇
C．0.5% 过氧乙酸
D．2% 碘酊
E．0.5% 碳酸氢钠

7. 某人性情急躁、雄心勃勃、时间紧迫感强。他的行为模式属于
A．A 型
B．B 型
C．C 型
D．AB 型
E．O 型

8. 健康教育的作用在于
A．用健康知识来武装人们的头脑
B．帮助人们认识健康的重要性

C．帮助人们改变信念
D．帮助人们形成健康意识
E．帮助人们形成健康行为

9. 赫茨伯格提出的双因素理论中所指的 2 类因素是
A．主观因素和客观因素
B．保健因素和激励因素
C．激励因素和客观因素
D．积极因素和消极因素
E．客观因素和保健因素

10. 关于化学消毒剂的使用，不正确的是
A．体温计可用 75% 乙醇浸泡 30 分钟消毒
B．苯扎溴铵（新洁尔灭）不能与肥皂合用
C．环氧乙烷应置于无火源、阴凉处，最好存入冰箱中
D．皮肤过敏者禁用碘酊
E．过氧化氢溶液可去除陈旧血迹

11. 在医院感染中，属于内源性感染的是
A．病原体来源于护士污染的手
B．病原体来源于消毒不合格的医疗用品
C．病原体来源于自身口腔
D．病原体来源于探视者
E．病原体来源于其他患者

12. “计划工作必须始终坚持以目标为导向”，强调的是计划的
A．系统性原则
B．创新原则
C．可考核性原则
D．弹性原则
E．重点原则

13. 健康促进策略不包括
A．制定健康的公共政策
B．创造支持性环境
C．发展个人技能
D．增加医药费用的投入
E．加强社区行动

14. 关于膀胱湿热证护理措施的叙述，错误的是
A．少饮水
B．急性期应卧床休息
C．多吃新鲜蔬菜
D．保持外阴清洁
E．观察和记录小便色、质、量

15. “大权集中，小权分散”遵循的授权原则是
A．量力授权
B．带责授权
C．权责对等
D．监督控制
E．合理合法

16. 影响健康教育评价的因素不包括
A．时间因素
B．地点因素
C．回归因素
D．选择因素
E．失访

17. 选定方案即实质性决策，是制订计划的
A．第 2 个步骤
B．第 3 个步骤
C．第 4 个步骤
D．第 5 个步骤
E．第 6 个步骤

18. 关于急救药品和各种抢救设备“五定”内容，错误的是
A．定期消毒灭菌和检查维修
B．定数量品种
C．定放置地点
D．定时使用
E．定人保管

19. 厥证虚证的临床表现不包括
A．面色苍白
B．脉沉细微
C．自汗肢冷
D．声低息微
E．口噤握拳

20. 有关 ABC 时间管理法的描述，错误的是
A．每天工作前列出日工作清单
B．对日工作清单分类
C．集中精力完成 A 类工作

D．同时兼顾 C 类工作，不应减少
E．工作结束时评价时间应用情况

21. 权力性影响力的特点不包括
A．靠奖惩等附加条件起作用
B．对下属的影响具有强迫性
C．不稳定，随地位的变化而改变
D．下属被动地服从，激励作用有限
E．影响力持久，可起潜移默化的作用

22. 某医院设置了院长、护理部、医务科、内科、外科等，该医院的组织结构属于
A．直线 - 职能型组织结构
B．分部制组织结构
C．职能型组织结构
D．矩阵型组织结构
E．直线型组织结构

23. 功能制护理的优点是
A．便于发挥不同层次护理人员的作用
B．分工明确、效率高、易于组织管理
C．便于发挥护理人员的主动性和创造性
D．全面掌握和满足患者需求
E．为患者提供生理、心理、社会等全方位护理

24. 某医院 ICU 护士长到病房检查危重患者的护理时，发现患者的卧位不正确，给予指出，并纠正。护士长的行为属于
A．预先控制
B．过程控制
C．反馈控制
D．全面控制
E．局部控制

25. 属于根据控制内容的覆盖面不同采取的控制措施的是
A．质量控制
B．过程控制
C．专题控制
D．直接控制
E．预防控制

26. 杀灭细菌芽孢的化学消毒剂不包括
A．环氧乙烷
B．过氧乙酸
C．戊二醛
D．碘酊
E．甲醛

27. 消毒塑料尼龙类的节育器应使用
A．75% 乙醇浸泡 30 分钟
B．含氯消毒剂浸泡 30 分钟
C．无菌纱布擦拭
D．煮沸消毒法
E．压力蒸汽灭菌

28. 冲突双方以放弃部分利益为前提，在一定程度上满足对方的部分需要，达成彼此接受的协议，此解决方法是
A．合作
B．回避
C．妥协
D．迁就
E．退让

29. 某医院护理部主任召集几名护士长谈话，了解护理新举措在病房的实施情况，不妥的是
A．做好谈话计划，确立谈话主题
B．激发下级的谈话愿望
C．真诚、及时地赞美下属
D．掌握发问技巧，多提诱导性问题
E．善于启发下属讲真情实话

30. 抗菌药物使用过程中对剂量和疗程的要求是
A．剂量足够，疗程够长
B．剂量足够，疗程尽量短
C．剂量减少，疗程增长
D．剂量减少，疗程尽量短
E．根据疗效，随时调整剂量和疗程

31. 须采取血液 - 体液隔离的是
A．艾滋病
B．甲型肝炎
C．伤寒
D．麻疹
E．大面积烧伤

32. 主要经消化道传播的肝炎病毒为
A．甲型肝炎病毒、丙型肝炎病毒

B．甲型肝炎病毒、戊型肝炎病毒
C．乙型肝炎病毒、丙型肝炎病毒
D．乙型肝炎病毒、戊型肝炎病毒
E．甲型肝炎病毒、乙型肝炎病毒

33. 医院健康教育的意义不包括
A．提高患者依从性
B．减轻病痛
C．密切医患关系
D．降低医疗成本
E．消除患者及其家属对疾病的恐惧等不良情绪

34. 关于健康教育和卫生宣教的描述，正确的是
A．健康教育就是卫生宣教
B．健康教育是卫生宣教的具体措施
C．健康教育与卫生宣教含义相同
D．卫生宣教是单一方向的信息传播
E．卫生宣教的目标是行为干预

35. 须用消毒剂搓洗手的情况不包括
A．接触污染物品后
B．接触传染病患者后
C．接触同一患者不同部位
D．接触特殊感染的病原体后
E．在微生物实验室操作后

36. 最基本的、传统的管理方法是
A．行政方法
B．经济方法
C．法律方法
D．思想教育方法
E．社会心理学方法

37. 为了解居民对吸烟的真实想法，社区护士可采取
A．封闭式提问
B．开放式提问
C．偏向式提问
D．复合式提问
E．诱导式提问

38. 人体内正常菌群的描述，正确的是
A．绝大部分是需氧菌
B．可在肠道内合成维生素 A 等
C．可在皮肤上形成一层非特异的保护膜，抵抗致病微生物侵袭
D．肠道菌群有降低血脂的作用
E．是特异性免疫功能的组成部分

39. 易在新生儿室形成暴发流行的感染不包括
A．葡萄球菌
B．克雷伯菌
C．鼠伤寒杆菌
D．铜绿假单胞菌
E．柯萨奇病毒

40. 女性的主要生理特点是
A．经、带、胎、产
B．经、带、胎、产、乳
C．冲、任、督、带
D．胞宫、天癸
E．经、孕、产、杂

41. 某护士上夜班巡视，发现 1 位二级护理的患者倒在床旁，此时夜班值班室人员只有她 1 人。针对患者发生的坠床情况，护士应首选的措施是
A．向患者解释和道歉
B．马上通知医生到病房
C．初步检查判定患者伤情
D．上报该不良事件
E．通知护士长

42. 全面综合性监测的类型不包括
A．医院感染危险因素的监测
B．目标监测
C．医院感染部位发生率的监测
D．医院感染暴发流行的监测
E．医院感染高危科室的监测

43. 健康教育计划中目标与目的区别在于
A．目的是目标的具体体现
B．目标是目的的具体体现
C．目标是预期达到的最终结果
D．目的一般用指标描述
E．目标一般具有宏观性

44. 属“补其不足”法病机的是
A．阴阳偏盛
B．阴阳偏衰

C．阴阳格拒
D．阴阳离决
E．阴阳转化

45. 属提脓祛腐药物的是
A．九一丹
B．回阳玉龙散
C．八宝丹
D．桃花散
E．白降丹

46. 被铜绿假单胞菌污染的剪刀，其消毒灭菌步骤是
A．与其他器械先浸泡消毒后，再分别清洁灭菌
B．清洁后用燃烧灭菌法灭菌
C．彻底清洗后，用紫外线灯管消毒法消毒
D．先用化学消毒剂浸泡消毒，再用压力蒸汽灭菌
E．灭菌，清洁，再灭菌

47. 健康传播中，希望信息在生活、地域、认识等方面属于自己熟悉的领域，体现了受者的
A．求新心理
B．求真心理
C．求近心理
D．求短心理
E．求广心理

48. 针对教育对象存在的健康问题，说服其改变不正确的健康态度、信念和健康习惯的人际传播方式是
A．咨询
B．劝服
C．交谈
D．指导
E．反馈

49. 在组织设计中，“确定正式组织结构及组织运作程序”属于
A．决定人员配备
B．确立组织目标
C．形成组织结构
D．划分业务工作
E．确定职责和权限

50. 胸痹病因、病机与病位的叙述，错误的是
A．病位以心为主
B．病理基础是素体阳虚，胸阳不振
C．病机是胸阳痹阻，心脉不畅
D．病理变化主要表现为本实标虚
E．病因与寒邪入侵等有关

51. 阳虚之体，慎用寒凉之药。其体现的治疗原则是
A．因时制宜
B．因地制宜
C．因人制宜
D．因病制宜
E．因证制宜

52. 根据医院感染的诊断标准，属于医院感染的是
A．发热 24 小时后入院
B．入院 48 小时后发生的无明确潜伏期的感染
C．入院时抽血培养结果细菌培养阳性
D．以创伤性伤口感染收入院
E．新生儿通过母婴传播获得的 HIV 抗体阳性

53. 隔离对象不包括
A．水痘患者
B．肾结石患者
C．麻疹患者
D．甲型肝炎患者
E．感染性腹泻患者

54. 护士长在护理查房时，提问实习护士关于医疗垃圾处理问题，实习护士回答错误的是
A．医疗垃圾应焚烧
B．使用后的一次性注射器、输液器针头置于锐器盒内
C．医用垃圾使用棕色塑料袋
D．医用垃圾使用污染专梯专人回收
E．医疗垃圾处理时做好自我防护

55. 物品消毒灭菌效果合格的是
A．化学消毒剂的染菌量为 150CFU/ml
B．使用中紫外线灯管的照射强度为 80μW/cm²
C．消毒后的喉镜菌落总数为 30CFU/ 件
D．透析器入口液的菌落总数为 500CFU/ml
E．透析器出口液的菌落总数为 2500CFU/ml

56. 对传播较为准确的描述是
A. 是达到约束对象的行为
B. 是社会性传递信息的行为
C. 是普及知识和技能的行为
D. 是通过媒介学习知识的行为
E. 是通过传播媒介干预受众的行为

57. 指心而言，心为
A. 生之本
B. 气之本
C. 罢极之本
D. 封藏之本
E. 仓廪之本

58. 人的躲避行为与人类行为适应形式密切相关，特别是
A. 反射
B. 顺应
C. 调适
D. 应对
E. 自我控制

59. 小组讨论提纲内容不包括
A. 讨论目的
B. 讨论题目
C. 讨论内容
D. 讨论时间和地点
E. 讨论的预期目标

60. 躯体健康测量指标不包括
A. 发病率
B. 体重
C. 腰围
D. 坐高
E. 日常生活活动能力

61. 人际关系学说的提出者是
A. 麦格雷戈
B. 韦伯
C. 库尔特·卢因
D. 法约尔
E. 梅奥

62. 使用浸泡法消毒器械，操作不当的是
A. 物品必须洗净、擦干再放入
B. 物品与药液应充分接触
C. 禁用对金属有腐蚀性的消毒剂
D. 消毒剂定期更换
E. 浸泡后的器械可直接使用

63. 护理人员管理的基本原则不包括
A. 公平竞争的原则
B. 系统管理的原则
C. 职务要求明确的原则
D. 一切服从管理人员决策的原则
E. 用人之长的原则

64. 健康教育的主要措施是
A. 教育者充分利用卫生资源
B. 向教育对象传播健康信息
C. 充分挖掘社区的保健潜力
D. 改善教育对象的健康相关行为
E. 提供合理的健康、预防服务

65. 除呼吸道传播外，结核病常见的传播途径还有
A. 泌尿道传播
B. 消化道传播
C. 皮肤接触传播
D. 性传播
E. 血液 - 体液传播

66. 健康信息传播的主体是
A. 传播者
B. 信息
C. 传播途径
D. 受者
E. 环境

67. 大众传播特点不包括
A. 信息是由把关人发出的
B. 信息的接收者众多
C. 信息量大
D. 覆盖面广
E. 传播速度快

68. 防止手术部位感染最有效的对策是
A. 更换敷料前洗手
B. 选用吸附力强的敷料
C. 缩短患者在监护室的滞留时间

D. 严格无菌操作
E. 保持室内空气清洁

69. 某乳腺癌术后患者，因为担心形象不好及癌症转移，对未来生活失去信心，责任护士每天反复对其进行心理护理及健康宣教，使其终于恢复了对未来生活的信心。责任护士采用的有效沟通方法属于
A. 创造良好的沟通环境
B. 学会有效的倾听
C. 增强语言文字的感染力
D. 韧性沟通
E. 重视沟通细节的处理

70. 女，51 岁。以高血压性心脏病收治入院。入院后责任护士对患者及其家属行入院教育，主要内容是
A. 高血压性心脏病的病因
B. 医院的规章制度
C. 高血压性心脏病的治疗原则
D. 并发症的预防
E. 用药指导

71. 按照《医院感染管理方法》规定，须向有关部门报告医院感染暴发的情况是
A. 由于医院感染暴发导致患者人身损害后果
B. 由于医院感染暴发导致 3 人以上人身损害后果
C. 由于医院感染暴发导致 3 人以下人身损害后果
D. 由于医疗责任事故导致患者死亡
E. 由于医院感染暴发间接导致患者死亡

72. 糖尿病患者在学习胰岛素注射技术过程中，多采用
A. 无意模仿
B. 有意模仿
C. 强迫模仿
D. 正性强化
E. 负性强化

73. 解决“干什么”的问题是
A. 战略决策
B. 战术决策
C. 程序化决策
D. 非程序化决策
E. 确定型决策

74. 根据“知—信—行模式”，健康行为形成的基础条件是
A. 获取相关知识
B. 掌握相关技能
C. 树立相关信念
D. 建立相关动机
E. 制订相关目标

75. 送检的痰标本<u>不符合</u>标准的是
A. 清晨深咳出的痰
B. 支气管灌洗液
C. 支气管刷出物
D. 肺吸出物
E. 24 小时痰的上层泡沫

76. 健康传播过程中，传递的是健康
A. 信息
B. 知识
C. 技术
D. 概念
E. 行为模式

77. 预防下呼吸道感染的护理措施，<u>错误</u>的是
A. 指导患者多深呼吸及有效咳嗽
B. 指导患者多卧床休息，以保持体力
C. 适时开窗，保持室内空气新鲜
D. 协助患者定时翻身叩背
E. 使用胸部物理治疗技术

78. 男，37 岁。因胃穿孔、急性腹膜炎急诊收治入院，病情好转准备出院。其出院时的健康教育内容<u>不包括</u>
A. 病情现状
B. 治疗原则
C. 治疗效果
D. 继续用药情况
E. 定期复查

79. 引起医院感染的病原微生物主要是
A. 条件致病菌

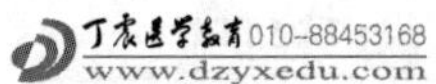

B．致病菌
C．自然界的一切微生物
D．空气中的微生物
E．环境中的微生物

80．有关组织设计的要求，不正确的是
A．实施“一元化管理”
B．注意避免机构重叠
C．组织内的权力应相对均衡
D．避免头重脚轻，人浮于事
E．各部门间应组合成高效的结构形式

81．护理质量管理的自我监控中最关键的层次是
A．病区护士长层次
B．总护士长层次
C．护理部层次
D．护士层次
E．护士组长层次

82．组织文化的核心是
A．以人为本
B．组织的价值观
C．软性管理
D．增强群体凝聚力
E．组织的调适功能

二、共用备选答案单选题（每题 1 个得分点）：以下试题中，每连续的 2~6 个试题使用相同的 5 个备选答案，请从中为每道试题选择 1 个最佳答案。每个备选答案可被选择一次、多次或不被选择。提示：本部分在答题过程中可以回退（对已作答试题可以返回检查或修改答案）。进入此部分试题后，您不能返回前面部分查看试题或修改答案。您是否进入共用备选答案单选题部分?

（83~85 题共用备选答案）
A．日常健康行为
B．避开有害环境行为
C．戒除不良嗜好行为
D．预警行为
E．保健行为

83．第 1 问：患病后及时就医属于
84．第 2 问：驾车时使用安全带属于
85．第 3 问：预防接种属于

（86~87 题共用备选答案）
A．棉布口罩
B．单层口罩
C．外科口罩
D．医用防护口罩
E．防护面罩

86．第 1 问：经飞沫传播疾病的隔离预防，要求进入室内的工作人员至少应佩戴
87．第 2 问：经空气传播疾病的隔离预防，要求进入室内的工作人员至少应佩戴

（88~89 题共用备选答案）
A．戊二醛
B．过氧乙酸
C．甲醛（福尔马林）
D．含氯消毒剂
E．碘酊

88．第 1 问：浸泡支气管镜的消毒剂宜用
89．第 2 问：排泄物的消毒宜用

（90~91 题共用备选答案）
A．呼吸道隔离
B．接触隔离
C．严密隔离
D．保护性隔离
E．消化道隔离

90．第 1 问：甲型肝炎的隔离方式为
91．第 2 问：流行性腮腺炎的隔离方式为

（92~94 题共用备选答案）
A．细菌总数≤ 10CFU/m³，且不得检出致病菌
B．细菌总数≤ 20CFU/m³，且不得检出致病菌
C．细菌总数≤ 200CFU/m³，且不得检出致病菌
D．细菌总数≤ 500CFU/m³，且不得检出致病菌
E．细菌总数≤ 2000CFU/m³，且不得检出致病菌

92．第 1 问：层流洁净手术室的空气卫生标准应达到
93．第 2 问：普通病房的空气卫生标准应达到
94．第 3 问：新生儿病房的空气卫生标准应达到

（95~96 题共用备选答案）
A．知识
B．信念
C．保健设施
D．亲属的劝告
E．价值观

95. 第 1 问：在格林模式中，属于影响行为的促成因素是

96. 第 2 问：在格林模式中，属于影响行为的强化因素是

（97~98 题共用备选答案）

A. 仪器设备完好率
B. 运行病历合格率
C. 静脉输液操作合格率
D. 一人一针一管执行率
E. 出院患者满意度

97. 第 1 问：属于基础质量评价指标的是

98. 第 2 问：属于终末质量评价指标的是

（99~100 题共用备选答案）

A. 文化性
B. 综合性
C. 整合性
D. 自觉性
E. 实践性

99. 第 1 问：组织文化具有管理功能的前提条件为

100. 第 2 问：组织文化区别于组织其他内容的根本点为

专业知识

一、单选题（每题 1 个得分点）：以下每道试题有 5 个备选答案，请从中选择 1 个最佳答案。提示：本部分在答题过程中可以回退（对已作答试题可以返回检查或修改答案）。

1. 单纯性肠梗阻发生后，肠腔内的气体大部分来源于
A. 血液弥散至肠腔内
B. 肠道内容物经细菌分解产生
C. 肠道内容物发酵产生
D. 咽下的空气
E. 肠道感染产生

2. 应立即手术治疗的腹外疝是
A. 易复性疝
B. 难复性疝
C. 绞窄性疝
D. 嵌顿性疝
E. 脐疝

3. 诊断胰岛素瘤的实验室检查，首选
A. 血淀粉酶
B. 癌胚抗原（CEA）
C. 碱性磷酸酶
D. 血糖
E. CA19-9

4. 代谢性酸中毒最早出现的临床表现是
A. 腱反射减弱
B. 腹胀、肠鸣音减弱
C. 面部潮红
D. 脉搏增快
E. 呼吸深而快

5. 胃肠减压的护理要点不包括
A. 保持胃肠减压通畅
B. 妥善固定引流管
C. 注意观察引流液的色、质、量
D. 注意肠蠕动是否恢复
E. 每 2 小时夹管 10 分钟

6. 局部麻醉药中毒的临床表现不包括
A. 精神症状
B. 血压升高
C. 呼吸困难
D. 黄、绿视
E. 心律失常

7. 应用新九分法计算成人的烧伤面积错误的是
A. 发、面、颈各 3%
B. 双上臂为 7%
C. 躯干为 26%
D. 双臀为 5%
E. 双大腿、双小腿、双足为 46%

8. 治疗破伤风的中心环节是
A. 控制痉挛
B. 伤口处理
C. 气管切开
D. 大量使用抗毒素
E. 纠正水、电解质紊乱

9. 全麻术后肺不张的临床表现是
A. 呼吸时出现三凹征
B. 双肺下叶或全肺满布哮鸣音
C. 持续性低氧血症
D. 肺动脉压急剧升高
E. 血压急剧下降

10. 空腔性脏器梗阻合并绞窄时，其腹痛特点是
A. 阵发性绞痛
B. 持续性钝痛
C. 持续性胀痛
D. 钻顶样剧痛
E. 持续性痛，阵发性加剧

11. 胰头癌典型的症状是
A. 腹痛、腹部不适
B. 消化不良、厌食
C. 进行性黄疸
D. 肝脾大
E. 消瘦乏力

12. Ⅰ期乳腺癌患者，肿瘤最大直径<u>不超过</u>
A. 1cm
B. 2cm
C. 3cm
D. 4cm
E. 5cm

13. 老年人急性阑尾炎的临床特点是
A. 常出现高热
B. 白细胞显著增高
C. 消化道症状明显
D. 腹痛轻，体征不典型
E. 常在胃炎后发生

14. 患者出现弥散性血管内凝血的最早的征兆是
A. 咯血
B. 便血
C. 口鼻易出血
D. 皮肤出现出血点
E. 血液不易抽出，容易凝固

15. 与甲状腺有关的肿瘤特点是
A. 位于顶部
B. 具有对称性
C. 长多囊性
D. 局部胀痛
E. 随吞咽上下移动

16. 腰椎间盘突出症早期最多见的体征是
A. Thomas 征（＋）
B. 斜板试验（＋）
C. 拾物试验（＋）
D. 直腿抬高试验（＋）
E. “4”字试验（＋）

17. 病灶在肾脏，症状在膀胱，见于
A. 肾结石
B. 多囊肾
C. 肾肿瘤
D. 肾结核
E. 肾盂肾炎

18. 急性骨髓炎的早期局部表现是
A. 干骺端肿胀，皮温增高，静脉怒张
B. 干骺端肿痛及邻近关节积液
C. 干骺端持续性剧痛及深压痛
D. 肢体明显红肿及广泛性压痛
E. 肢体剧烈疼痛及活动障碍

19. 结肠癌 Dukes 分期中，C 期正确的描述是
A. 肿瘤局限于肠壁
B. 肿瘤穿透肠壁，侵入邻近组织结构或器官，可以切除，且无淋巴结侵犯
C. 肿瘤穿透肠壁，有淋巴结转移
D. 不论肿瘤局部浸润范围如何，已有淋巴结转移
E. 远处器官如肝、肺、骨等发生转移

20. 化疗患者停止化疗的指标是
A. 白细胞＜ 3.5×10^9/L
B. 白细胞＜ 6×10^9/L

C．白细胞＜ $8\times10^9/L$

D．白细胞＜ $10\times10^9/L$

E．白细胞＜ $12\times10^9/L$

21. 低渗性脱水时，体液的容量变化特点为

A．细胞外液正常，细胞内液减少

B．细胞外液轻度减少，细胞内液正常

C．细胞外液显著减少，细胞内液轻度减少

D．细胞外液轻度减少，细胞内液显著减少

E．细胞外液、内液按比例减少

22. 影响创伤愈合的因素不包括

A．性别

B．年龄

C．伤口特点

D．感染和异物

E．营养状况

23. 乳腺癌的主要转移途径是

A．血行转移

B．淋巴转移

C．浸润转移

D．种植转移

E．对侧转移

24. 肿瘤患者常见的临床表现是

A．疼痛

B．肿块

C．消瘦

D．低热

E．食欲减退

25. 肾衰竭患者血钾 7.0mmol/L，可能的表现不包括

A．乏力

B．腹胀

C．心脏骤停

D．T 波高尖

E．麻木

26. 判断口对口人工呼吸有效的指标是

A．胸廓是否升起

B．口唇发绀是否改善

C．瞳孔是否缩小

D．心跳是否恢复

E．吹气时阻力减小

27. 急性继发性化脓性腹膜炎主要的临床症状是

A．高热、脉搏细速

B．腹胀逐渐加重

C．持续性剧烈腹痛

D．反射性恶心、呕吐

E．全腹腹膜刺激征

28. 破伤风患者注射大量破伤风抗毒素，作用是

A．中和游离与结合的毒素

B．控制和解除痉挛

C．抑制破伤风梭菌的生长

D．预防肺部并发症

E．中和游离毒素

29. 乳腺癌高危人群不包括

A．初潮早于 10 岁

B．52 岁绝经

C．高龄初产妇

D．产后未哺乳

E．喜吃素食

30. 通过改善毛细血管通透性降低颅内压的治疗方法是

A．脱水治疗

B．过度通气

C．激素治疗

D．亚低温冬眠疗法

E．脑室穿刺外引流术

31. 肾癌的表现为

A．间歇无痛肉眼血尿

B．间歇无痛镜下血尿

C．全程无痛肉眼血尿

D．全程无痛镜下血尿

E．全程无痛血尿

32. 肠瘘最易导致的电解质紊乱类型是

A．低钾血症、低钠血症

B．低钾血症、高钠血症

C．高钾血症、高钠血症

D．高钾血症、低钠血症

E．低钾血症、血钠正常

33. 患者自控镇痛的优点不包括
A. 用药量少，不易过量
B. 镇痛效果好
C. 有利于全身情况的恢复
D. 不会产生呼吸抑制
E. 患者有主动参与感

34. 有关肛管齿状线解剖意义的描述，错误的是
A. 齿状线以上的管腔是黏膜，以下是皮肤
B. 齿状线以上发生的痔是内痔，以下发生的痔是外痔
C. 齿状线以上的组织由直肠上、下动脉供血，以下由肛管动脉供血
D. 齿状线以上静脉血回流入上腔静脉，以下静脉血回流入下腔静脉
E. 齿状线以上由自主神经支配，以下由阴部内神经支配

35. 神经根型颈椎病多见的体征是
A. Thomas 征（+）
B. 臂丛牵拉试验（+）
C. 拾物试验（+）
D. 直腿抬高试验（+）
E.“4”字试验（+）

36. 硬膜外血肿出现继发性昏迷的主要原因是
A. 脑水肿
B. 脑脊液循环障碍
C. 脑血管痉挛
D. 休克
E. 血肿增大，脑组织受压

37. 目前治疗原发性肝癌最佳的方法是
A. 手术治疗
B. 肝动脉化疗栓塞治疗
C. 放疗
D. 全身化疗
E. 生物和免疫治疗

38. 食管癌的食管 X 线钡剂检查表现不包括
A. 食管呈鸟嘴样改变
B. 食管充盈缺损
C. 食管管壁僵硬
D. 龛影
E. 管腔狭窄和梗阻

39. 体外循环术后要求维持尿量为
A. 0.5ml/（kg · h）
B. 1.0ml/（kg · h）
C. 1.5ml/（kg · h）
D. 2.0ml/（kg · h）
E. 2.5ml/（kg · h）

40. 患者出现昏迷，格拉斯哥昏迷评分应低于
A. 6 分
B. 7 分
C. 8 分
D. 9 分
E. 10 分

41. 门静脉高压症的门静脉压力超过
A. 20cmH_2O
B. 25cmH_2O
C. 30cmH_2O
D. 35cmH_2O
E. 40cmH_2O

42. 重症胰腺炎患者皮肤蓝紫色瘀斑多见于
A. 肩部
B. 胸部
C. 脐周
D. 腰部
E. 腹部

43. 急性呼吸窘迫综合征初期的主要表现是
A. 意识障碍
B. 皮肤明显发绀
C. 呼吸加快、呼吸有窘迫感
D. 肺部满布管状啰音
E. 呼吸音明显减弱

44. 在出现低渗性脱水时，应选择的输液张力为
A. 等张
B. 2/3 张
C. 1/4 张
D. 1/3 张
E. 3/4 张

45. 颅后窝骨折出现皮下淤血的部位是
A. 眼睑
B. 眼结膜下
C. 乳突和枕下部
D. 咽后壁
E. 眶内

46. 原发性醛固酮增多症与儿茶酚胺增多症主要的共性表现是
A. 高血糖
B. 高脂血症
C. 低钠血症
D. 高血压
E. 神经肌肉功能障碍

47. 急性化脓性腹膜炎常见的并发症是
A. 膈下脓肿
B. 盆腔脓肿
C. 肺部感染
D. 切口感染
E. 肠间脓肿

48. 休克代偿期临床表现的特点<u>不包括</u>
A. 收缩压正常或稍高
B. 尿量正常
C. 口渴
D. 表情淡漠
E. 脉压缩小

49. 女性最常见的转移性骨肿瘤主要来源于
A. 子宫内膜癌
B. 甲状腺癌
C. 胰腺癌
D. 乳腺癌
E. 膀胱癌

50. 重症胆管炎最常见的原因是
A. 胆总管结石
B. 胆总管肿瘤梗阻
C. 胆总管狭窄
D. 胆道蛔虫病
E. 肿大胆囊压迫胆总管

51. 男，58 岁。术前肾功能正常，在全麻下行心脏瓣膜置换术，术后转入 ICU 病房，术后第 2 天出现少尿。评估急性肾损伤的可靠指标是
A. 血肌酐突然增高
B. 血钠≥ 155mmol/L
C. 血钾≥ 5.5mmol/L
D. 血尿素氮突然增加
E. 少尿

52. T 管引流的护理措施<u>不包括</u>
A. 妥善固定防脱出
B. 保持通畅有效
C. 每天记录引流量
D. 按时更换引流袋
E. 常规留置 1 个月后拔管

53. 女，55 岁。桡骨远端粉碎性骨折，石膏固定 4 周后拆除，发现右手各手指屈曲功能受限。主要原因是
A. 骨折时合并正中神经、尺神经损伤
B. 骨折时合并右手屈伸肌腱损伤
C. 石膏压迫引起右手缺血挛缩
D. 石膏固定造成右手关节僵硬
E. 骨折时合并右手多关节的损伤

54. 女，23 岁。从 2 楼摔下，左侧先着地，腹部检查后怀疑胰腺破裂。诊断的主要根据是
A. 腹部疼痛
B. 腹膜刺激征
C. 白细胞升高
D. 血、尿淀粉酶显著升高
E. 低钙血症

55. 男，65 岁。进行性吞咽困难 2 个月，病理检查示食管鳞状细胞癌。行食管癌根治术后第 4 天出现胸闷、呼吸困难。血常规：白细胞 14×10^{9}/L。该患者最可能发生了
A. 坠积性肺炎
B. 肺不张
C. 吻合口瘘
D. 乳糜胸
E. 急性肺水肿

56. 女，45 岁。肝区疼痛伴有高热、畏寒 3 天，巩膜轻度黄染，右季肋区饱满有叩痛，肝右肋下

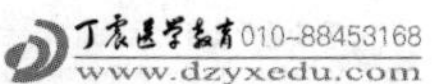

2cm。CT 检查示右肝后叶低密度灶，边界清，6cm×5cm×4cm。最可能的诊断是
A. 原发性肝癌
B. 细菌性肝脓肿
C. 阿米巴性肝脓肿
D. 肝囊型棘球蚴病
E. 肝囊肿

57. 女，23 岁。阑尾切除术后 4 天，突发高热 39℃，无腹痛，应首先做的检查是
A. 查看切口
B. 查白细胞
C. B 超检查
D. 胸部 X 线检查
E. 血培养检查

58. 男，10 岁。面部浅Ⅱ度烧伤 2 天，肿胀明显，入院后最主要观察
A. 神志
B. 呼吸
C. 脉搏
D. 尿量
E. 饮食状况

59. 男，21 岁。餐后打球时突发脐周绞痛，面色苍白，大汗淋漓，腹部拒按。首先考虑的疾病是
A. 胃溃疡急性穿孔
B. 肠扭转
C. 肠套叠
D. 急性胰腺炎
E. 急性阑尾炎

60. 男，28 岁。诊断为 Colles 骨折，患者可出现的典型畸形是
A. 正面观“餐叉样”畸形
B. 正面观“枪刺样”畸形
C. 侧面观“鹰爪样”畸形
D. 成角畸形
E. 缩短畸形

二、共用题干单选题（每个提问 1 个得分点）：以下每道试题有 2~6 个提问，每个提问有 5 个备选答案，请选择 1 个最佳答案。提示：进入此部分试题后，您不能返回前面部分查看试题或修改答案；本部分在答题过程中不能回退（对已作答试题不能返回检查或修改答案）。您是否进入共用题干单选题部分？

（61~63 题共用题干）

女，26 岁。腹部损伤后，精神紧张、烦躁不安、面色苍白、尿量减少、脉压缩小。

61. 第 1 问：提示患者发生
A. 心力衰竭
B. 血管过度收缩
C. 血容量相对不足
D. 血容量相对过多
E. 血容量严重不足

62. 第 2 问：该患者最首要的治疗措施是
A. 积极处理原发疾病
B. 及时纠正酸碱平衡失调
C. 早期应用血管活性药物
D. 及时、快速、足量补充血容量
E. 应用强心药增加心肌收缩力

63. 第 3 问：该患者最根本的治疗措施是
A. 积极处理原发疾病
B. 及时纠正酸碱平衡失调
C. 早期应用血管活性药物
D. 及时、快速、足量补充血容量
E. 应用强心药增加心肌收缩力

（64~67 题共用题干）

男，32 岁。暴饮暴食后突发腹痛，疼痛呈持续性并阵发加重，伴呕吐，体温升高，被诊为急性坏死性胰腺炎，急行手术治疗。

64. 第 1 问：该患者术后第 2 天营养供给应采取的方式是
A. 均浆膳
B. 管饲流食
C. 要素饮食
D. 部分胃肠外营养
E. 完全胃肠外营养

65. 第 2 问：术后第 4 天，行全胃肠外营养支持，患者体温降至正常后又升高至 39.5℃，精神不振，寒战，无腹痛腹胀。首先考虑的并发症是

A．呼吸道感染
B．尿路感染
C．切口感染
D．导管脓毒症
E．急性胰腺炎复发

66．第 3 问：给此患者静脉输注 20% 脂肪乳剂 250ml，需要滴注的时间是
A．1.0~1.5 小时
B．2.0~2.5 小时
C．3.0~3.5 小时
D．4~5 小时
E．6 小时以上

67．第 4 问：反映患者身体脂肪量的指标是
A．体重
B．臂肌围
C．体质指数
D．肌酐身高指数
E．肱三头肌皮褶厚度

（68~69 题共用题干）

女，45 岁。因左侧乳头溢液 1 个月入院。查体：左乳未触及明显包块，溢液颜色为暗棕色液体。

68．第 1 问：该患者最可能的诊断为
A．急性乳腺炎
B．乳腺囊性增生
C．乳房纤维腺瘤
D．乳管内乳头状瘤
E．乳腺癌

69．第 2 问：该患者首选的治疗方式为
A．抗感染治疗
B．手术治疗
C．放疗
D．化疗
E．内分泌治疗

（70~71 题共用题干）

男，34 岁。有多年消化性溃疡病史，近半年发生瘢痕性幽门梗阻。

70．第 1 问：本病的临床表现不包括
A．呕吐量大，多发生于傍晚
B．呕吐物含食物和胆汁
C．呕吐物有酸臭味
D．有胃型和胃蠕动波
E．消瘦，脱水，低氯低钾性碱中毒

71．第 2 问：患者拟行手术治疗，术前为消除幽门水肿须洗胃，洗胃溶液应选择
A．高渗盐水
B．等渗盐水
C．低渗盐水
D．抗生素溶液
E．温开水

（72~73 题共用题干）

女，42 岁。腹部阵发性绞痛 36 小时，伴呕吐多次，肛门未排气排便。查体：血压 90/60mmHg，脉搏 120 次 / 分，体温 38℃，腹胀。诊断为肠梗阻。

72．第 1 问：处理措施不正确的是
A．给予高热量饮食
B．应用抗生素
C．必要时手术解除梗阻
D．胃肠减压
E．纠正酸碱失衡

73．第 2 问：在肠梗阻的诊断中最重要的是明确
A．梗阻的原因
B．梗阻的部位
C．肠壁血运有无障碍
D．梗阻发生的速度
E．梗阻的程度

（74~75 题共用题干）

男，52 岁。肛周伤口反复破溃伴少量溢液，偶有气体逸出，直肠指诊可触及一较硬的条索状管道。

74．第 1 问：该患者最可能的诊断是
A．肛瘘
B．肛裂
C．内痔Ⅲ度
D．混合痔
E．直肠癌

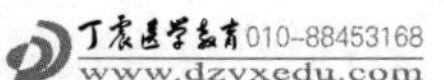

75. 第2问：在该疾病前，该患者很可能患有
A. 内痔Ⅱ度
B. 血栓性外痔
C. 直肠肛管周围脓肿
D. 坐骨肛管间隙脓肿
E. 慢性肛裂

（76~77题共用题干）

男，37岁。双下肢跛行3年，吸烟史16年，1盒/天。查体：双下肢皮肤苍白，温度较低，有紫癜，小腿肌肉萎缩，足背、胫后动脉搏动消失。诊断为血栓闭塞性脉管炎。

76. 第1问：血栓闭塞性脉管炎的主要病变部位是
A. 四肢大动脉
B. 股动脉、腘动脉
C. 腋动脉、肱动脉
D. 四肢中小动静脉，以动脉为主
E. 四肢中小动静脉，以静脉为主

77. 第2问：血栓闭塞性脉管炎早期最主要的临床表现是
A. 患肢肌肉萎缩
B. 足部及小腿酸痛
C. 间歇性跛行
D. 持续性静息痛
E. 肢端青紫

（78~79题共用题干）

男，35岁。慢性颅内压增高症状，CT检查显示颅内占位性病变，并压迫脑组织，出现精神异常，表现为淡漠，情绪欣快，注意力不集中。

78. 第1问：可判断患者为
A. 颅脑损伤
B. 颅内出血
C. 颅内肿瘤
D. 颅骨骨折
E. 脑疝

79. 第2问：患者的病变部位是
A. 额叶
B. 中央前回
C. 中央后回
D. 小脑
E. 枕叶

（80~81题共用题干）

男，58岁。胸痛，痰中带血4个月。胸部X线检查示左上肺有一不规则阴影，诊断为肺癌。

80. 第1问：患者术后24小时内最常见的并发症是
A. 肺不张
B. 肺炎
C. 支气管胸膜瘘
D. 心律失常
E. 出血

81. 第2问：患者在全麻下行左上肺叶切除术，术后第1天最适宜的体位是
A. 平卧位
B. 左侧卧位
C. 右侧卧位
D. 半坐卧位
E. 头低足高位

（82~84题共用题干）

女，75岁。跌倒后感觉左髋部疼痛，不能站立及行走。查体：左髋部肿胀，皮下淤血，压痛（+），纵向叩痛（+）。患肢屈曲，外旋，短缩。

82. 第1问：首先考虑的诊断是
A. 骨盆骨折
B. 髋臼骨折
C. 股骨头骨折
D. 股骨干骨折
E. 股骨转子间骨折

83. 第2问：首先应做的检查是
A. X线检查
B. CT检查
C. MRI检查
D. B超检查
E. 肌电图检查

84. 第3问：可能出现的并发症为
A. 髋内翻
B. 骨折不愈合

C．股骨头坏死
D．创伤性关节炎
E．骨 - 筋膜室综合征

（85~86 题共用题干）

女，56 岁。因反复右上腹痛 10 年余，寒战、高热伴皮肤黄染加重 1 小时急诊入院。3 年前经 B 超检查确诊为胆囊结石，行非手术治疗。近半年腹痛发作频繁，伴有发热及黄疸。查体：体温 39.1℃、脉搏 107 次 / 分、呼吸 25 次 / 分、血压 101/58mmHg，右上腹及剑突下压痛。

85. 第 1 问：该患者出现的临床表现称为
A．Reynolds 五联征
B．Charcot 三联征
C．Murphy 征
D．膀胱刺激征
E．腹膜刺激征

86. 第 2 问：该患者行手术治疗，术后留置 T 管，术后 24 小时内的引流量为
A．100~300ml
B．300~500ml
C．500~600ml
D．600~700ml
E．800~1200ml

（87~88 题共用题干）

女，52 岁。肝硬化病史 15 年。曾呕血 2 次。诊断为门静脉高压症。

87. 第 1 问：门静脉高压症的病理变化，错误的是
A．脾大
B．脾功能亢进
C．胃黏膜萎缩
D．腹水
E．交通支扩张

88. 第 2 问：常用的分流术不包括
A．门 - 腔静脉分流术
B．脾 - 腔静脉分流术
C．脾 - 肾静脉分流术
D．门 - 肾静脉分流术
E．肠系膜上、下腔静脉分流术

（89~91 题共用题干）

男，45 岁。胸部锐器伤后半小时，出现呼吸困难，伴烦躁，出冷汗入急诊。查体：脉搏 110 次 / 分，血压 80/50mmHg，口唇发绀，气管右移。左侧胸部的中部有一伤口，随呼吸有嘶嘶声，左胸叩诊鼓音，呼吸音消失。拟行清创术及胸膜腔闭式引流。

89. 第 1 问：急诊护士首先采取的急救措施是
A．开放静脉通道
B．封闭胸部伤口
C．用敷料覆盖
D．镇静、镇痛
E．胸膜腔穿刺抽气

90. 第 2 问：护士检查胸膜腔闭式引流装置，错误的是
A．水封瓶内放入定量的无菌生理盐水
B．长玻璃管插入液面下 4cm
C．水封瓶瓶口要密封好
D．胸膜腔引流管与短玻璃管上端相接
E．水封瓶低于胸膜腔引流管出口 60cm

91. 第 3 问：胸膜腔闭式引流期间，水封瓶不慎被打破，首先应
A．嘱患者平卧
B．重新更换水封瓶
C．将胸膜腔导管反折捏紧
D．立即用无菌纱布覆盖引流管
E．拔除引流管

（92~94 题共用题干）

女，50 岁。拟在全麻下行胃癌根治术。

92. 第 1 问：手术前禁食时间为
A．4~6 小时
B．6~8 小时
C．8~12 小时
D．24 小时
E．12 小时

93. 第 2 问：术中器械护士传递手术器械时，错误的操作是
A．将器械柄轻击手术者手掌
B．将器械柄尾端递给手术者

C．将手术刀锋端传递给手术者
D．传递时弯钳、弯剪的弯曲部向上
E．传递时持针器夹住弯针后 1/3 处

94. 第 3 问：手术后第 7 天，患者用力排便后突然腹痛，切口敷料被淡红色渗液浸湿。此时要考虑
A．切口感染
B．切口裂开
C．切口血肿
D．腹腔内出血
E．肠破裂

（95~96 题共用题干）

女，35 岁。行甲状腺乳头状癌切除术。术后出现声音嘶哑，手足抽搐。

95. 第 1 问：该患者出现声音嘶哑最可能的原因是术中误伤了
A．甲状旁腺
B．喉上神经
C．单侧喉返神经
D．双侧喉返神经
E．迷走神经

96. 第 2 问：针对患者手足抽搐，护理措施不正确的是
A．保证营养，大量进食肉、蛋、乳类食品
B．适量应用镇静药
C．指导患者口服葡萄糖酸钙
D．可适量应用解痉药
E．遵医嘱给予双氢速甾醇油剂

（97~98 题共用题干）

男，25 岁。因车祸伤及头部，出现眼睑青紫，球结膜下出血，口鼻流出血性脑脊液。

97. 第 1 问：考虑患者受伤的部位是
A．鼻骨骨折
B．颅盖骨折
C．颅前窝骨折
D．颅后窝骨折
E．颅中窝骨折

98. 第 2 问：该部位骨折最易受伤的神经是
A．嗅神经
B．面神经
C．三叉神经
D．展神经
E．滑车神经

（99~100 题共用题干）

男，35 岁。既往有胆囊炎病史，饱餐 6 小时后上腹疼痛，放射至两侧腰部，呕吐 2 次，为胃内容物，自觉口干，出冷汗。查体：体温 38℃，脉搏 136 次 / 分，血压 70/50mmHg，全腹弥漫性压痛、反跳痛、腹肌紧张，肝浊音界存在，移动性浊音阳性。

99. 第 1 问：根据患者的临床表现，最可能的诊断是
A．胃十二指肠溃疡穿孔
B．急性胰腺炎
C．急性阑尾炎
D．绞窄性肠梗阻
E．结核性腹膜炎

100. 第 2 问：腹腔穿刺抽出液体的颜色可能是
A．脓性液体
B．无色清亮液体
C．胆汁样液体
D．血性液体
E．乳糜样液体

专业实践能力

一、单选题（每题 1 个得分点）：以下每道试题有 5 个备选答案，请从中选择 1 个最佳答案。提示：本部分在答题过程中可以回退（对已作答试题可以返回检查或修改答案）。

1. 减少反流性食管炎患者反流的方法不包括
A．少食多餐
B．餐后取直立体位
C．避免进食高脂、酸性饮食

D．慎用降低食管下括约肌压力的药物
E．禁食

2. 骨科患者术前准备中重要的是
A．灌肠
B．禁食、禁饮
C．皮肤准备
D．心理准备
E．功能锻炼

3. 颈、胸部术后多采用的体位是
A．去枕平卧位
B．左侧卧位
C．头低足高位
D．半坐卧位
E．右侧卧位

4. 张力性气胸的急救措施，首先应
A．平卧、吸氧
B．镇痛、输液
C．胸膜腔闭式引流
D．呼吸机辅助呼吸
E．锁骨中线第 2 肋间穿刺排气

5. 冠心病患者手术前的护理，不正确的是
A．卧床休息
B．低脂、低胆固醇饮食
C．心功能欠佳者，限制钠盐摄入
D．测量身高、体重、计算体表面积
E．使用抗凝药、洋地黄、奎尼丁至术前 1 天

6. 直肠癌根治术后结肠造口的护理不包括
A．造口开放后取右侧卧位
B．造口周围皮肤涂氧化锌软膏保护
C．以凡士林纱布覆盖外翻的肠黏膜
D．用塑料薄膜将腹部切口与造口隔开
E．切口拆线后每天肛门扩张 1 次

7. 门静脉高压症行分流术的术前护理措施正确的是
A．术前 3 天口服肠道抗生素
B．肝功能受损严重者限制蛋白质和支链氨基酸的摄入
C．可使用巴比妥类、红霉素等药物
D．术前 1 天晚用肥皂水灌肠
E．术前常规放置胃管

8. 直肠肛管周围脓肿早期的治疗措施是
A．应用抗生素
B．高锰酸钾溶液坐浴
C．切开引流
D．药物外敷
E．理疗

9. 预防深静脉血栓形成的有效措施是
A．及早应用溶栓药
B．减少静脉输液次数
C．增强机体抵抗力
D．增加活动
E．避免穿过于宽松的衣服

10. 术后疼痛的健康教育不包括
A．让患者知道术后疼痛的程度
B．了解患者以往疼痛的经历
C．患者对疼痛的应对方法
D．术后疼痛患者应该忍受
E．介绍术后疼痛规律

11. 关于骨关节结核的叙述正确的是
A．90% 继发于肺外结核
B．以膝关节结核最多见
C．患者常出现高热、寒战
D．患儿因突发疼痛出现夜啼
E．好发于老年人

12. 指导临床液体治疗的常用监测项目是
A．中心静脉压、平均动脉压
B．中心静脉压、肺毛细血管楔压
C．平均动脉压、气道峰值压
D．中心静脉压、气道峰值压
E．平均动脉压、肺毛细血管楔压

13. 现场急救的创伤患者，应优先抢救伤情的是
A．轻度烧伤
B．休克
C．腹水
D．开放性骨折
E．头皮撕脱伤

14. 关于静脉补钾的护理，不正确的是
A. 尿量达到 20ml/h 时方可补钾
B. 每天补钾总量不宜超过 6g
C. 成人静脉滴入速度不超过 60 滴 / 分
D. 氯化钾浓度一般不超过 0.3%
E. 禁止静脉推注

15. 急性阑尾炎患者出现右下腹疼痛的原因为
A. 内脏神经反射
B. 胃肠道功能紊乱
C. 合并急性胃肠炎
D. 炎症刺激右下腹壁腹膜
E. 内脏功能紊乱

16. 胸膜腔闭式引流管的作用不包括
A. 防止感染
B. 维持纵隔的正常位置
C. 促进患侧肺复张
D. 确定伤口引流的类型
E. 引流胸腔积血、积液

17. 女，48 岁。未婚，左侧乳房出现无痛性肿块，同侧腋窝淋巴结肿大，患者行乳腺癌根治术后。为预防皮瓣下积液及皮瓣坏死的主要措施是
A. 半坐卧位
B. 加压包扎切口
C. 抬高患侧上肢
D. 局部沙袋压迫
E. 引流管持续负压吸引

18. 穿无菌手术衣和戴无菌手套后，其无菌区为
A. 肩，背，前胸，手部
B. 肩部及腰部以上
C. 前胸，手臂，腰部以上
D. 肩，背，腰部以上
E. 前胸，肩部以上

19. 颅底骨折患者禁忌腰穿是为防止
A. 颅内出血
B. 颅内压降低
C. 脑疝
D. 颅内感染
E. 头痛

20. 急性硬膜外血肿的典型意识改变特点是
A. 持续昏迷状态
B. 伤后昏迷—清醒—昏迷
C. 伤后无昏迷
D. 昏迷时浅时深
E. 伤后昏迷—清醒后不再昏迷

21. 肾移植术后最常见的并发症是
A. 感染
B. 血肿
C. 消化道出血
D. 尿瘘
E. 移植肾血管栓塞

22. 提示直肠癌术后复发的实验室检查是
A. 甲胎蛋白测定
B. 鱼精蛋白副凝固试验
C. 血脂肪酶测定
D. 癌胚抗原测定
E. 尿淀粉酶测定

23. 一般肿瘤患者的心理特点，第一期是
A. 愤怒期
B. 抑郁期
C. 否认期
D. 协议期
E. 接受期

24. 关于良性前列腺增生患者护理，不正确的是
A. 多食粗纤维、易消化食物
B. 戒酒
C. 少饮水
D. 术后保持膀胱冲洗管道通畅
E. 冲洗速度根据引流液颜色而定

25. 胰岛素瘤患者发生低血糖反应时的临床表现不包括
A. 大汗淋漓
B. 心慌
C. 视物模糊
D. 四肢抽搐
E. 呼吸困难

26. 混合痔是指
A. 环形内痔
B. 痔与肛瘘同时存在
C. 瘘与肛门旁脓肿同时存在
D. 内痔、外痔在不同位置同时存在
E. 直肠上、下静脉丛吻合处形成的痔

27. 关于骨肿瘤护理叙述错误的是
A. 术前给予高蛋白饮食
B. 疼痛剧烈时及时给予吗啡镇痛
C. 膝部手术后膝关节轻度屈曲
D. 髋关节手术后患肢内收外旋位
E. 早期功能锻炼

28. 关于急性肾损伤，不正确的是
A. 病因可分为肾前性、肾性和肾后性
B. 急性间质性肾炎是最常见的类型
C. 少尿期可出现高钾血症
D. 少尿期一般持续 7~14 天
E. 肾活检是可靠的诊断方法

29. 女，35 岁。急性腹膜炎手术后，在肠蠕动恢复后当天的饮食护理是
A. 禁食
B. 流质饮食
C. 普通饮食
D. 少渣饮食
E. 要素饮食

30. 弥散性血管内凝血（DIC）患者在使用肝素过程中，凝血时间检查结果提示肝素用量过多的是
A. 5 分钟
B. 15 分钟
C. 18 分钟
D. 20 分钟
E. 30 分钟

31. 全麻术后患者出现三凹征、鼾声，此时最重要的护理措施是
A. 保留气管插管
B. 高流量吸氧
C. 将下颌托起
D. 气管切开
E. 注射阿托品

32. 急性坏死性胰腺炎所发生的休克属于
A. 感染性
B. 低血容量性
C. 过敏性
D. 心源性
E. 创伤性

33. 下尿路感染的主要症状是
A. 全身症状和肾绞痛
B. 尿路刺激征
C. 直肠刺激症状
D. 血尿和脓尿
E. 会阴部疼痛

34. 阳痿属于
A. 性欲改变
B. 轻度勃起功能障碍
C. 中度勃起功能障碍
D. 重度勃起功能障碍
E. 射精功能障碍

35. 骨盆骨折的急救措施中，首要的是
A. 抗休克
B. 排尿困难的处理
C. 缓解疼痛
D. 骨盆骨折的复位与固定
E. 防治感染

36. 大量输入库存血时，易引起
A. 低钙血症
B. 高钾血症
C. 低钾血症
D. 低磷血症
E. 高钙血症

37. 颈椎压缩性骨折合并脱位的首要处理是
A. 枕颌带牵引
B. 颅骨牵引
C. 石膏绷带固定
D. 手法复位
E. 手术切开复位内固定

38. 枕颌带牵引重量为
A. 2.5~3.0kg

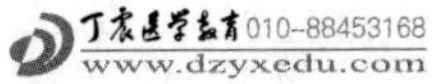

B. 6~8kg
C. 13~15kg
D. 3~5kg
E. 11~13kg

39. 食管癌典型的临床表现是
A. 呕血
B. 胸前区烧灼感
C. 进食时呛咳
D. 进行性吞咽困难
E. 营养不良

40. 关于手术患者术前呼吸道的准备，不正确的是
A. 术前 2 周戒烟
B. 指导患者行深呼吸训练
C. 指导患者行有效咳嗽训练
D. 腹部手术者行胸式呼吸训练
E. 术前 3 天常规预防性应用抗生素

41. 关于肠外营养的护理，正确的是
A. 只可经中心静脉输注
B. 可经中心静脉输血
C. 营养液应在 48 小时内输完
D. 怀疑导管脓毒症时，首选抗菌药治疗
E. 葡萄糖、氨基酸和脂肪乳最好混合输注

42. 肛管手术后，能促进炎症吸收，缓解肛门括约肌痉挛的护理措施是
A. 保持大便通畅
B. 早期适当活动
C. 温水肛门坐浴
D. 保持局部清洁
E. 避免仰卧位

43. 蛛网膜下腔阻滞术后最常见的并发症为
A. 低血压
B. 恶心、呕吐
C. 呼吸抑制
D. 头痛
E. 尿潴留

44. 闭合性骨折石膏固定后最常见的并发症是
A. 血管损伤
B. 神经损伤
C. 关节僵硬
D. 骨化性肌炎
E. 缺血性肌挛缩

45. 甲状腺切除术后呼吸困难的常见原因是
A. 单侧喉返神经损伤
B. 双侧喉上神经内支损伤
C. 切口内出血或喉头水肿
D. 双侧喉上神经外支损伤
E. 甲状腺危象

46. 临床上骨折的常见移位是
A. 旋转移位
B. 混合移位
C. 侧方移位
D. 成角移位
E. 分离移位

47. 休克患者应采取的体位是
A. 半坐卧位
B. 侧卧位
C. 头低足高位
D. 头高足低位
E. 中凹卧位

48. 男，39 岁。急性坏疽性阑尾炎伴发阑尾穿孔，行阑尾切除术后第 6 天，体温 39℃，大便次数增多，伴里急后重。直肠指诊：直肠前壁有触痛，并有波动感。目前最主要的处理是
A. 应用大剂量抗生素
B. 物理降温
C. 脓肿切开引流
D. 温水坐浴
E. 温盐水保留灌肠

49. 男，60 岁。左小腿不慎被毒蛇咬伤，现场急救中将伤肢冷水浸泡，其水温应为
A. ＜1℃
B. 1~3℃
C. 4~7℃
D. 8~10℃
E. 11~15℃

50. 男，34 岁。饱食 2 小时后出现进行性中上腹疼痛持续加重，向腰背部放射，伴恶心、呕吐。查

体：全腹压痛、反跳痛并伴腹肌紧张。最可能的诊断是
A. 急性胃肠炎
B. 急性胰腺炎
C. 急性绞窄性肠梗阻
D. 急性肾或输尿管结石梗阻
E. 胃十二指肠溃疡穿孔

51. 男，40 岁。肾移植术后 7 天，体温升高、尿量减少，血肌酐上升，体重增加，腹胀、肌肉关节酸痛。该患者最可能出现的是
A. 超急性排斥反应
B. 急性排斥反应
C. 慢性排斥反应
D. 尿路梗阻
E. 肾动脉栓塞

52. 男，29 岁。因车祸伤 2 小时收入院，患者右上腹压痛，反跳痛，B 超示腹腔积液，血压为 90/45mmHg，心率为 110 次 / 分。患者首先考虑
A. 脾破裂
B. 肝破裂
C. 胃肠穿孔
D. 胰腺破裂
E. 阑尾炎穿孔

53. 女，45 岁。经皮肝穿刺胆管造影（PTC）术后 3 小时，患者腹痛，面色苍白，测脉搏 100 次 / 分，血压 90/60mmHg，全腹有压痛、反跳痛及腹肌紧张。首先考虑的并发症是
A. 感染性休克
B. 腹腔内出血
C. 血气胸
D. 胆道出血
E. 重症胆管炎

54. 女，41 岁。直肠癌 Dixon 术后 7 天。自述有浑浊黏稠物自阴道流出，有臭味。应高度怀疑
A. 肛瘘
B. 宫颈糜烂
C. 直肠阴道瘘
D. 肛周脓肿
E. 阴道囊肿感染

55. 男，30 岁。右大腿被汽车撞伤后骨折，典型的体征为
A. 局部明显疼痛和压痛
B. 局部高度肿胀和瘀斑
C. 下肢不能主动活动
D. 假关节活动
E. 明显跛行

56. 男，40 岁。2 个月前曾突发上消化道出血，量约 1500ml。患者有肝炎病史多年。食管 X 线钡剂检查可见食管轮廓呈虫蚀样改变，排空钡剂时呈蚯蚓样改变。诊断为门静脉高压症。患者术前改善营养措施中正确的是
A. 大量补充蛋白质，适当输血
B. 大量补充氨基酸
C. 限制钠盐、水和蛋白的摄入
D. 低脂、适量蛋白、高热量、高维生素饮食
E. 前常规应用巴比妥类药物

57. 女，45 岁。乳腺癌化疗期间，白细胞计数 2.5×10^9/L，采取的措施是
A. 加强营养
B. 减少用药量
C. 暂停化疗
D. 少量输血
E. 服用生血药

58. 男，35 岁。右下腹突发绞痛，右肾区酸胀，恶心、呕吐，伴肉眼血尿，诊断为肾结石。关于非手术治疗的叙述，<u>不正确</u>的是
A. 应用镇痛药
B. 每天饮水 1000ml 左右
C. 加强运动
D. 必要时使用抗生素
E. 适当减少蛋白质摄入

59. 男，35 岁。车祸 2 小时入院，诊断为骨盆骨折、左股骨干开放性骨折。患者早期容易出现的并发症是
A. 休克
B. 尿路感染
C. 创口感染
D. 坠积性肺炎
E. 神经损伤

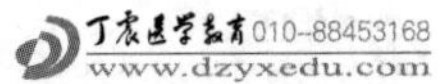

60. 男，48岁。搬重物时突感腰部疼痛伴右下肢放射性疼痛3小时就诊。查体：腰部曲度变直，左小腿外侧皮肤痛觉减退，双下肢肌力无异常，双膝、踝反射（++），右腿直腿抬高试验40°。X线检查无明显异常。处理措施错误的是

A. 绝对卧床休息3周，3周后戴腰围下床活动
B. 理疗、推拿、按摩缓解痉挛和疼痛
C. 必要时行牵引治疗
D. 3个月内不可弯腰
E. 立即手术治疗

二、共用题干单选题（每个提问1个得分点）：以下每道试题有2~6个提问，每个提问有5个备选答案，请选择1个最佳答案。提示：进入此部分试题后，您不能返回前面部分查看试题或修改答案；本部分在答题过程中不能回退（对已作答试题不能返回检查或修改答案）。您是否进入共用题干单选题部分？

（61~62题共用题干）

女，26岁。轻度高血压、骨质疏松、记忆力减退多年，临床确诊为皮质醇增多症。

61. 第1问：皮质醇增多症又称为

A. Cushing病
B. 库欣综合征
C. 肾上腺肿瘤
D. 异位ACTH综合征
E. 结节性肾上腺皮质增生

62. 第2问：其临床表现不包括

A. 皮肤薄
B. 满月脸
C. 水牛背
D. 皮肤紫纹
E. 离心性肥胖

（63~64题共用题干）

女，30岁。右侧乳房出现无痛性肿块，长径3~5cm，局部呈酒窝征，腋窝可触及3个散在可活动的淋巴结，拟诊断为乳腺癌。

63. 第1问：根据以上表现，可能为

A. Ⅰ期
B. Ⅱ期
C. Ⅲ期
D. Ⅳ期
E. Ⅴ期

64. 第2问：采用主要的治疗方法是

A. 乳腺癌根治术
B. 乳腺癌姑息手术
C. 化疗
D. 放疗
E. 中医中药

（65~66题共用题干）

男，42岁。车祸伤后30分钟入院，怀疑闭合性腹部外伤合并内出血。

65. 第1问：有诊断价值的是

A. 左季肋部挫伤合并肋骨骨折
B. 血红蛋白80g/L，红细胞2.5×10^{12}/L
C. 左上腹明显压痛及肌紧张
D. 腹腔穿刺抽出不凝血
E. 血压80/60mmHg，脉搏110次/分

66. 第2问：诊断为脾破裂后，关于其处理，不正确的是

A. 行脾切除术或脾缝合修补术
B. 立即建立静脉通路
C. 待失血性休克好转后行手术
D. 可收集腹腔内出血行自体输血
E. 禁饮禁食

（67~68题共用题干）

男，56岁。胃溃疡史6年，近3个月上腹部隐痛不适、腹胀、消瘦、大便隐血试验持续阳性，抗酸药治疗效果不明显。

67. 第1问：该患者首选的检查方法是

A. B超检查
B. 腹部X线检查
C. CT检查
D. MRI检查
E. 胃镜检查及病理活检

68. 第2问：该患者首选的治疗方法是

A. 继续内科治疗

B. 胃大部切除术
C. 胃癌根治术
D. 全胃切除术
E. 迷走神经切断术

（69~70 题共用题干）

女，39 岁。近半年腹泻与便秘交替发生，近 2 个月腹部隐痛，近两天排鲜血便，腹部触诊和直肠指诊未发现肿块，腹部 X 线钡剂灌肠检查示降结肠肠壁僵硬，可见充盈缺损。

69. 第 1 问：最可能的诊断是
A. 肠结核
B. 肠扭转
C. 乙状结肠癌
D. 溃疡性结肠炎
E. 降结肠癌

70. 第 2 问：术后护理正确的是
A. 生命体征平稳取平卧位
B. 禁食期间做好口腔护理
C. 保持胃肠减压通畅，24 小时拔出胃管
D. 术后第 2 天可给予半流质饮食
E. 48 小时拔出腹腔引流管

（71~72 题共用题干）

男，52 岁。黄疸 2 个月，呈进行性加重，伴中上腹持续性胀感，夜间平卧时加重，近期明显消瘦。查体：慢性消耗性面容，皮肤、巩膜深度黄染。腹平坦，脐右上方深压痛，未触及肿块。

71. 第 1 问：首先考虑的诊断是
A. 慢性胆囊炎
B. 胆石病
C. 原发性肝癌
D. 胃癌
E. 胰头癌

72. 第 2 问：该患者围术期护理<u>错误</u>的是
A. 给予高蛋白、高维生素、高脂肪饮食
B. 应用助消化药
C. 补充维生素 K
D. 维持水、电解质平衡
E. 术前合理使用抗生素

（73~77 题共用题干）

男，56 岁。高血压病史 20 年，因便秘用力排便时出现剧烈头痛，意识障碍，偏瘫，失语。急诊入院后行开颅血肿清除减压术，并放置脑室外引流管。

73. 第 1 问：患者术后出血多发生在
A. 24 小时内
B. 24~48 小时内
C. 48~72 小时内
D. 1~3 天
E. 2~4 天

74. 第 2 问：患者脑水肿高峰期为
A. 24 小时内
B. 24~48 小时内
C. 48~72 小时内
D. 1~3 天
E. 2~4 天

75. 第 3 问：患者脑室外引流量每天<u>不超过</u>
A. 100ml
B. 300ml
C. 500ml
D. 700ml
E. 1000ml

76. 第 4 问：患者脑室外引流管应高于侧脑室平面
A. ＜ 3cm
B. 3~5cm
C. 7~10cm
D. 10~15cm
E. ＞ 15cm

77. 第 5 问：患者脑室外引流管无脑脊液流出，原因<u>不包括</u>
A. 小血块堵塞
B. 引流管打折
C. 引流管口吸附于脑室壁
D. 颅内压＞ 200mmH_2O
E. 引流瓶高度过高

（78~79 题共用题干）

男，60 岁。消瘦、贫血、声音嘶哑、进行性吞咽困难。诊断为食管癌。

78. 第 1 问：该患者首选的治疗方法是
A. 化疗
B. 放疗
C. 中医中药
D. 手术治疗
E. 免疫疗法

79. 第 2 问：若患者出现声音嘶哑，其主要原因可能是
A. 肿瘤侵犯了膈神经
B. 肿瘤侵犯了喉返神经
C. 肿瘤压迫了上腔静脉
D. 肿瘤压迫副交感神经
E. 肿瘤转移至喉部

（80~81 题共用题干）

女，39 岁。因尿中发现白细胞和少量结核分枝杆菌，以肾结核收入院。

80. 第 1 问：患者泌尿系统的主要症状是
A. 排尿次数正常，偶伴疼痛
B. 尿路刺激症状，伴血尿、脓尿
C. 排尿困难
D. 排尿次数增多，以夜尿为主
E. 排尿次数增多，伴血尿

81. 第 2 问：患者入院后服用利福平，常见的不良反应是
A. 听神经损伤
B. 末梢神经炎
C. 肝损害
D. 血小板减少
E. 嗅神经损伤

（82~83 题共用题干）

男，30 岁。生育 1 子后，拟行节育。

82. 第 1 问：男性节育的途径不包括
A. 直接杀灭体内的精子
B. 阻断精子的输出通道
C. 干扰射精过程
D. 阻止精子与卵子相遇
E. 干扰男性的性激素调节

83. 第 2 问：若行输精管结扎术，术后的并发症不包括
A. 血肿
B. 感染
C. 输精管痛性结节
D. 附睾淤积
E. 性欲异常

（84~86 题共用题干）

男，28 岁。左膝关节肿胀、疼痛，伴低热、盗汗、食欲减退 3 个月。查体：消瘦，贫血面容，体温 37℃，浮髌试验阳性。实验室检查：血沉 50mm/h。X 线检查示关节间隙增宽，骨质疏松。

84. 第 1 问：为明确诊断，检查有意义的是
A. 滑膜活检病理切片检查
B. 结核菌素试验
C. 豚鼠接种试验
D. 脓液结核分枝杆菌培养
E. CT 检查

85. 第 2 问：若确诊为左膝关节结核，最佳治疗方案为
A. 全身抗结核治疗，关节穿刺抽液及留置引流管
B. 全身抗结核治疗和持续皮牵引
C. 全身抗结核治疗和病灶清除术
D. 全身抗结核治疗，关节穿刺抽液及注入抗结核药物
E. 全身抗结核治疗

86. 第 3 问：为避免该患者出现耐药，全身抗结核治疗应注意
A. 几种药物经常交替使用
B. 小剂量穴位注射
C. 加大用药剂量
D. 几种药物按疗程联合使用
E. 药物不良反应一旦发生，必须立刻停药

（87~88 题共用题干）

男，55 岁。口舌干燥。查体：皮肤弹性差，眼窝凹陷，尿比重 1.028，血钠 158mmol/L。

87. 第 1 问：为该患者输液治疗时，应首先输入

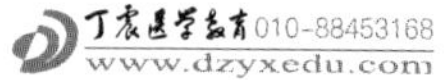

A．等渗盐溶液
B．5% 葡萄糖溶液
C．平衡盐溶液
D．右旋糖酐溶液
E．林格液

88．第 2 问：补液的原则不包括
A．先盐后糖
B．先快后慢
C．先晶后胶
D．见尿补钾
E．宁多勿少

（89~90 题共用题干）

男，56 岁。行全胃切除术后第 3 天，肠蠕动正常，拟行肠内营养。

89．第 1 问：营养疗法的适应证不包括
A．已确诊为营养不良
B．血白蛋白＜ 30g/L
C．连续 7 天以上不能进食
D．患者体液失调，出现凝血功能障碍
E．可能发生高分解代谢应激状态的患者

90．第 2 问：关于肠内营养的护理不包括
A．配制好的营养液应在常温下保存
B．输注营养液时患者取半坐卧位
C．胃内残余液量＞ 150ml 时应暂停输注
D．输入营养液的浓度从低到高逐渐递增
E．营养液的温度一般控制在 36℃左右

（91~92 题共用题干）

男，32 岁。突发上腹部持续性剧烈疼痛 2 小时。腹膜刺激征阳性。诊断为急性化脓性腹膜炎。

91．第 1 问：非手术治疗应采取的体位是
A．平卧位
B．俯卧位
C．侧卧位
D．半坐卧位
E．自由体位

92．第 2 问：提示患者病情恶化的征象是
A．恶心、呕吐
B．腹痛加剧
C．腹痛消失
D．体温升高，脉搏增快
E．体温下降，脉搏增快

（93~95 题共用题干）

男，49 岁。右侧肺癌，在全麻下行右肺全切除术。

93．第 1 问：患者术后未醒时，正确的护理措施是
A．若有血痰，应取健侧卧位
B．若有休克现象，应抬高床头大于 30°
C．胸膜腔引流管每次放液量不宜超过 200ml
D．术后 24~72 小时患者病情平稳，无气体及液体引出，即可拔除胸膜腔引流管
E．24 小时补液量控制在 3000ml 内

94．第 2 问：术后 24 小时输液量及输液速度为
A．小于 2000ml，20~30 滴 / 分
B．小于 1500ml，20~30 滴 / 分
C．小于 2500ml，20~30 滴 / 分
D．小于 2000ml，15~20 滴 / 分
E．小于 1500ml，15~20 滴 / 分

95．第 3 问：患者术后第 1 天最适宜的体位是
A．平卧位
B．左侧卧位
C．1/4 右侧卧位
D．头低足高位
E．半坐卧位

（96~98 题共用题干）

男，50 岁。车祸伤致左股骨中段粉碎性骨折，入院后予左胫骨结节牵引术及对症治疗。

96．第 1 问：实施牵引的主要目的是
A．减少伤口出血
B．促进愈合
C．防止肌肉萎缩
D．整复和维持复位
E．促进损伤神经恢复

97．第 2 问：行下肢骨牵引时，抬高床尾 15~30cm 的主要目的是
A．减轻疼痛
B．对抗牵引力

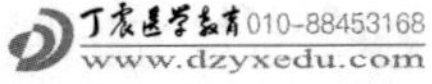

C．增强牵引效果
D．减轻牵引重量
E．防止牵引过度

98. 第 3 问：关于骨牵引的护理，叙述错误的是
A．牵引的重量为体重的 1/20~1/15
B．牵引针不可左右移动
C．及时去除牵引针孔的分泌物
D．维持肢体在复位或固定的位置
E．鼓励患者功能锻炼

（99~100 题共用题干）

男，50 岁。诊断为腰椎间盘突出症，拟行髓核摘除术。

99. 第 1 问：该患者的主要临床表现为
A．腰痛
B．腰和臀部痛
C．腰和大腿前方痛
D．坐骨神经痛
E．腰痛伴坐骨神经痛

100. 第 2 问：术后第 1 天应行的功能锻炼是
A．直腿抬高练习
B．飞燕式腰背肌锻炼
C．五点式腰背肌锻炼
D．三点式腰背肌锻炼
E．下床活动

模拟试卷四

基础知识

一、单选题（每题 1 个得分点）：以下每道试题有 5 个备选答案，请从中选择 1 个最佳答案。提示：本部分在答题过程中可以回退（对已作答试题可以返回检查或修改答案）。

1. 某孕妇骨盆外测量出口横径为 8cm，能否经阴道分娩，需要进一步测量
   A．骶耻内径
   B．坐骨棘间径
   C．出口前矢状径
   D．出口后矢状径
   E．入口前后径

2. 男，36 岁。右前胸被刀刺伤，出现烦躁不安，呼吸困难，口唇发绀，呼吸时胸壁伤口有"嘶嘶"响声，气管向左侧移位，右侧胸部叩诊呈鼓音。该患者的病理生理变化不包括
   A．右肺完全萎陷
   B．左肺受压
   C．胸膜腔压力高于大气压
   D．纵隔扑动
   E．回心血量减少

3. 在突发公共卫生事件中，与护理伦理规范不符的是
   A．奉献精神
   B．自身安全为重
   C．协作精神
   D．敬业精神
   E．科学精神

4. 易感者接种特异性抗原所产生的免疫力为
   A．被动免疫
   B．主动免疫
   C．免疫规划
   D．自身免疫
   E．生物免疫

5. 引起人类结核病的结核分枝杆菌主要是
   A．人型
   B．猪型
   C．牛型
   D．鼠型
   E．猫型

6. 吸入性肺脓肿的致病菌多属于
   A．厌氧菌
   B．支原体
   C．肺炎链球菌
   D．链球菌
   E．金黄色葡萄球菌

7. 女，20 岁。低热、腹痛 2 个月，偶有便秘。胃肠 X 线钡剂检查：盲肠和升结肠增生性狭窄、缩短变形。拟诊为肠结核。护理查体中最可能出现的体征是
   A．肠鸣音亢进
   B．右下腹腹部肿块，较固定，质地中等，轻压痛
   C．肠型
   D．腹肌紧张
   E．蠕动波

8. 掌握各种传染病的潜伏期，其最主要意义是
   A．有助于前驱期判断
   B．有助于疾病诊断
   C．评估病情轻重
   D．确定传染病检疫期
   E．可对疫情进行预测

9. 乳头皲裂的主要原因是
   A．婴儿含接姿势不良
   B．婴儿吸吮时间过长
   C．乳房肿胀

D. 婴儿舌系带短
E. 未做到按需哺乳

10. 某孕妇，妊娠 37 周。G_3P_0。阴道流血 3 天，无腹痛，流血量似月经量，胎心率正常，初步诊断“前置胎盘”。为进一步明确流血原因，入院后最恰当的检查方法是
A. 肛门检查
B. 阴道检查
C. B 超检查
D. 电子胎心监护
E. 放射性同位素扫描

11. 婴幼儿急性上呼吸道感染的临床特点是
A. 以咳嗽、咳痰为主
B. 以腹痛、腹泻为主
C. 以咽痛、头痛为主
D. 以发热等全身症状为主
E. 以鼻塞、流涕、打喷嚏为主

12. 急性胰腺炎最常见的诱因是
A. 免疫抑制药
B. 胰腺外伤
C. 暴饮暴食
D. 长期酗酒
E. 胰周手术

13. 胎膜早破的病因不包括
A. 妊娠后期性交
B. 羊膜腔内压力增高
C. 宫颈内口紧缩
D. 胎膜菲薄脆弱
E. 下生殖道感染

14. 女，21 岁。诊断为脊柱结核，最可靠的依据是
A. 有低热、盗汗史
B. 血沉增快
C. 结核菌素试验（+）
D. X 线检查示椎间隙狭窄，相邻椎体边缘模糊
E. 全身虚弱、贫血

15. 诊断苯丙酮尿症的主要依据是
A. 智力偏低
B. 血苯丙氨酸明显升高
C. 阴性家族史
D. 尿有鼠臭味
E. 尿三氯化铁试验阳性

16. 食管癌的好发部位是
A. 颈段食管
B. 胸上段食管
C. 胸中段食管
D. 胸下段食管
E. 腹段食管

17. 新生儿的特殊生理状态不包括
A. 口腔内改变
B. 新生儿体重降低
C. 生理性乳腺肿大
D. 生理性黄疸
E. 假月经

18. 副交感神经兴奋可引起
A. 心率减慢
B. 心肌耗氧量增加
C. 心肌收缩力增强
D. 心率加快
E. 外周血管收缩

19. 上消化道出血常见的原因不包括
A. 胃癌
B. 消化性溃疡
C. 急性胃黏膜病变
D. 食管胃黏膜脱垂
E. 食管胃底静脉曲张

20. 肾结核的主要感染途径是
A. 呼吸道
B. 消化道
C. 直接蔓延
D. 血液循环（血行播散）
E. 淋巴管

21. 肌壁间肌瘤的特点是
A. 容易发生扭转
B. 位于子宫肌层
C. 约占子宫肌瘤的 20%
D. 肌瘤表面由黏膜层覆盖
E. 基底部位可形成较细的蒂

22. 心脏瓣膜病最常见的病因是
A. 先天性畸形
B. 退行性改变
C. 缺血性坏死
D. 风湿热
E. 感染性心内膜炎

23. 导致尿路感染最常见的致病菌为
A. 真菌变形杆菌
B. 铜绿假单胞菌
C. 大肠埃希菌
D. 副大肠埃希菌
E. 葡萄球菌

24. 人体中能促进能量储存的激素是
A. 胰岛素
B. 肾上腺素
C. 生长激素
D. 胰高血糖素
E. 去甲肾上腺素

25. 关于肺和支气管的解剖与生理特点，错误的是
A. 左右肺均分上、下两叶
B. 气管约在平胸骨角部位分左、右支气管
C. 右支气管较左支气管垂直
D. 右支气管管腔较左支气管管腔大
E. 肺的主要生理功能是通气和换气

26. 男，66岁。因短期内体重下降5kg就诊。实验室检查：尿蛋白（＋＋），尿糖（＋＋），尿白细胞10个/HPF，餐后2小时血糖13mmol/L，查体：全身有搔痕。初步诊断为
A. 糖尿病合并肾盂肾炎
B. 皮肤瘙痒症
C. 肾结核
D. 甲状腺功能亢进症
E. 神经性厌食

27. 基础体温测定不用于判断
A. 早期妊娠
B. 排卵日期
C. 黄体功能
D. 有无排卵
E. 子宫内膜结核

28. 急性胰腺炎时，淀粉酶的改变正确的是
A. 尿淀粉酶增高早于血淀粉酶
B. 尿淀粉酶下降较血淀粉酶晚
C. 尿淀粉酶测定值＞128U/L（温氏法）有诊断意义
D. 坏死型胰腺炎，尿淀粉酶一定增高
E. 尿淀粉酶的高低与病变轻重成正比

29. 有机磷烟碱样中毒的特效解毒药是
A. 乙酰胺注射液
B. 纳洛酮
C. 维生素 K_1
D. 胆碱酯酶复能药
E. 巯基螯合剂

30. 尿脱落细胞学检查阳性结果提示有
A. 泌尿系统移行细胞肿瘤
B. 慢性尿路感染
C. 尿路结石
D. 泌尿系统结核
E. 急性前列腺炎

31. 男，30岁。因急性肠梗阻入院，现患者出现明显腹膜刺激征。X线检查显示孤立、胀大的肠袢，且不受体位和时间的影响。应首先考虑诊断是
A. 粪石性肠梗阻
B. 麻痹性肠梗阻
C. 痉挛性肠梗阻
D. 绞窄性肠梗阻
E. 粘连性肠梗阻

32. 容易引起颅内感染的骨折是
A. 颅盖骨折
B. 颅底骨折
C. 线形骨折
D. 闭合性骨折
E. 颅顶骨折

33. 因吸入污染的羊水而致的新生儿肺炎，其病原菌最多见的为
A. 肺炎链球菌
B. 链球菌
C. 金黄色葡萄球菌

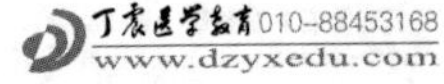

D. 大肠埃希菌
E. 铜绿假单胞菌

34. 消化性溃疡患者大便隐血试验（+）提示
A. 溃疡出血
B. 溃疡穿孔
C. 幽门梗阻
D. 溃疡瘢痕形成
E. 伴慢性胃炎

35. 小儿发生惊厥时应首先采取的护理措施是
A. 送入抢救室
B. 解松衣扣，平卧，头偏向一侧
C. 给予物理降温
D. 准备急救用物
E. 将纱布放在患儿手心或腋下

36. 儿童糖尿病最常见的类型是
A. 非糖尿病性葡萄糖尿症
B. 继发性糖尿病
C. 1 型糖尿病
D. 2 型糖尿病
E. 婴儿暂时性糖尿病

37. 男，71 岁。患慢性阻塞性肺疾病 15 年，高血压病史 10 年，血压控制良好。因 1 天前剧烈咳嗽后突感右侧胸痛，呼气困难加重，不能平卧就诊。查体：右侧胸廓饱满，叩诊呈鼓音，呼吸音减弱。其出现呼吸困难最可能的原因是
A. 自发性气胸
B. 急性心肌梗死
C. 急性左心衰
D. 肺栓塞
E. 肺部感染导致呼吸衰竭

38. 丹毒是指
A. 急性管状淋巴管炎
B. 急性网状淋巴管炎
C. 急性蜂窝织炎
D. 急性淋巴结炎
E. 多发性毛囊炎

39. 自然流产最常见的病因是
A. 受精卵发育异常
B. 基因异常
C. 母体生殖器官发育异常
D. 黄体功能不足
E. 甲状腺功能减退

40. 最容易引起股骨头缺血性坏死的股骨颈骨折是
A. 头下骨折
B. 基底骨折
C. 转子间骨折
D. 股骨上 1/3 骨折
E. 股骨中 1/3 骨折

41. 女，45 岁。已有数年怕热、多汗，心率 110 次 / 分，食量大，逐渐消瘦。检查发现 FT_3 及 FT_4 增高。昨天突然体温达 40℃，心率 150 次 / 分，恶心、呕吐、腹泻，大汗持续而昏睡，确诊为甲状腺功能亢进症伴甲状腺危象，其原因是
A. 甲状腺激素大量破坏
B. 机体消耗大量甲状腺激素
C. 垂体前叶功能亢进
D. 大量甲状腺激素释放入血
E. 下丘脑功能亢进

42. 支持骨盆底部最主要、最坚韧的组织是
A. 球海绵体肌及筋膜组织
B. 会阴浅横肌及筋膜组织
C. 肛门外括约肌及筋膜组织
D. 尿道括约肌及筋膜组织
E. 肛提肌及筋膜组织

43. 与胃癌发病无关的是
A. 饮食因素
B. 环境因素
C. 应激性因素
D. 疾病因素（胃溃疡）
E. 遗传因素

44. 肝脏最基本的结构单位是
A. 肝细胞索
B. 肝叶
C. 肝小叶
D. 肝窦
E. 肝段

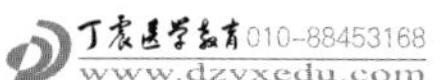

45. 鉴别右心衰竭与肝硬化水肿的依据是
A. 下肢水肿
B. 腹水形成
C. 腹围增大
D. 恶心、呕吐
E. 颈静脉怒张

46. 胃十二指肠溃疡急性穿孔时腹部触诊的特点是
A. 腹软
B. 腹肌轻度紧张
C. 腹肌紧张、无压痛
D. 腹肌极度紧张、无反跳痛
E. 板状腹、压痛、反跳痛

47. 子宫脱垂最主要的病因是
A. 营养不良
B. 分娩损伤
C. 雌激素不足
D. 长期腹压增加
E. 盆底组织发育不良

48. 支气管扩张症的病因不包括
A. 慢性支气管炎
B. 肺炎
C. 肺结核
D. α_1-抗胰蛋白酶增多
E. 麻疹

49. 胸部X线检查可出现双肺透亮度增加的疾病是
A. 肺气肿
B. 肺水肿
C. 肺脓肿
D. 肺结核
E. 肺癌

50. 关于休克造成的肺损伤的描述，错误的是
A. 毛细血管内皮损伤
B. 肺毛细血管通透性增加
C. 肺泡过度膨胀
D. 肺弥散功能障碍
E. 通气 / 血流失调

51. 呼吸性酸中毒的病因不包括
A. 肺炎
B. 肺不张
C. 通气过度
D. 肺部外伤
E. 呼吸道梗阻

52. 男，53岁。体重93kg，因工作压力大和应酬较多，近来经常出现恶心、呕吐、视物模糊、头晕等症状。查体：血压180/95mmHg。护士向其解释最主要的发病机制是
A. 高级神经中枢功能紊乱
B. 肥胖
C. 饮酒
D. 年龄偏大
E. 高血压急症

53. 女，33岁。因胸闷、气短就诊。查体：患者面颊与口唇轻度发绀；心前区可触及收缩期抬举性搏动；心尖区可触及舒张期震颤，听诊第一心音亢进，可闻及舒张中晚期隆隆样杂音。该患者最可能的诊断是
A. 二尖瓣关闭不全
B. 二尖瓣狭窄伴肺动脉高压
C. 二尖瓣狭窄
D. 三尖瓣狭窄
E. 二尖瓣狭窄伴右心室扩大

54. 原始心脏开始起循环作用的时间是
A. 第2周
B. 第3周
C. 第4周
D. 第5周
E. 第6周

55. 女，38岁。慢性肾小球肾炎5年。实验室检查：内生肌酐清除率28ml/min，血肌酐425μmol/L，血尿素氮18mmol/L。此患者目前的肾功能状况属
A. 肾功能正常
B. 氮质血症期
C. 肾功能不全代偿期
D. 肾衰竭期
E. 尿毒症期

56. 男，35岁。消化性溃疡。经常胃出血，经医院检

验血红蛋白 90g/L，红细胞 3.8×10^{12}/L，确诊为缺铁性贫血，此病的原因是
A．慢性失血
B．蛋白丢失
C．缺维生素 B_{12}
D．缺胃蛋白酶
E．缺叶酸

57．女，50 岁。右上腹痛 4 天，体温 39℃，胆囊肿大伴有触痛。实验室检查：血清胆红素 360μmol/L，白细胞 13×10^{9}/L。最可能的诊断是
A．急性胆囊炎
B．胆总管结石合并化脓性胆管炎
C．急性胰腺炎
D．胆道蛔虫病
E．肝脓肿

58．急性肾小球肾炎引起水肿的最主要机制是
A．急性高血压引起的急性心力衰竭
B．大量蛋白尿引起的低白蛋白血症
C．醛固酮增多症引起的水、钠潴留
D．肾小球滤过率下降引起的水、钠潴留
E．肾小球基底膜通透性增加

59．引起消化性溃疡最常见的致病菌是
A．幽门螺杆菌
B．大肠埃希菌
C．痢疾杆菌
D．沙门菌
E．嗜盐杆菌

60．非特异性外阴炎的病因不包括
A．炎性分泌物刺激
B．大、小便污染
C．外阴不洁
D．外阴局部透气性差
E．大量使用抗生素

61．排卵后开始增多的激素是
A．孕激素
B．雌激素
C．雄激素
D．前列腺素
E．卵泡刺激素

62．与系统性红斑狼疮病因无关的因素是
A．遗传因素
B．雌激素
C．病毒感染
D．理化因素
E．关节活动

63．新生儿期是指
A．出生后 7 天
B．出生后 14 天
C．出生后 30 天
D．出生后脐带结扎至满 28 天
E．出生后脐带结扎至满 30 天

64．门静脉压力增高，血流淤滞，首先出现的是
A．交通支扩张
B．充血性脾大
C．肝功能损害
D．急性上消化道出血
E．腹水

65．产褥感染的原因不包括
A．胎膜残留
B．产程延长
C．注射缩宫素
D．产道损伤
E．妊娠晚期性交

66．胃破裂患者的腹腔穿刺抽出液是
A．黄色，浑浊，无臭味，可有食物残渣
B．不凝固的暗红色血液
C．含黄色稀便，臭味明显
D．棕黄色浑浊炎性液体
E．血性，胰淀粉酶含量增高

67．对癫痫发作患者的首要处置是
A．迅速给药控制发作
B．按压人中
C．急诊 CT 检查
D．保持呼吸道通畅，防止窒息
E．详细询问病史

68．快痛的传入神经纤维是
A．α 纤维

B. β 纤维
C. C 类纤维
D. Aγ 纤维
E. Aδ 纤维

69. 有关急性骨髓炎辅助检查描述错误的是
A. X 线检查 2 周内无异常表现
B. MRI 检查可发现骨内炎性病灶及范围
C. 局部脓肿分层穿刺可定性
D. 放射性核素骨显像可见局部血管扩张
E. 放射性核素骨显像 48 小时以后可定性

70. 确诊肿瘤的可靠方法是
A. CT 检查
B. MRI 检查
C. B 超检查
D. X 线检查
E. 病理学检查

71. 男，32 岁。外伤性截瘫，疑为脊髓损伤，为进一步确诊，此时最可靠的检查方法为
A. X 线检查
B. CT 检查
C. MRI 检查
D. 椎管造影检查
E. DSA 检查

72. 脑血管疾病首选的检查是
A. MRI 检查
B. CT 检查
C. B 超检查
D. X 线检查
E. 血清学检查

73. 引起丹毒最常见的致病菌是
A. 金黄色葡萄球菌
B. A 组 β 溶血性链球菌
C. 变形杆菌
D. 大肠埃希菌
E. 脆弱拟杆菌

74. 女，45 岁。因严重感染入院。查体：体温 39.5℃，脉搏 90 次 / 分，呼吸 25 次 / 分，血压 116/80mmHg。血气分析：$PaO_2$55mmHg、$PaCO_2$30mmHg。首先考虑的是
A. ARF
B. ARDS
C. DIC
D. AHF
E. MODS

75. 为避免大脑遭受不可逆损害，心肺复苏最佳开始的时间最好不要超过
A. 4~6 分钟
B. 8~10 分钟
C. 12 分钟
D. 15 分钟
E. 20 分钟

76. 正常小儿能够听懂自己名字的月龄是
A. 5 个月
B. 6 个月
C. 8 个月
D. 9 个月
E. 12 个月

77. 初产妇第三产程的时间一般不超过
A. 30 分钟
B. 50 分钟
C. 1 小时
D. 1.5 小时
E. 2 小时

78. 镜下血尿是指尿沉渣镜检，每高倍镜视野红细胞数多于
A. 2 个
B. 3 个
C. 4 个
D. 5 个
E. 6 个

79. 男，34 岁。因右肾癌行右肾部分切除术。关于患者卧床时间的健康宣教，正确的是
A. 1~3 天
B. 3~5 天
C. 5~7 天
D. 7~14 天
E. 14~21 天

80. 病毒性脑炎血清特异性抗体滴度在恢复期高于急性期的倍数是
A. 1 倍
B. 2 倍
C. 3 倍
D. 4 倍
E. 5 倍

81. ［年龄（岁）×7 + 75］（cm）的身高计算公式适用的小儿年龄是
A. 0~3 岁
B. 2~6 岁
C. 1~12 岁
D. 2~12 岁
E. 2~14 岁

82. 生理性腹泻多见于
A. 6 个月以内婴儿
B. 1 岁以内婴儿
C. 2~3 岁幼儿
D. 5~6 岁儿童
E. 7~10 岁儿童

83. 成年男性细胞外液占体重的
A. 5%
B. 15%
C. 20%
D. 40%
E. 60%

84. 发生低血容量性休克的时间是烧伤后
A. 8 小时内
B. 12 小时内
C. 24 小时内
D. 36 小时内
E. 48 小时内

二、共用备选答案单选题（每题 1 个得分点）：以下试题中，每连续的 2~6 个试题使用相同的 5 个备选答案，请从中为每道试题选择 1 个最佳答案。每个备选答案可被选择一次、多次或不被选择。提示：本部分在答题过程中可以回退（对已作答试题可以返回检查或修改答案）。进入此部分试题后，您不能返回前面部分查看试题或修改答案。您是否进入共用备选答案单选题部分？

（85~86 题共用备选答案）
A. 阴道
B. 阴蒂
C. 卵巢
D. 子宫
E. 输卵管

85. 第 1 问：精子和卵子相遇发生受精的部位是
86. 第 2 问：胎儿生长发育的场所是

（87~88 题共用备选答案）
A. 脑动脉粥样硬化
B. 脑血管痉挛
C. 高血压
D. 心源性栓子
E. 非心源性栓子

87. 第 1 问：脑出血最常见的原因是
88. 第 2 问：脑梗死最常见的原因是

（89~90 题共用备选答案）
A. B 超检查
B. 脑脊液检查
C. 脑电图
D. 免疫学检查
E. CT 和 MRI 检查

89. 第 1 问：可以帮助判断肝性脑病分期的检查是
90. 第 2 问：可显示椎间盘突出程度的检查是

（91~92 题共用备选答案）
A. 易复性疝
B. 难复性疝
C. 嵌顿性疝
D. 绞窄性疝
E. 滑动性疝

91. 第 1 问：当腹内压力骤然增高时，疝块突然增大，伴有明显疼痛，平卧或用手推送不能使之还纳，肿块紧张且硬，有明显触痛，此疝属于
92. 第 2 问：腹股沟有肿块，在站立、行走或咳嗽时出现，若平卧休息或用手将肿块向腹腔推送，肿块可向腹腔回纳而消失，此疝属于

（93~94 题共用备选答案）

A. 乳头状癌

B. 滤泡状癌

C. 未分化癌

D. 腺癌

E. 髓样癌

93. 第 1 问：甲状腺癌中恶性程度相对低的是

94. 第 2 问：甲状腺癌中恶性程度最高的是

（95~96 题共用备选答案）

A. 缺氧

B. 局部刺激

C. 受体的竞争

D. 抑制胆碱酯酶

E. 麻醉作用

95. 第 1 问：CO 中毒的机制是

96. 第 2 问：急性有机磷农药中毒的机制是

（97~98 题共用备选答案）

A. 小细胞低色素性贫血

B. 大细胞性贫血

C. 正细胞低色素性贫血

D. 正细胞高色素性贫血

E. 小细胞高色素性贫血

97. 第 1 问：营养性巨幼细胞贫血属

98. 第 2 问：营养性缺铁性贫血属

（99~100 题共用备选答案）

A. 膀胱镜检查

B. CT 检查

C. MRI 检查

D. 尿流率检查

E. B 超检查

99. 第 1 问：对膀胱癌确诊最重要的检查是

100. 第 2 问：良性前列腺增生判断梗阻程度的检查是

相关专业知识

一、单选题（每题 1 个得分点）：以下每道试题有 5 个备选答案，请从中选择 1 个最佳答案。提示：本部分在答题过程中可以回退（对已作答试题可以返回检查或修改答案）。

1. 为避免溶液 pH 对抗生素的破坏，静脉滴注抗生素的溶液原则上应选择

A. 5% 葡萄糖溶液

B. 5% 葡萄糖氯化钠溶液

C. 0.9% 氯化钠溶液

D. 5% 碳酸氢钠溶液

E. 复方氯化钠溶液

2. 不寐的病机主要是

A. 胸阳痹阻，心脉不畅

B. 气血不足，阴阳亏损

C. 阳盛阴衰，阴阳失交

D. 气血不足，清窍失养

E. 阴阳失调，气血逆乱

3. 炭疽芽孢杆菌芽孢在泥土中能生存的时间为

A. 2 周

B. 2 个月

C. 2 年

D. 5 年

E. 10 年以上

4. 静脉导管留置时间过长易发生感染，一般导管留置时间不宜超过

A. 1 天

B. 3 天

C. 2 天

D. 7 天

E. 14 天

5. 导致妇科疾病的主要淫邪因素是

A. 风、寒、湿

B. 寒、热、湿

C. 风、湿、热

D. 燥、湿、火

E. 暑、湿、热

6. 使用臭氧消毒室内空气后，进入室内须间隔
A. 10~15 分钟
B. 20~30 分钟
C. 35~45 分钟
D. 50~60 分钟
E. 70~90 分钟

7. 对无明确潜伏期的感染，属于医院感染的时间是入院
A. 24 小时后
B. 36 小时后
C. 48 小时后
D. 72 小时后
E. 96 小时后

8. 根据致病性行为模式，与冠心病发生密切相关的是
A. A 型行为模式
B. B 型行为模式
C. C 型行为模式
D. D 型行为模式
E. E 型行为模式

9. 关于控制的叙述，错误的是
A. 监视各项活动
B. 纠正各种偏差
C. 按既定计划运行
D. 提高经济效益
E. 保证目标的实现

10. 属于健康教育功能的是
A. 促进制定有利于健康的政策
B. 促进调整卫生服务方向
C. 帮助人们建立健康的生活方式
D. 促进发展社区功能
E. 促进建设和保护物质环境与自然环境

11. 男，70 岁。因脑卒中留置胃管和导尿管，检查结果提示有多重耐药鲍曼不动杆菌感染，当护士为患者行会阴部护理时，最需要注意的是
A. 消毒顺序
B. 严格无菌操作
C. 保持导尿管通畅
D. 实施接触隔离
E. 观察记录

12. 男，25 岁。甲型肝炎住院 20 天治愈出院，护士为其行终末期消毒处理，错误的做法是
A. 患者洗澡、换清洁衣裤
B. 个人用物经消毒后带出病区
C. 被服及时送洗衣房清洗
D. 室内空气可用喷雾消毒
E. 病床、桌椅用消毒剂擦拭

13. 隔离衣的使用方法，正确的是
A. 隔天更换 1 次
B. 要保持袖口内外面清洁
C. 必须完全盖住工作服
D. 隔离衣潮湿，晾干后再使用
E. 隔离衣挂在病室应清洁面向外

14. 组织小组讨论时，错误的是
A. 小组人数控制在最小范围内
B. 讨论时间一般控制在 1 小时左右
C. 采用圆圈式或马蹄形座位
D. 开始讨论前成员彼此先自我介绍
E. 出现“一言堂”现象时应及时礼貌地控制局面

15. 既属“六腑”又属“奇恒之腑”的是
A. 胆
B. 胃
C. 大肠
D. 小肠
E. 膀胱

16. 结核病中传染性最强的是
A. 骨结核
B. 肾结核
C. 肠结核
D. 结核性脑膜炎
E. 开放性肺结核

17. 有效沟通的策略不包括
A. 考虑接收者的观点和立场
B. 使用恰当的沟通方式
C. 充分利用反馈机制
D. 以语言强化行动
E. 避免一味说教

18. 建立传播关系需要的 3 个基本条件是

A. 传播者、传播渠道和受传者
B. 传播者、受传者和反馈
C. 传播者、受传者和共同经验范围
D. 契约关系、反馈和渠道
E. 共同经验范围、反馈和契约关系

19. 组织沟通的作用不包括
A. 联系
B. 激励
C. 创新
D. 控制
E. 反馈

20. 在协调的基本要求中，协调成功与否的一个检验标准是能否
A. 及时协调与连续协调相结合
B. 调动当事者的积极性
C. 从根本上解决问题
D. 公平合理
E. 相互尊重

21. 医院健康教育的最终目的是
A. 改善患者生活方式
B. 指导患者家属正确护理
C. 促进患者身心康复
D. 引导患者准确服药
E. 增强患者战胜疾病的信心

22. 须接触隔离的疾病不包括
A. 破伤风
B. 皮肤白喉
C. 大面积烧伤
D. 伤寒
E. 多重耐药金黄色葡萄球菌感染

23. 可用于分析护理意外事件发生的定性分析法是
A. 分层法
B. 排列图法
C. 调查表法
D. 因果分析图法
E. 控制图法

24. 微生物从外界环境进入人体，并在一定部位不断生长、繁殖后代，这种现象称为
A. 植入
B. 转移
C. 定植
D. 定居
E. 易位

25. 男，3岁。因腹泻入院治疗。护士为其静脉输液后忘记松止血带，造成患儿手臂发黑，并有截肢的可能。患儿家长向医院投诉该护士，医院处理方法错误的是
A. 将调查处理情况告知患儿家长
B. 公开调查结果和处理情况
C. 对调查结果和处理情况进行保密
D. 若调查结果属实，则对该护士进行处理
E. 进行事件调查

26. 医院感染暴发流行时，不正确的措施是
A. 先将发病患者转移到安全区
B. 先将健康患者转移到安全区
C. 分组护理
D. 单元隔离
E. 开展流行病学调查

27. 可以达到灭菌水平的化学消毒剂是
A. 含氯消毒剂
B. 环氧乙烷
C. 复方氯己定
D. 碘酊
E. 碘伏

28. 环境、病床、床头柜的消毒处理原则为
A. 湿式清扫，一床一套（巾），一桌一抹布，用后清洗
B. 湿式清扫，一床一套（巾），一桌一抹布，用后消毒
C. 干式清扫，一床一套（巾），一桌一抹布，用后消毒
D. 干式清扫，一床一套（巾），一桌一抹布，用后清洗
E. 湿式清扫，同一患者用同一毛巾，先床后桌，用后清洗

29. 医用物品对人类的危害性分类中，穿过皮肤或黏膜而进入无菌组织的器材属于

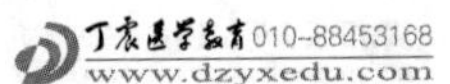

A. 极度危险性物品
B. 无危险性物品
C. 高度危险性物品
D. 低度危险性物品
E. 中度危险性物品

30. 有人向你进行保健品咨询时，你按照自己了解的情况如实介绍，并针对他的身体情况做了分析，最后你应
A. 强调不要吃保健品
B. 建议他根据介绍自己选择
C. 告诉他自己从不吃保健品
D. 告诉他花钱买保健品不值得
E. 建议他买某一种保健品

31. 某医院护理部质控组使用PDCA循环的管理方法，实行护理质控管制，依据既定的质量标准定期到临床查找问题，分析原因，针对原因制定改进措施，实施并反馈，不断改进提高。该医院实行护理质量控制过程中的依据是
A. 统计数据
B. 质量标准
C. 个人观察
D. 问卷调查
E. 书面报告

32. 预防ICU患者医院感染最切实的措施是
A. 提高从业人员素质
B. 尽量减少使用介入性监护方法
C. 关注医疗设备的使用
D. 给予必要的保护性医疗措施
E. 提高机体抵抗力

33. 体现动态原理的管理思想的描述是
A. 管理活动要注意环境变化
B. 管理要有统一的整体目标
C. 管理的各要素间相互联系
D. 管理中有系统分析的方法
E. 管理活动要注重经济效益

34. 标准是衡量事物的准则，将物质技术质量定型化和定量化称为
A. 统一化
B. 系列化
C. 规格化
D. 整体化
E. 系统化

35. 属“见肝之病，知肝传脾”病机传变的是
A. 木克土
B. 木乘土
C. 土侮木
D. 母病及子
E. 子病犯母

36. 属顺从疾病假象而进行护理的方法是
A. 正护法
B. 反护法
C. 扶正法
D. 祛邪法
E. 护标法

37. 属用寒远寒治法的是
A. 阳虚患者慎用寒凉药物
B. 阴虚患者慎用寒凉药物
C. 寒冷季节慎用寒凉药物
D. 寒性病证慎用寒凉药物
E. 热性病证慎用寒凉药物

38. 医院感染的主要对象是
A. 住院患者
B. 医生
C. 护士
D. 探视者
E. 陪伴者

39. 将自己的某些责任分派给另一个人，并给予相应的权力称为
A. 控制
B. 协调
C. 计划
D. 激励
E. 授权

40. 健康教育的基础活动是
A. 知识传播
B. 信念转变
C. 技能训练

D. 行为干预
E. 效果评价

41. 对门诊患者进行健康教育的侧重点是
A. 心理问题指导
B. 常见病的防治教育
C. 家庭保健指导
D. 医院规章制度的介绍
E. 康复指导

42. 空气消毒采用的方法中不包括
A. 紫外线灯照射消毒
B. 臭氧消毒
C. 甲醛熏蒸消毒
D. 过氧乙酸熏蒸消毒
E. 过氧化氢喷雾消毒

43. 授权对于领导的意义在于
A. 拥有完成工作的自主权、决策权
B. 有利于寻求一个合适的管理幅度，提高管理效率
C. 减轻工作负担，使其能集中精力解决组织的重大问题
D. 发挥自身才干，增强责任感、义务感和成就感
E. 使沟通渠道缩短且通畅，提高工作效率

44. 医院感染监测中查阅病历的重点对象不包括
A. 细菌及真菌培养阳性的患者
B. 长期使用免疫抑制药的患者
C. 接受过手术或侵入性操作的患者
D. 恶性肿瘤和长期卧床的患者
E. 高血压和高脂血症患者

45. 心悸护治原则不包括
A. 补气
B. 熄风
C. 养血
D. 滋阴
E. 化瘀

46. 人类的本能行为不包括
A. 摄食行为
B. 性行为
C. 劳动行为
D. 躲避行为
E. 睡眠

47. 影响健康教育评价效果内在真实性的因素中，干预组与对照组在社会经济、文化、行为、信念等方面缺乏相似性应属于
A. 测试因素
B. 回归因素
C. 历史因素
D. 选择因素
E. 失访

48. 造成原位菌群三度失调最常见的原因是
A. 气管插管
B. 中心静脉置管
C. 留置导尿管
D. 环境污染
E. 大量使用广谱抗生素

49. 有关“晕针”护理措施的叙述，正确的是
A. 使患者平卧
B. 采用轻柔手法行针
C. 使患者坐位
D. 冷敷针刺局部
E. 神志清醒者给予输液

50. 属于社会状况评估的是
A. 青霉素过敏史
B. 姓名、性别、年龄
C. 民族、职业、入院方式
D. 入院前性格外向，善于交流
E. 经济状况良好，家庭关系和睦

51. 影响人类行为的因素不包括
A. 生态环境
B. 意外事件
C. 模仿学习
D. 医疗卫生
E. 健康问题

52. 压力蒸汽灭菌的生物监测指标菌为
A. 耐热的嗜热脂肪杆菌芽孢
B. 耐热的嗜热脂肪芽孢杆菌

C．耐热的嗜热脂肪杆菌
D．枯草杆菌芽孢
E．短小杆菌芽孢

53．有效训导的方法不包括
A．以平等态度对待下属
B．具体指明问题所在
C．批评对事不对人
D．以行动强化语言
E．提出防范错误的建议

54．男，60 岁。刚被确诊为冠心病，护士请同样患有冠心病的患者乙为其讲述自我管理心得。此行为利用受者的心理特点是
A．求真
B．求新
C．求短
D．求快
E．求近

55．治疗产后血晕气虚证的首选方剂是
A．夺命散
B．独参汤
C．生化汤
D．肠宁汤
E．牡蛎散

56．梅毒病原体易灭活的环境是
A．干燥环境
B．37℃环境
C．缺氧环境
D．寒冷环境
E．潮湿环境

57．有关人际沟通特点的描述，正确的是
A．人际沟通的发生通常是随人的意志而转移的
B．沟通过程中沟通者需要保持内容与关系的统一
C．人际沟通就是使信息完整、顺利地传输
D．人际沟通一般不能实现整体信息的交流
E．仅在治疗性护理沟通中，患者是沟通的客体

58．根据健康信念模式，要采取戒烟行为必须具备的基本条件不包括
A．认识到吸烟危害健康的严重性
B．认识到戒烟对促进健康的有效性
C．认识到戒烟过程可能带来的不适
D．掌握戒烟失败的弥补方法
E．对自己能成功戒烟充满自信

59．护士在护理感染患者后，其洗手操作正确的是
A．洗手前取下手上饰物及手表，卷袖过腕
B．湿润双手后取洗手液或肥皂涂抹双手
C．揉搓双手各面包括手腕及肘上 10cm
D．揉搓时间持续 10 秒，注意指甲、指缝等处
E．洗手完毕后可用手直接关闭水龙头

60．最易罹患消渴的体质是
A．气虚
B．阳虚
C．阴虚
D．湿盛
E．痰盛

61．男，35 岁。行疝修补术后 1 周，手术切口处红、肿、热、痛，伴少量脓性分泌物渗出。脓液细菌培养为阳性。应诊断为
A．表浅切口感染，属于医院感染
B．表浅切口感染，不属于医院感染
C．深部组织感染，属于医院感染
D．深部组织感染，不属于医院感染
E．交叉感染

62．“条条大道通罗马”，说明达成目标有多种途径，而这句话对于沟通的启示是
A．创造良好的沟通环境
B．充分利用反馈机制
C．使用恰当的沟通方式
D．强化沟通能力
E．学会有效聆听

63．高可变性行为的特点是
A．形成时间较长
B．与文化传统密切相关
C．属于传统生活方式
D．正处于发展时期
E．尚无成功改变实例

64. 男，43 岁。右下腹疼痛难忍 2 小时。经检查诊断为急性阑尾炎，急诊行阑尾切除术，手术顺利，术后第 7 天，发现切口有淡黄色液体渗出。手术医师告知是由缝合切口的羊肠线不吸收所致，在临床中较为少见。经过近 1 个月的继续治疗，患者痊愈出院。根据《医疗事故处理条例》规定，该患者“近 1 个月才得以痊愈”这一客观后果，应当属于
A. 二级医疗事故
B. 三级医疗事故
C. 四级医疗事故
D. 因不可抗力而造成的不良后果
E. 因患者体质特殊而发生的医疗意外

65. 初产妇，32 岁。在硬膜外阻滞下行剖宫产，因病情需要预防性应用抗生素。护士执行该医嘱的最佳时间是
A. 胎儿娩出后
B. 脐带钳夹后
C. 胎盘娩出后
D. 手术开始前
E. 注射常规疫苗后

66. 根据双因素理论，管理者为了提高护士对护理工作的满意度，激发正性情绪，最适宜采取的措施是
A. 改善工作环境
B. 改善人际关系
C. 提高福利待遇
D. 改善工作条件
E. 设立岗位明星

67. 促成因素指改变行为所需要的
A. 技术和能力
B. 同伴支持
C. 外部条件
D. 态度和信念
E. 家庭支持

68. 健康传播者在制订传播信息、选择传播途径时，应重点考虑受者的
A. 生理特点和状况
B. 心理特点和动机
C. 文化程度
D. 经济状况
E. 兴趣爱好

69. 属于传染病的是
A. 高血压
B. 肥胖
C. 细菌性痢疾
D. 恶性肿瘤
E. 糖尿病

70. 护士告诉某新入院患者到放射科去做检查，但是忘了给申请单，也未告诉患者在哪里做检查，导致患者在门诊耽误了很长时间。该护士行为属于沟通障碍中的
A. 目的不明，导致信息内容不准确
B. 表达模糊，导致信息传递错误
C. 选择失误，导致信息误解的可能性增大
D. 言行不当，导致信息的理解错误
E. 过度加工，导致信息的模糊或失真

71. 属于灭菌剂的化学消毒剂是
A. 氯己定（洗必泰）
B. 碘伏
C. 乙醇
D. 甲醛
E. 苯扎溴铵（新洁尔灭）

72. 健康传播具有明确的目的性，表现为
A. 以疾病为中心
B. 以患者为中心
C. 以社区为中心
D. 以生活方式为中心
E. 以健康为中心

73. 主持会议应把握的要点<u>不包括</u>
A. 紧扣议题
B. 激发思维
C. 引导合作
D. 维持秩序
E. 恪守时间

74. 健康教育的最终目标是使患者
A. 有健康知识
B. 有健康行为

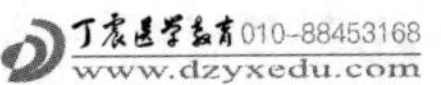

C. 有自我保健能力
D. 有预防疾病能力
E. 既有健康知识，又有健康行为

75. 某社区55岁以上的老年人高血压的控制率在3年内提高30%，此描述属于健康教育计划的
A. 目的
B. 目标
C. 原则
D. 结果
E. 体现

76. 属于三级医疗事故的是
A. 造成患者明显人身损害的其他后果
B. 造成患者中度残疾
C. 造成患者轻度残疾、器官组织损伤导致一般功能障碍
D. 造成患者死亡、重度残疾
E. 造成患者中度残疾、器官组织损伤导致严重功能障碍

77. 健康促进对行为可提供的环境支持主要指
A. 人际环境
B. 事物环境
C. 政策开发
D. 心理环境
E. 卫生服务

78. 病房健康教育内容不包括
A. 探视及陪伴制度
B. 病因、发病机制
C. 症状、并发症
D. 治疗原则
E. 生活起居、饮食知识

79. 护士与昏迷患者间适用的关系模式是
A. 主动 - 被动型模式
B. 指导 - 合作型模式
C. 指导 - 被动型模式
D. 共享参与型模式
E. 被动参与型模式

80. 护士长作为医院质量控制检查组成员，在检查自己科室时，未按标准而直接给自己科室打分，其违背的控制原则是
A. 目的性
B. 客观性
C. 重点性
D. 灵活性
E. 及时性

81. 为避免冲突激化，采取求同存异的处理方法称为
A. 压制冲突
B. 和平共处
C. 转移目标
D. 第三方仲裁
E. 妥协

82. 在诊疗过程中，医生以医嘱形式对患者给予健康生活方式指导，属于
A. 住院教育
B. 候诊教育
C. 咨询教育
D. 随诊教育
E. 健康教育处方

二、共用备选答案单选题（每题1个得分点）：以下试题中，每连续的2~6个试题使用相同的5个备选答案，请从中为每道试题选择1个最佳答案。每个备选答案可被选择一次、多次或不被选择。提示：本部分在答题过程中可以回退（对已作答试题可以返回检查或修改答案）。进入此部分试题后，您不能返回前面部分查看试题或修改答案。您是否进入共用备选答案单选题部分？

（83~84题共用备选答案）
A. 15秒
B. 30秒
C. 1分钟
D. 2分钟
E. 3分钟

83. 第1问：涂擦消毒法消毒手时涂擦的时间不少于
84. 第2问：洗手时揉搓的时间不少于

（85~86题共用备选答案）
A. 2%戊二醛
B. 0.5%含氯消毒剂
C. 2%碘酊

D. 70% 乙醇

E. 0.5% 氯己定 - 乙醇溶液

85. 第 1 问：常用于被血渍污染环境初步处理的是

86. 第 2 问：常用于内镜消毒灭菌的是

（87~88 题共用备选答案）

A. 3 天

B. 5 天

C. 7~10 天

D. 14 天

E. 4~8 周

87. 第 1 问：脓毒症抗菌药物一般用至体温正常、病情好转后

88. 第 2 问：心内膜炎抗菌药物一般用至体温正常、病情好转后

（89~90 题共用备选答案）

A. 人际传播

B. 群体传播

C. 大众传播

D. 社区传播

E. 自我传播

89. 第 1 问：共享信息的最基本传播形式是

90. 第 2 问：通过电视、报刊、宣传册等手段传播健康信息属于

（91~93 题共用备选答案）

A. 责权一致的原则

B. 有效管理幅度的原则

C. 集权与分权相结合的原则

D. 稳定性与适应性相结合的原则

E. 目标统一的原则

91. 第 1 问：组织设计的原则中，“管理者必须在稳定与动态变化之间寻求一种平衡”是指

92. 第 2 问：组织设计的原则中，“主管人员直接管理下属的人数应是适当的”是指

93. 第 3 问：组织设计的原则中，“职位的职权和职责要对等一致”是指

（94~95 题共用备选答案）

A. 仪器设备完好率

B. 运行病历合格率

C. 静脉输液操作合格率

D. 一人一针一管执行率

E. 出院患者满意度

94. 第 1 问：基础质量评价指标包括

95. 第 2 问：终末质量评价指标包括

（96~97 题共用备选答案）

A. 衣服

B. 口罩

C. 体温表

D. 枕头

E. 注射器

96. 第 1 问：医院内属于高度危险性物品的是

97. 第 2 问：医院内属于中度危险性物品的是

（98~100 题共用备选答案）

A. 血液 - 体液隔离

B. 呼吸道隔离

C. 消化道隔离

D. 接触隔离

E. 昆虫隔离

98. 第 1 问：肺结核患者须采取的隔离措施是

99. 第 2 问：甲型肝炎患者须采取的隔离措施是

100. 第 3 问：乙型肝炎患者须采取的隔离措施是

专业知识

一、单选题（每题 1 个得分点）：以下每道试题有 5 个备选答案，请从中选择 1 个最佳答案。提示：本部分在答题过程中可以回退（对已作答试题可以返回检查或修改答案）。

1. 胃大部切除术后，最早出现的并发症是

A. 倾倒综合征

B. 吻合口瘘

C. 胃出血

D. 低血糖综合征

E. 十二指肠残端破裂

2. 急性呼吸窘迫综合征的临床特点不包括
   A. 进行性呼吸困难
   B. 难以纠正的低氧血症
   C. 胸部X线检查可见肺部有条索状阴影
   D. 血生化检查可为呼吸性酸中毒合并代谢性酸中毒
   E. $PaCO_2$ < 35mmHg

3. 休克患者代偿期的主要表现为
   A. 脉搏细速、血压下降、脉压显著缩小
   B. 脉搏细速、血压下降、脉压轻度缩小
   C. 脉搏细速、血压正常、脉压无变化
   D. 脉搏稍快、血压正常或稍高、脉压缩小
   E. 脉搏细速、血压轻度下降、脉压无变化

4. 心内手术后连续心功能监测一般需要
   A. 12小时
   B. 24小时
   C. 36小时
   D. 48小时
   E. 72小时

5. 破伤风的临床表现，正确的是
   A. 肌肉痉挛始于面肌
   B. 光线刺激不会诱发肌肉痉挛
   C. 患者神志始终清楚
   D. 膀胱括约肌痉挛可引起尿失禁
   E. 一般伴有高热

6. 化疗药物不慎溢出血管外，错误的处理是
   A. 停止输注药液
   B. 皮下注入解毒药
   C. 热敷24小时
   D. 局部涂氢化可的松
   E. 保留针头回抽药液

7. 急性化脓性骨髓炎经抗生素治疗48~72小时无效者，应采取的治疗措施为
   A. 改用其他抗生素
   B. 加大抗生素的用药量
   C. 加用激素
   D. 加强支持治疗
   E. 手术钻孔或开窗引流

8. 良性前列腺增生的最初症状是
   A. 尿急、尿痛
   B. 进行性排尿困难
   C. 夜尿次数增多
   D. 血尿
   E. 反复尿潴留

9. 关于骨肉瘤的叙述错误的是
   A. 最多见的原发恶性骨肿瘤
   B. 好发于老年人
   C. 以膝关节上下端多见
   D. 以手术为主
   E. 常发生病理性骨折

10. 肺结核患者行胸廓成形术后加压包扎胸部的目的是
   A. 减轻局部疼痛
   B. 利于患者术后活动
   C. 减少局部出血
   D. 减少胸廓震动
   E. 避免反常呼吸

11. 给急腹症患者行直肠指诊时，若指套染有血迹提示为
   A. 急性阑尾炎
   B. 急性胆囊炎
   C. 急性胆管炎
   D. 急性胰腺炎
   E. 绞窄性肠梗阻

12. 脓尿，严重者如洗米水样，多见于
   A. 肾结核
   B. 肾积水
   C. 输尿管结石
   D. 肾癌
   E. 肾结石

13. 男性生殖系统结核好发年龄为
   A. 10~20岁
   B. 20~40岁
   C. 40~50岁
   D. 50~60岁
   E. 大于60岁

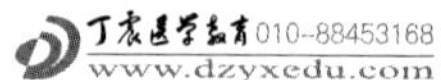

14. 目前对肝癌最有效的治疗方法为
A. 生物治疗
B. 局部化疗
C. 局部放疗
D. 手术切除
E. 中医治疗

15. 有关脊髓型颈椎病的临床表现，错误的是
A. 大小便功能障碍
B. 上肢麻木，手部肌力弱
C. 下肢发紧、麻木、行走困难
D. 压头试验及臂丛牵拉试验阳性
E. 不规则感觉障碍，肌张力增高

16. 男，30岁。不慎被开水烫伤左小腿及左足，创面水肿明显，水疱小，基底发白，疼痛不明显。患者的烧伤面积和深度为
A. 13%，深Ⅱ度
B. 10%，深Ⅱ度
C. 7%，深Ⅱ度
D. 20%，浅Ⅱ度
E. 10%，浅Ⅱ度

17. 门静脉高压症患者有脾功能亢进的表现是
A. 脾大
B. 贫血、白细胞和血小板减少
C. 呕血、黑便
D. 腹壁静脉曲张
E. 腹水

18. 手术室划为限制区的有
A. 休息室
B. 护士办公室
C. 手术间及刷手间
D. 值班室
E. 敷料准备间

19. 腹部急诊手术的术前准备不包括
A. 禁食、留置胃管
B. 麻醉药物过敏试验
C. 灌肠
D. 配血
E. 备皮

20. 以头晕为主要表现的颈椎病类型是
A. 神经根型
B. 脊髓型
C. 交感型
D. 椎动脉型
E. 混合型

21. 闭合性多根多处肋骨骨折患者出现呼吸衰竭的主要原因是
A. 剧痛不敢呼吸
B. 明显反常呼吸
C. 失血性休克
D. 肺淤血、肺水肿
E. 肺不张

22. 预防胆源性胰腺炎发作，治疗原则是
A. 注意饮食卫生
B. 长期服用抗生素
C. 经常服用消化酶
D. 治疗胆道疾病
E. 控制血糖

23. 对于急性脓胸并发支气管胸膜瘘，最主要的治疗方法是
A. 应用抗菌药
B. 加强全身支持
C. 纠正贫血
D. 反复穿刺排脓
E. 胸膜腔闭式引流

24. 阑尾切除术后指导患者早期下床活动的主要目的是预防
A. 肠粘连
B. 肺不张和肺炎
C. 压疮
D. 血栓性静脉炎
E. 尿潴留

25. 实体肿瘤最有效的治疗方法是
A. 手术切除
B. 化疗
C. 放疗
D. 生物治疗
E. 内分泌治疗

26. 关节脱位的并发症不包括
A. 合并骨折
B. 神经、血管损伤
C. 骨化性肌炎
D. 创伤性关节炎
E. 骨 - 筋膜室综合征

27. 门静脉高压症合并食管胃底静脉曲张，手术治疗最主要的目的是
A. 提高抵抗力
B. 防止肝癌
C. 减少腹水
D. 防治上消化道出血
E. 防止肝衰竭

28. 属清洁手术，且需要预防性使用抗生素，不包括
A. 有人工制品置换或留置
B. 心脏瓣膜病或已植入人工心脏瓣膜
C. 器官移植术
D. 涉及大血管的手术
E. 甲状腺切除术

29. 交通事故后，股骨开放性骨折伴活动性出血的患者被送到急诊室，急救时首先应
A. 输液
B. 压迫止血
C. 包扎伤口
D. 固定骨折处
E. 给升压药

30. 结肠癌的早期表现是
A. 消瘦、体重下降
B. 腹部包块
C. 肠梗阻表现
D. 里急后重
E. 排便习惯改变及大便性状的改变

31. 胃溃疡最佳的术式是
A. 毕Ⅰ式胃大部切除术
B. 毕Ⅱ式胃大部切除术
C. 胃空肠吻合术
D. 壁细胞迷走神经切断术＋胃窦切除术
E. 壁细胞迷走神经切断术

32. 压力性尿失禁多见于
A. 体力劳动者
B. 老年男性
C. 经产妇
D. 老年女性
E. 儿童

33. 颈椎骨折后第 6 颈髓损伤，为防止致死性并发症，最重要的护理措施是
A. 气管切开吸痰
B. 保持留置导尿管通畅
C. 物理降温，保持体温正常
D. 勤翻身，防止压疮发生
E. 给予高热量、高蛋白饮食

34. 男，40 岁。诊断为急性阑尾炎，医护人员告知家属需紧急手术治疗，手术治疗的适应证不包括
A. 单纯性阑尾炎
B. 阑尾穿孔并发局限性腹膜炎
C. 妊娠期阑尾炎
D. 阑尾周围脓肿
E. 化脓性阑尾炎

35. 心脏压塞的常见症状不包括
A. 呼吸困难
B. 心律失常
C. 血压下降，CVP 增高
D. 心音遥远
E. 颈静脉怒张

36. 破伤风患者的最初症状是
A. 角弓反张
B. 四肢抽搐
C. 张口困难
D. 呼吸急促
E. 神志改变

37. 外科感染是指
A. 需要外科手术治疗的感染性疾病
B. 需要外科手术治疗的感染性疾病和发生在创伤、手术、器械检查或有创性检查、治疗后的感染
C. 发生在创伤、手术、器械检查或有创性检查、治疗后的感染

D．外科手术后发生的感染
E．外科患者发生的感染

38. 硬膜外阻滞最危险的并发症是
A．全脊椎麻醉
B．局部麻醉药毒性反应
C．神经组织挫伤
D．穿刺部位血肿
E．导管折断

39. 急性胆囊炎的临床表现<u>不包括</u>
A．右上腹阵发性绞痛
B．恶心、呕吐
C．低热
D．右上腹压痛
E．腹肌紧张

40. 老年患者经临床表现和 CT 检查诊断为脑转移瘤，其最常见的原发灶部位是
A．皮肤
B．结肠
C．前列腺
D．肺
E．肾

41. 急性呼吸窘迫综合征患者维持有效循环主要采用
A．晶体液
B．胶体液
C．白蛋白
D．血浆
E．全血

42. 骨关节结核时，让患者双手抱紧健侧膝部，骨盆平置，若患髋与膝呈屈曲状态，此时为
A．杜加斯征阳性
B．佩尔特斯（Perthes）试验阳性
C．托马斯征阳性
D．浮髌试验阳性
E．直腿抬高加强试验阳性

43. 诊断急性腹膜炎最可靠的依据是
A．腹肌紧张，反跳痛
B．血压下降
C．脉搏细弱
D．恶心、呕吐
E．体温升高

44. 乳房自我检查的间隔时间为
A．1 周
B．半个月
C．1 个月
D．3 个月
E．6 个月

45. 骨科直接牵引<u>不包括</u>
A．颅骨骨板牵引
B．骨盆悬吊牵引
C．尺骨鹰嘴牵引
D．胫骨结节牵引
E．跟骨牵引

46. 回肠代膀胱术后护理特别要注意的是
A．生命体征变化
B．尿液的颜色、量、性状
C．每天输液 2000~3000ml
D．观察胃肠功能
E．回肠引流管的尿液情况

47. 左侧小脑幕切迹疝的典型临床表现是
A．昏迷、右侧瞳孔散大，左侧肢体瘫痪
B．昏迷、左侧瞳孔散大，左侧肢体瘫痪
C．昏迷、左侧瞳孔散大，右侧肢体瘫痪
D．昏迷、双侧瞳孔散大，右侧肢体瘫痪
E．昏迷、右侧瞳孔散大，右侧肢体瘫痪

48. 食管癌手术后极为严重的并发症是
A．吻合口瘘
B．出血
C．感染
D．胸膜粘连
E．乳糜胸

49. 引起骨折移位最根本而又持续存在的因素是
A．骨折的暴力
B．骨折肢体近侧段或远侧段的重量
C．检查和治疗的方法不当
D．肌肉收缩牵拉力的作用
E．搬动和运送时伤肢被牵拉或推动

50. 停止使用胃肠减压拔除胃管时应
A. 胃管与吸引装置不要分开
B. 打开吸引器
C. 嘱患者屏气
D. 缓慢拔除胃管以免引起患者恶心
E. 拔除胃管后清洁鼻腔，清除面部胶布

51. 关于使用镇痛药不正确的是
A. 使用前了解药物作用、用药途径、剂量、不良反应、适应证和禁忌证等
B. 未明确诊断前不能随意使用
C. 疼痛发作后给药
D. 评估和记录镇痛效果
E. 非麻醉性药物能达到镇痛效果，就不用麻醉性药物

52. 石膏或夹板外固定后最应注意
A. 固定是否松脱
B. 骨折再移位
C. 压迫性溃疡
D. 血液循环受阻
E. 石膏变形

53. 女，50 岁。摔倒后昏迷约 10 分钟，随即清醒，出现头痛、恶心呕吐，伴逆行性遗忘，辅助检查无异常，考虑是
A. 颅内血肿
B. 脑挫裂伤
C. 颅骨骨折
D. 脑震荡
E. 脑疝

54. 男，32 岁。被车撞伤左胸，造成第 4~7 肋骨骨折，左胸中量积液，行胸膜腔闭式引流，引流出血性液体 540ml，其血胸属于
A. 少量血胸
B. 中等量血胸
C. 大量血胸
D. 感染性血胸
E. 纤维性血胸

55. 男，35 岁。头痛伴频繁喷射性呕吐，入院后患者突然意识不清，脉搏、呼吸减慢，双侧瞳孔不等大，患者最可能发生的是
A. 癔症发作
B. 脑疝形成
C. 高血压急症
D. 脑血栓形成
E. 蛛网膜下腔出血

56. 女，40 岁。外伤性肱骨髁上骨折，骨折线从前下方斜向后上方，患者最易发生的并发症是
A. 尺神经损伤
B. 桡神经损伤
C. 肌皮神经损伤
D. 肱动脉损伤
E. 骨性化肌炎

57. 男，67 岁。患风湿性关节炎 20 年，长期服用小剂量吲哚美辛，今进辛辣食物后突发大量黑便及呕血，最可能的原因是
A. 食管静脉曲张破裂出血
B. 胃十二指肠溃疡出血
C. 应激性溃疡出血
D. 克罗恩病出血
E. 胆道出血

58. 女，56 岁。左乳无痛性肿块 2 年，发现局部皮肤凹陷，发生皮肤凹陷的原因是
A. 乳房皮下淋巴管被癌细胞阻塞
B. 癌肿侵犯乳管使其收缩
C. 癌细胞侵犯皮肤
D. 癌细胞牵拉局部皮肤
E. 癌肿侵犯 Cooper 韧带使其缩短

59. 男，25 岁。车祸伤及右髋部，右髋部疼痛，不能活动右下肢，右下肢呈屈曲、内收、内旋、短缩畸形。最可能的诊断是
A. 股骨颈骨折
B. 股骨转子间骨折
C. 髋关节后脱位
D. 髋关节前脱位
E. 股内收肌扭伤

60. 男，36 岁。因反复呕吐 5 天入院，测得血清钾 2.9mmol/L、血清钠 124mmol/L。脉细，脉搏 110 次 / 分，血压不稳定，脉压 26mmHg，浅静脉萎陷，视物模糊，尿量少。可诊断为

A．低钾血症，高渗性脱水
B．高钾血症，重度低渗性脱水
C．高钾血症，等渗性脱水
D．低钾血症，中度低渗性脱水
E．稀释性低钠血症

二、共用题干单选题（每个提问1个得分点）：以下每道试题有2~6个提问，每个提问有5个备选答案，请选择1个最佳答案。提示：进入此部分试题后，您不能返回前面部分查看试题或修改答案；本部分在答题过程中不能回退（对已作答试题不能返回检查或修改答案）。您是否进入共用题干单选题部分？

（61~63题共用题干）

男，30岁。2小时前因车祸致左胸和腹部撞伤，主诉头晕、心慌，查体：面色苍白、四肢厥冷，左上腹可见皮肤瘀斑，左上腹及中下腹部均有压痛，轻反跳痛，无肌紧张，收缩压50mmHg，心率132次/分。

61. 第1问：估计此时患者出血量为
A．10%
B．15%
C．20%
D．30%
E．40%以上

62. 第2问：此时最紧急的治疗措施是
A．急送手术室开腹探查
B．迅速扩充血容量
C．立即应用止血药
D．立即应用升压药
E．立即纠正酸碱失衡

63. 第3问：此时为此患者补液应首选
A．5%葡萄糖
B．10%葡萄糖
C．0.9%氯化钠
D．平衡盐溶液
E．5%碳酸氢钠

（64~65题共用题干）

男，61岁。因呼吸困难转入ICU病房，给予鼻导管吸氧，氧流量为3L/min。

64. 第1问：该患者吸入氧气的浓度（FiO_2）是
A．24%
B．28%
C．33%
D．36%
E．40%

65. 第2问：ICU的收治对象<u>不包括</u>
A．休克患者
B．大手术患者
C．器官移植患者
D．急性肾损伤患者
E．终末期肿瘤患者

（66~68题共用题干）

男，36岁。腹部被汽车方向盘撞伤后腹痛3小时，伴有呕吐，呕吐物为血性。查体：表情痛苦，血压116/73mmHg，板状腹、全腹压痛及反跳痛明显。腹腔穿刺抽出浑浊液体。

66. 第1问：为明确诊断，首选的辅助检查是
A．腹部立位X线检查
B．B超检查
C．CT检查
D．MRI检查
E．腹腔灌洗

67. 第2问：最可能的诊断是
A．胰腺损伤
B．十二指肠损伤
C．肝损伤
D．肠系膜大血管损伤
E．结肠损伤

68. 第3问：最主要的护理措施是
A．心理护理
B．禁饮、禁食，胃肠减压
C．健康宣教
D．解热、镇痛
E．观察血压、脉搏和尿量的变化

（69~70题共用题干）

男，38岁。间歇性便后出鲜血1年，最近便后有一囊性物突出肛门，用手可回纳。诊断为内痔。

69. 第1问：内痔发生的部位是
A. 肛管内
B. 齿状线以上
C. 齿状线以下
D. 肛乳头处
E. 肛门缘

70. 第2问：关于肛管的描述，不正确的是
A. 肛管上接直肠，下至肛门缘
B. 肛管长5~6cm
C. 肛垫位于直肠、肛管结合处
D. 肛门括约肌分为内括约肌和外括约肌
E. 肛柱基底之间有半月形皱襞

（71~72题共用题干）

男，28岁，头部受伤后立即昏迷，5分钟后清醒，3小时后再度昏迷，X线检查发现颅骨线状骨折，且骨折线越过脑膜中动脉沟。

71. 第1问：该患者的诊断首先考虑为
A. 脑挫伤
B. 急性硬膜外血肿
C. 急性硬膜下血肿
D. 外伤性颅内血肿
E. 脑水肿

72. 第2问：该患者中间清醒期的长短主要取决于
A. 原发脑损伤的程度
B. 出血的来源
C. 血肿的部位
D. 血肿形成的速度
E. 血肿的大小

（73~75题共用题干）

女，19岁。突然剧烈头痛、呕吐、右眼睑下垂，右眼球活动受限，上、下视不能，瞳孔扩大，对光反射消失，视力正常。查体：颈强直，凯尔尼格征（Kernig征）阳性。

73. 第1问：该患者可能的诊断为
A. 颅内动脉瘤
B. 脑血管畸形
C. 颈动脉海绵窦瘘
D. 高血压脑出血
E. 脑梗死后出血

74. 第2问：为进一步确诊，首选的检查方法是
A. MRI检查
B. CT检查
C. 多普勒超声检查
D. 脑电图
E. 脑血管造影

75. 第3问：如行腰椎穿刺，脑脊液的成分改变为
A. 正常
B. 以白细胞增多为主
C. 以蛋白质增多为主
D. 以大量红细胞为主
E. 以葡萄糖减少为主

（76~78题共用题干）

男，65岁。因冠心病、心绞痛于2年前行冠状动脉支架植入术，近日胸痛频繁，拟行冠状动脉旁路移植术。

76. 第1问：决定行冠状动脉旁路移植术依赖的检查是
A. 冠状动脉造影
B. 心脏磁共振成像
C. 心脏CT
D. 心脏彩色多普勒超声
E. 心电图

77. 第2问：冠状动脉旁路移植术的绝对适应证是
A. 回旋支动脉管腔狭窄60%
B. 右冠状动脉中段管腔狭窄60%
C. 左冠状动脉主干管腔狭窄60%
D. 左室射血分数降低
E. 肺动脉楔压18mmHg

78. 第3问：手术前停服抗凝药物的时间是
A. 1~2天
B. 3~5天
C. 6~8天
D. 9~11天
E. 12~14天

（79~81 题共用题干）

男，76 岁。因排尿困难，造成急性尿潴留，已 15 小时未排尿，下腹胀痛。

79. 第 1 问：造成老年男性急性尿潴留最常见的原因是
    A. 尿道狭窄
    B. 膀胱结石
    C. 膀胱肿瘤
    D. 良性前列腺增生
    E. 膀胱结核

80. 第 2 问：急性尿潴留的病因中，属于非机械性梗阻的是
    A. 尿道结石
    B. 外伤性高位截瘫
    C. 尿道断裂
    D. 尿道肿瘤
    E. 良性前列腺增生

81. 第 3 问：目前正确的护理措施是
    A. 让患者坐起排尿
    B. 让患者听流动水声
    C. 用温水冲洗会阴部
    D. 热敷下腹部
    E. 行导尿术

（82~84 题共用题干）

男，60 岁。右股骨头缺血性坏死，行人工全髋关节置换术。护士应密切观察并发症，并指导患者行功能锻炼。

82. 第 1 问：术后 3 个月可以进行的活动为
    A. 将两膝交叉
    B. 坐矮凳
    C. 爬山
    D. 剧烈跑跳
    E. 骑自行车

83. 第 2 问：该类手术患者术后最易发生的并发症是
    A. 感染
    B. 脱位
    C. 下肢深静脉血栓形成
    D. 假体松动
    E. 出血

84. 第 3 问：指导正确的是
    A. 做贴床屈膝训练时，为减轻疼痛，可将膝部向内翻
    B. 使用单拐时拐杖要握在患侧手中
    C. 下床时应先将健肢放下，让患肢不承重
    D. 为增加舒适感，患者可坐软沙发，且两边有扶手
    E. 上楼梯时先上健肢，后上患肢，拐杖随后

（85~87 题共用题干）

女，46 岁。半年前出现腰背部疼痛，劳动时疼痛加重，休息后减轻。2 天前跳舞后腰背部疼痛加剧并放射至右下肢。查体：腰部外观正常，弯腰受限，L_4、L_5 棘突上和棘突间有压痛。

85. 第 1 问：最可能的诊断是
    A. 急性腰扭伤
    B. 腰部肌筋膜炎
    C. 腰椎间盘突出症
    D. 腰椎结核
    E. 腰椎管狭窄症

86. 第 2 问：其最主要的病因是
    A. 长期反复弯腰扭转
    B. 腰部急性损伤
    C. 腰部既往外伤史
    D. 椎间盘退行性变
    E. 长期伏案工作

87. 第 3 问：患者的典型体征是
    A. 托马斯试验阳性
    B. “4”字试验阳性
    C. 拾物试验阳性
    D. 腰骶关节试验阳性
    E. 直腿抬高试验阳性

（88~89 题共用题干）

女，41 岁。因外伤入住 ICU，监测中心静脉压 4cmH_2O，血压 69/49mmHg，尿量 11ml/h。

88. 第 1 问：患者目前考虑为
    A. 心力衰竭
    B. 血容量不足
    C. 血容量相对过多

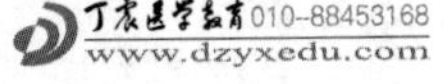

D. 血管过度收缩
E. 血管过度扩张

89. 第 2 问：治疗原则是
A. 抗生素预防感染
B. 及时补充血容量
C. 使用血管收缩药
D. 积极手术治疗
E. 使用血管扩张药

（90~92 题共用题干）

男，62 岁。全麻下行二尖瓣置换术，术后出现急性肾损伤，现处于少尿期。

90. 第 1 问：患者的临床表现不包括
A. 低钾血症
B. 水中毒
C. 低钙血症、高磷血症
D. 代谢性酸中毒
E. 出血倾向

91. 第 2 问：补液原则为
A. 先盐后糖，先晶后胶，见尿补钾
B. 先糖后盐，先晶后胶，见尿补钾
C. 先盐后糖，先胶后晶，见尿补钾
D. 量出为入，宁少勿多
E. 量入为出，宁多勿少

92. 第 3 问：评估急性肾损伤的可靠指标是
A. 血肌酐突然增加
B. 血钠≥ 155mmol/L
C. 血钾≥ 5.5mmol/L
D. 血尿素氮突然增加
E. 少尿

（93~94 题共用题干）

女，43 岁。2 周前行胆道探查，T 管引流术，目前拟拔除 T 管。

93. 第 1 问：留置 T 管引流期间，胆道远端通畅的表现是
A. 腹痛和黄疸减轻，引流量增多
B. 体温正常，引流量增多
C. 上腹胀痛，引流量骤减
D. 食欲好转，黄疸消退，引流量减少
E. 黄疸消退，引流量增多，食欲无变化

94. 第 2 问：T 管拔管前夹管时间一般为
A. 4~8 小时
B. 1~2 天
C. 3~4 天
D. 5~6 天
E. 7 天以上

（95~97 题共用题干）

男，32 岁。被车撞伤左胸，造成第 4~7 肋骨骨折，左胸中量积液，行胸膜腔闭式引流。

95. 第 1 问：胸膜腔闭式引流管应置于
A. 2、3 肋间
B. 3、4 肋间
C. 5、6 肋间
D. 6~8 肋间
E. 8~10 肋间

96. 第 2 问：更换胸膜腔闭式引流瓶前应首先用
A. 两把止血钳平行向夹住胸膜腔闭式引流管
B. 两把止血钳同向夹住胸膜腔闭式引流管末端
C. 一把止血钳夹住胸膜腔闭式引流管
D. 一把止血钳夹住胸膜腔闭式引流管末端
E. 手捏住胸膜腔闭式引流管

97. 第 3 问：若患者在住院过程中不慎将胸膜腔闭式引流管拔出，应首先采取的处理措施是
A. 无菌棉球消毒伤口
B. 捏闭伤口处皮肤
C. 通知医生缝合处理
D. 急送手术室处理
E. 立即将脱落的引流管重新插入

（98~100 题共用题干）

男，20 岁。16 天前摔伤右肘部。查体：右肘部关节肿胀，压痛明显，活动受限，内上髁处有骨擦感。

98. 第 1 问：对诊断有意义的首选检查是
A. X 线检查
B. CT 检查

C．B 超检查

D．神经肌肉检查

E．放射性核素检查

99．第 2 问：容易出现的远期并发症是

A．正中神经损伤

B．尺神经损伤

C．动脉损伤

D．缺血性肌挛缩

E．桡动脉损伤

100．第 3 问：最适当的处理是

A．手法复位＋外固定

B．手法复位＋胶布外固定

C．切开复位内固定

D．手法复位＋三角巾悬吊

E．持续骨牵引

专业实践能力

一、单选题（每题 1 个得分点）：以下每道试题有 5 个备选答案，请从中选择 1 个最佳答案。提示：本部分在答题过程中可以回退（对已作答试题可以返回检查或修改答案）。

1．检查胸膜腔闭式引流管是否通畅，最简单的方法是

A．检查引流管有无扭曲

B．检查引流管内有无液体

C．观察水封瓶中长管内水柱的波动

D．观察患者呼吸音是否正常

E．观察水封瓶内有无胸腔引流液

2．良性前列腺增生造成排尿困难、尿潴留，应采取的护理措施是

A．让患者坐起排尿

B．让患者听流动水声

C．用温水冲洗会阴部

D．热敷下腹部

E．行导尿术

3．颅内压增高患者出现便秘时，处理方法不正确的是

A．使用开塞露

B．腹部按摩

C．使用缓泻药

D．用肥皂水灌肠

E．鼓励患者多食蔬菜水果

4．关节脱位复位固定后肌肉功能锻炼的主要方法是

A．等张舒缩

B．等长舒缩

C．等动运动

D．被动运动

E．抗阻力运动

5．对于首次急性发作的腰椎间盘突出症患者，绝对卧床至少

A．10 天

B．2 周

C．3 周

D．4 周

E．6 周

6．男，23 岁。下腹部撞伤后出现腹痛和腹膜刺激征，有尿意但不能排尿。经导尿流出少量血尿。可能的临床诊断是

A．肾裂伤

B．膀胱挫伤

C．膀胱破裂

D．前尿道外伤

E．后尿道外伤

7．暂停肠内营养时，测量胃内残余量超过

A．80ml

B．150ml

C．200ml

D．220ml

E．350ml

8．关于急性尿潴留的临床特点，不正确的是

A．发病急

B. 膀胱胀满但无尿液滴出
C. 耻骨上方可触及膀胱
D. 用手按压无尿意
E. 患者十分痛苦

9. 男，50 岁。直肠癌 Miles 术后。关于其术后的饮食护理，正确的是
A. 术后 1 周可开始进正常饮食
B. 选择牛奶、豆浆等营养丰富的流质饮食
C. 患者清醒后即可开始进流质饮食
D. 术后 3 天可开始进半流质饮食
E. 造口开放后若无不良反应即可拔除胃管

10. 临床膳食中，无须消化过程，可直接被肠道吸收的是
A. 混合奶
B. 混合米汤
C. 混合粉
D. 匀浆液
E. 要素膳

11. 外科患者疼痛的护理，错误的是
A. 相信疼痛存在的事实
B. 鼓励患者用毅力战胜疼痛
C. 认真观察疼痛的规律
D. 患者可以要求免除疼痛
E. 根据个体差异采取止痛措施

12. 在实施局部麻醉时，宜在局部麻醉药中加入少量肾上腺素以达到延长麻醉阻滞时间的患者是
A. 甲状腺功能亢进症患者
B. 甲状腺功能减退症患者
C. 慢性乙型肝炎患者
D. 高血压患者
E. 心脏病患者

13. 骨科患者实施牵引的主要目的是
A. 减少伤口出血
B. 促进愈合
C. 防止肌肉萎缩
D. 整复和维持复位
E. 促进损伤神经恢复

14. 输尿管切开取石术前行腹部 X 线检查进行结石定位的时间是
A. 术前 1 小时
B. 术前 2 小时
C. 术前 3 小时
D. 术前 1 天
E. 术前 2 天

15. 行肛管手术后疼痛，应采取的处理方法是
A. 温水肛门坐浴
B. 拔除肛内填塞过紧的敷料
C. 肛管排气
D. 适当运用局麻药
E. 常规局部热敷缓解痉挛

16. 急性阑尾炎临床症状发生的顺序一般是
A. 先恶心，后低热，再右下腹痛
B. 先低热，几小时后右下腹痛，呕吐
C. 先呕吐，随即发热，腹痛
D. 先上腹痛，然后恶心或呕吐，再右下腹痛
E. 没有明确的顺序

17. 脓胸患者应取的体位是
A. 平卧位
B. 俯卧位
C. 半坐卧位
D. 侧卧位
E. 自由体位

18. 为防止急性腹膜炎术后并发膈下脓肿，采取的有效措施是
A. 盆腔引流
B. 半坐卧位
C. 胃肠减压
D. 大剂量应用抗生素
E. 早期活动

19. 关于疼痛的测量工具，错误的是
A. 口述分级评分法
B. 行为疼痛测定法
C. 数字评分法
D. 家属描述法
E. 面部表情测量法

20. 典型的查科三联征是指
A. 腹痛、发热、呕吐

B. 突发上腹部束带状剧痛、轻度黄疸、低血压
C. 突发上腹阵发性绞痛、呕吐、畏寒发热
D. 肝区持续性闷胀痛、寒战高热、低血压
E. 突发剑突下偏右阵发性绞痛、寒战高热、黄疸

21. 足下垂的原因是
A. 腓总神经损伤
B. 胫神经损伤
C. 阴部神经损伤
D. 股神经损伤
E. 跟腱断裂

22. 乳腺癌根治术后预防皮瓣坏死的措施是
A. 抬高患侧上肢
B. 患肢负重不宜过大、过久
C. 引流管负压吸引
D. 24 小时活动肩关节
E. 禁止在患侧上肢静脉抽血

23. 对于急性化脓性腹膜炎术后患者，预防肠粘连的护理措施是
A. 禁食
B. 采取半坐卧位以利于引流
C. 疼痛者尽早使用镇痛药
D. 鼓励早期床上活动
E. 胃肠减压

24. 石膏固定的并发症不包括
A. 压疮
B. 骨质疏松
C. 关节僵硬
D. 接触性皮炎
E. 化脓性皮炎

25. 感染患者全身治疗内容的是
A. 患部制动
B. 物理治疗
C. 手术治疗
D. 支持治疗
E. 局部用药

26. 手术人员刷手的范围是
A. 从指尖至腕关节
B. 从指尖至肘关节
C. 从指尖至肘上 6cm
D. 从指尖至肘上 10cm
E. 从指尖至肩关节

27. 高钾血症时，静脉注射 10% 葡萄糖酸钙的目的是
A. 改善肾功能
B. 纠正酸中毒
C. 使钾离子移向细胞内
D. 增强神经肌肉应激性
E. 对抗钾离子抑制心肌的作用

28. 皮质醇增多症的护理问题不包括
A. 焦虑
B. 活动无耐力
C. 高血压
D. 清理呼吸道低效
E. 有受伤的危险

29. 复苏处理首先应实现的目标是
A. 恢复脑血液供应
B. 心脏恢复跳动
C. 恢复呼吸功能
D. 减轻酸中毒
E. 保护肾功能

30. 休克患者经处理后，临床上提示微循环改善的最重要指标是
A. 神志恢复清楚
B. 血压回升
C. 脉搏减慢
D. 尿量增多
E. 肢端温度上升

31. 治疗下肢急性蜂窝织炎应首选
A. 红霉素
B. 四环素
C. 青霉素
D. 氨苄西林
E. 庆大霉素

32. 关于下肢深静脉血栓形成患者的护理措施，不正确的是
A. 按摩患肢

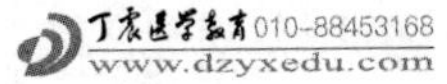

B．肢体抬高 20~30cm
C．卧床休息 1~2 周
D．遵医嘱使用抗凝药
E．活动时使用弹力袜

33. 肺癌患者右上肺叶切除术后第 1 天最适宜的体位是
A．平卧位
B．左侧卧位
C．右侧卧位
D．头低足高位
E．半坐卧位

34. 预防手术部位感染使用抗菌药物的最佳时间是
A．术前 30~60 分钟
B．术前 1 天
C．术前 3 天
D．术后返回病室时
E．术前 3 天和术后 3 天

35. 容易引起急性肾损伤的外伤是
A．挫伤
B．冲击伤
C．切割伤
D．挤压伤
E．腹部穿透伤

36. 关于输精管结扎术，正确的是
A．干扰男性性激素调节
B．直接杀灭排出体外的精子
C．是一种暂时性节育方法
D．阻断精子输出通道
E．术后性交时无正常射精过程

37. 腰椎间盘突出症患者，行髓核摘除术后第 1 天，应行的功能锻炼是
A．直腿抬高练习
B．飞燕式腰背肌锻炼
C．五点式腰背肌锻炼
D．三点式腰背肌锻炼
E．下肢活动

38. 破伤风护理措施中错误的是
A．接触隔离
B．各项护理操作尽量集中
C．床旁备气管切开包
D．设专人护理
E．患者用过的大单应清洗后再消毒灭菌

39. 关于门静脉高压症分流术后的护理，不正确的是
A．术后 48 小时内取平卧位
B．卧床 1 周
C．术后 2 周内每天复查血小板
D．禁用肥皂水灌肠
E．给予高热量、高蛋白、高维生素、低脂饮食

40. 胰腺癌并发糖尿病，术前尿糖控制在
A．（－）
B．（－）~（＋）
C．（＋）~（＋＋）
D．（＋＋）~（＋＋＋）
E．（＋＋＋）~（＋＋＋＋）

41. 对抗肝素过量使用鱼精蛋白治疗时，推注速度过快引起的反应不包括
A．血压下降
B．面部潮红
C．心动过缓
D．心动过速
E．呼吸困难

42. 浅Ⅱ度和深Ⅱ度烧伤的共同特点是
A．有瘢痕增生
B．有疼痛和水疱
C．有血管栓塞症
D．在 2 周左右愈合
E．基底潮红，均匀，潮湿

43. 关于脑室引流的护理，错误的是
A．引流管开口高于侧脑室 10~15cm
B．每天引流量不超过 500ml
C．脑脊液浑浊可能提示感染
D．引流管阻塞时，可用无菌生理盐水冲洗
E．若无引流液流出可适当降低引流瓶

44. 肾移植术后的饮食要求是
A．高热量、高蛋白、高维生素、高脂肪、低盐
B．高热量、低蛋白、高维生素、低脂肪、低盐

C. 高热量、高蛋白、高维生素、低脂肪、低盐
D. 高热量、低蛋白、高维生素、低脂肪、高盐
E. 高热量、低蛋白、高维生素、高脂肪、低盐

45. 女，38 岁。行右侧乳腺癌根治术后，给予的护理措施正确的是
A. 右上肢输液，左上肢测量血压
B. 需要他人扶持时只能扶患侧
C. 活动时右侧肢体放松下垂，避免牵拉
D. 半坐卧位时屈肘 90° 放于胸腹部
E. 平卧时患肢下方垫枕抬高 30°~45°，肘关节屈曲

46. 男，30 岁。因脑挫裂伤昏迷不醒，但压迫眶上神经有皱眉反应，其意识障碍程度为
A. 反应迟钝
B. 神志淡漠
C. 嗜睡
D. 浅昏迷
E. 深昏迷

47. 女，35 岁。上腹部因方向盘挤压受伤，剑突下疼痛，呕吐血性液体 100ml，最可能出现的体征是
A. 腹壁点片状淤血
B. 肝区叩痛
C. 腹膜刺激征
D. 皮下气肿
E. 局限性上腹压痛

48. 男，24 岁。因右肾结石行右肾实质切开取石术，其术后绝对卧床时间是
A. 1 周
B. 2 周
C. 3 周
D. 4 周
E. 5 周

49. 女，45 岁。因患胰腺癌入院，经中心静脉导管接受肠外营养支持。护士的导管护理措施中正确的是
A. 每周 1 次消毒穿刺部位
B. 可经中心静脉导管给予抗生素
C. 可经中心静脉导管输血
D. 可经中心静脉导管穿刺
E. 输液结束后要用肝素稀释液封管

50. 男，48 岁。5 天前确诊肠梗阻，采用中心静脉输注 TPN 营养液。近日患者感觉有突发胸痛和刺激性干咳，疼痛呈持续性尖锐的刺痛，严重时可有呼吸困难，心率、血压无明显改变。最可能出现的是
A. 气胸
B. 血胸
C. 水胸
D. 空气栓塞
E. 脓毒症

51. 男，39 岁。吸烟 10 年。行走中左下肢间断疼痛 1 月余。查体：左足趾色泽苍白，温度稍低，足背动脉搏动减弱。针对此患者，护理措施<u>不恰当</u>的是
A. 置热水袋于足底保暖
B. 下肢保暖
C. 遵医嘱给予镇痛药
D. 每天数次伯格（Buerger）运动
E. 戒烟

52. 女，36 岁。肝胆管结石行 PTC 检查术后 3 小时，出现头晕、大汗。查体：体温 37℃，心率 123 次 / 分，血压 82/51mmHg，上腹压痛及轻度肌紧张。最可能出现的并发症是
A. 胆瘘
B. 大出血
C. 疼痛性休克
D. 过敏性休克
E. 急性化脓性胆管炎

53. 女，30 岁。十二指肠球部溃疡病史 5 年，突感上腹部剧痛 2 小时，继之全腹疼痛、大汗淋漓、出冷汗、四肢冰冷。查体：血压 75/45mmHg，脉搏 120 次 / 分，全腹压痛及反跳痛，疑有溃疡穿孔可能，此时护士应首先采取的措施为
A. 开放静脉通道，补充血容量
B. 抗生素静脉滴注
C. 抑酸药静脉滴注
D. 继续非手术治疗
E. 尽快手术治疗

54. 女，30 岁。甲状腺功能亢进症 2 年，经内科规范治疗无效转外科治疗，并在全麻下行甲状腺大部切除术。术后第 1 天，患者诉面部、唇部和手足部针刺样麻木感，考虑可能是手术损伤了
A. 甲状旁腺
B. 喉上神经内支
C. 喉上神经外支
D. 单侧喉返神经
E. 双侧喉返神经

55. 女，45 岁。体外循环二尖瓣置换术后第 1 天，血压 80/40mmHg，心率 128 次 / 分，测中心静脉压 $18cmH_2O$，8 小时输入液体总量 1500ml。此时最可能的情况是
A. 血容量不足
B. 静脉回流受阻
C. 输入液体过多
D. 右心衰竭
E. ARDS

56. 女，28 岁。近半年体重增加 20kg，肥胖明显，皮肤出现紫纹，多毛，血压 165/84mmHg，血皮质醇浓度升高。最可能的诊断是
A. 原发性高血压
B. 单纯性肥胖
C. 原发性醛固酮增多症
D. 皮质醇增多症
E. 嗜铬细胞瘤

57. 男，59 岁。进行性吞咽困难半年，伴胸背疼痛。查体：消瘦，左锁骨上淋巴结肿大，如蚕豆大小，质硬。食管 X 线钡剂检查示食管中段管壁僵硬，有充盈缺损，该患者的主要护理问题<u>不包括</u>
A. 营养失调：低于机体需要量
B. 体液不足
C. 焦虑
D. 自理缺陷
E. 潜在并发症：出血、食管气管瘘等

58. 女，38 岁。外伤致颅脑损伤，呼之睁眼，语无伦次，躲避刺痛，其格拉斯哥昏迷评分为
A. 15 分
B. 12 分
C. 11 分
D. 10 分
E. 5 分

59. 女，40 岁。外伤性肱骨髁上骨折，骨折线从前下方斜向后上方。此患者最易发生的并发症是
A. 尺神经损伤
B. 桡神经损伤
C. 肌皮神经损伤
D. 骨化性肌炎
E. 肱动脉损伤

60. 女，50 岁。腹胀、腹痛、大便不成形，3~4 次 / 天，有脓血便。查体：左中腹可触及包块，边界不清，为明确诊断可先做
A. BUS 检查
B. CT 检查
C. AFP 检查
D. 乙状结肠镜检查
E. 大便检查

二、共用题干单选题（每个提问 1 个得分点）：以下每道试题有 2~6 个提问，每个提问有 5 个备选答案，请选择 1 个最佳答案。提示：进入此部分试题后，您不能返回前面部分查看试题或修改答案；本部分在答题过程中不能回退（对已作答试题不能返回检查或修改答案）。您是否进入共用题干单选题部分？

（61~63 题共用题干）

男，48 岁。因肺癌在全麻下行肺叶切除手术，术中顺利，术毕回到麻醉恢复室。

61. 第 1 问：若患者出现呼吸困难并有鼾声，首先采取的措施是
A. 吸痰
B. 托起下颌
C. 气管插管
D. 气管切开
E. 环甲膜穿刺

62. 第 2 问：患者目前宜采取的体位是
A. 半坐卧位
B. 仰卧中凹位
C. 垫枕平卧位
D. 去枕平卧位头转向一侧
E. 头高足低位

63. 第 3 问：判断此患者完全清醒的依据是
A. 呻吟
B. 主动睁眼
C. 肌张力恢复
D. 正确回答问题
E. 角膜反射恢复

（64~65 题共用题干）

男，69 岁。冠状动脉旁路移植术后脑梗死，患者处于昏迷状态。经鼻留置胃管给予要素饮食。

64. 第 1 问：无菌环境下配制的要素饮食，其有效时间不超过
A. 4 小时
B. 8 小时
C. 12 小时
D. 24 小时
E. 36 小时

65. 第 2 问：灌注要素饮食时，患者应取
A. 半坐卧位
B. 左侧卧位
C. 右侧卧位
D. 垫枕平卧位
E. 去枕平卧位

（66~67 题共用题干）

女，29 岁。反复上腹部疼痛 5 年，好发于夜间，在外院诊断为“十二指肠溃疡”，正规药物治疗疗效欠佳，症状逐渐加重。1 周前无明显诱因上腹部胀痛不适，进食后加重，3 天前呕吐，呕吐物为宿食。

66. 第 1 问：该患者最可能的诊断是
A. 十二指肠溃疡并发穿孔
B. 十二指肠溃疡恶变
C. 十二指肠溃疡并发出血
D. 十二指肠溃疡、急性肠炎
E. 十二指肠溃疡并发幽门梗阻

67. 第 2 问：其治疗原则应当是
A. 继续内科正规药物治疗
B. 安置胃肠减压的基础上内科正规药物治疗
C. 行胃大部切除术
D. 行迷走神经切断术
E. 营养支持

（68~69 题共用题干）

男，48 岁。车祸伤后在当地医院行腹部手术后 3 个月，腹部切口处反复有黄绿色消化液样液体流出，每天约 500ml。查体：患者消瘦，切口周围皮肤潮红，有糜烂。腹部体征不明显，安有一空肠造口管。体温 36.5℃，脉搏 88 次 / 分，呼吸 18 次 / 分。会诊以“肠瘘”转入上级医院治疗。

68. 第 1 问：该患者可能的护理问题不包括
A. 体液不足
B. 营养失调：低于机体需要量
C. 焦虑
D. 皮肤完整性受损
E. 潜在并发症：消化道梗阻

69. 第 2 问：目前患者的疾病分期属于
A. 腹膜炎期
B. 局部反应期
C. 腹内脓肿期
D. 瘘管形成期
E. 瘘管闭合期

（70~71 题共用题干）

男，39 岁。感肛周不适 3 年，近 3 个月大便时肛周疼痛。查体：肛管皮下间可见暗紫色肿物，边界清楚，触痛明显。

70. 第 1 问：该患者最可能的诊断是
A. 肛裂
B. 肛瘘
C. 血栓性外痔
D. Ⅳ度内痔
E. 直肠肛管癌

71. 第 2 问：术后护理不恰当的是
A. 术后 1~2 天可给予镇痛药
B. 有肛门狭窄者，应指导患者扩肛
C. 肛门括约肌松弛者，术后 3 天开始做肛门收缩舒张运动
D. 术后如有尿潴留，可用热敷按摩、诱导排尿等方法
E. 术后 3 天应禁食，以控制大便次数

（72~73 题共用题干）

男，46 岁。反复出现低血糖症状，经检查诊断为胰岛素瘤。

72. 第 1 问：该患者首选的治疗方式是
A．手术治疗
B．射频治疗
C．胰腺移植
D．放疗
E．介入治疗

73. 第 2 问：低血糖症状的诱因不包括
A．清晨空腹
B．劳累
C．精神刺激
D．剧烈运动
E．听音乐

（74~75 题共用题干）

男，41 岁。因慢性脓胸行胸廓成形术。

74. 第 1 问：患者术后胸廓下垫硬枕或压沙袋的目的是
A．减少出血
B．避免胸壁漏气
C．控制反常呼吸
D．减轻局部疼痛
E．利于肺复张

75. 第 2 问：患者术后应重点观察的内容是
A．体温
B．呼吸
C．心率
D．血压
E．引流情况

（76~79 题共用题干）

女，52 岁。胸闷、憋气 7 天，下肢水肿 3 天，风湿热病史 10 年。听诊：心尖区闻及舒张期隆隆样杂音。心电图示心房颤动。诊断为风湿性心脏病。

76. 第 1 问：患者心脏瓣膜病变为
A．二尖瓣狭窄
B．二尖瓣关闭不全
C．三尖瓣狭窄
D．肺动脉瓣狭窄
E．主动脉瓣狭窄

77. 第 2 问：风湿热最常侵犯的心脏瓣膜是
A．主动脉瓣
B．肺动脉瓣
C．二尖瓣
D．三尖瓣
E．主动脉瓣和肺动脉瓣

78. 第 3 问：患者在全身麻醉、体外循环下行瓣膜置换术，术后尤其应注意监测
A．血钠
B．血钾
C．血氯
D．血钙
E．血镁

79. 第 4 问：关于体外循环对机体的影响，叙述不正确的是
A．可产生神经系统并发症
B．可导致代谢性酸中毒
C．可产生肝功能损害
D．可导致红细胞破坏
E．可产生凝血功能紊乱

（80~81 题共用题干）

男，60 岁。无痛性血尿 2 周。B 超检查发现膀胱左侧壁有 1.5cm×1.5cm 肿块，膀胱镜确诊为膀胱移行细胞癌Ⅰ级。

80. 第 1 问：该患者首选的治疗方法是
A．经尿道膀胱肿瘤电切术
B．开放膀胱电切术
C．膀胱部分切除术
D．膀胱部分切除术＋输尿管膀胱吻合术
E．膀胱全切除术＋尿流改道术

81. 第 2 问：该患者的健康教育不包括
A．加强营养
B．禁止吸烟
C．术后无须化疗

D. 定期复查
E. 教会患者有关集尿袋的护理

（82~83 题共用题干）

男，49 岁。车祸伤砸伤下腹部 8 小时，未排尿。入院后神志清楚，精神差，面色苍白，四肢冰凉，血压 70/46mmHg，心率 136 次 / 分，查体：耻骨联合处压痛，挤压试验阳性，膀胱充盈。

82. 第 1 问：该患者的护理措施中不当的是
A. 严密观察生命体征
B. 为快速补液，可建立股静脉 - 深静脉置管
C. 应立即导尿，观察尿量
D. 保暖
E. 保持呼吸道通畅

83. 第 2 问：如为该患者行导尿术，导尿管插入一定深度未引流尿液，导尿管尖端见血迹，应考虑
A. 导尿管插入方法不对
B. 导尿管插入深度不对
C. 导尿管阻塞
D. 骨盆骨折合并尿道断裂
E. 骨盆骨折合并膀胱损伤

（84~85 题共用题干）

男，28 岁。全身皮肤黏膜和内脏出血，诊断为弥散性血管内凝血。

84. 第 1 问：关于该患者的治疗和护理，错误的是
A. 使用肝素前先测定凝血时间
B. 使用肝素时注意有无出血倾向
C. 肝素使用过量时可用鱼精蛋白拮抗
D. 在低凝期，肝素与补充凝血因子需要同时进行
E. 晚期不必使用抗纤维蛋白溶解药

85. 第 2 问：凝血时间检查结果提示肝素用量过多的是
A. 5 分钟
B. 15 分钟
C. 18 分钟
D. 20 分钟
E. 30 分钟

（86~87 题共用题干）

男，29 岁。拟局部麻醉下行腹壁脂肪瘤切除术。

86. 第 1 问：局部麻醉药的不良反应不包括
A. 毒性反应
B. 变态反应
C. 肾脏毒性反应
D. 心脏毒性反应
E. 中枢神经毒性反应

87. 第 2 问：可在局部麻醉药中加入少量肾上腺素的患者是
A. 甲状腺功能亢进症患者
B. 甲状腺功能减退症患者
C. 慢性乙型肝炎患者
D. 高血压患者
E. 心脏病患者

（88~91 题共用题干）

女，31 岁。发现颈前肿块 3 年。易怒，多汗，双眼球突出，脉快有力，脉率＞100 次 / 分。诊断为甲状腺功能亢进症，拟手术治疗。

88. 第 1 问：患者术前准备中最重要的环节是
A. B 超检查
B. X 线检查
C. 基础代谢率测定
D. 心电图检查
E. 喉镜检查

89. 第 2 问：患者术前服用复方碘剂的正确方法是
A. 3 滴 / 次，3 次 / 天，逐天增加 1 滴 / 次，至 16 滴 / 次，维持 2 周
B. 5 滴 / 次，3 次 / 天，逐天增加 1 滴 / 次，至 10 滴 / 次，维持 2 周
C. 5 滴 / 次，3 次 / 天，逐天增加 1 滴 / 次，至 15 滴 / 次，维持 2 周
D. 3 滴 / 次，3 次 / 天，逐天增加 1 滴 / 次，至 18 滴 / 次，维持 2 周
E. 3 滴 / 次，3 次 / 天，逐天增加 1 滴 / 次，至 20 滴 / 次，维持 2 周

90. 第 3 问：术后须在床旁准备
A. 吸痰器
B. 舌钳
C. 口咽管

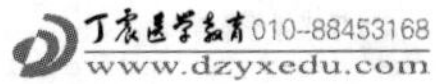

D. 简易呼吸器
E. 拆线缝合包和气管切开包

91. 第 4 问：甲状腺危象多发生于术后
A. 第 1~4 小时
B. 第 4~8 小时
C. 第 8~12 小时
D. 第 12~36 小时
E. 第 36~48 小时

（92~93 题共用题干）

男，60 岁。确诊为结肠癌，拟行手术治疗。

92. 第 1 问：结肠癌最早出现的症状是
A. 腹痛
B. 大便性状改变
C. 腹部包块
D. 肠梗阻症状
E. 消瘦、贫血

93. 第 2 问：结肠癌术前肠道准备的叙述正确的是
A. 术前 3 天禁食
B. 术前 3 天每晚肥皂水灌肠
C. 术前 3 天口服肠道抗菌药
D. 术前 3 天晚清洁灌肠
E. 术前 1 天口服硫酸镁

（94~96 题共用题干）

女，33 岁。进食后腹痛，伴有呕吐，吐后疼痛不减轻。实验室检查：血淀粉酶 1800U/dl。诊断为急性胰腺炎。

94. 第 1 问：胰腺炎的发病机制错误的是
A. 胰酶被激活，产生全身损害
B. 可引发多器官功能障碍综合征
C. 胰酶被激活，胰腺和胰周组织充血、水肿甚至坏死
D. 弹力蛋白酶分解脂肪后形成脂肪酸钙
E. 细胞内的胰蛋白酶造成细胞内自身消化

95. 第 2 问：腹腔穿刺液的特点是
A. 草绿色，透明
B. 淡黄色透明液体
C. 血性浑浊，可见脂肪小滴
D. 血性、臭味重
E. 有食物残渣

96. 第 3 问：患者禁食时每天的液体入量为
A. 2500ml
B. 1800ml
C. 1000ml
D. 1500ml
E. 3000ml

（97~98 题共用题干）

男，56 岁。无明显原因出现体重减轻。食管 X 线钡剂检查见食管下段黏膜紊乱、断裂、管壁僵硬，拟诊食管癌。

97. 第 1 问：食管癌典型的临床表现是
A. 进行性吞咽困难
B. 进行性消瘦
C. 进食后呕吐
D. 进食后胸骨后疼痛
E. 进食后呛咳

98. 第 2 问：确诊后拟行食管癌根治术，应向患者说明术后最严重的并发症是
A. 乳糜胸
B. 吻合口瘘
C. 吻合口狭窄
D. 反流性食管炎
E. 胸膜腔感染

（99~100 题共用题干）

男，23 岁。右小腿中下段骨折，肿胀，剧痛。足趾呈屈曲状，活动受限，局部发绀。

99. 第 1 问：该患者最可能出现的并发症是
A. 血管损伤
B. 神经损伤
C. 骨 - 筋膜室综合征
D. 脂肪栓塞
E. 感染

100. 第 2 问：此时最佳的处理方式是
A. 石膏外固定
B. 跟骨牵引
C. 即刻行血管探查术
D. 即刻行减压术
E. 即刻行切开复位内固定术

模拟试卷五

基础知识

一、单选题（每题 1 个得分点）：以下每道试题有 5 个备选答案，请从中选择 1 个最佳答案。提示：本部分在答题过程中可以回退（对已作答试题可以返回检查或修改答案）。

1. 小儿的脑耗氧量在基础代谢状态下占总耗氧量的比例是
   A．20%
   B．30%
   C．40%
   D．50%
   E．60%

2. 血尿指 1L 尿液红细胞计数超过
   A．5 万
   B．10 万
   C．15 万
   D．20 万
   E．25 万

3. 适宜阴道毛滴虫生长繁殖的温度为
   A．5~10℃
   B．12~18℃
   C．20~24℃
   D．25~40℃
   E．45~55℃

4. 急性感染病程时间范围为
   A．1 天
   B．1 周
   C．3 周
   D．3 个月
   E．6 个月

5. 营养不良患儿的发病年龄多见于
   A．2 岁以下
   B．3 岁以下
   C．4 岁以下
   D．5 岁以下
   E．6 岁以下

6. 门静脉提供的血液占肝脏全部血液供应量的
   A．50%~55%
   B．56%~60%
   C．60%~65%
   D．66%~70%
   E．70%~75%

7. 关于小儿脊柱的发育，错误的是
   A．新生儿的脊柱是直的
   B．3 个月时出现颈椎前凸
   C．6 个月时出现胸椎后凸
   D．1 岁后出现腰椎前凸
   E．2 岁时脊柱的弯曲被韧带固定

8. 正常成人的潮气量为
   A．200~300ml
   B．400~600ml
   C．700~800ml
   D．900~1000ml
   E．1100~1200ml

9. 男，19 岁。运动后突然出现右上腹剧痛，疼痛放射至右侧中下腹及会阴部，伴恶心、呕吐，尿液呈浓茶色。查体：腹软，右下腹深压痛，右肾区叩击痛。考虑该患者为“右肾结石”。为了确诊应采用的检查为
   A．尿常规检查
   B．血常规检查
   C．MRI 检查
   D．CT 检查
   E．X 线检查

10. 血液中最重要的一对缓冲物质是
    A. HPO_4^{2-}/H_2PO_4
    B. HCO_3^-/H_2CO_3
    C. SO_4^{2-}/H_2SO_4
    D. NO_3^-/HNO_3
    E. Cl^-/HCl

11. 可提示直肠癌预后及监测复发的指标是
    A. 神经元特异性烯醇化酶（NSE）
    B. 癌胚抗原（CEA）
    C. γ- 谷氨酰转移酶（GGT）
    D. 鳞状上皮细胞癌抗原（SCC）
    E. 癌抗原 -50（CA-50）

12. 关于护士的基本任务，错误的是
    A. 促进健康
    B. 预防疾病
    C. 保护环境
    D. 恢复健康
    E. 减轻痛苦

13. 传染病的流行病学特征是
    A. 传染源、传播途径、易感人群
    B. 传染性、季节性、免疫性
    C. 病原体、传染性、免疫性
    D. 流行性、地方性、季节性
    E. 流行性、季节性、免疫性

14. 男，50岁。因饱餐后突发上腹痛，伴恶心、呕吐4小时入院。经检查后诊断为急性水肿型胰腺炎。护理措施错误的是
    A. 禁食、胃肠减压
    B. 手术引流胰周渗出液
    C. 补充液体
    D. 解痉、镇痛
    E. 应用抗生素

15. 根据小儿年龄段的划分，婴儿期是指
    A. 出生至出生后28天
    B. 出生至12个月
    C. 出生后13个月至2岁
    D. 出生后2~3岁
    E. 出生后3~5岁

16. 男，46岁。反复中上腹疼痛1年余。近来症状加重，疼痛呈烧灼感，进食后疼痛缓解，并伴有反酸、嗳气、食欲减退等。胃镜检查：十二指肠球部黏膜潮红、水肿，球腔变形、变小，前壁近大弯处有一椭圆形溃疡，边缘光滑，表面覆盖厚白苔，周围黏膜明显水肿。导致该病发生并起关键作用的因素是
    A. 胃酸
    B. 胃蛋白酶
    C. 粗糙饮食
    D. 幽门螺杆菌感染
    E. 非甾体抗炎药

17. 最易并发脓胸的肺炎，其病原体是
    A. 链球菌
    B. 铜绿假单胞菌
    C. 大肠埃希菌
    D. 肺炎链球菌
    E. 金黄色葡萄球菌

18. 关于胆囊结石的描述，错误的是
    A. 胆囊结石均有临床症状
    B. 主要为胆固醇结石或以胆固醇为主的混合性结石
    C. 大的单发结石不易发生嵌顿
    D. 结石长期嵌顿于胆囊壶腹部但无感染时，可产生“白胆汁”
    E. 结石和炎症的反复刺激可诱发胆囊癌变

19. 癫痫的发病机制主要是
    A. 脑血管破裂出血
    B. 大脑神经元异常放电
    C. 大脑假性神经递质形成
    D. 血液中芳香族氨基酸增多
    E. 血氨增高影响脑细胞代谢

20. 大面积烧伤早期发生的休克多为
    A. 神经源性休克
    B. 心源性休克
    C. 低血容量性休克
    D. 感染性休克
    E. 过敏性休克

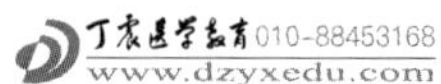

21. 引起血栓闭塞性脉管炎的常见原因为
A. 大量饮酒
B. 缺乏锻炼
C. 低盐饮食
D. 长期吸烟
E. 高碳水化合物饮食

22. 胎头内旋转完成的时间是在
A. 产程开始
B. 第一产程中
C. 第一产程末
D. 第二产程中
E. 第二产程末

23. 心脏传导系统中电流传导的正确顺序是
A. 窦房结→房室结→房室束→左右束支→浦肯野纤维
B. 窦房结→房室束→房室结→左右束支→浦肯野纤维
C. 窦房结→房室结→左右束支→房室束→浦肯野纤维
D. 窦房结→左右束支→房室结→房室束→浦肯野纤维
E. 窦房结→左右束支→房室束→房室结→浦肯野纤维

24. 麻疹病毒的特点不包括
A. 为 DNA 病毒
B. 仅有 1 个血清型
C. 对一般消毒剂敏感
D. 在日光下 30 分钟失去活力
E. 0℃可存活 1 个月左右

25. 男，48 岁。吞咽有硬物感半年，目前仅能进半流质食物。查体：稍消瘦，锁骨上未触及肿大淋巴结。食管 X 线钡剂检查示食管中下段 4cm 长局限性管壁僵硬，黏膜部分中断，钡剂尚能通过。为明确诊断，应进行的检查是
A. 血管造影检查
B. 食管镜检查
C. 放射性核素检查
D. 食管拉网脱落细胞学检查
E. B 超检查

26. 二尖瓣狭窄产生肺水肿的原因为
A. 肺毛细血管渗透压增高
B. 左心房压力增高，肺静脉压和肺毛细血管压增高
C. 肺动脉压增高
D. 血浆胶体渗透压降低
E. 血容量过多

27. 男，33 岁。上腹部闭合性损伤 3 小时入院。查体：面色苍白，四肢厥冷；血压 70/46mmHg，脉搏 140 次 / 分。B 超检查示腹腔积液。患者最可能的诊断是
A. 胃穿孔
B. 十二指肠穿孔
C. 肝、脾破裂
D. 腹壁软组织损伤
E. 胰腺破裂

28. 交替脉见于
A. 心房颤动
B. 肺动脉高压
C. 高血压
D. 左心衰竭
E. 右心衰竭

29. 脑血管疾病的危险因素中不可干预的是
A. 年龄
B. 心脏病
C. 高血压
D. 高脂血症
E. 白血病

30. 女，36 岁。因妊娠 36^{+2} 周，双下肢水肿 1 月余，头晕、头痛、视物模糊 6 天就诊。查体：体温 36℃，脉搏 102 次 / 分，呼吸 22 次 / 分，血压 148/100mmHg，下肢水肿（＋＋）；实验室检查：尿蛋白（＋）。产科检查：胎心 138 次 / 分，先露头部，无宫缩，无阴道流血，未破膜。根据患者的情况，应采取的措施是
A. 给予硫酸镁
B. 饮食应严格限制食盐入量
C. 给予间断吸氧
D. 每天监测孕妇体重及血压
E. 定期监测胎儿发育情况及胎盘功能

31. 诊断有机磷农药中毒的依据不包括
A. 有接触史
B. 典型症状和体征
C. 呼气有大蒜气味
D. 碱性磷酸酶测定
E. 胆碱酯酶活力测定

32. 初产妇，从分娩次日起持续 3 天体温在 37.5℃左右，子宫收缩好，无压痛；会阴切口无红肿、无疼痛；恶露呈鲜红色，无臭味；双乳肿胀，有硬结。发热的原因最可能是
A. 过度疲劳
B. 乳汁淤积
C. 会阴切口感染
D. 上呼吸道感染
E. 宫腔有胎膜残留

33. 原发性腹膜炎和继发性腹膜炎的区别是
A. 致病菌不同
B. 发病年龄不同
C. 机体抵抗力不同
D. 腹腔内有无原发病灶
E. 有无腹膜刺激征

34. 维生素 D 缺乏性手足搐搦症与维生素 D 缺乏性佝偻病发病原因的不同点是
A. 钙吸收代谢障碍
B. 磷吸收代谢障碍
C. 甲状旁腺分泌不足
D. 神经系统兴奋性降低
E. 碱性磷酸酶活性升高

35. 女，32 岁。反复脓血便 2 年，伴腹痛，有疼痛—便意—便后缓解的规律，腹泻 4~5 次 / 天。查体：左下腹有压痛。多次大便细菌培养阴性。经检查确诊为溃疡性结肠炎，其好发部位是
A. 回盲部
B. 横结肠
C. 降结肠
D. 直肠和乙状结肠
E. 全结肠

36. 在大腿上 1/3 处扎止血带后患者站立 20 秒，下肢曲张静脉无明显充盈，释放止血带后迅速充盈，表示
A. 大隐静脉瓣膜功能不全
B. 下肢深静脉通畅
C. 交通静脉瓣膜功能不全
D. 下肢深静脉有阻塞
E. 下肢浅静脉通畅

37. 与肺癌发生关系最密切的是
A. 职业性致病因素
B. 长期吸烟
C. 空气污染
D. 电离辐射
E. 饮食与营养

38. 颅内压增高时，颅内压的调节主要通过
A. 脑组织从高压区向低压区部分移位
B. 脑静脉血被挤压到颅腔外
C. 颅腔内脑脊液量的减少
D. 脑血管的自动调节
E. 脑组织被压缩

39. 卵巢非赘生性囊肿不包括
A. 皮样囊肿
B. 黄素囊肿
C. 滤泡囊肿
D. 黄体囊肿
E. 卵巢巧克力囊肿

40. 支气管扩张症的主要表现为
A. 夜间咳嗽
B. 干咳或刺激性咳嗽
C. 慢性连续性咳嗽
D. 金属音调咳嗽
E. 嘶哑性咳嗽

41. 原发免疫性血小板减少症最主要的发病机制是
A. 骨髓制造巨核细胞功能低下
B. 免疫反应
C. 毛细血管脆性增加
D. 脾脏破坏血小板
E. 血小板功能异常

42. 男，45 岁。肝硬化病史 5 年，血常规示全血细胞减少。最可能的原因是
A. 肝功能减退

B. 脾功能亢进
C. 内分泌失调
D. 门静脉高压
E. 腹壁静脉曲张

43. 初步评估肾功能的检查是
A. 尿蛋白定量测定
B. 昼夜尿比重测定
C. 尿红细胞计数
D. 内生肌酐清除率测定
E. 血肌酐测定

44. 女，51岁。车祸致下腹部撞伤。现场排除膀胱破裂的简便方法是
A. 直肠指诊
B. 耻骨上膀胱穿刺
C. 排泄性尿路造影
D. 腹部叩诊移动性浊音
E. 导尿及膀胱注水试验

45. 非麻醉性镇痛药为
A. 可待因
B. 吗啡
C. 哌替啶（杜冷丁）
D. 阿司匹林
E. 美沙酮

46. 患者因骨盆骨折大量出血难以控制，需要紧急手术，必要时可考虑结扎
A. 髂内动脉
B. 髂外动脉
C. 髂总动脉
D. 髂内静脉
E. 髂外静脉

47. 女，2岁。患有法洛四联症，喜蹲踞，其原因是
A. 保证重要器官供血
B. 缓解腹部不适
C. 腔静脉回心血量增加
D. 休息，缓解疲劳
E. 增加体循环阻力，减少右向左分流

48. 男，24岁。高热3天，咳嗽，咳铁锈色痰，胸部X线呈右上叶片状阴影，应选用的抗生素为
A. 青霉素
B. 链霉素
C. 庆大霉素
D. 头孢菌素
E. 阿米卡星

49. 导致产褥病率的主要因素是
A. 手术切口感染
B. 乳腺炎
C. 上呼吸道感染
D. 尿路感染
E. 产褥感染

50. 有关孕激素的生理作用，正确的是
A. 使增殖期子宫内膜转化为分泌期
B. 促进卵泡及子宫发育
C. 使阴道上皮增生、角化
D. 促进骨中钙质沉积
E. 促使水、钠潴留

51. 慢性胃炎常见的致病菌是
A. 沙门菌
B. 大肠埃希菌
C. 嗜盐杆菌
D. 金黄色葡萄球菌
E. 幽门螺杆菌

52. 导致输卵管妊娠最常见的原因是
A. 输卵管过长
B. 输卵管手术后
C. 输卵管功能障碍
D. 输卵管慢性炎症
E. 输卵管发育不良

53. 男，4岁。肠炎后出现急性对称性迟缓性肢体瘫痪，诊断为吉兰-巴雷综合征，脑脊液呈现的特征是
A. 蛋白质、细胞数均正常
B. 蛋白-细胞分离
C. 糖含量高
D. 糖含量低
E. 细菌培养阳性

54. 糖尿病微血管病变所致的慢性并发症为
A. 冠心病

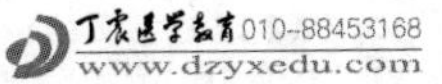

B. 脑动脉硬化
C. 糖尿病肾病
D. 皮肤化脓性感染
E. 下肢动脉硬化

55. 人体最大的能源仓库是
A. 肝脏
B. 肌肉
C. 糖原
D. 蛋白质
E. 体脂

56. 再生障碍性贫血诊断最有力的证据是
A. 有贫血、出血和感染
B. 血象“三系”细胞减少
C. 网织红细胞减少
D. 骨髓涂片呈增生不良、巨核细胞缺如
E. 肝、脾和淋巴结不大

57. 防治坏血病的维生素是
A. 维生素 A
B. 维生素 B
C. 维生素 C
D. 维生素 D
E. 维生素 E

58. 男，40 岁。突然出现头晕、心悸、乏力、脉速，呕吐咖啡样胃内容物。为明确病因首选的检查是
A. 选择性动脉造影
B. X 线钡剂检查
C. 胃镜检查
D. 腹部 B 超检查
E. 吞棉线试验

59. 尿路感染最主要的感染途径是
A. 血行感染
B. 上行感染
C. 下行感染
D. 淋巴道感染
E. 直接感染

60. 外科疾病中引起代谢性碱中毒最常见的是
A. 幽门梗阻
B. 肠瘘
C. 小肠扭转
D. 肾功能不全
E. 胰瘘

61. 根据心脏状态和心电图表现，心脏骤停的类型不包括
A. 心室颤动
B. 心房颤动
C. 心脏完全停止
D. 心室停搏
E. 心脏电 - 机械分离

62. 小儿原发型肺结核的病理转归最常见的是
A. 液化
B. 纤维化
C. 形成空洞
D. 钙化或硬结
E. 干酪样坏死

63. 男，72 岁。慢性支气管炎并发肺气肿 15 年，于一阵剧咳后突感左上胸剧烈刺痛，出现明显的呼吸困难，不能平卧，听诊左肺呼吸音明显减弱。为明确诊断，需要做的检查是
A. 心电图
B. 血清心肌坏死标志物检查
C. 胸部 X 线检查
D. 超声心动图
E. 胸部 CT 检查

64. 男，60 岁。吸烟 40 年，胃大部切除术后 2 天，出现痰多、无力咳出，烦躁不安，呼吸急促。查体：体温 38.5℃，脉搏 96 次 / 分，呼吸 26 次 / 分，右下肺叩诊浊音，呼吸音消失，应首先考虑
A. 支气管炎
B. 肺不张
C. 胸腔积液
D. 气胸
E. 脓胸

65. 男，58 岁。20 年吸烟史。刺激性咳嗽并痰中带血丝 6 个月。胸部 X 线检查示左肺中央型块状阴影，右肺上叶不张，左侧中量胸腔积液，右侧纵隔阴影增宽，轮廓呈波浪形。为确诊，进一步检查首选

A．胸部 CT 检查
B．开胸探查
C．胸腔镜检查
D．支气管镜检查
E．经胸壁穿刺活组织检查

66. 急性肾小球肾炎常见的并发症包括
A．水肿、少尿、高血压
B．水肿、大量蛋白尿、低白蛋白血症
C．血尿、高血压脑病、肾衰竭
D．感染、血栓形成、急性肾损伤
E．严重循环充血、高血压脑病、急性肾损伤

67. 男，70 岁。因持续心前区疼痛 6 小时入院。除心电图检查外，对急性心肌梗死诊断有价值的检查是
A．血常规
B．出、凝血时间
C．心肌坏死标志物
D．胆碱酯酶
E．碱性磷酸酶

68. 目前临床上应用的心脏机械瓣膜，其主要缺点是
A．易并发感染
B．须终身抗凝治疗
C．血栓栓塞发生率高
D．组织相容性差
E．持久性差，易发生退行性变而需要再次手术

69. 最多见的肿瘤转移途径是
A．直接蔓延
B．混合性转移
C．血行转移
D．种植性转移
E．淋巴转移

70. 齿状线以下肛管的解剖生理特点是
A．覆盖黏膜
B．痛觉敏锐
C．血液回流入门静脉
D．由自主神经支配
E．由直肠上、下动脉供血

71. 伤寒最主要的传播途径是
A．水源传播
B．虫媒传播
C．血液 - 体液传播
D．鼠类传播
E．器官移植传播

72. 治疗胆绞痛不单独使用吗啡类药物的原因是
A．避免成瘾
B．镇痛效果不好
C．药物来源困难
D．疼痛缓解后可使病情恶化
E．避免 Oddi 括约肌痉挛加重病情

73. 脑干损伤时瞳孔变化的特征是
A．两侧瞳孔散大，固定
B．一侧瞳孔散大，对光反射消失
C．一侧瞳孔缩小，对光反射存在
D．两侧瞳孔等大，对光反射存在
E．两侧瞳孔大小多变，不等圆

74. 腹泻患儿护理诊断为“有皮肤完整性受损的危险”主要的危险因素是
A．大便刺激臀部皮肤
B．皮肤干燥、弹性差
C．长期卧床、局部受压
D．营养不良、消瘦
E．烦躁不安、抽搐

75. 新生儿，胎龄 39 周。全身皮肤青紫，呼吸不规则，心率 100 次 / 分，四肢稍屈。对外界刺激有反应。该新生儿的情况属于
A．正常
B．轻度窒息
C．中度窒息
D．重度窒息
E．苍白窒息

76. 耻骨联合上缘中点至骶岬前缘中点的距离称为
A．入口前后径
B．出口前后径
C．中骨盆前后径
D．出口前矢状径
E．出口后矢状径

77. 尿瘘的主要病因是
  A. 挤压伤
  B. 产伤
  C. 肿瘤浸润
  D. 妇科手术损伤
  E. 腐蚀性灼伤

78. 固定宫颈以维持子宫正常位置的韧带是
  A. 圆韧带
  B. 阔韧带
  C. 主韧带
  D. 骶结节韧带
  E. 宫骶韧带

79. 女，46 岁。2 周前因胃溃疡行胃大部切除术，现患者出现头晕、乏力、口唇黏膜苍白。查血红蛋白 75g/L，其贫血的原因是
  A. 铁转运障碍
  B. 铁吸收不良
  C. 贮存铁减少
  D. 铁排泄增加
  E. 铁供给不足

80. 腰椎管狭窄症的后天发病因素中，最多见的是
  A. 损伤
  B. 妊娠
  C. 椎管退行性变
  D. 腰棘韧带炎
  E. 先天性颈椎管狭窄

81. 诱发甲状腺危象的原因不包括
  A. 感染
  B. 严重精神创伤
  C. 准备不充分的甲状腺次全切除术
  D. 非甲状腺的大手术
  E. 应用 β 受体阻滞剂

82. 初产妇，26 岁。第二产程延长，行胎头吸引器助产后 12 小时，阴道流血量似月经量，自感头晕、乏力、心慌。查体：血压 80/60mmHg，脉搏 108 次 / 分，面色苍白，宫底脐上 1 横指。最可能的原因是
  A. 凝血功能障碍
  B. 软产道裂伤
  C. 子宫收缩乏力
  D. 产后虚脱
  E. 胎盘残留

83. 新生儿硬肿病易见于早产儿的最主要原因是
  A. 发育不完善
  B. 皮下脂肪薄
  C. 棕色脂肪少
  D. 体温调节中枢发育不全
  E. 体重轻

84. 侵蚀性葡萄胎一般发生于
  A. 人工流产后
  B. 自然流产后
  C. 足月分娩后
  D. 葡萄胎清宫术后
  E. 异位妊娠清除术后

二、共用备选答案单选题（每题 1 个得分点）：以下试题中，每连续的 2~6 个试题使用相同的 5 个备选答案，请从中为每道试题选择 1 个最佳答案。每个备选答案可被选择一次、多次或不被选择。提示：本部分在答题过程中可以回退（对已作答试题可以返回检查或修改答案）。进入此部分试题后，您不能返回前面部分查看试题或修改答案。您是否进入共用备选答案单选题部分?

（85~87 题共用备选答案）
  A. 不洁食物
  B. 坚硬食物
  C. 高蛋白饮食
  D. 低热量饮食
  E. 半流质饮食

85. 第 1 问：关于肝性脑病的诱因，正确的是
86. 第 2 问：关于急性胃肠炎的诱因，正确的是
87. 第 3 问：关于上消化道大出血的诱因，正确的是

（88~89 题共用备选答案）
  A. 宫底高度在脐耻之间
  B. 宫底高度在脐下 1 横指
  C. 宫底高度在脐上 1 横指
  D. 宫底高度在脐上 2 横指
  E. 宫底高度在脐上 3 横指

88. 第 1 问：妊娠满 20 周
89. 第 2 问：妊娠满 28 周

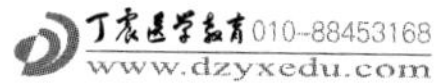

（90~92 题共用备选答案）

A．病理肾结核

B．临床肾结核

C．结核性脓肾

D．肾自截

E．膀胱挛缩

90．第 1 问：患者免疫力低下，肾皮质结核发展为肾髓质结核，应诊断为

91．第 2 问：膀胱广泛纤维化，膀胱容量缩小，称为

92．第 3 问：输尿管完全闭合，含菌尿液不能进入膀胱，膀胱症状缓解，应诊断为

（93~94 题共用备选答案）

A．抗 Sm 抗体

B．抗双链 DNA 抗体

C．抗核抗体

D．抗“O”抗体

E．总补体（CH50）

93．第 1 问：系统性红斑狼疮的标志性抗体是

94．第 2 问：与系统性红斑狼疮活动期有关的抗体是

（95~98 题共用备选答案）

A．疝环

B．疝囊

C．疝外被盖

D．疝内容物

E．疝门

95．第 1 问：腹外疝的组成不包括

96．第 2 问：小肠可构成

97．第 3 问：壁腹膜构成

98．第 4 问：皮肤构成

（99~100 题共用备选答案）

A．左心室前负荷加重

B．右心室后负荷加重

C．左心室后负荷加重

D．右心室前负荷加重

E．左、右心室前负荷加重

99．第 1 问：原发性高血压时

100．第 2 问：主动脉瓣关闭不全时

相关专业知识

一、单选题（每题 1 个得分点）：以下每道试题有 5 个备选答案，请从中选择 1 个最佳答案。提示：本部分在答题过程中可以回退（对已作答试题可以返回检查或修改答案）。

1．男，8 岁。表现为爱探究未知问题、好攻击他人、易激惹和自我表现，提示其已进入行为的

A．主动发展阶段

B．被动发展阶段

C．自主发展阶段

D．巩固发展阶段

E．独立发展阶段

2．便秘与泄泻、痢疾三者病机上的相同点是

A．传导失司

B．气逆于上

C．脾虚湿盛

D．气化不利

E．不通则痛

3．不寐的病位是

A．肺

B．脾

C．肝

D．心

E．肾

4．根据格林模式，健康教育诊断的 6 个方面不包括

A．社会诊断

B．流行病学诊断

C．资源诊断

D．环境诊断

E．行为诊断

5．控制按业务范围划分不包括

A．技术控制

B. 质量控制
C. 资金控制
D. 日常控制
E. 人力资源控制

6. 某医院护理部在护理质量管理中运用 PDCA 循环的护理方法，对护理质量持续改进，其中“D”代表的含义是
A. 计划
B. 检查
C. 执行
D. 循环
E. 处置

7. 有关知识与行为的描述，正确的是
A. 拥有健康行为的知识就会采纳相应的促进健康的行为
B. 知识和行为没有关系，如几乎人人都知道吸烟危害健康的知识，但仍有很多人吸烟
C. 知识是行为产生的基础，是行为产生的必要条件，但不是充分条件
D. 知识是行为产生的后果
E. 知识是行为改变的动力

8. 管理者通过分析影响因素及个体优化组合后达到理想的整体效益，体现协调的原则是
A. 原则性与灵活性相结合原则
B. 利益一致原则
C. 整体优化原则
D. 勤于沟通原则
E. 目标导向原则

9. 护理组织文化的核心是
A. 护理理念
B. 护理程序
C. 整体护理
D. 护理价值观
E. 护理服务观

10. “某社区 55 岁以上的老年人高血压的控制率在 3 年内提高 30%”，此描述属于健康教育的计划
A. 目的
B. 目标
C. 原则
D. 结果
E. 体现

11. 健康教育的目的<u>不包括</u>
A. 早诊断
B. 消除影响健康的危险因素
C. 预防疾病
D. 促进健康
E. 提高生活质量

12. 使计划数字化的工作被称为
A. 规划
B. 决策
C. 预测
D. 预算
E. 方案

13. 有关功能制护理的特点，<u>不正确</u>的是
A. 节省人力、时间，便于组织工作
B. 分工不明确，不利于按护士能力分工
C. 有利于提高护士技能操作熟练程度
D. 易忽视患者的心理、社会状况
E. 护患之间缺乏沟通和理解

14. 关于脉主要功能的叙述，正确的是
A. 充养骨骼
B. 充养脑髓
C. 化生血液
D. 化生精微
E. 运行血液

15. 注射室的地面溅有患者的血液，应采取的措施是
A. 用干拖把拖净
B. 用湿拖把拖净
C. 用含氯消毒剂浸泡，然后用拖把拖净
D. 用消毒纸巾擦拭
E. 用拖把拖净，然后丢弃拖把

16. 感染链的组成是
A. 传染源、传播途径、感染症状
B. 传播途径、易感人群、感染部位
C. 易感人群、传染源、病原体毒力
D. 宿主的免疫力、传染源、病原体毒力
E. 传染源、传播途径及易感人群

17. 医院内和医院外分离出的同一种多重耐药菌株，其耐药特点为
A. 医院内比医院外菌株耐药性更强且更广
B. 医院内比医院外菌株耐药性更强但不广
C. 医院外比医院内菌株耐药性更强且更广
D. 医院外比医院内菌株耐药性更强但不广
E. 医院内与医院外菌株耐药性基本相同

18. 冬天给小区里的老年人讲解冬季保健知识属于
A. 学校健康教育
B. 职业人群健康教育
C. 医院健康教育
D. 社区健康教育
E. 易感人群健康教育

19. 急性肾小球肾炎的病因是
A. 感受寒邪
B. 感受湿邪
C. 饮食不节
D. 疮毒内侵
E. 脾肾亏虚

20. 阑尾切除术中急需 1 把拉钩，此器械宜采用的灭菌方法是
A. 环氧乙烷熏蒸
B. 紫外线照射
C. 压力蒸汽灭菌
D. 乳酸熏蒸
E. 戊二醛浸泡

21. 可见积粉苔的是
A. 外感疫毒
B. 热极津枯
C. 阳虚寒盛
D. 外感风寒
E. 饮食内伤

22. 健康教育评价的种类不包括
A. 形成评价
B. 过程评价
C. 效益评价
D. 结局评价
E. 总结评价

23. 关于期望理论，正确的是
A. 应将效价与期望值进行优化组合
B. 同一个人在不同时期的效价一样
C. 效价的高低是激励是否有效的关键
D. 效价与期望值之间互不影响
E. 期望值的高低是激励是否有效的关键

24. 抗菌药物的作用机制不包括
A. 抑制细菌核酸的合成
B. 干扰细菌细胞壁的合成
C. 细菌缺乏药物的靶位点
D. 影响细菌蛋白质的合成
E. 损伤细菌的细胞膜

25. 护士要为甲、乙 2 位患者更换引流袋，其操作过程正确的是
A. 洗手→戴手套→换甲患者引流袋→换乙患者引流袋→脱手套→洗手
B. 洗手→戴手套→换甲患者引流袋→洗手→换乙患者引流袋→脱手套→洗手
C. 洗手→戴手套→换甲患者引流袋→换手套→换乙患者引流袋→脱手套→洗手
D. 洗手→戴手套→换甲患者引流袋→脱手套→洗手→戴手套→换乙患者引流袋→脱手套→洗手
E. 洗手→戴手套→换甲患者引流袋→脱手套→洗手→戴手套→换乙患者引流袋→洗手→脱手套

26. 评估患者健康教育需求的内容不包括
A. 对疾病或健康问题的知识水平
B. 对健康教育的态度
C. 文化水平
D. 学习条件
E. 生活方式

27. 健康教育诊断中，社会环境诊断指标不包括
A. 入学率、文盲率
B. 人均年收入水平和人均住房面积
C. 卫生法规、政策的建立和执行情况
D. 医疗卫生服务机构专业人员组成和设备条件
E. 目标人群生活环境的物理、经济、文化和疾病状况

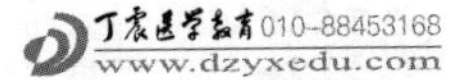

28. 符合亲身传播技巧的是
A. 谈话内容应尽量丰富多彩
B. 谈话重点内容应适当重复
C. 谈话中应避免被对象动作干扰
D. 应避免双目注视对象，使其紧张
E. 应尽量保持语调、节奏一致，以免分散对象注意力

29. 人际传播中的谈话技巧错误的是
A. 围绕一个主题，避免内容过多
B. 重点突出，适当重复重要内容
C. 谈话速度适中，注意避免停顿
D. 注意观察对方非语言信息
E. 及时反馈对方信息

30. 围术期预防性使用抗菌药物的时间是
A. 入住外科病房后
B. 术前3天
C. 术前24小时
D. 麻醉诱导期，即术前0.5~1小时
E. 术后1周内

31. 压力蒸汽灭菌效果监测最可靠的方法是
A. 化学指示胶带
B. 程序监测
C. 生物监测
D. 化学指示卡
E. 温度计

32. 在影响人类健康和死亡的5类因素中，健康教育最能影响
A. 遗传因素
B. 生物因素
C. 生活方式因素
D. 社会环境因素
E. 自然环境因素

33. 影响护理人员编设的因素不包括
A. 政策法规
B. 护士薪酬
C. 社会因素
D. 管理水平
E. 工作量

34. 护士小秦工作积极，责任心强，专业知识丰富，工作表现突出。护士长为重点培养，经常指派她负责一些工作，但小秦工作起来并不顺畅，常缩手缩脚。护士长意识到没有给小秦充分授权，造成了限制，遂任命她为护理组组长，小秦工作的积极性和创造性明显提高。护士长的这种做法体现的组织设计原则是
A. 职责与权限一致原则
B. 集权分权结合原则
C. 任务和目标一致原则
D. 有效管理幅度原则
E. 专业化分工与协作原则

35. 为完成组织目标而制定的具体行动方案称为
A. 程序化决策
B. 非程序化决策
C. 确定型决策
D. 战略决策
E. 战术决策

36. 计划的步骤排序正确的是
A. 评估形势—确定目标—比较方案—发展可选方案—选定方案—编制预算
B. 评估形势—确定目标—发展可选方案—比较方案—选定方案—编制预算
C. 确定目标—评估形势—发展可选方案—比较方案—选定方案—编制预算
D. 确定目标—评估形势—比较方案—发展可选方案—选定方案—编制预算
E. 确定目标—评估形势—比较方案—发展可选方案—编制预算—选定方案

37. 对炭疽患者产生的医疗废物和有机垃圾应
A. 含氯消毒剂浸泡消毒
B. 全部丢弃
C. 全部焚烧
D. 过氧乙酸喷洒
E. 气溶胶消毒法

38. 适用于闭经血虚证应选用的食疗方是
A. 红花黑豆汤
B. 大枣老姜茶
C. 牛膝参归酒

D．韭汁红糖饮
E．蚕沙酒

39．受者的心理特点不包括
A．求真
B．求广
C．求新
D．求短
E．求近

40．属“泻南补北”法病机的是
A．肾阴虚而相火妄动
B．心阴虚而心阳亢
C．肾阴虚而心火旺
D．肾阴虚而肝阳上亢
E．肾阳虚而心火浮越

41．痰饮致病的特点不包括
A．扰乱神明
B．阻滞气机
C．损伤脉络
D．症状复杂
E．病势缠绵

42．关于管理的职能，正确的是
A．评估、计划、指导、领导、控制
B．计划、指导、人员管理、领导、控制
C．评估、计划、组织、领导、控制
D．计划、组织、人员管理、领导、控制
E．计划、组织、人员管理、领导、评价

43．护理质量评价定性分析法不包括
A．分层法
B．调查表法
C．排列图法
D．因果分析图法
E．头脑风暴法

44．原位菌群二度失调时，正常菌群比例失调处于相持状态，不易恢复，此类失调的表现不包括
A．大叶性肺炎
B．慢性腹泻
C．慢性咽喉炎
D．慢性阴道炎
E．肠功能紊乱

45．可杀灭结核分枝杆菌的条件是
A．紫外线灯管照射 30 分钟
B．曝晒 2 小时
C．氯己定消毒剂浸泡 30 分钟
D．加热 60℃ 5 分钟
E．放在阴凉干燥处 24 小时

46．医务人员在执业过程中发生锐器伤的正确处理程序是
A．立即挤出污血并冲洗伤口，再清创、消毒、包扎、报告和记录、跟踪监测
B．立即冲洗伤口后挤出污血，再清创、消毒、包扎、报告和记录，跟踪监测
C．立即清创、消毒、包扎、报告和记录，跟踪监测
D．立即报告和记录，再挤出污血、清创、消毒、包扎、跟踪监测
E．立即查看锐器情况，评估伤情的严重程度，再做妥善处理

47．痿证的病因不包括
A．温热犯肺
B．湿热浸淫
C．饮食失调
D．劳欲久病
E．外感风寒

48．非正式沟通的重要作用不包括
A．可以满足员工情感方面的需要
B．可以了解员工真实的心理倾向
C．可以有较强的约束力，易于保密
D．可以防止管理者滥用正式沟通
E．可以减轻管理者的沟通压力

49．属于人员管理基本原则的是
A．以人为本原则
B．责权一致原则
C．经济效能原则
D．用人之长原则
E．合理结构原则

50．菌尘的传播途径为
A．虫媒传播
B．空气传播

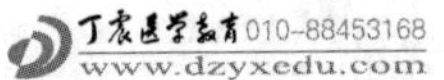

C. 接触传播
D. 水源传播
E. 呼吸道传播

51. 预防医院感染发生的措施不包括
A. 避免扰乱和破坏患者身体正常防御机制
B. 明确患者的潜在病灶，及时给予治疗
C. 及早使用预防性抗生素
D. 严格遵守无菌原则
E. 对免疫力低下的患者采取保护性隔离措施

52. 肝胆外科病区值班护士发现一名患者不在医院且没有请假，此时护士首先应报告的对象是
A. 肝胆外科主任
B. 外科总护士长
C. 患者家属
D. 肝胆外科病区护士长
E. 护理部主任

53. 能产生新生态氧，将菌体蛋白质氧化，使菌体死亡的化学消毒剂是
A. 戊二醛
B. 甲醛
C. 环氧乙烷
D. 过氧乙酸
E. 碘伏

54. 医院感染最简单有效的预防措施是
A. 洗手
B. 戴手套
C. 环境消毒
D. 隔离传染病患者
E. 合理应用抗生素

55. 护理健康教育学的产生，在护理工作中实现的4个重要突破不包括
A. 护理理念
B. 护理领域
C. 护理模式
D. 护理程序
E. 护理工作性质

56. 在真菌引起的医院感染中，常见的致病菌是
A. 黑曲霉菌
B. 近平滑假丝酵母菌
C. 光滑假丝酵母菌
D. 白假丝酵母菌
E. 李斯特菌

57. 造成沟通障碍的原因不包括
A. 不同的政治、宗教或职业角色可使人们形成不同的意识，造成沟通障碍
B. 知觉偏差
C. 沟通目的不明确
D. 使用非正式沟通
E. 几种媒介互相冲突

58. “在患者及其家属面前说话不考虑后果”属于的护理缺陷类型为
A. 执行医嘱不当
B. 违反护理管理制度
C. 工作不认真，缺乏责任感
D. 护理管理不善造成缺陷
E. 疏于对护士的业务培训

59. 女，58岁。高血压患者，喜好高盐饮食，社区护士按照健康相关行为改变理论的“知—信—行模式”，“信”在此案例中是指
A. 提高该居民对社区护士的信任
B. 该居民达到低盐饮食行为的信度
C. 该居民形成高盐饮食危害健康的信念
D. 该居民建立低盐饮食促进健康的效度
E. 社区护士向该居民提供低盐饮食有益健康的信息

60. 中医护理基本原则不包括
A. 预防为主
B. 护病求本
C. 急则护标
D. 同病异护
E. 辨证施护

61. 正常情况下，正常菌群可存留在机体的腔道是
A. 肠道
B. 胸腔
C. 腹腔
D. 颅腔
E. 关节腔

62. 医院感染的高危人群是指
A. ICU 住院患者
B. 普通内科患者
C. 妇科患者
D. 普通外科患者
E. 眼科患者

63. “冲突是与生俱来的，组织应当接纳冲突，使之合理化”，这一观点来自
A. 现代观点
B. 传统观点
C. 动态观点
D. 人际关系观点
E. 相互作用观点

64. 促进健康行为不包括
A. 适量运动
B. 合理营养
C. 定期体检
D. 讳疾忌医
E. 充足睡眠

65. 血管相关性感染的预防，错误的是
A. 严格无菌操作
B. 尽早拔除血管导管
C. 导管入口选用透明敷料，以便随时观察
D. 发现导管局部红肿，脓液渗出，应立即用药，密切观察
E. 发生全身感染征象立即拔管

66. 日常健康行为不包括
A. 规律作息
B. 合理营养
C. 充足睡眠
D. 适量运动
E. 定期体检

67. 全面质量管理的目标是
A. 强烈地关注客户
B. 全面提升整体质量
C. 持续地、渐进地变革
D. 改进组织中每项工作的质量
E. 建立组织对持续改进的承诺

68. 门诊教育的主要内容是
A. 患者病因的教育
B. 医院环境的教育
C. 常见病的防治教育
D. 医院生活制度的教育
E. 患者治疗原则的教育

69. 为避免医院感染，须安置在隔离室的患者是
A. 乙型肝炎患者
B. 大手术后的患者
C. 产妇和新生儿
D. 介入治疗后的患者
E. 失眠和焦虑的患者

70. 护理部在整体规划下进行明确分工，并在其基础上进行有效综合，这一管理原则是
A. 能级原则
B. 动力原则
C. 参与管理原则
D. 整分合原则
E. 反馈原则

71. 防止锐器刺伤的做法不包括
A. 用过的针头采用双手复帽
B. 不能将针尖指向身体任何部位
C. 采用单手复帽技术
D. 污染针头置入防水、耐刺的容器内
E. 严禁处置前折弯或折断针头

72. 某医院外科接到某地区先天性心脏病救治的重大任务，护士长将护士甲和护士乙 2 名经验丰富的护士组织起来，这种方式属于
A. 弹性授权
B. 引导授权
C. 不充分授权
D. 制约授权
E. 逐渐授权

73. 男，45 岁。确诊为二期梅毒，消毒方法错误的是
A. 内衣、内裤、毛巾煮沸消毒
B. 床单、被褥用 250~500mg/L 含氯消毒剂浸泡
C. 便器用 0.2% 过氧乙酸擦拭
D. 家具表面可用 75% 乙醇擦拭
E. 性生活时可向生殖器官喷涂消毒剂

74. 隔离的目的不包括
A. 切断传播途径
B. 治疗疾病
C. 保护易感者
D. 控制传染源
E. 消灭感染源

75. 关于行为学家麦格雷戈X-Y理论（人性理论）的描述，错误的是
A. X理论认为人不愿负责任，宁愿被人领导
B. X理论认为人是懒惰的
C. Y理论认为人对工作是负责任的，能够自我控制
D. Y理论认为人不愿负责任，人是懒惰的
E. Y理论认为人是喜欢工作的

76. 为确保效果，小组讨论的人数、时间最好分别为
A. 3~5人，0.5小时左右
B. 6~10人，1小时左右
C. 6~10人，1.5小时左右
D. 11~15人，1小时左右
E. 11~15人，1.5小时左右

77. 随着医院的发展，某内科新增1个内分泌护理单元，任命1名护士长，其管理幅度宜为
A. 4~8人
B. 5~9人
C. 6~10人
D. 7~13人
E. 8~15人

78. 供应室包装后的物品，灭菌的时间是
A. 2小时内
B. 3小时内
C. 4小时内
D. 6小时内
E. 12小时内

79. 煮沸灭菌法，将水煮沸至100℃后，杀灭细菌芽孢至少需要煮沸的时间是
A. 10分钟
B. 20分钟
C. 30分钟
D. 40分钟
E. 60分钟

80. 把长25cm的持物镊浸泡在消毒剂中，镊子浸泡于液面下部分的长度应为
A. 5cm
B. 7.5cm
C. 10cm
D. 12.5cm
E. 15cm

81. 急性细菌感染评价抗菌药物的治疗效果应在
A. 6~12小时后
B. 12~24小时后
C. 1~2天后
D. 2~3天后
E. 3~5天后

二、共用备选答案单选题（每题1个得分点）：以下试题中，每连续的2~6个试题使用相同的5个备选答案，请从中为每道试题选择1个最佳答案。每个备选答案可被选择一次、多次或不被选择。提示：本部分在答题过程中可以回退（对已作答试题可以返回检查或修改答案）。进入此部分试题后，您不能返回前面部分查看试题或修改答案。您是否进入共用备选答案单选题部分?

（82~83题共用备选答案）
A. 压力蒸汽灭菌
B. 煮沸法
C. 紫外线照射
D. 流动蒸汽
E. 戊二醛浸泡

82. 第1问：手术剪的消毒宜用
83. 第2问：手术敷料的消毒宜用

（84~85题共用备选答案）
A. 形成评价
B. 过程评价
C. 效应评价
D. 结局评价
E. 总结评价

84. 第1问：能全面反映健康教育项目的成功与不足，为今后计划制定和项目决策提供依据的是

85. 第 2 问：能使健康教育计划更符合实际情况的评价是

（86~87 题共用备选答案）

A. 无植入物手术后 30 天内，仅限切口涉及的皮肤和皮下组织的感染
B. 无植入物手术后 30 天内，有植入物术后 1 年内发生的与手术有关并涉及切口深部软组织的感染
C. 无植入物手术后 30 天内，发生的与手术有关并涉及切口深部软组织的感染
D. 无植入物手术后 30 天内，有植入物术后 1 年内发生的与手术有关的器官或腔隙感染
E. 无植入物手术后 30 天内，发生的与手术有关的器官或腔隙感染

86. 第 1 问：器官（或腔隙）感染是指
87. 第 2 问：深部手术切口感染是指

（88~89 题共用备选答案）

A. 咨询
B. 个别访谈
C. 劝服
D. 指导
E. 反馈

88. 第 1 问：通过健康教育使服务对象掌握自我保健知识和技能的人际传播形式称为
89. 第 2 问：与服务对象面对面地直接交流，传递健康信息和知识，帮助其改变相关态度的人际传播形式称为

（90~91 题共用备选答案）

A. 直线型组织结构
B. 职能型组织结构
C. 矩阵型组织结构
D. 直线 - 职能型组织结构
E. 委员会

90. 第 1 问：按职能分工实行专业化管理，各职能部门在分管业务范围内直接指挥下属的组织结构称为
91. 第 2 问：组织系统职权从上层直接“流向”基层，组织内部不设参谋部的组织结构称为

（92~93 题共用备选答案）

A. 基础质量评价
B. 服务质量评价
C. 环节质量评价
D. 综合评价
E. 终末质量评价

92. 第 1 问：常规器械消毒灭菌合格率属于
93. 第 2 问：护理表格书写合格率属于

（94~95 题共用备选答案）

A. 严密隔离
B. 接触隔离
C. 呼吸道隔离
D. 血液 - 体液隔离
E. 消化道隔离

94. 第 1 问：用于防止经由飞沫传播的感染性疾病的隔离方式，称为
95. 第 2 问：预防具有高度传染性及致病性的强毒力病原体感染，以防止经空气和接触等途径的隔离方式，称为

（96~97 题共用备选答案）

A. 压力蒸汽灭菌
B. 煮沸法
C. 干热法
D. 喷雾法
E. 消毒剂浸泡

96. 第 1 问：敷料消毒用
97. 第 2 问：切开引流的橡胶管消毒用

（98~100 题共用备选答案）

A. ≤ 5CFU/cm²
B. ≤ 10CFU/m³
C. ≤ 50CFU/m³
D. ≤ 100CFU/m³
E. ≤ 15CFU/cm²

98. 第 1 问：层流洁净病房空气中的细菌总数应
99. 第 2 问：传染科病房物体表面的细菌总数应
100. 第 3 问：普通手术室物体表面的细菌总数应

专业知识

一、单选题（每题 1 个得分点）：以下每道试题有 5 个备选答案，请从中选择 1 个最佳答案。提示：本部分在答题过程中可以回退（对已作答试题可以返回检查或修改答案）。

1. 对疑有盆腔脓肿者，首先进行的检查是
   A. 直肠指诊
   B. 盆腔 X 线
   C. 腹部 B 超
   D. 局部穿刺抽出脓液
   E. 血常规

2. 肿瘤 TNM 分期中的 N 表示
   A. 肿瘤的大小
   B. 肿瘤的部位
   C. 肿瘤的恶性程度
   D. 区域淋巴结
   E. 肿瘤远处转移

3. 在我国，直肠癌的好发部位是
   A. 直肠上段
   B. 直肠中段
   C. 直肠下段
   D. 直肠中下段
   E. 齿状线以下

4. 破伤风伤口冲洗液宜选用
   A. 3%H_2O_2
   B. 生理盐水
   C. 安尔碘
   D. 洗必泰
   E. 注射用水

5. 肱骨中下段骨折最易损伤的神经是
   A. 腋神经
   B. 正中神经
   C. 尺神经
   D. 桡神经
   E. 肌皮神经

6. 与 Billroth Ⅱ式术后急性完全性输入袢梗阻的典型症状不相符的是
   A. 呕吐物为食物和胆汁
   B. 突发上腹部剧烈疼痛
   C. 频繁呕吐
   D. 呕吐量少
   E. 呕吐后症状不缓解

7. 急性胰腺炎呕吐与腹痛的关系是
   A. 呕吐后才出现腹痛
   B. 呕吐后腹痛不缓解
   C. 呕吐后腹痛缓解
   D. 呕吐后腹痛加重
   E. 呕吐后腹痛消失

8. 甲状腺手术患者术前应练习的体位是
   A. 仰卧位
   B. 头颈过伸位
   C. 侧卧位
   D. 截石位
   E. 侧俯卧位

9. 关于胃肠减压的目的，错误的是
   A. 改善肠壁的血液循环
   B. 促进胃肠吻合口的愈合
   C. 维持正常体液平衡
   D. 促进胃肠功能恢复
   E. 减轻胃肠道内压力

10. 门静脉高压症分流术的主要问题是
   A. 易感染
   B. 肝性脑病发生率较高
   C. 容易发生血栓
   D. 不能迅速纠正脾功能亢进
   E. 术后再出血发生率高

11. 深静脉血栓形成患者须紧急手术治疗的情况是
   A. 患肢剧痛
   B. 患肢明显肿胀
   C. 患肢皮温高于健侧

D．股青肿
E．股白肿

12. 围术期是指
A．从手术开始到手术结束
B．从确定手术治疗起到与手术有关的治疗结束
C．从患者进入外科病房到手术结束
D．从手术开始到手术后痊愈出院
E．从手术结束到手术后痊愈出院

13. 胰岛素瘤的主要临床表现是
A．恶心、呕吐
B．低血糖反应
C．高血糖反应
D．黄疸
E．低热

14. 诊断肠梗阻最主要的依据是
A．腹痛
B．腹胀
C．呕吐
D．腹部 X 线检查
E．排便排气停止

15. 属于全身麻醉的是
A．表面麻醉
B．局部浸润麻醉
C．吸入麻醉
D．神经阻滞麻醉
E．区域阻滞麻醉

16. 关节脱位的特有体征，是受伤部位出现
A．骨擦音
B．异常活动
C．血管杂音
D．弹性固定
E．疼痛

17. 急性阑尾炎最主要的临床症状是
A．阵发性上腹疼痛
B．持续性脐周疼痛
C．阵发性脐周疼痛
D．持续性右下腹疼痛
E．转移性右下腹疼痛

18. 低钾血症的早期主要表现是
A．心电图改变
B．腹胀、呕吐、肠鸣音减弱或消失
C．神志淡漠或嗜睡
D．pH7.35
E．肌肉软弱、乏力

19. 甲状舌管囊肿多见于
A．新生儿
B．儿童
C．青年
D．中年
E．老年

20. 鉴别腹股沟斜疝与直疝最有意义的体征是
A．疝块的形状
B．疝内容物是否进入阴囊
C．压住内环，增加腹压是否脱出
D．是否易嵌顿
E．单侧或双侧

21. 提高胃癌疗效的关键是
A．扩大根治手术
B．根治性手术附加化疗
C．根治性手术附加放疗
D．早期治疗
E．定期复查

22. 关于体外循环的叙述，正确的是
A．将人体的静脉血经管道引出经氧合后输入到动脉系统
B．将人体的动脉血经管道引出经氧合后输入到动脉系统
C．将人体的静脉血经管道引出经氧合后输入到静脉系统
D．将人体的动脉血经管道引出经氧合后输入到静脉系统
E．将人体的静脉血经管道引出经氧合后输入到体外循环机

23. 器械护士在传递手术器械中，错误的操作是
A．将器械柄轻击手术者手掌
B．将器械柄尾端递给手术者
C．将手术刀锋端传递给手术者

D．传递时弯钳、弯剪的弯曲部向上
E．传递时持针器夹住弯针后1/3处

24. 直肠肛管周围脓肿的治疗是
A．应用抗生素
B．高锰酸钾溶液坐浴
C．切开引流
D．药物外敷
E．理疗

25. 关于胰腺癌的首发症状，描述正确的是
A．食欲减退
B．上腹部不适及隐痛
C．消瘦
D．黄疸
E．大便色泽变淡

26. 原发性醛固酮增多症出现的代谢紊乱是
A．高钾血症
B．尿钾排出增加
C．低钠血症
D．血浆肾素水平增加
E．血醛固酮水平降低

27. 关于多器官功能障碍综合征的防治，措施不正确的是
A．尽早纠正低血容量
B．防治感染
C．营养支持
D．积极治疗首发的器官衰竭
E．常规应用呼吸兴奋药

28. 烧伤患者现场急救，首要任务是
A．迅速脱离热源
B．镇痛、输液
C．保持呼吸道通畅
D．保护创面
E．保暖

29. 麻醉前使用的抗胆碱药是
A．地西泮
B．东莨菪碱
C．异丙嗪
D．吗啡
E．芬太尼

30. 体外冲击波碎石（ESWL）2次治疗的间隔时间至少要大于
A．3天
B．5天
C．7天
D．9天
E．14天

31. 肾结核患者行肾切除手术前，抗结核治疗不少于
A．1周
B．2周
C．3周
D．4周
E．2个月

32. 甲状腺大部切除术后最严重的并发症是
A．呼吸困难和窒息
B．喉返神经损伤
C．喉上神经损伤
D．甲状旁腺损伤
E．甲状腺危象

33. 肾移植术后23小时，患者出现少尿、血肌酐持续升高，并伴有高热、寒战、肾区胀痛，该患者可能出现
A．感染
B．超急性排斥反应
C．急性排斥反应
D．慢性排斥反应
E．消化道出血

34. 治疗休克时常用的碱性药物是
A．20%碳酸氢钠
B．15%碳酸氢钠
C．10%碳酸氢钠
D．5%碳酸氢钠
E．3%碳酸氢钠

35. 代谢性酸中毒最突出的症状是
A．呼吸深快，呼气时有酮味
B．呼吸浅慢，呼气时有酮味
C．全身乏力，头痛眩晕

D．心率增快，血压下降
E．唇干舌燥，眼窝凹陷

36．小脑幕切迹疝患者瞳孔变化及肢体瘫痪的特点是
A．病变同侧瞳孔散大及同侧肢体瘫痪
B．病变同侧瞳孔散大及对侧肢体瘫痪
C．病变对侧瞳孔散大及同侧肢体瘫痪
D．病变对侧瞳孔散大及对侧肢体瘫痪
E．病变对侧瞳孔散大及双侧肢体瘫痪

37．治疗性机械通气不适用于
A．长时间休克
B．心肺复苏后期的治疗
C．通气功能障碍或衰竭
D．换气功能衰竭
E．呼吸功能失调或丧失

38．挫伤表现为
A．表皮和部分真皮被不规则地刮伤
B．局部肿胀、触痛或皮肤青紫
C．伤口深浅、长度不一，可能有异物
D．伤口不规则，浅表和深部组织撕脱
E．致伤器具经皮肤穿过深层组织

39．胰腺癌手术切除率低的原因主要是
A．癌肿的恶性程度高
B．癌直接浸润和转移
C．手术的危险性高
D．胰腺癌好发于老年人，不宜手术
E．手术复杂

40．妊娠妇女被诊断为急性阑尾炎，治疗方法正确的是
A．使用广谱抗生素
B．并发阑尾穿孔可考虑经腹剖宫产，同时行阑尾切除术
C．禁忌手术
D．中医中药治疗
E．立即手术治疗

41．疼痛对机体的影响不包括
A．使心率增快，血压升高
B．引起缺氧和二氧化碳潴留
C．使血糖降低
D．导致血栓形成
E．引起腹胀、恶心

42．破伤风患者最早发生强直性收缩的肌群是
A．面部表情肌
B．咀嚼肌
C．颈肌
D．背腹肌
E．四肢肌

43．乳腺癌肿瘤侵犯 Cooper 韧带会出现
A．“酒窝征”
B．“橘皮样”改变
C．乳头内陷
D．乳房下垂
E．乳房增大

44．食物中供给机体热量最主要的营养素是
A．脂肪
B．无机盐
C．蛋白质
D．维生素
E．碳水化合物

45．男，32 岁。不慎被热水烫伤左手、左前臂，表皮有大小不等的水疱，疼痛剧烈。该患者烧伤的面积及深度是
A．面积约 5.5%，Ⅰ度
B．面积约 5.5%，深Ⅱ度
C．面积约 5.5%，浅Ⅱ度
D．面积约 11%，浅Ⅱ度
E．面积约 11%，深Ⅱ度

46．女，49 岁。近 3 年四肢乏力，步态不稳。如踩棉花感，呈慌张步态，双手持物欠灵活。入院查体：颈部活动受限，前屈 5°，后伸 10°，侧屈 5°，C_3~C_5 棘间及双侧小关节压痛，压头试验阳性，双手握力减弱，双上肢 Hoffmann 征及踝阵挛阳性。患者的颈椎病类型是
A．神经根型
B．脊髓型
C．交感型
D．混合型
E．椎动脉型

47. 男，6 岁。滑旱冰摔倒，手掌着地，提示患儿出现 Colles 骨折的情况是
A.“猿手”畸形
B.“垂腕”畸形
C.“爪形手”畸形
D.“枪刺样”畸形
E.“肘内翻”畸形

48. 女，40 岁。近 1 个月大便中有黏液或脓血，大便 5~6 次 / 天，肛门坠胀。最简便的检查为
A. 大便常规
B. 血中查找瘤细胞
C. 直肠指诊
D. 直肠镜
E. 钡剂灌肠 X 线检查

49. 女，36 岁。肠扭转致广泛性小肠坏死、休克，行坏死小肠切除术，术后休克好转。对该患者的监护不包括
A. 精神状态
B. 观察皮肤颜色和温度
C. 血压、脉搏、尿量
D. 心电图
E. 脑电图

50. 女，35 岁。因高热 2 天未能进食，自述口渴、口干、尿少色黄。查体：口唇、舌干燥，皮肤弹性差，眼窝凹陷。实验室检查：尿比重 1.028，血钠为 155mmol/L。该患者可能出现
A. 等渗性脱水
B. 轻度低渗性脱水
C. 中度低渗性脱水
D. 轻度高渗性脱水
E. 中度高渗性脱水

51. 女，22 岁。左侧乳房外上象限有一包块，易推动，表面光滑，质韧，诊断为乳房纤维腺瘤。该患者首选的治疗方式是
A. 疏肝理气
B. 放疗
C. 化疗
D. 手术治疗
E. 内分泌治疗

52. 男，23 岁。上腹部撞伤 2 小时，面色苍白，四肢厥冷，血压 60/40mmHg，心率 140 次 / 分，全腹轻压痛、反跳痛、肌紧张，肠鸣音减弱，应首先考虑
A. 胆囊破裂
B. 小肠破裂
C. 严重腹壁软组织挫伤
D. 肝、脾破裂
E. 胰、十二指肠破裂

53. 男，27 岁。因胸部被刀刺伤 2 小时，创口与胸腔相通，出现极度呼吸困难，首选的急救措施是
A. 迅速封闭伤口
B. 立即放置胸膜腔闭式引流
C. 立即输血补液
D. 立即手术治疗
E. 大剂量应用抗生素

54. 女，59 岁。咳嗽 2 个月，痰中偶带血丝，胸部 X 线检查示右上肺不张，最恰当的检查程序是
A. 放射性核素检查→痰脱落细胞学检查
B. 痰脱落细胞学检查→开胸探查
C. 痰脱落细胞学检查→ CT 检查→支气管镜检查
D. 胸腔穿刺肺组织活检→ CT 检查→支气管镜检查
E. 纵隔检查→锁骨上斜角脂肪垫活检

55. 女，50 岁。因腹痛、呕吐、腹泻 3 天入院。查体见患者神情淡漠，眼窝凹陷，皮肤弹性降低，血压 90/55mmHg，尿量减少，尿比重低。该患者最可能发生了
A. 低渗性脱水
B. 高渗性脱水
C. 等渗性脱水
D. 水中毒
E. 急性脱水

56. 男。行内镜逆行胰胆管造影术，术后 4 小时诉腹部胀痛，查体：生命体征平稳，上腹部轻压痛。处理错误的是
A. 患者卧床休息
B. 查血、尿淀粉酶
C. 观察腹部体征变化

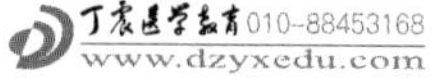

D. 全流质饮食
E. 静脉应用抗生素

57. 男，45 岁。反复排便时无痛性出血、痔块脱出，行痔切除。术后护理正确的是
A. 术后当天即应尽早下床活动
B. 术后进普通饮食，增加食物纤维，预防便秘
C. 术后 24 小时内，每 4~6 小时排尿 1 次
D. 术后便秘者应立即灌肠
E. 术后 24 小时予扩肛，防止肛门狭窄

58. 女，45 岁。头痛 3 个月，多见于清晨，癫痫发作 3 次，经检查诊断为颅内占位性病变、颅内压增高，行开颅手术。该患者开颅术后当天最危险的并发症是
A. 出血
B. 感染
C. 中枢性高热
D. 癫痫发作
E. 尿崩症

59. 男，20 岁。因外伤入住监护室。监测结果显示：血压 85/55mmHg，中心静脉压 8cmH_2O，遵医嘱在 10 分钟内静脉快速输入等渗盐水 250ml 后，血压为 95/60mmHg，中心静脉压为 8cmH_2O，此结果提示患者存在
A. 心力衰竭
B. 血容量不足
C. 血容量相对过多
D. 血管过度收缩
E. 血管过度扩张

60. 女，42 岁。2 周前行胆道探查，T 管引流术，目前拟拔除 T 管。拔管前需要做的检查是
A. B 超检查
B. T 管造影
C. 逆行胰胆管造影
D. 经皮肝穿刺胆管造影
E. CT 检查

二、共用题干单选题（每个提问 1 个得分点）：以下每道试题有 2~6 个提问，每个提问有 5 个备选答案，请选择 1 个最佳答案。提示：进入此部分试题后，您不能返回前面部分查看试题或修改答案；本部分在答题过程中不能回退（对已作答试题不能返回检查或修改答案）。您是否进入共用题干单选题部分？

（61~62 题共用题干）

男，46 岁。开腹探查术后 5 天出现高热，腹腔引流管引出脓性液。

61. 第 1 问：该患者最可能出现的术后并发症是
A. 腹腔内出血
B. 腹腔内感染
C. 肠粘连
D. 肠梗阻
E. 肠穿孔

62. 第 2 问：为了确诊，应做的检查是
A. 尿常规
B. 血常规
C. 腹部 CT
D. 腹部 MRI
E. 腹部 B 超

（63~66 题共用题干）

女，82 岁。1 个月前发现右锁骨上有一包块，近期包块增大而入院。

63. 第 1 问：该患者最可能的诊断是
A. 肺结核
B. 甲状腺腺瘤
C. 肺癌
D. 肺气肿
E. 肺炎

64. 第 2 问：为明确诊断，应采取的检查是
A. 血常规
B. 尿常规
C. 胸部 X 线、CT 检查
D. B 超检查
E. 大便常规

65. 第 3 问：若该患者被确诊为肺癌后，患者感到吃惊、无语，继而极力认为不可能，希望诊断有误，要求复查。该患者的心理反应处于
A. 接受期
B. 抑郁期

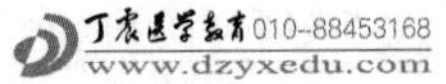

C. 协议期
D. 愤怒期
E. 否认期

66. 第 4 问：在治疗过程中，对患者进行化疗，常见的毒性反应不包括
A. 血栓性静脉炎
B. 恶心、呕吐
C. 白细胞减少
D. 皮肤湿反应
E. 口腔溃疡

（67~69 题共用题干）

女，32 岁。2 小时前突然出现上腹部刀割样疼痛，迅速波及全腹，不敢直腰走路。查体：腹膜刺激征（+），肝浊音界消失，肠鸣音消失。

67. 第 1 问：腹膜炎的标志性体征是
A. 腹部压痛、反跳痛、腹肌紧张
B. 腹部压痛、腹胀、腹肌紧张
C. 腹部压痛、腹泻、腹肌紧张
D. 腹部压痛、恶心、呕吐
E. 腹胀、恶心、呕吐

68. 第 2 问：最可能的诊断是
A. 急性胆囊炎
B. 重症胰腺炎
C. 急性化脓性胆管炎
D. 上消化道溃疡穿孔
E. 急性阑尾炎穿孔

69. 第 3 问：关于腹膜炎症状和体征的描述，不正确的是
A. 患者呈急性病容
B. 喜取仰卧位，双下肢屈曲
C. 疼痛呈间歇性
D. 腹部拒按
E. 腹式呼吸减弱或消失

（70~71 题共用题干）

男，50 岁。胃大部切除术后 10 天。进食后 15 分钟突然出现上腹饱胀、恶心、呕吐、头晕、心悸、出汗等表现。

70. 第 1 问：目前考虑其并发症为
A. 吻合口炎
B. 吻合口水肿
C. 倾倒综合征
D. 吻合口出血
E. 吻合口破裂

71. 第 2 问：为预防该并发症的发生，应指导患者进餐后
A. 平卧 10~20 分钟
B. 活动 10~20 分钟
C. 端坐 10~20 分钟
D. 再进食大量甜食
E. 再进食大量咸食

（72~73 题共用题干）

女，42 岁。因低位直肠癌行 Miles 手术。

72. 第 1 问：关于乙状结肠造口的护理正确的是
A. 为避免污染切口，造口开放后应指导患者取右侧卧位
B. 为避免大便污染，应长期使用造口袋
C. 为预防造口狭窄，造口开放后指导患者立即扩肛
D. 可用复方氧化锌软膏涂抹造口周围皮肤，防止浸渍糜烂
E. 指导患者造口袋装至 3/4 满时，应及时更换造口袋

73. 第 2 问：术后 4~7 天指导患者会阴部切口用高锰酸钾溶液坐浴。其浓度应为
A. 0.1%
B. 0.2%
C. 0.01%
D. 0.02%
E. 0.05%

（74~76 题共用题干）

男，48 岁。反复发作上腹部疼痛 3 年。近 3 天上腹绞痛，伴发热寒战，皮肤巩膜黄染。

74. 第 1 问：为明确诊断，首选
A. B 超检查
B. CT 检查
C. 诊断性穿刺

D. ERCP
E. PTC

75. 第 2 问：该病最常见的病因是胆道
A. 肿瘤
B. 结石
C. 感染
D. 狭窄
E. 畸形

76. 第 3 问：若患者出现神志淡漠、嗜睡，血压 88/50 mmHg，最有效的治疗措施是
A. 给予有效足量抗生素
B. 纠正水、电解质紊乱和酸碱失衡，营养支持
C. 应用糖皮质激素
D. 紧急手术解除胆道梗阻并减压
E. 使用多巴胺等药物维持血压

（77~79 题共用题干）

女，34 岁。因癫痫发作后出现剧烈头痛入院。初步诊断为动静脉畸形，为进一步明确诊断，拟行脑血管造影。

77. 第 1 问：造影前碘过敏试验的方法不包括
A. 口服试验
B. 结膜试验
C. 静脉试验
D. 皮内试验
E. 吸入试验

78. 第 2 问：造影术后穿刺部位沙袋压迫时间为
A. 24 小时
B. 12 小时
C. 48 小时
D. 10 小时
E. 8 小时

79. 第3问：脑血管造影结果显示，病变部位在脑深部，且直径小于 3cm 应采用的治疗方法为
A. γ 刀治疗
B. 供血动脉结扎术
C. 动静脉畸形摘除术
D. 血管内栓塞术
E. 非手术治疗

（80~83 题共用题干）

女，69 岁。1 个月前跌倒，头部着地，现出现头痛、呕吐。头颅 CT 检查：颅骨内板下低密度新月形影。

80. 第 1 问：最可能的诊断是
A. 急性硬膜外血肿
B. 急性硬膜下血肿
C. 慢性硬膜下血肿
D. 颅内血肿
E. 头皮血肿

81. 第 2 问：立即给予药物治疗，首选
A. 氨苯蝶啶
B. 苯巴比妥
C. 氢氯噻嗪
D. 20% 甘露醇
E. 地塞米松

82. 第 3 问：硬膜下出血的原因是
A. 板障出血
B. 硬膜中动脉出血
C. 颅骨骨折出血
D. 静脉窦出血
E. 脑皮质挫裂伤出血

83. 第 4 问：处理措施错误的是
A. 开颅探查
B. 脑室引流
C. 20% 甘露醇快速静脉滴注
D. 应用糖皮质激素
E. 腰椎穿刺

（84~86 题共用题干）

女，28 岁。肥胖、头痛伴闭经 1 年半。查体：血压 180/110mmHg，向心性肥胖，满月脸，皮肤薄，有痤疮，腹壁有宽大紫纹，下肢胫前凹陷性水肿。

84. 第 1 问：为明确库欣综合征，拟检查
A. 血浆皮质醇
B. 尿游离皮质醇
C. 血皮质醇昼夜节律
D. 小剂量地塞米松抑制试验
E. 大剂量地塞米松抑制试验

85. 第2问：最常见的病因是
A. 肾上腺皮质腺瘤
B. 肾上腺皮质腺癌
C. 垂体ACTH分泌过多
D. 异位ACTH综合征
E. 医源性皮质醇增多症

86. 第3问：肾上腺皮质肿瘤引起的库欣综合征与库欣病的鉴别，最有意义的实验室检查是
A. 血皮质醇昼夜节律消失
B. 葡萄糖耐量试验
C. 24小时17-羟类固醇
D. 小剂量地塞米松抑制试验
E. 大剂量地塞米松抑制试验

（87~89题共用题干）

男，12岁。10天前出现左膝部间歇性疼痛，且逐渐加重，局部出现肿胀。经检查诊断为骨肉瘤。

87. 第1问：骨肉瘤的好发部位是
A. 扁骨
B. 脊椎骨
C. 长骨干骺端
D. 短骨干骺端
E. 长骨骨干

88. 第2问：骨肉瘤最常见的转移部位是
A. 脑
B. 肺
C. 肾
D. 胰腺
E. 肝

89. 第3问：骨肉瘤患者首选的治疗方法是手术治疗加
A. 中药治疗
B. 免疫治疗
C. 生物治疗
D. 放疗
E. 化疗

（90~91题共用题干）

男，65岁。站立位疝内容物可突出并下降至阴囊处，平卧后回纳疝块并压迫内环，疝块不再出现。

90. 第1问：最可能的诊断是
A. 脐疝
B. 股疝
C. 白线疝
D. 腹股沟斜疝
E. 腹股沟直疝

91. 第2问：对患者的健康指导中，最重要的是
A. 加强体育锻炼
B. 绝对卧床休息
C. 清淡饮食
D. 避免腹内压增高的因素
E. 保持会阴清洁

（92~93题共用题干）

男，3岁。面色苍白、出汗，伴呕吐和排果酱样便，急诊入院。查体右上腹季肋下可触及包块。

92. 第1问：最可能的诊断是
A. 急性肠炎
B. 肠扭转
C. 肠麻痹
D. 阑尾炎
E. 肠套叠

93. 第2问：该患儿行X线钡剂灌肠检查，可能出现的征象是
A. 龛影
B. “杯口状”阴影
C. “靶环状”阴影
D. “哨兵袢”阴影
E. “鹅卵石状”阴影

（94~96题共用题干）

男，52岁。吸烟25年，拟在全身麻醉下行直肠癌根治术。

94. 第1问：全身麻醉的并发症<u>不包括</u>
A. 呼吸暂停
B. 心律失常
C. 肺脂肪栓塞
D. 肺不张
E. 高血压

95. 第 2 问：麻醉前禁食、禁饮最主要的目的是
   A. 预防术后腹胀
   B. 避免术中污染手术野
   C. 便于术中操作
   D. 预防术后尿潴留
   E. 预防术中呕吐、误吸

96. 第 3 问：全麻术后肺不张的临床表现是
   A. 呼吸时出现三凹征
   B. 双肺下叶或全肺满布哮鸣音
   C. 持续性低氧血症
   D. 肺动脉压急剧升高
   E. 血压急剧下降

（97~98 题共用题干）

男，25 岁。体温 39.5~39.9℃持续 1 周，脉搏 108 次/分，呼吸 30 次/分。血细菌培养阳性。

97. 第 1 问：首先应考虑
   A. 脓毒症
   B. 菌血症
   C. 急性蜂窝织炎
   D. 痈
   E. 破伤风

98. 第 2 问：应用抗菌药物的原则是
   A. 真菌性脓毒症治疗以局部用药为主
   B. 必须等待细菌培养及药物敏感试验结果后再选择药物
   C. 可先根据原发感染灶的性质，尽早、足量、联合应用 2 种以上抗生素
   D. 尽早使用大剂量三线广谱抗生素，疗程 2 周以上
   E. 对真菌性脓毒症，应改用广谱抗生素

（99~100 题共用题干）

男，65 岁。近 2 个月来出现下肢麻木、行走困难，MRI 检查显示颈椎间盘突出、椎管狭窄。

99. 第 1 问：最可能的诊断是
   A. 颈型颈椎病
   B. 脊髓型颈椎病
   C. 椎动脉型颈椎病
   D. 神经根型颈椎病
   E. 交感型颈椎病

100. 第 2 问：确诊后行前路手术，手术后患者出现颈部明显肿胀、增粗，并出现呼吸困难。应高度怀疑患者出现了
   A. 喉头水肿
   B. 血肿形成
   C. 喉上神经损伤
   D. 喉返神经损伤
   E. 痰液阻滞

专业实践能力

一、单选题（每题 1 个得分点）：以下每道试题有 5 个备选答案，请从中选择 1 个最佳答案。提示：本部分在答题过程中可以回退（对已作答试题可以返回检查或修改答案）。

1. 左锁骨上淋巴结转移癌时，首先考虑原发肿瘤的位置在
   A. 消化道
   B. 乳腺
   C. 子宫及附件
   D. 甲状腺
   E. 泌尿道

2. 诊断代谢性酸中毒的主要依据是
   A. 呼吸深而快，二氧化碳结合力下降
   B. 呼吸浅而慢，二氧化碳结合力下降
   C. 呼吸深而慢，二氧化碳结合力升高
   D. 呼吸困难，二氧化碳结合力升高
   E. 呼吸困难，二氧化碳结合力下降

3. 嵌顿性疝行手法复位后，应严密观察
   A. 恶心、呕吐情况
   B. 疝块有无突出
   C. 腹痛和腹膜刺激征
   D. 血压、脉搏
   E. 有无发热

4. 男，24 岁。车祸造成双下肢挤压伤，经初步抗休克处理后出现吸气性呼吸困难，吸纯氧未能改善呼吸。查体：无发绀，肺部无啰音，胸部 X 线无异常发现。考虑该患者可能发生了
   A. 肺水肿
   B. 呼吸衰竭
   C. 心力衰竭
   D. 急性呼吸窘迫综合征
   E. 下呼吸道梗阻

5. 术后早期活动的主要目的是防止
   A. 心力衰竭
   B. 肺部并发症
   C. 切口裂开
   D. 压疮发生
   E. 切口感染

6. 胃大部切除术的术后护理不包括
   A. 血压平稳后取半坐卧位
   B. 术后禁食，待肠功能恢复后改为普通饮食
   C. 遵医嘱补液，纠正水、电解质失衡
   D. 鼓励患者早期下床活动
   E. 持续胃肠减压

7. 尿路结石患者每天饮水量适宜的是
   A. 1500ml
   B. 3000ml
   C. 1800ml
   D. 2000ml
   E. 1000ml

8. 破伤风患者的呼吸道管理不包括
   A. 保持呼吸道通畅
   B. 协助患者翻身、叩背
   C. 雾化吸入
   D. 避免呛咳、误吸
   E. 减少气管切开率

9. 改善血栓闭塞性脉管炎患者肢体血液循环的措施不包括
   A. 肢体保暖
   B. 适度锻炼
   C. 使用血管扩张药
   D. 禁忌吸烟
   E. 肌内注射吗啡

10. 既有复位又有固定作用的治疗与护理措施是
   A. 牵引
   B. 石膏固定
   C. 小夹板固定
   D. 功能锻炼
   E. 骨折内固定

11. 骨巨细胞瘤的 X 线检查表现特点是
   A. 骨皮质呈“葱皮样”改变
   B. 骨膜被掀起形成 Codman 三角
   C. 骨皮质变薄膨胀，呈肥皂泡样改变
   D. 骨干中心透明影中有钙化
   E. 骨端突起，无明显骨破坏

12. 证明肠瘘存在的简便方法是
   A. B 超检查
   B. X 线检查
   C. CT 检查
   D. MRI 检查
   E. 口服或胃管滴入亚甲蓝

13. 低位肠梗阻易发生的酸碱失衡是
   A. 代谢性酸中毒
   B. 呼吸性酸中毒
   C. 代谢性碱中毒
   D. 呼吸性碱中毒
   E. 代谢性酸中毒合并呼吸性碱中毒

14. 直肠肛管疾病手术后患者，温水坐浴和换药的顺序是
   A. 换药－排便－温水坐浴
   B. 温水坐浴－换药－排便
   C. 温水坐浴－排便－换药
   D. 排便－换药－温水坐浴
   E. 排便－温水坐浴－换药

15. 慢性脓胸患者行胸部成形术后，胸廓下垫硬枕或沙袋 1~3kg 压迫，目的是
A. 防止出血
B. 减轻疼痛
C. 控制反常呼吸
D. 促进引流
E. 防止骨折

16. 预防全麻术后肺不张的措施，错误的是
A. 术前禁烟 2~3 周
B. 术后有效镇痛
C. 术后给予镇咳药
D. 术前呼吸功能锻炼
E. 雾化吸入

17. 心脏骤停的初期复苏，首先采取的措施是
A. 补充血容量
B. 保持呼吸道通畅
C. 口对口人工呼吸
D. 胸外按压
E. 建立静脉通道

18. 关于急性肾损伤少尿期的治疗和护理，错误的是
A. 严禁进食含钾食物
B. 禁用含钾药物
C. 避免输入库存血
D. 摄入高蛋白食物
E. 观察有无心律失常

19. 脑卒中偏瘫患者平卧时肢体功能位正确的是
A. 拇指内收
B. 上肢各关节屈曲
C. 前臂旋前
D. 患侧腿股外侧垫枕头
E. 患侧髋内收

20. 男，42 岁。左侧胸部闭合性损伤入院，神志清楚，呼吸困难，行胸膜腔闭式引流术。3 天后，发现长玻璃管中的水柱波动＞6cm，可能发生了
A. 肺不张
B. 肺已完全复张
C. 气管向患侧偏移
D. 引流管不通畅
E. 气管向健侧偏移

21. 预防急性腹膜炎患者并发膈下脓肿最有效的措施是
A. 禁食
B. 半坐卧位
C. 胃肠减压
D. 大剂量抗菌药
E. 静脉输液

22. 经皮肝穿刺胆管造影前注射维生素 K 的主要目的是
A. 防止胆绞痛
B. 防止胆瘘
C. 预防出血
D. 预防感染
E. 预防腹膜炎

23. 护士对甲状腺功能亢进症患者的健康教育不包括
A. 服用甲巯咪唑不要随意间断
B. 注意保护眼睛，避免用眼过度
C. 每天应食用富含碘的食品
D. 食用高蛋白、高维生素饮食
E. 注意监测体重及晨起脉搏

24. 膈下脓肿切开后，鼓励患者深呼吸的主要目的是
A. 改善肺通气，防止肺不张
B. 扩大胸腔，促进血液回流
C. 扩大胸腔，减少纵隔压迫症状
D. 规律性收缩膈肌，控制呃逆
E. 促进脓液排出，使脓腔早日闭合

25. 肛裂常发生于肛管的
A. 前正中位
B. 后正中位
C. 左侧
D. 右前位
E. 左后位

26. “小肝癌”的诊断标准指直径小于
A. 1cm
B. 2cm
C. 3cm
D. 4cm
E. 5cm

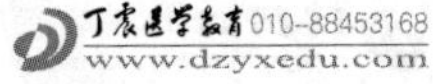

27. 使用避孕套节育的原理是
  A. 干扰男性性激素调节
  B. 阻断精子的输出通道
  C. 阻止精子与卵子相遇
  D. 直接杀灭排出体外的精子
  E. 产生精子抗体

28. 外伤性截瘫 2 周内，应采取的措施是
  A. 鼓励患者自行排尿
  B. 间歇导尿
  C. 持续导尿
  D. 膀胱造瘘
  E. 导尿管间歇开放

29. 关于甲状腺叙述正确的是
  A. 甲状腺分为上下两叶
  B. 甲状旁腺位于甲状腺背面，在外层被膜的外侧
  C. 成人甲状腺约 60g
  D. 甲状腺借外层被膜固定于气管和环状软骨上
  E. 甲状腺仅由甲状腺上动脉供血

30. 急性血源性骨髓炎的好发部位是
  A. 骨骺
  B. 骨干
  C. 骨端
  D. 软组织
  E. 干骺端

31. 乳腺癌根治术后的护理不包括
  A. 切口用胸带加压包扎
  B. 观察患侧上肢远端血液循环情况
  C. 取半坐卧位
  D. 术后 24 小时指导患者活动肘部
  E. 皮瓣愈合后指导患者进行肩部活动

32. 因颅内压增高不能进食的患者每天补液量不超过
  A. 1000ml
  B. 1500ml
  C. 2000ml
  D. 2500ml
  E. 3000ml

33. 胆石病患者出现胆绞痛时禁用
  A. 654-2
  B. 吗啡
  C. 阿托品
  D. 东莨菪碱
  E. 哌替啶

34. 控制破伤风患者痉挛最主要的措施是
  A. 保持病室安静
  B. 限制探视
  C. 使用镇静及解痉药
  D. 应用破伤风抗毒素
  E. 护理措施要集中

35. 肾移植采用尸体供肾，要求尸体肾热缺血时间不超过
  A. 3 分钟
  B. 5 分钟
  C. 10 分钟
  D. 12 分钟
  E. 15 分钟

36. 判定患者营养摄入充分与否和分解代谢演变的指标是
  A. 肱三头肌皮褶厚度
  B. 上臂中部周长
  C. 肌酐身高指数
  D. 血清转铁蛋白
  E. 氮平衡

37. 留置胸膜腔闭式引流的患者，出现引流管脱出应采取的措施是
  A. 安慰患者
  B. 给患者吸氧
  C. 立即送手术室处理
  D. 立即通知医生等待处理
  E. 伤口消毒处理后，无菌凡士林纱布封闭伤口

38. 食管癌根治术后最严重的并发症是
  A. 乳糜胸
  B. 吻合口瘘
  C. 吻合口狭窄
  D. 反流性食管炎
  E. 胸膜腔感染

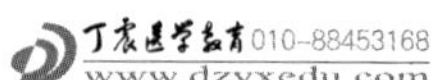

39. 必须立即处理的危急情况不包括
A. 心脏骤停
B. 窒息
C. 大出血
D. 开放性气胸
E. 开放性骨折

40. 骨关节结核的处理不正确的是
A. 2~3 种抗结核药联合应用
B. 局部注入抗结核药
C. 患肢制动
D. 合并寒性脓肿者及时行切开排脓
E. 早期行关节融合术

41. 骨折的并发症不包括
A. 休克
B. 脊髓损伤
C. 骨化性肌炎
D. 脂肪栓塞
E. 关节强直

42. 暴露疗法要求室温
A. 16~20℃
B. 20~24℃
C. 24~28℃
D. 28~32℃
E. 32~36℃

43. 肾外伤出院后应避免重体力活动的时间为
A. 1 年
B. 3 个月
C. 1 个月
D. 4 个月
E. 2 年

44. 肝动脉插管化疗措施不正确的是
A. 妥善固定和维护导管
B. 注意观察生命体征和腹部体征
C. 用肝素稀释液 50U/ml 冲洗导管
D. 拔管后需要卧床休息 24 小时
E. 拔管后压迫穿刺点 15 分钟

45. 硬膜外阻滞中出现全脊椎麻醉的原因是
A. 麻醉药过量
B. 麻醉药过敏
C. 麻醉药注入过快
D. 穿刺针损伤脊髓
E. 麻醉药进入蛛网膜下腔

46. 原发性醛固酮增多症出现高血压的原因是
A. 血管收缩
B. 心肌收缩力增强
C. 血容量增加
D. 钠摄入过多
E. 口渴大量饮水所致

47. 门静脉高压症最早出现的病理变化是
A. 脾大
B. 交通支开放
C. 腹水
D. 脾功能亢进
E. 黄疸

48. 男，56 岁。无痛性间歇性全程肉眼血尿 2 个月，B 超发现右肾有一 2cm×2cm 实质性占位，进一步检查应选择
A. CT 检查
B. 尿脱落细胞检查
C. 膀胱镜
D. 排泄性尿路造影
E. 逆行肾盂造影

49. 男，35 岁。恶心、呕吐，1 天未进食，医嘱给予静脉补液。作为其责任护士，首先考虑输入
A. 生理盐水
B. 5% 葡萄糖溶液
C. 10% 葡萄糖溶液
D. 5% 碳酸氢钠溶液
E. 5% 葡萄糖盐溶液

50. 男，42 岁。失血性休克，正在快速输液，监测到中心静脉压 17cmH₂O，血压 80/55mmHg，尿量 20ml/h。正确的处理是
A. 继续观察，不需要特殊处理
B. 减慢输液速度
C. 加快输液速度
D. 按原输液速度，使用利尿药
E. 减慢输液速度，使用强心药

51. 女，28 岁。右胫腓骨骨折行石膏固定术，术后 2 小时患者出现进行性呼吸困难、呼吸窘迫，皮肤发绀，体温 38.5℃，心率 105 次 / 分，血压 95/60mmHg，患者意识模糊、烦躁不安。首先考虑并发了
A. 肺部感染
B. 缺血性骨坏死
C. 脂肪栓塞综合征
D. 骨 - 筋膜室综合征
E. 急性骨萎缩

52. 男，40 岁。双下肢无力 3 个月，继而行走困难，双手持物力弱。查体：肌张力增高，肌力弱，有不规则感觉减弱区，Hoffman 征（+），可能是
A. 神经根型颈椎病
B. 脊髓型颈椎病
C. 椎动脉型颈椎病
D. 脊髓肿瘤
E. 脊髓空洞症

53. 男，23 岁。车祸伤及头部，出现意识丧失约 20 分钟，伴有面色苍白、出冷汗、呼吸浅慢。意识恢复后对当时情景不能回忆，而对往事记忆清楚。现患者头痛、头晕、恶心无呕吐，神经系统检查无阳性体征。最可能的诊断为
A. 脑震荡
B. 脑水肿
C. 颅内血肿
D. 颅骨骨折
E. 脑挫裂伤

54. 男，48 岁。车祸受伤，现场急救时发现该患者心跳、呼吸已停止，首先应采取的措施是
A. 胸外按压
B. 胸内心脏按压
C. 口对口人工呼吸
D. 保持呼吸道通畅
E. 心腔内注射肾上腺素

55. 女，23 岁。因胰岛素瘤入院准备手术治疗。突发心慌无力，大汗，面色苍白，呼之不应。应立即采取的措施是
A. 测血糖
B. 静脉滴注平衡盐溶液
C. 静脉滴注奥曲肽
D. 静脉注射葡萄糖
E. 肌内注射地西泮

56. 男，65 岁。习惯性便秘，2 小时前突发左下腹绞痛，伴呕吐、腹胀，可见下腹部局限性隆起，且有触痛，低压灌肠 300ml 不能耐受，可考虑为
A. 肠套叠
B. 结肠癌
C. 乙状结肠扭转
D. 蛔虫性肠梗阻
E. 肠粘连

57. 女，61 岁。肛门指检，肠镜示低位直肠肿瘤距肛门 3.5cm，行 Miles 手术。术后护理重点是
A. 嘱患者禁食，减少大便产生
B. 正确指导患者应用肛袋
C. 术后减少床上活动，减轻切口疼痛
D. 妥善固定各种引流管并保持通畅
E. 术后 2 周才能下床活动

58. 男，45 岁。左肾巨大结石，行体外冲击波碎石术后，取何种体位为宜
A. 平卧位
B. 左侧卧位
C. 右侧卧位
D. 头低足高位
E. 头高足低位

59. 28 岁，女。左肱骨骨折，前臂行石膏绷带包扎术后 2 小时，诉手指剧痛，观察其手指发凉、发绀，不能自主活动。首先考虑是
A. 正常情况
B. 静脉损伤
C. 神经损伤
D. 石膏绷带包扎过紧
E. 患肢摆放位置不当所致

60. 男，28 岁。因外伤致颅内血肿，昏迷，并呕吐数次。手术前预防脑疝形成的主要措施是
A. 头戴冰帽降温
B. 保持呼吸道通畅
C. 限制液体输入量

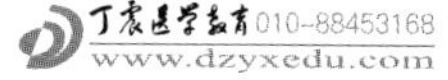

D．静脉注射地塞米松
E．快速静脉滴注甘露醇

二、共用题干单选题（每个提问 1 个得分点）：以下每道试题有 2~6 个提问，每个提问有 5 个备选答案，请选择 1 个最佳答案。提示：进入此部分试题后，您不能返回前面部分查看试题或修改答案；本部分在答题过程中不能回退（对已作答试题不能返回检查或修改答案）。您是否进入共用题干单选题部分？

（61~62 题共用题干）

女，30 岁。发现颈前肿块 2 年。易怒，多汗，双眼球突出，脉快有力，脉率＞ 100 次 / 分，食量大，消瘦，易疲劳。初步诊断为甲状腺功能亢进症。

61. 第 1 问：测定基础代谢率的条件是
A．清晨洗漱后再平卧 30 分钟
B．早餐后静卧 30 分钟
C．清晨空腹静卧时
D．晚餐后静卧 30 分钟
E．晚间临睡前静卧 30 分钟

62. 第 2 问：甲状腺功能亢进症术后出现呼吸困难或窒息的常见原因，错误的是
A．切口内出血压迫气管
B．喉头水肿
C．气管软化塌陷
D．双侧喉返神经损伤
E．喉上神经损伤

（63~64 题共用题干）

男，42 岁。胃十二指肠溃疡穿孔致腹膜炎 24 小时，伴休克。

63. 第 1 问：治疗原则应为
A．积极抗休克，如休克不能纠正，不手术
B．积极抗休克，待休克好转后手术
C．立即手术
D．抗休克同时手术
E．积极抗休克，如休克纠正，则非手术治疗

64. 第 2 问：如果患者行手术治疗，为其安置胃肠减压的目的不包括
A．减轻腹胀
B．减少胃内容物流入腹腔
C．改善胃肠壁血供
D．促进胃肠功能恢复
E．防止胃出血

（65~66 题共用题干）

男，37 岁。腹部外伤 5 小时，腹痛，恶心，呕吐，腹胀。查体：腹部有压痛、反跳痛，腹肌紧张。腹腔穿刺抽出物浑浊，有臭味。

65. 第 1 问：若患者出现心率 143 次 / 分，血压 69/43 mmHg，应考虑患者出现了
A．失血性休克
B．创伤性休克
C．神经源性休克
D．心源性休克
E．感染性休克

66. 第 2 问：护理措施错误的是
A．取半坐卧位
B．禁食
C．遵医嘱补液
D．胃肠减压
E．合理应用抗生素

（67~68 题共用题干）

男，82 岁。胃痛 10 余年，近半年症状加重伴持续上腹痛。患者尚能进食，右上腹部可触及 5cm×6cm 肿块，移动性浊音阳性，直肠指诊在直肠前壁触及质地坚硬结节，胃镜检查确诊为胃癌。

67. 第 1 问：该疾病最常见的转移途径是
A．血行转移
B．淋巴转移
C．种植转移
D．直接浸润
E．沿肠道转移

68. 第 2 问：最恰当的治疗应该是
A．胃癌根治术
B．胃大部切除术
C．胃癌姑息性手术
D．胃空肠吻合术
E．不宜手术

（69~70 题共用题干）

女，34 岁。因进食油腻食物后出现剑突下疼痛 3 小时入院，患者既往有慢性胃炎病史。

69. 第 1 问：可提示患者为急性胆囊炎的体征为
A. 右上腹压痛
B. 右上腹反跳痛
C. 右上腹肌紧张
D. 麦氏点压痛
E. 墨菲征阳性

70. 第 2 问：目前该对患者最重要的护理措施是
A. 饮食护理
B. 解痉、抗感染治疗
C. 手术治疗
D. 心理护理
E. 中药治疗

（71~73 题共用题干）

男，45 岁。剧烈上腹部正中偏左疼痛 4 小时，向左腰背部放射，伴恶心、呕吐，吐后疼痛无缓解。查体：体温 39.5℃，心率 123 次 / 分，血压 82/53mmHg。追问病史，8 小时前曾暴饮暴食，并大量饮酒。

71. 第 1 问：最可能的诊断是
A. 急性出血坏死性胰腺炎
B. 急性胃溃疡穿孔
C. 急性胆囊炎
D. 急性阑尾炎
E. 急性梗阻性化脓性胆管炎

72. 第 2 问：最有诊断价值的实验室检查为
A. 血常规，白细胞计数
B. 尿淀粉酶测定
C. 血淀粉酶测定
D. 血钙、血镁测定
E. 血糖测定

73. 第 3 问：术后护理措施错误的是
A. 禁食，胃肠减压
B. 若发现患者烦躁不安、血压下降、尿少，提示休克发生，应立即通知医生
C. 保证≥ 3000ml/d 的液体摄入量
D. 协助患者变换体位，下肢伸直，缓解疼痛
E. 护士应分清每条引流管的名称，做标记，分别记录引流量

（74~75 题共用题干）

男，56 岁。30 年吸烟史。因黄疸进行性加重 3 个月入院，感上腹不适及隐痛，CT 检查示胰头占位性病变，诊断为胰头癌。

74. 第 1 问：该患者最早可能出现转移的部位是
A. 邻近区域淋巴结
B. 肝脏
C. 十二指肠
D. 腹膜
E. 脾

75. 第 2 问：该患者实验室检查中有特异性的指标是
A. CEA 阳性
B. AFP 阳性
C. CA19-9 阳性
D. 尿胆红素阳性
E. 糖耐量试验阳性

（76~78 题共用题干）

男，38 岁。胸腹部撞伤 1 小时。查体：呼吸困难，腹痛，血压 65/48mmHg，右肺呼吸音弱，右上腹压痛，腹肌紧张，反跳痛明显，移动性浊音阳性，肠鸣音弱。X 线检查可见右侧膈肌升高，活动受限，右 7~9 肋骨折。

76. 第 1 问：护理措施错误的是
A. 立即给予氧气吸入
B. 禁饮、禁食，静脉输液、输血
C. 血压平稳后采取半坐卧位
D. 遵医嘱应用抗生素
E. 肌内注射哌替啶，解除患者疼痛

77. 第 2 问：若患者处于休克状态，监测指标一般不包括
A. 血压
B. 体温
C. 脉搏
D. 尿量
E. 意识

78. 第 3 问：正确的处理措施是

A. 胸外科先行处理，待明确腹部损伤后再行腹部手术
B. 明确腹部损伤原因后再行腹部手术
C. 非手术治疗
D. 立即开腹探查
E. 在抗休克同时行开腹探查

（79~80 题共用题干）

男，60 岁。全麻下左肺癌根治术后 6 小时，心率 110 次/分，血压 145/85mmHg，$SpO_2$90%，呼吸 32 次/分，主诉切口疼痛、呼吸困难。胸膜腔引流血性液体 100ml，听诊左肺呼吸音消失，叩诊左胸呈鼓音。

79. 第 1 问：最有可能的情况是
A. 出血
B. 呼吸肌麻痹
C. 气胸
D. 尿潴留
E. 肺不张

80. 第 2 问：应立即采取的措施是
A. 静脉使用止血药
B. 鼓励深呼吸、咳嗽咳痰
C. 给予心理护理，缓解焦虑
D. 立即放置胸膜腔闭式引流
E. 肌内注射地西泮镇静

（81~82 题共用题干）

男，58 岁。食管癌术后感胸闷、气急、心悸，胸膜腔闭式引流出淡黄色液 300ml，诊断为乳糜胸。

81. 第 1 问：该并发症可能发生于术后
A. 2~10 天
B. 10~15 天
C. 15~18 天
D. 18~22 天
E. 22~25 天

82. 第 2 问：该患者的治疗措施中不当的是
A. 胸膜腔闭式引流
B. 持续负压吸引
C. 行胸导管结扎术
D. 积极肠内营养支持
E. 抗感染治疗

（83~84 题共用题干）

男，72 岁。排尿困难 8 年，3 小时前突然出现尿潴留。

83. 第 1 问：该患者首先考虑的疾病是
A. 膀胱结石
B. 尿道结石
C. 尿道狭窄
D. 良性前列腺增生
E. 前列腺癌

84. 第 2 问：该患者择期手术后护士对其行健康教育，不包括
A. 多食易消化、粗纤维的食物
B. 术后早期避免剧烈活动
C. 不强调多饮水
D. 复查尿流率和残余尿量
E. 若尿失禁，应锻炼肛提肌

（85~88 题共用题干）

男，68 岁。右半结肠癌（肿块型），拟在硬膜外麻醉下行右半结肠切除术。

85. 第 1 问：该患者术后全麻未清醒，宜采取的卧位是
A. 平卧位
B. 去枕平卧位
C. 半坐卧位
D. 头高肢低位
E. 俯卧位

86. 第 2 问：术后早期常见的胃肠道反应是
A. 便秘
B. 便血
C. 腹泻
D. 腹胀
E. 急性胃扩张

87. 第 3 问：术前呼吸道的准备不包括
A. 预防性应用抗生素
B. 戒烟
C. 咳嗽排痰训练
D. 雾化吸入
E. 深呼吸训练

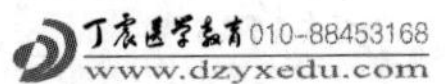

88. 第4问：患者术后整个肠道恢复蠕动需要的时间一般是
A. 1天
B. 2~3天
C. 4天
D. 5天
E. ＞6天

（89~91题共用题干）

女，23岁。转移性右下腹痛1天，高热，体温39℃。诊断为急性化脓性阑尾炎。

89. 第1问：关于手术患者术前呼吸道的准备，不正确的是
A. 术前2周戒烟
B. 指导患者行深呼吸训练
C. 指导患者行有效咳嗽训练
D. 腹部手术者行胸式呼吸训练
E. 术前3天常规预防性应用抗生素

90. 第2问：手术人员穿好无菌手术衣，戴好无菌手套后，双手应放在
A. 高举过头
B. 交叉腋下
C. 胸前
D. 腰部
E. 身体两侧

91. 第3问：术后切口裂开的处理方法不包括
A. 安慰患者
B. 立即将内脏还纳
C. 无菌生理盐水纱布覆盖
D. 用腹带包扎
E. 送手术室缝合

（92~94题共用题干）

女，23岁。被电动车撞伤腹部后入院。查体：血压112/72mmHg，呼吸17次/分。

92. 第1问：关于腹部损伤患者的叙述正确的是
A. 内脏脱出需要强行回纳
B. 腹部损伤的疼痛多呈剧烈性、持续性
C. 腹腔穿刺抽出不凝血，提示实质性脏器损伤或大血管破裂
D. 腹膜刺激征是腹部损伤最常见的临床表现
E. 肠道的活动部分比固定部分更容易受损

93. 第2问：为排除腹腔内出血，首要的检查是
A. B超检查
B. CT检查
C. MRI检查
D. 腹腔穿刺
E. 腹部X线检查

94. 第3问：若患者出现右上腹痛，伴血性呕吐物，X线检查腹膜后有气体，应考虑
A. 肝破裂
B. 胆囊破裂
C. 右肾破裂
D. 十二指肠破裂
E. 腹膜后血管破裂

（95~98题共用题干）

男，38岁。右侧头部着地摔伤，曾出现意识丧失。无头痛、呕吐。查体：血压120/70mmHg，心率80次/分，呼吸20次/分。神志清醒，对答切题。右耳有血性液体流出。

95. 第1问：根据患者目前情况，首先考虑为
A. 颅盖骨折
B. 颅前窝骨折
C. 颅中窝骨折
D. 颅后窝骨折
E. 脑挫裂伤

96. 第2问：目前该患者适宜的体位是
A. 头低位
B. 平卧位
C. 仰卧位
D. 右侧卧位
E. 左侧卧位

97. 第3问：目前护理措施中不正确的是
A. 抬高床头15°~30°
B. 严禁经鼻腔留置胃管

C. 右外耳道口放置干棉球，记录 24 小时浸湿的棉球数量

D. 定期用生理盐水冲洗右侧外耳道

E. 遵医嘱应用抗生素和破伤风抗毒素

98. 第4问：3 小时后该患者头痛、呕吐加重，继而昏迷，右侧瞳孔散大，对光反射差，左侧肢体瘫痪，巴宾斯基征阳性。首先考虑并发了

A. 硬膜外血肿和脑疝

B. 硬膜下血肿和脑疝

C. 脑血肿和脑疝

D. 脑挫裂伤和颅内压增高

E. 脑干损伤和颅内压增高

（99~100 题共用题干）

男，28 岁。因尿急、尿痛、终末血尿就诊。多次尿细菌培养阴性。应用多种抗生素治疗无效。泌尿系统 B 超检查未见明显异常。

99. 第 1 问：最可能的诊断是

A. 肾结石

B. 肾癌

C. 肾积水

D. 肾小球肾炎

E. 肾结核

100. 第 2 问：关于该患者的术后用药指导，<u>不正确</u>的是

A. 术后继续服用抗结核药 1 个月

B. 不可随意减药、减量

C. 定期复查肾功能，测听力和视力

D. 出现恶心、呕吐、听力下降者随时就诊

E. 勿用或慎用对肾功能有害的药物

模拟试卷六

基础知识

一、单选题（每题 1 个得分点）：以下每道试题有 5 个备选答案，请从中选择 1 个最佳答案。提示：本部分在答题过程中可以回退（对已作答试题可以返回检查或修改答案）。

1. 正常月经周期，若卵子未受精，黄体开始萎缩的时间在排卵后
   A．5~6 天
   B．7~8 天
   C．9~10 天
   D．11~12 天
   E．13~14 天

2. 胸围、头围的生长指标错误的有
   A．头围测量在 2 岁前最有价值
   B．出生时胸围比头围小 1~2cm
   C．1 岁时头围、胸围相等
   D．1 岁至青春前期两者差数（cm）约等于小儿岁数
   E．头围可反映颅骨发育，胸围可反映肺发育

3. 符合营养不良的检查结果是
   A．血白蛋白 35g/L
   B．血转铁蛋白 2.0g/L
   C．血清总蛋白 70g/L
   D．24 小时氮平衡测试持续负平衡
   E．迟发性皮肤超敏试验（+++）

4. 急性重度一氧化碳中毒患者血液 COHb 的浓度可高于
   A．10%
   B．20%
   C．30%
   D．40%
   E．50%

5. 正常胎儿妊娠 32 周时身长约为
   A．30cm
   B．35cm
   C．40cm
   D．45cm
   E．50cm

6. 婴儿期生理性流涎的月龄是
   A．1~2 个月
   B．3~4 个月
   C．5~6 个月
   D．7~8 个月
   E．9~10 个月

7. 易感儿童接触水痘患儿后的发病率是
   A．10%
   B．30%
   C．50%
   D．70%
   E．90%

8. 分娩过程中，宫腔内压力在第二产程期间最高可达
   A．6~12mmHg
   B．25~30mmHg
   C．40~60mmHg
   D．80~100mmHg
   E．100~150mmHg

9. 正常成人若要将体内固体代谢产物排出体外，每天至少需要排尿
   A．100~200ml
   B．300~400ml
   C．500~600ml
   D．800~900ml
   E．1000~1500ml

10. 我国首创的检查食管癌的方法是
A. 食管X线钡剂检查
B. 食管拉网脱落细胞学检查
C. 食管镜检查
D. CT检查
E. B超检查

11. 休克期微循环变化的中期改变是
A. 收缩期
B. 扩张期
C. 衰竭期
D. DIC期
E. 痉挛期

12. 高钾血症时，早期心电图改变是
A. ST段低平
B. 出现u波
C. T波倒置
D. QT间期缩短
E. T波高尖，PR间期延长

13. 对诊断肠结核最有价值的是
A. 血沉增快
B. 结核菌素试验
C. X线钡剂检查
D. X线钡剂灌肠
E. 结肠镜活组织检查

14. 尿瘘常见的病因不包括
A. 剖宫产手术损伤
B. 放疗
C. 长期安放子宫托
D. 膀胱结核
E. 阑尾炎手术损伤

15. 护士为肝炎、肝硬化患者行健康宣教时，关于诱发肝性脑病最主要的因素，正确的是
A. 进食富含维生素C的新鲜水果
B. 限制蛋白质摄入
C. 上消化道出血
D. 保持排便通畅
E. 饮食细软

16. 神经根型颈椎病选用的检查方法是
A. 臂丛牵拉试验
B. 托马斯征
C. 束臂试验
D. 闭孔内肌试验
E. 直腿抬高试验

17. 男，25岁。体温39.5~39.9℃持续1周，脉搏102次/分，呼吸28次/分，怀疑为脓毒症，血培养的目的是
A. 测定血清酶
B. 查找致病菌
C. 做药物敏感试验
D. 测定特异性抗体
E. 测定肝肾功能

18. 关于肠外营养的描述，正确的是
A. 肠外营养时，应首选中心静脉营养
B. 禁止用输注营养液的中心静脉导管给药、输血和取血
C. 怀疑导管脓毒症时，立即应用大剂量抗生素
D. 肠外营养时，监测尿糖，以阴性为最佳
E. 无3L袋时，可将葡萄糖、氨基酸和脂肪乳剂依次单独输入

19. 肘关节脱位的表现不包括
A. 肘关节疼痛、肿胀、功能障碍
B. “餐叉样”畸形
C. 肘关节呈半屈曲位
D. 尺骨鹰嘴明显向后凸
E. 肘后三角失去正常关系

20. 与吸烟关系最密切的原发性支气管肺癌组织学类型是
A. 腺癌
B. 鳞癌
C. 小细胞癌
D. 大细胞癌
E. 上皮细胞癌

21. 甲状腺功能亢进症、高热、心动过速患者术前使用的药物不包括
A. 苯巴比妥钠
B. 吗啡
C. 阿托品

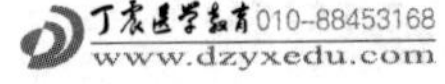

D. 地西泮
E. 哌替啶

22. 新生儿硬肿病产生的主要原因不包括
A. 寒冷
B. 早产
C. 感染
D. 低体重
E. 局部皮肤受压

23. 有关血胸的病理描述错误的是
A. 肺组织破裂出血多可自行停止
B. 因肋骨断端活动刺破肋间血管，发生延迟出现的血胸
C. 出血量多时纵隔移向患侧
D. 短期大量出血，超过胸膜去纤维化作用，积血凝固，形成凝固性血胸
E. 血块机化后形成纤维板，限制肺与胸廓活动，损害呼吸功能

24. 心脏病患者，听诊其心尖区有（3~4）/6 级全收缩期杂音，向左腋下传导，首先考虑的是
A. 主动脉瓣关闭不全
B. 室间隔缺损
C. 二尖瓣关闭不全
D. 二尖瓣狭窄
E. 主动脉瓣狭窄

25. 消化性溃疡形成最直接的原因是
A. 吸烟
B. 胃酸过多
C. 胃蛋白酶过少
D. 非甾体抗炎药
E. 幽门螺杆菌

26. 原发性肝癌最主要的转移部位是
A. 左锁骨上淋巴结
B. 腹腔内种植
C. 肝内
D. 肺
E. 骨

27. 骨与关节结核的致病菌，多数来自
A. 胃肠道结核
B. 淋巴系统结核
C. 肾结核
D. 肺结核
E. 循环系统结核

28. 小儿原发型肺结核的原发病灶常位于
A. 肺尖部，以右侧多见
B. 两肺底部
C. 肺上叶底部和下叶上部
D. 肺门处
E. 右肺上叶尖部

29. 关于急性上呼吸道感染的描述，错误的是
A. 成人普通感冒多由细菌感染引起
B. 普通感冒主要表现为咽干、喉痒、打喷嚏、流鼻涕、鼻塞，一般肺部无干、湿啰音
C. 急性细菌性扁桃体炎患者可有高热、咽部明显充血，扁桃体肿大、充血、表面常有黄色点状渗出物
D. 感冒患者如出现耳痛、耳鸣、听力减退、外耳道流脓等常提示并发中耳炎
E. 受凉、过度疲劳是急性上呼吸道感染的诱因

30. 某血尿患者，行尿三杯试验后第一杯为血尿，提示出血部位为
A. 肾脏
B. 前列腺
C. 膀胱颈部
D. 后尿道
E. 前尿道

31. 免疫抑制药常见的不良反应不包括
A. 机会感染
B. 肝炎复发
C. 新生肿瘤
D. 呼吸抑制
E. 骨髓抑制

32. 吉兰 - 巴雷综合征发病 2~3 周时，可证明髓鞘受损的检查是
A. 脑电图
B. 头颅 CT
C. 心电图
D. 肌电图
E. 脑脊液检查

33. 急性心肌梗死患者最有诊断意义的心肌酶是
A. 肌酸激酶同工酶
B. 肌酸磷酸激酶
C. 乳酸脱氢酶
D. 肌钙蛋白 I
E. 天冬氨酸氨基转移酶

34. 医院为提高医疗护理服务质量，开展医院质量安全和风险防范的教育活动，不符合此项活动目的的是
A. 教育员工加强工作责任心
B. 学习不良事件报告制度和流程
C. 通过各种方式加强与患者的有效沟通
D. 积极化解工作中出现的医患矛盾
E. 为医务人员投保医疗保险

35. 脊髓损伤最轻的类型是
A. 脊髓挫伤
B. 脊髓震荡
C. 脊髓受压
D. 脊髓断裂
E. 马尾神经损伤

36. 继发性化脓性腹膜炎最多见的致病菌是
A. 大肠埃希菌
B. 厌氧拟杆菌
C. 链球菌
D. 金黄色葡萄球菌
E. 变形杆菌

37. 严密隔离的要求不包括
A. 同种病原体患者可同住一室
B. 禁止随意开放病室门窗
C. 患者不得离开病室
D. 禁止探视和陪住
E. 每天消毒病室

38. 女，38 岁。近 2 天无明显诱因出现高热，查体除显著贫血貌外，无特殊阳性体征。实验室检查：血象全血细胞减少，网织红细胞明显减少；骨髓象提示骨髓增生低下。该患者最可能的诊断是
A. 白血病
B. 缺铁性贫血
C. 再生障碍性贫血
D. 巨幼细胞贫血
E. 脾功能亢进

39. 细菌性肝脓肿致病菌侵入的主要途径是
A. 肝动脉
B. 胆道、门静脉
C. 肠系膜上静脉
D. 开放性肝损伤
E. 肝静脉

40. 关于重症胰腺炎的病因，正确的是
A. 以细菌感染为主，与胆道疾病无关
B. 某些感染性疾病也可诱发
C. 一般不会由药物诱发
D. 可能与低脂血症有关
E. 可能与低钙血症有关

41. 拾物试验阳性见于
A. 颈椎结核
B. 胸椎结核
C. 腰椎结核
D. 髋关节结核
E. 膝关节结核

42. 导致股骨颈骨折的原因主要是
A. 直接暴力
B. 间接暴力
C. 肌肉牵拉
D. 累积应力
E. 骨质疏松

43. 正常成人血细胞主要来自
A. 骨髓
B. 脾脏
C. 肝脏
D. 淋巴结
E. 胸腺

44. 根据化学结构，属于酯类局部麻醉药的是
A. 利多卡因
B. 布比卡因
C. 依替卡因
D. 罗哌卡因
E. 普鲁卡因

45. 原发免疫性血小板减少症的主要病因是
A. 骨髓造血小板功能下降
B. 骨髓造血小板原料缺乏
C. 免疫反应造成骨髓抑制
D. 免疫反应致血小板破坏
E. 出血造成血小板大量丢失

46. 新生儿颅内出血的病因不包括
A. 孕母患有心力衰竭
B. 产程延长
C. 高位产钳助产
D. 母亲妊娠前 3 个月患有风疹
E. 出生后快速滴注高渗溶液

47. 系统性红斑狼疮标准筛选试验是
A. 抗核抗体检查
B. 抗双链 DNA 检查
C. 抗 Sm 抗体检查
D. 内因子抗体检查
E. 抗磷脂抗体检查

48. 妊娠期高血压疾病的高危因素不包括
A. 子宫张力过高
B. 羊水过少、胎儿窘迫
C. 寒冷季节、气温变化大
D. 年轻初产妇或高龄初产妇
E. 有高血压、糖尿病史

49. 通过碱化尿液可以预防的结石是
A. 草酸钙、磷酸钙
B. 草酸钙、尿酸
C. 磷酸镁铵、尿酸
D. 尿酸、胱氨酸
E. 草酸钙、胱氨酸

50. 对可疑糖尿病患者最有诊断价值的检查是
A. 口服葡萄糖耐量试验
B. 尿糖定性试验
C. 胰岛素抗体测定
D. 尿糖定量试验
E. 空腹血糖测定

51. 最易引起胸腺肥大的自身免疫性疾病是
A. 系统性红斑狼疮
B. 类风湿关节炎
C. 重症肌无力
D. 帕金森病
E. 癫痫

52. 哮喘发作的本质是
A. 基因遗传
B. 环境因素影响
C. 气道慢性炎症
D. 气道高反应性
E. 神经递质平衡失调

53. 慢性原发免疫性血小板减少症最常见于
A. 婴幼儿
B. 青少年
C. 青年女性
D. 青年男性
E. 中年人

54. 颅底骨折属于
A. 闭合性骨折
B. 开放性骨折
C. 不稳定性骨折
D. 青枝骨折
E. 凹陷性骨折

55. 用 B 超能看见胎心搏动的最早时期是
A. 妊娠 24 周
B. 妊娠 20 周
C. 妊娠 8 周
D. 妊娠 12 周
E. 妊娠 28 周

56. 吉兰 - 巴雷综合征的常见病原菌是
A. 金黄色葡萄球菌
B. 空肠弯曲菌
C. 铜绿假单胞菌
D. 溶血性链球菌
E. 大肠埃希菌

57. 女性性功能成熟的标志是
A. 月经初潮
B. 规律月经
C. 子宫增大

D. 乳房丰满
E. 阴毛出现

58. 男，40 岁。左下肢静脉扩张、纡曲 14 年逐渐加重，左小腿大隐静脉重度曲张，胫前凹陷性水肿，此时关键的检查是
A. 大隐静脉功能检查
B. 浅静脉瓣膜功能检查
C. 深浅静脉交通支瓣膜功能检查
D. 深静脉通畅和瓣膜检查
E. 静脉曲张并发症检查

59. 女性内生殖器不包括
A. 阴道
B. 阴蒂
C. 子宫
D. 输卵管
E. 卵巢

60. 血钠正常见于
A. 高渗性脱水
B. 低渗性脱水
C. 等渗性脱水
D. 水中毒
E. 慢性脱水

61. 临床上鉴别颈部肿物是否与甲状腺有关的特有体征是
A. 肿物质地较硬
B. 有压痛感
C. 有压迫感
D. 随吞咽移动
E. 肿块突出

62. 腹部四步触诊检查不包括
A. 子宫大小
B. 胎儿大小
C. 胎方位
D. 胎先露
E. 胎先露是否衔接

63. 男，68 岁。糖尿病。服二甲双胍治疗，血糖控制在 8~10mmol/L，血压 160/95mmHg。近 3 天受凉后出现咳嗽、咳痰。昨天神志不清，血压 90/60mmHg，血糖 28.9mmol/L，血钠 140mmol/L，尿酮（＋＋），诊断为
A. 乳酸性酸中毒
B. 高渗高血糖综合征
C. 低血糖昏迷
D. 糖尿病酮症酸中毒
E. 脑血管意外

64. 胃十二指肠溃疡穿孔后早期休克的原因是
A. 强烈的化学刺激
B. 腹膜炎
C. 中毒
D. 体液丢失
E. 失血

65. 心脏病患者可以妊娠的情况是
A. 心功能Ⅰ～Ⅱ级
B. 心力衰竭病史
C. 肺动脉高压病史
D. 围生期心肌病遗留心脏扩大
E. 风湿热活动期

66. 机体提供热量最主要的营养素是
A. 脂肪
B. 碳水化合物
C. 蛋白质
D. 维生素
E. 无机盐

67. 易患急性坏死性小肠结肠炎的小儿是
A. 少进食甘薯的小儿
B. 喜进食肉类的小儿
C. 长期营养不良的患儿
D. 维生素 D 缺乏性佝偻病患儿
E. 肺炎患儿

68. 小儿出生时存在，以后逐渐消失的反射是
A. 角膜反射
B. 提睾反射
C. 膝腱反射
D. 握持反射
E. 腹壁反射

69. 开放性气胸产生纵隔扑动的主要原因是
A. 伤侧肺萎陷
B. 健侧肺复张不全
C. 纵隔移向健侧
D. 吸气与呼气时两侧胸膜腔内的压力改变
E. 伤侧胸膜腔内压力超过大气压

70. 小儿最容易发生意外事故的时期为
A. 新生儿期
B. 婴儿期
C. 幼儿期
D. 学龄前期
E. 学龄期

71. 女，40 岁。室间隔缺损 30 年。3 个月前拔牙后持续发热至今。查体：体温 37.9℃，睑结膜苍白，有瘀点，胸骨左缘第 3 肋间可闻及全收缩期杂音，脾肋下可触及。最有助于确诊的检查是
A. 尿蛋白
B. 血清铁
C. 血培养
D. 血常规
E. 腹部 B 超

72. 小儿急性肾小球肾炎发生心力衰竭的主要原因是
A. 心肌炎
B. 血压升高
C. 贫血缺氧
D. 血容量增加
E. 心肌间质水肿

73. 下肢深静脉血栓形成的病因除外
A. 静脉血流缓慢
B. 门静脉高压
C. 静脉内膜损伤
D. 血液高凝状态
E. 因烧伤、创伤和手术后引起的血液高凝状态

74. Ⅱ型呼吸衰竭最常见的诱因是
A. 过度劳累
B. 精神紧张
C. 呼吸道感染
D. 营养不良
E. 消化道出血

75. 关于儿茶酚胺症描述正确的是
A. 以 10~20 岁多见
B. 女性多于男性
C. 以高血压、高代谢、高血糖为主要表现
D. 由肾上腺皮质增生所致
E. 由醛固酮分泌过多所致

76. 外阴阴道假丝酵母菌病的诱发因素不包括
A. 妊娠
B. 大量雌激素治疗
C. 糖尿病
D. 长期服用抗生素
E. 长期服用维生素 C

77. 引起膀胱癌的主要因素是
A. 吸烟
B. 食用蔗糖
C. 长期应用抗生素
D. 长期尿失禁
E. 急性膀胱炎

78. 引起手部急性化脓性感染的主要致病菌是
A. 金黄色葡萄球菌
B. 表皮葡萄球菌
C. 大肠埃希菌
D. 真菌
E. 溶血性链球菌

79. 直肠癌最主要的诊断方法是
A. 直肠指诊
B. X 线钡剂灌肠检查
C. 大便常规检查
D. 直肠镜检查
E. 活组织病理学检查

80. 女，65 岁。患肝硬化 3 年，近来发现牙龈出血，皮肤有许多出血点，且有尿频、尿急、腰痛。经检查后诊断为肝硬化、脾功能亢进、全血细胞减少，伴尿路感染。尿路感染是由于
A. 血红蛋白减少
B. 血小板减少
C. 嗜酸性粒细胞减少
D. 中性粒细胞减少
E. 嗜碱性粒细胞减少

81. 抗癫痫药物的使用原则中错误的是
A. 严格按照癫痫发作类型选药
B. 多以单一药物治疗
C. 应掌握药物的剂量
D. 注意用药的个体差异
E. 发作控制后即停药

82. 妊娠滋养细胞疾病共同的病理变化特点是
A. 侵蚀子宫肌层
B. 以血行转移为主
C. 病变局限在宫腔内
D. 滋养细胞呈不同程度的增生
E. 保持完整的绒毛结构

83. 目前我国产妇最常见的死亡原因是
A. 产褥感染
B. 产后出血
C. 羊水栓塞
D. 子宫破裂
E. 妊娠合并心脏病

84. 关于慢性阻塞性肺疾病患者的肺功能检查结果，正确的是
A. 残气量增加
B. 残气量减少
C. 潮气量增加
D. 最大通气量增加
E. 时间肺活量增加

二、共用备选答案单选题（每题 1 个得分点）：以下试题中，每连续的 2~6 个试题使用相同的 5 个备选答案，请从中为每道试题选择 1 个最佳答案。每个备选答案可被选择一次、多次或不被选择。提示：本部分在答题过程中可以回退（对已作答试题可以返回检查或修改答案）。进入此部分试题后，您不能返回前面部分查看试题或修改答案。您是否进入共用备选答案单选题部分?

（85~86 题共用备选答案）
A. 11.5cm
B. 11.0cm
C. 10.5cm
D. 10.0cm
E. 9.0cm
85. 第 1 问：中骨盆平面前后径平均长度为
86. 第 2 问：骨盆出口平面横径平均长度为

（87~90 题共用备选答案）
A. PR 间期＞ 0.20 秒，无 QRS 波群脱落
B. PR 间期＞ 0.20 秒，有 QRS 波群脱落
C. 连续 3 个或以上的室性期前收缩
D. 窦性心搏后紧接一个室性期前收缩
E. QRS-T 波消失，呈快慢不一、强弱不等振幅
87. 第 1 问：室性期前收缩二联律的心电图特点是
88. 第 2 问：室性心动过速的心电图特点是
89. 第 3 问：心室颤动的心电图特点是
90. 第 4 问：一度房室传导阻滞的心电图特点是

（91~92 题共用备选答案）
A. 内生肌酐清除率测定
B. 血尿素氨测定
C. 血肌酐测定
D. 尿量及其比重测定
E. 血清补体成分测定
91. 第 1 问：用于判断肾小管功能的检查是
92. 第 2 问：最常用并且可以早期反映肾小球滤过率功能异常的检查是

（93~94 题共用备选答案）
A. 蛇咬伤
B. 心力衰竭
C. 大面积烧伤
D. 双侧输尿管结石
E. 低血容量性休克
93. 第 1 问：肾后性急性肾损伤最可能的原因是
94. 第 2 问：肾性急性肾损伤最可能的原因是

（95~96 题共用备选答案）
A. 骑跨伤
B. 枪弹锐器伤
C. 骨盆骨折
D. 腰部撞击伤
E. 盆腔手术或腹膜后手术
95. 第 1 问：尿道膜部撕裂多见于
96. 第 2 问：肾外伤多见于

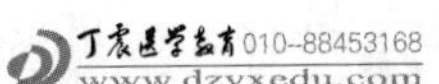

（97~98 题共用备选答案）

A．左心房扩张
B．右心房扩张
C．左心室扩张
D．右心室扩张
E．全心室肥厚

97．第 1 问：二尖瓣狭窄引起

98．第 2 问：主动脉瓣关闭不全引起

（99~100 题共用备选答案）

A．肺结核
B．慢性支气管炎
C．原发性支气管肺癌
D．支气管扩张症
E．肺炎支原体肺炎

99．第 1 问：常由于吸烟、感染等因素引起，表现为晨间咳嗽较重，痰液多为白色黏液痰，X 线检查可见肺纹理增多及紊乱。最可能的疾病是

100．第 2 问：由于吸烟、空气污染等因素引起，表现为阵发性刺激性呛咳，咳少量白色黏液痰，痰中带血，X 线检查：局限性小斑片状阴影。最可能的疾病是

相关专业知识

一、单选题（每题 1 个得分点）：以下每道试题有 5 个备选答案，请从中选择 1 个最佳答案。提示：本部分在答题过程中可以回退（对已作答试题可以返回检查或修改答案）。

1．“小儿百日咳”的咳声特点是
A．咳如犬吠
B．干咳无力
C．咳声重着
D．咳声不扬
E．顿咳呛吐

2．按照管理者控制和改进工作的不同方式，控制可分为
A．质量控制和资金控制
B．间接控制和直接控制
C．日常控制和定期控制
D．专项控制和全面控制
E．技术控制和人员控制

3．人本原理管理思想的根本是
A．提高组织管理效益
B．调动员工的积极性
C．建立公平的分配制度
D．重视员工的发展需要
E．营造良好的工作氛围

4．护理人才群体结构不包括
A．专业结构
B．能级结构
C．年龄结构
D．智能结构
E．知识结构

5．健康教育要提供人们行为改变所必需的
A．医疗技术
B．诊断技术
C．生化检测技术
D．知识、技术与服务
E．救护技术

6．不寐肝火扰心证的临床特征是
A．不寐多梦，急躁易怒
B．心烦不寐，胸闷脘痞
C．失眠多梦，五心烦热
D．多梦易醒，肢倦神疲
E．虚烦不眠，胆怯易惊

7．对组织内部具体工作问题，在较小范围内和较短时间内实施的计划称为
A．指令性计划
B．指导性计划
C．战略性计划

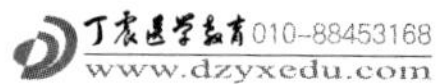

D. 战术性计划

E. 基础性计划

8. 关于耐甲氧西林金黄色葡萄球菌的描述，错误的是

A. 首选青霉素治疗

B. 对全身各系统均可引起感染

C. 耐多种抗菌药物

D. 有活动性金黄色葡萄球菌感染的患者是主要感染源

E. 医务人员中可有慢性携带者

9. 医院感染罹患率是

A. 暴露组与非暴露组医院感染概率之比

B. 特定部位感染危险人群中新发生该部位医院感染的频率

C. 在一定时间和一定人群中新发生的医院感染的频率

D. 用于统计处于危险人群中新发生医院感染的频率

E. 一定时间内在一定危险人群中实际感染例数所占百分比

10. 灭菌是指

A. 杀灭或清除外环境中传播媒介物上的病原微生物及有害微生物

B. 杀灭外环境的传播媒介上的所有活的微生物

C. 用物理或化学方法杀灭除芽孢外的病原微生物及其他微生物

D. 用物理方法清除污染物表面的有机物和污迹尘埃

E. 用物理方法清除或杀灭全部活的微生物

11. 关于预防针刺伤发生的描述，错误的是

A. 不再回套针头帽，就可以完全防止针刺伤的发生

B. 手术中用托盘传递锐器是防止手术室刺伤的安全措施

C. 用后的锐器放入防穿透的容器内

D. 用后的针头直接放入防穿透的容器内

E. 在工作人员中加强防止针刺伤的教育和培训

12. 原位菌群三度失调的表现为

A. 慢性腹泻

B. 肠功能紊乱

C. 口腔炎

D. 阴道炎

E. 假膜性肠炎

13. 医院一般环境的处理原则是

A. 以清洁为主

B. 以化学消毒为主

C. 以灭菌为主

D. 以清除医疗垃圾为主

E. 以清除传染源为主

14. 按照格林模式，“价值观”属于影响健康教育诊断的

A. 倾向因素

B. 促成因素

C. 强化因素

D. 遗传因素

E. 学习因素

15. 为了防止交叉感染，必须做到

A. 无菌物品应放在清洁、干燥的地方

B. 治疗室紫外线消毒 1 次 / 天

C. 取无菌物品，用无菌持物钳

D. 一份无菌物品只供一位患者使用

E. 无菌物品和有菌物品分开放置

16. 预防无菌手术切口感染的措施，错误的是

A. 缩短住院时间

B. 敷料被液体渗透后及时更换

C. 尽量采用封闭式重力引流

D. 严格无菌操作

E. 保持室内空气清洁

17. 男，70 岁。因脑卒中入住重症监护室（ICU），为做好 ICU 医院感染的预防工作，工作人员应遵循的原则不包括

A. 提高患者抵抗力

B. 选用广谱抗生素

C. 采用保护性医疗措施

D. 选择非介入性监护方法

E. 减少介入性血流动力学监护的使用频率

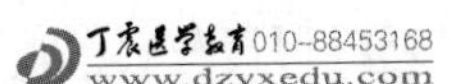

18. 属于高可变性行为的是
A. 植根于文化传统的行为
B. 尚无成功改变实例的行为
C. 与传统生活方式关系密切的行为
D. 形成时间已久的行为
E. 正处在发展时期的行为

19. 目标管理的第一步是
A. 找出管理中的问题
B. 建立信息反馈制度
C. 制定组织整体目标
D. 协议授权
E. 咨询指导

20. 护士长为今天当班的护士小白、小兰、小于和小柯安排工作，小白是处理医嘱的主班护士，小兰是治疗护士，小于是药疗护士，小柯是生活护理护士。每隔一段时间护士长安排她们调换岗位。这种临床护理组织方式是
A. 个案护理
B. 功能制护理
C. 责任制护理
D. 小组护理
E. 临床路径

21. 男，28岁。因食用苍蝇叮咬过的食物，1周后出现全身不适，体温39.0~40.0℃，呈稽留热，脉搏60~70次/分，表情淡漠。病程第2周出现玫瑰疹。对患者采取的隔离种类是
A. 严密隔离
B. 接触隔离
C. 昆虫隔离
D. 消化道隔离
E. 保护性隔离

22. 病毒性肝炎患者入院行卫生处置时，衣服的最佳处理方法是
A. 包好存放在住院处
B. 交家属带回家
C. 消毒后交患者保管
D. 消毒后存放在住院处
E. 暴晒后存放病室

23. 全面质量管理的重要组成部分是
A. 强烈地关注顾客
B. 精确地度量
C. 持续质量改进
D. 向员工授权
E. 组织成员的质量培训

24. 个体的行为取向一般是以
A. 知识为基础
B. 技能为基础
C. 信心为基础
D. 态度为基础
E. 价值观为基础

25. 通过倡导健康生活方式来预防疾病属于
A. 一级预防
B. 二级预防
C. 三级预防
D. 四级预防
E. 五级预防

26. 人类不断接受新的经验，并改变自己的行为方式，以适应客观环境的变化。此种适应形式为
A. 自我控制
B. 调适
C. 应对
D. 顺应
E. 应激

27. 应采用连续给药方案，以避免毒性反应的抗生素是
A. 红霉素
B. 青霉素G
C. 氨苄西林
D. 双氯西林
E. 头孢菌素类

28. 健康教育的学习目标是
A. 认知目标
B. 入院教育目标
C. 住院教育目标
D. 手术教育目标
E. 出院前教育目标

29. 危害健康行为的特点是
A．规律性
B．和谐性
C．一致性
D．适宜性
E．稳定性

30. 关于组织文化的描述，错误的是
A．是组织在长期发展过程中形成的
B．组织文化的核心是价值观
C．是一种隐藏的价值因素和精神源泉
D．是价值观、群体意识、道德规范、行为准则、特色、管理风格以及传统习惯的总和
E．是组织经营活动和文化活动的总和

31. 授权的原则中最根本的准则是
A．权责对等
B．监督控制
C．合理合法
D．视能授权
E．奖惩分明

32. 非语言传播技巧不包括
A．手势
B．触摸
C．同类语言
D．时空语
E．提问

33. 在时间消耗相等的情况下，为提高时间利用率和有效性而进行的一系列活动是指
A．决策
B．目标管理
C．计划
D．时间管理
E．评估

34. 影响行为因素中，属于环境因素的是
A．遗传因素
B．人生观
C．世界观
D．社会位置
E．经济基础

35. “原正常菌群大部分被抑制，只有少数菌种占决定性优势”，这种菌群失调属于
A．原位菌群失调
B．一度失调
C．二度失调
D．三度失调
E．四度失调

36. 无明确潜伏期的感染，确定为医院感染的时间要求是
A．入院 12 小时后发生的感染
B．入院 24 小时后发生的感染
C．入院 48 小时后发生的感染
D．入院 72 小时后发生的感染
E．入院 1 周后发生的感染

37. 人体胸中“气海”积聚的是
A．元气
B．中气
C．宗气
D．营气
E．卫气

38. 目标管理的特点不包括
A．以自我管理为中心
B．强调自我评价
C．重视成果
D．强调领导的权威性
E．员工参与管理

39. 易使回答者感到困惑，应尽量避免使用的提问形式是
A．封闭式提问
B．开放式提问
C．探索式提问
D．偏向式提问
E．复合式提问

40. 属动脉血气分析禁忌证的是
A．慢性阻塞性肺气肿
B．严重出血倾向
C．呼吸衰竭
D．呼吸窘迫综合征
E．急性肺损伤

41. 属情志抑郁最主要因素的是
A. 心神不足
B. 髓海空虚
C. 肝失疏泄
D. 肝升太过
E. 神不守舍

42. 传染病病区中属于半污染区的是
A. 治疗室、库房
B. 厕所、洗涤间
C. 配餐间、更衣室
D. 内走廊、病区检验室
E. 病室、浴室

43. 有效沟通的要求包括
A. 目的明确、沟通及时、信息明确
B. 信息完整、沟通及时、目的明确
C. 目的明确、沟通及时、信息灵活
D. 目的明确、信息完整、信息灵活
E. 沟通及时、信息准确、信息完整

44. 护士长根据患者数量、病情配备数量适当、优势互补的护理人员，体现了护理排班的
A. 以患者为中心原则
B. 公平公正原则
C. 合理结构原则
D. 满足需要原则
E. 经济效能原则

45. 质量观的发展阶段不包括
A. 符合性质量阶段
B. 适用性质量阶段
C. 有效性质量阶段
D. 满意性质量阶段
E. 卓越性质量阶段

46. 最易在新生儿室形成暴发流行的病原体是
A. 葡萄球菌
B. 肺炎链球菌
C. 脑膜炎球菌
D. 链球菌
E. 乙型肝炎病毒

47. 消渴病中，上消的突出症状是
A. 消谷善饥
B. 身体消瘦
C. 口渴多饮
D. 小便量多
E. 食少便溏

48. 正确选用抗生素治疗感染时应强调
A. 应尽早使用广谱抗生素
B. 病毒感染应预防性使用抗生素
C. 使用广谱抗生素不必考虑病原学
D. 抗生素可确保感染患者治疗效果
E. 应考虑病原体对抗生素的敏感性

49. 牙齿干燥如枯骨的病机是
A. 胃热炽盛
B. 肾阴枯竭
C. 燥邪犯肺
D. 肝肾阴虚
E. 阳明热极

50. 银耳百合粥适用于原发性血小板减少性紫癜患儿的证候是
A. 血热妄行证
B. 心脾两虚证
C. 阴虚火旺证
D. 气不摄血证
E. 脾肾阳虚证

51. 某乡政府为鼓励住院分娩，决定减少住院分娩妇女丈夫的义务工，这种干预手段属于
A. 行政干预
B. 法规干预
C. 信息干预
D. 教育干预
E. 技能干预

52. 对有机物污染严重的器具消毒应做到
A. 加大消毒剂的使用剂量
B. 减少消毒剂的使用剂量
C. 给予一般消毒的使用剂量
D. 加大消毒剂的使用剂量，延长消毒作用时间
E. 加大消毒剂的使用剂量，缩短作用时间

53. 与血液的生成和运行关系密切的两脏是
A. 心与肺
B. 心与脾
C. 心与肝
D. 肺与脾
E. 肺与肾

54. 健康教育评价过程中，目标人群因得知自己正在被观察而表现出行为异常从而影响了评价效果。此现象称为
A. 时间效应
B. 霍桑效应
C. 暗示效应
D. 回归效应
E. 偶然效应

55. 某护士护理一位肺结核患者，关于治疗后产生的废弃物和有机垃圾的处理方法，正确的是
A. 深埋 2m 以下
B. 置双层黑色密封塑料袋内
C. 用浓度为 4000mg/L 有效含氯消毒剂处理后丢弃
D. 环氧乙烷熏蒸后丢弃
E. 焚烧处理

56. 男，36 岁。建筑工人，左脚外伤后感染破伤风。关于伤口更换的敷料处理，正确的是
A. 压力蒸汽灭菌后再清洗
B. 送焚烧炉焚烧
C. 曝晒 6 小时后再清洗
D. 过氧乙酸浸泡后清洗
E. 丢入污物桶后再集中处理

57. 中医称为“伪胎”的是
A. 流产
B. 异位妊娠
C. 多胎
D. 葡萄胎
E. 胎盘早剥

58. 人际关系是指人与人通过交往而产生
A. 心理上的关系
B. 社会上的关系
C. 生理上的关系
D. 沟通上的关系
E. 角色上的关系

59. 关于内镜消毒灭菌的描述，正确的是
A. 肠镜每个月监测
B. 胃镜的菌落总数≤ 100CFU/ 件
C. 气管镜的菌落总数≤ 50CFU/ 件
D. 腹腔镜每个月监测
E. 关节镜的菌落总数≤ 30CFU/ 件

60. 通过阅读患者的病历、分析病史及其健康影响因素来评估患者健康需求的方法是
A. 直接评估法
B. 间接评估法
C. 病历评估法
D. 非语言评估法
E. 语言评估法

61. 某医院护理部要求各科室提交的工作计划需要根据医院的总体工作目标制定护理工作的总目标，内容清晰明确，高低适当。这体现的是护理管理组织设计原则中的
A. 管理层次的原则
B. 集权分权结合原则
C. 任务和目标一致的原则
D. 等级和统一指挥的原则
E. 专业化分工和协作原则

62. 预防血管相关性感染发生的措施，错误的是
A. 选用口径相宜、质地柔软而光洁的导管
B. 置入导管时严格执行无菌技术
C. 加强置管部位的护理及监测
D. 导管应尽量延长留置时间以减少置管次数
E. 一旦发现局部感染或全身感染征象应立即拔管

63. 流行性出血热的病原体是
A. 肠道病毒属
B. 汉坦病毒属
C. 副黏病毒属
D. 单纯疱疹病毒
E. 黄热病毒属

64. 健康教育程序的第一步是
A. 调查研究
B. 传播健康信息
C. 预防疾病
D. 促进健康
E. 提高生活质量

65. 根据格林模式，亲属的鼓励和支持将成为影响个体行为的
A. 遗传因素
B. 环境因素
C. 倾向因素
D. 促成因素
E. 强化因素

66. 感染的发生必须要具备的3个环节是
A. 感染源、人体及其所处的环境
B. 感染源、自然因素、社会因素
C. 感染源、传播途径、易感人群
D. 传染源、传播途径、自然因素
E. 病原体毒力、数量及适当的入侵门户

67. PDCA循环常用于护理质量管理，其中“C”代表的是
A. 计划
B. 实施
C. 检查
D. 处理
E. 评价

68. 健康促进的基本策略是
A. 调整、倡导、支持
B. 调整、支持、赋权
C. 倡导、赋权、协调
D. 倡导、支持、协调
E. 倡导、赋权、支持

69. 应用压力蒸汽灭菌的物品不包括
A. 金属器械
B. 腹腔镜
C. 敷料类
D. 玻璃类
E. 瓷类

70. 属于革兰阴性杆菌的是
A. 曲霉菌
B. 克雷伯菌
C. 金黄色葡萄球菌
D. 白假丝酵母菌
E. 病毒

71. 关于艾滋病的描述，错误的是
A. 艾滋病患者、HIV感染者是HIV的主要传染源
B. HIV急性期患者不具备传染性，无任何症状
C. 用于杀灭HBV的消毒剂完全可以杀灭HIV
D. 艾滋病防治工作的方针为预防为主，防治结合
E. 确诊HIV感染要通过HIV抗体确证试验的验证

72. 临床护理质量标准中规定无菌物品的合格率应为
A. 100%
B. 99%
C. 98%
D. 95%
E. 90%

73. 常用的手消毒剂不包括
A. 液体皂液
B. 含醇类复合制剂
C. 5000mg/L碘伏溶液
D. 75%乙醇溶液
E. 氧化电位水

74. 根据组织设计原则，从高层领导到基层领导适宜的管理层次是
A. 1~3层
B. 2~4层
C. 3~5层
D. 4~6层
E. 5~7层

75. 出现医院感染散发流行时，医院报告当地卫生行政部门的时间是
A. 2小时内
B. 12小时内
C. 24小时内
D. 36小时内
E. 48小时内

76. 压力蒸汽灭菌时物品包的体积要求不超过
A. 30m×30cm×40cm
B. 20cm×30cm×25cm
C. 30cm×30cm×25cm
D. 30cm×25cm×25cm
E. 30cm×30cm×20cm

77. 医院感染中与不恰当的医疗护理操作有关的百分比是
A. 10%~20%
B. 20%~30%
C. 30%~40%
D. 30%~50%
E. 40%~60%

78. 护理技术人员每年参加继续护理学教育的最低学分为
A. 18分
B. 22分
C. 25分
D. 28分
E. 30分

79. 消毒灭菌手术器械时首选
A. 等离子体灭菌
B. 压力蒸汽灭菌
C. 电离辐射灭菌
D. 2%戊二醛浸泡灭菌
E. 紫外线照射消毒

80. 使用戊二醛溶液灭菌的常用灭菌浓度和浸泡时间是
A. 1%，5小时
B. 2%，5小时
C. 1%，10小时
D. 2%，10小时
E. 0.5%，24小时

81. 2011年原卫生部发布的《中国护理事业发展规划纲要（2011~2015年）》明确要求，三级综合医院护士总数与实际开放床位比不低于
A. 0.8 : 1
B. 0.7 : 1
C. 0.6 : 1
D. 0.5 : 1
E. 0.4 : 1

82. 产房的空气卫生学标准是
A. ≤10CFU/m^3
B. ≤100CFU/m^3
C. ≤200CFU/m^3
D. ≤500CFU/m^3
E. ≤20CFU/m^3

二、共用备选答案单选题（每题1个得分点）：以下试题中，每连续的2~6个试题使用相同的5个备选答案，请从中为每道试题选择1个最佳答案。每个备选答案可被选择一次、多次或不被选择。提示：本部分在答题过程中可以回退（对已作答试题可以返回检查或修改答案）。进入此部分试题后，您不能返回前面部分查看试题或修改答案。您是否进入共用备选答案单选题部分？

（83~86题共用备选答案）
A. 人际传播
B. 社区传播
C. 大众传播
D. 组织传播
E. 自我传播

83. 第1问：按照传播规模，人类传播活动不包括
84. 第2问：个体之间相互沟通的传播活动称为
85. 第3问：人内传播又称
86. 第4问：已发展成为一个独立研究领域，即公共关系学的传播活动是

（87~89题共用备选答案）
A. 清洁剂
B. 高效消毒剂
C. 灭菌剂
D. 中效消毒剂
E. 低效消毒剂

87. 第1问：过氧乙酸属于
88. 第2问：苯扎溴铵属于
89. 第3问：碘伏属于

（90~92题共用备选答案）
A. 造成患者生活不能自理
B. 造成患者死亡、重度残疾

C．造成患者明显人身损害的其他后果
D．造成患者中度残疾、器官组织损伤导致严重功能障碍
E．造成患者轻度残疾、器官组织损伤导致一般功能障碍

90. 第1问：对医疗事故分级描述不正确的是
91. 第2问：二级医疗事故是
92. 第3问：四级医疗事故是

（93~94题共用备选答案）

A．金黄色葡萄球菌
B．铜绿假单胞菌
C．大肠埃希菌
D．克雷伯菌
E．白假丝酵母菌

93. 第1问：ICU中最常见的条件致病菌是
94. 第2问：对外界环境抵抗力最强的细菌是

（95~96题共用备选答案）

A．形成评价
B．过程评价
C．效应评价
D．结局评价
E．总结评价

95. 第1问：对目标人群因健康教育项目所导致的相关行为及其影响因素变化的评价，属于健康教育评价中的
96. 第2问：通过查阅档案资料、目标人群调查和现场观察等方法完成的健康教育评价属于

（97~98题共用备选答案）

A．知识、信念、态度和价值观
B．保健设施、诊所和医务人员
C．医疗费用和交通工具
D．家庭、单位和社会的支持
E．个人保健技术和相关政策法规

97. 第1问：对影响健康行为的强化因素的评价内容包括
98. 第2问：对影响健康行为的倾向因素的评价内容包括

（99~100题共用备选答案）

A．最重要的目标
B．最优先的目标
C．较重要的目标
D．不太重要的目标
E．必须完成的目标

99. 第1问：美国管理学家莱金提出的ABC时间管理方法中，B级目标是
100. 第2问：美国管理学家莱金提出的ABC时间管理方法中，C级目标是指

专业知识

一、单选题（每题1个得分点）：以下每道试题有5个备选答案，请从中选择1个最佳答案。提示：本部分在答题过程中可以回退（对已作答试题可以返回检查或修改答案）。

1. Colles骨折复位后应用石膏将患肢固定于
A．屈腕、中立位
B．屈腕、尺偏、旋前位
C．伸腕、中立位
D．伸腕、尺偏、旋后位
E．屈腕、旋后位

2. 腰椎管狭窄症的典型表现是
A．平地行走时间歇性跛行
B．上楼梯时间歇性跛行
C．骑自行车时无症状
D．腰痛
E．腿痛

3. 新建手术室的条件不包括
A．人员来往较少
B．方向朝北
C．室内用物简洁
D．无反射光线
E．室温在18~22℃

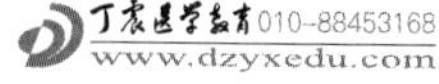

4. 呼吸性酸中毒患者吸氧的氧流量应该控制在
A. 1~2L/min
B. 2~4L/min
C. 4~5L/min
D. 5~7L/min
E. 7~10L/min

5. 手术室内铺好备用的无菌桌使用时限为
A. 2 小时
B. 4 小时
C. 6 小时
D. 8 小时
E. 12 小时

6. 以乳头溢出暗棕色血性液体为特点的乳房肿块多见于
A. 乳房纤维腺瘤
B. 急性乳腺炎
C. 乳管内乳头状瘤
D. 乳腺囊性增生病
E. 乳腺癌

7. 不完全性肠梗阻的症状不包括
A. 恶心
B. 呕吐
C. 腹痛
D. 腹胀
E. 停止排便排气

8. 急性胃穿孔的腹腔穿刺液性质为
A. 不凝固血液
B. 有粪臭味的血性渗液
C. 稀薄白色脓性液
D. 棕褐色脓液，无臭味
E. 黄色浑浊液体，有食物残渣

9. 破伤风患者的各项操作，集中在使用镇静药后
A. 10 分钟内
B. 30 分钟内
C. 60 分钟内
D. 2 小时内
E. 4 小时内

10. 强刺激性的抗肿瘤药，通常采用何种给药途径
A. 静脉推注
B. 静脉冲入
C. 静脉滴注
D. 肌内注射
E. 动脉注射

11. 腹腔内脏中最容易受伤的器官是
A. 肝脏
B. 脾脏
C. 胰腺
D. 小肠
E. 结肠

12. 乳腺癌侵犯淋巴管最常见的皮肤改变是
A. “橘皮样”改变
B. “酒窝征”
C. “卫星样”结节
D. “菜花状”新生物
E. “铠甲胸”

13. 肠外营养时葡萄糖的输注速度是
A. 5mg/（kg · min）
B. 6mg/（kg · min）
C. 7mg/（kg · min）
D. 8mg/（kg · min）
E. 9mg/（kg · min）

14. 良性前列腺增生最主要的症状是
A. 夜间尿频
B. 进行性排尿困难
C. 尿潴留
D. 尿失禁
E. 肉眼血尿

15. 关于等渗性脱水的补液原则，描述错误的是
A. 补液量一般包括生理需要量、累积损失量、继续损失量
B. 可给予高渗氯化钠溶液
C. 可给予平衡盐溶液
D. 可给予等渗氯化钠溶液
E. 大量补充等渗盐水后应警惕高氯性酸中毒

16. 急性腹膜炎的手术原则不包括

A．探查确定病因
B．处理原发病变
C．清理腹腔
D．充分引流
E．边抗休克边手术

17. 术后早期患者出现腹胀的主要原因是
A．术前肠道清洁不彻底
B．胃肠功能受抑制
C．肠麻痹
D．血液内气体弥散到肠腔内
E．肠道细菌代谢产生气体

18. 休克指数＞ 2.0，提示
A．无休克
B．轻度休克
C．中度休克
D．严重休克
E．休克代偿期

19. 能降低门静脉压力的手术是
A．贲门周围血管离断术
B．腹腔 - 静脉转流术
C．门 - 腔静脉分流术
D．脾切除术
E．肝移植

20. 机械通气患者气道峰压增高见于
A．导管套囊充气不足
B．呼吸机管道漏气
C．呼吸机管道脱落
D．小潮气量
E．呼吸机管道堵塞

21. 临床上最容易嵌顿的疝是
A．切口疝
B．股疝
C．脐疝
D．腹股沟直疝
E．易复疝

22. 使用镇痛药的注意事项，错误的是
A．了解药物的药理作用和医嘱
B．诊断不明者禁忌使用
C．术后应在疼痛发作前给药
D．首选麻醉性镇痛药
E．根据个体调整剂量

23. 甲状腺功能亢进症术前药物护理错误的是
A．服用碘剂注意稀释，以防止损伤口腔及消化道黏膜
B．复方碘化钾溶液的用法是 3 滴，3 次 / 天，逐日每次增加 1 滴，至 16 滴止
C．术前准备服用普萘洛尔时，最后一次服药应在术前 1~2 小时
D．术前用苯巴比妥（鲁米那）及阿托品
E．用药期间应严密观察药物的不良反应

24. 骨盆骨折可采用的方法是
A．骨盆水平牵引
B．骨盆悬吊牵引
C．枕颌带牵引
D．胶布牵引
E．骨牵引

25. 颅内肿瘤最常见的病理类型是
A．脑膜瘤
B．听神经瘤
C．垂体腺瘤
D．神经胶质瘤
E．颅咽管瘤

26. 小量血胸指出血量
A．＜ 0.3L
B．＜ 0.5L
C．＜ 0.6L
D．＜ 0.8L
E．＜ 1L

27. 乳腺癌患者术后应避免妊娠的时间为
A．1 年
B．2 年
C．3 年
D．5 年
E．7 年

28. 排便时及排便后有两次肛门部疼痛的直肠肛管疾

病是
A. 肛裂
B. 肛瘘
C. 内痔
D. 血栓性外痔
E. 骨盆直肠间隙脓肿

29. 烧伤创面脓毒症一般发生在烧伤后
A. 48 小时
B. 3~5 天
C. 1~2 周
D. 2~3 周
E. 3~5 周

30. 放疗区域出现皮肤三度反应表现为
A. 红斑
B. 水肿
C. 溃疡
D. 水疱
E. 脱屑

31. 关于肾外伤的描述，错误的是
A. 严重肾外伤者可发生休克
B. 可出现患侧腰腹部疼痛
C. 血尿是最常见症状，血尿程度与损伤程度成正比
D. 患侧腰腹部肿块
E. 可出现全身中毒症状

32. 胃大部切除术的远期并发症不包括
A. 碱性反流性胃炎
B. 吻合口溃疡
C. 营养不良
D. 残胃癌
E. 十二指肠残端破裂

33. 钻顶样绞痛见于
A. Ⅰ期胆囊癌
B. Ⅱ期胆囊癌
C. 晚期胆囊癌
D. 胆囊息肉
E. 胆道蛔虫病

34. 寒战、高热，膝关节红、肿、热、痛呈半屈曲位，浮髌试验阳性，最可能的疾病是
A. 急性血源性骨髓炎
B. 恶性骨肿瘤
C. 膝关节结核
D. 化脓性膝关节炎
E. 膝关节滑膜结核

35. 颅内压增高的重要客观体征是
A. 血压升高
B. 呼吸深而慢
C. 脉搏缓慢而有力
D. 视神经乳头水肿
E. 展神经麻痹

36. 慢性脓胸的体征不包括
A. 胸廓内陷
B. 肋间隙变窄
C. 呼吸运动减弱
D. 呼吸音减弱
E. 咳脓痰

37. 急性出血坏死性胰腺炎所发生的休克属于
A. 感染性休克
B. 低血容量性休克
C. 过敏性休克
D. 心源性休克
E. 神经源性休克

38. 胃肠减压期间需要口服药物时，应
A. 由胃管注入后接通胃肠减压
B. 经口服入
C. 经胃管注入后夹管 30 分钟
D. 暂不服药
E. 拔除胃管后口服

39. 关于急性呼吸窘迫综合征的描述，错误的是
A. 是一种以进行性呼吸困难和难以纠正的低氧血症为特征的急性呼吸衰竭
B. 肺泡Ⅱ型细胞受损，表面活性物质缺失，肺顺应性降低
C. 肺弥散功能障碍，换气功能严重受损
D. $PaO_2 < 60mmHg$
E. 长时间、持续吸入纯氧或高浓度氧可有效改善 ARDS

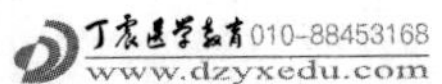

40. 急性胰腺炎患者出现低钙血症的主要原因是
A. 禁食
B. 摄入不足
C. 钙、磷代谢紊乱
D. 排泄过多
E. 腹腔脂肪组织消化后与钙结合

41. 盆腔脓肿的临床表现，错误的是
A. 体温升高
B. 膀胱刺激症状
C. 直肠刺激症状
D. 腹部触及肿块
E. 直肠指诊可触及肿块

42. 属于抗组胺药的是
A. 地西泮
B. 阿托品
C. 芬太尼
D. 异丙嗪
E. 吗啡

43. 急性肾损伤最常见的并发症是
A. 心力衰竭
B. 感染
C. 出血
D. 休克
E. 脑疝

44. 手术中，术者的手套污染后应
A. 用碘酊消毒
B. 更换无菌手套
C. 加戴一只无菌手套
D. 用 75% 的乙醇消毒
E. 重新刷手后再戴无菌手套

45. 更换胸膜腔闭式引流瓶前应首先用
A. 两把止血钳平行向夹住胸膜腔闭式引流管
B. 两把止血钳同向夹住胸膜腔闭式引流管末端
C. 一把止血钳夹住胸膜腔闭式引流管
D. 一把止血钳夹住引胸膜腔闭式引流管末端
E. 手捏住胸膜腔闭式引流管

46. 最易引起绞窄的肠梗阻是
A. 粘连性肠梗阻
B. 蛔虫性肠梗阻
C. 肠扭转
D. 麻痹性肠梗阻
E. 肠套叠

47. 关于中心静脉压的叙述，正确的是
A. 指右心房、左心房的压力
B. 指腹腔、胸腔静脉压力
C. 指右心房、左心室的压力
D. 指胸腔内上腔静脉压力
E. 指右心房及胸腔内上、下腔静脉的压力

48. 肾结核早期的主要临床表现是
A. 脓尿
B. 膀胱刺激症状
C. 血尿
D. 疼痛
E. 全身症状

49. 男，28 岁。Ⅱ度烧伤面积 40% 以上，48 小时前入院，经注射吗啡、青霉素、链霉素，输生理盐水 1500ml 后，现仍有休克，应为
A. 神经性休克
B. 感染性休克
C. 低血容量性休克
D. 创伤性休克
E. 感染并发神经性休克

50. 男，36 岁。因双下肢挤压伤入院。查体：意识模糊，肌肉乏力，心跳缓慢。心电图示 T 波高尖，PR 间期延长，QRS 波加宽。最可能出现的情况是
A. 低钾血症
B. 高钾血症
C. 低钠血症
D. 高钠血症
E. 低钙血症

51. 女，50 岁。哮喘持续状态 2 天，动脉血气分析：pH7.35，$PaCO_2$49.5mmHg，BE＋2mmol/L，HCO_3^- 25mmol/L，其酸碱失衡的类型是
A. 呼吸性碱中毒
B. 代谢性酸中毒代偿期

C. 代谢性碱中毒
D. 呼吸性酸中毒代偿期
E. 呼吸性碱中毒合并代谢性碱中毒

52. 男，67 岁。高血压脑出血，颅内压增高，提示患者存在小脑幕切迹疝的表现是
A. 病变对侧上肢瘫痪，同侧下肢瘫痪
B. 病变同侧瞳孔变化和双下肢瘫痪
C. 病变同侧肢体瘫痪、对侧瞳孔变化
D. 病变对侧肢体瘫痪
E. 四肢瘫痪

53. 急性胰腺炎患者非手术治疗时，护理措施不妥的是
A. 监测血糖
B. 保持胃肠减压通畅
C. 给予抗胰酶的药物
D. 维持水、电解质平衡
E. 尽量采用肠内营养支持

54. 男，6 岁。滑旱冰时摔倒。手掌着地，发生肱骨髁上骨折，最可能出现的畸形为
A.“纽扣花样”畸形
B.“天鹅颈样”畸形
C.“爪形手”畸形
D.“枪刺样”畸形
E.“肘内翻”畸形

55. 男，22 岁。双下肢挤压伤，血压正常，血钾 5.6mmol/L。治疗原则中错误的是
A. 禁一切带钾的药物或溶液
B. 积极防治心律失常
C. 静脉输注 5% 碳酸氢钠溶液 60~100ml
D. 恢复肾脏功能
E. 补充血容量

56. 女，18 岁。甲状腺大部切除术后第 3 天，饮水时发生呛咳、误咽，可能的原因是
A. 一侧喉返神经损伤
B. 双侧喉返神经损伤
C. 喉上神经内支损伤
D. 喉上神经外支损伤
E. 喉头水肿

57. 男，16 岁。左胫前有一鸡蛋大小隆起，质硬，边界欠清，局部剧痛，夜间痛尤甚，皮温高，X 线检查有骨膜反应。首先考虑为
A. 骨瘤
B. 软骨瘤恶变
C. 骨软骨瘤
D. 骨髓瘤
E. 骨肉瘤

58. 女，32 岁。大面积烧伤后突然出现寒战、高热，体温 40~41℃，每天波动 0.5~1.0℃，血细菌培养阳性。首先应考虑
A. 脓毒症
B. 菌血症
C. 急性蜂窝织炎
D. 痈
E. 破伤风

59. 女，31 岁。右下腹疼痛 3 天，诊断为阑尾周围脓肿，给予抗感染治疗 10 天，再次复诊时发现脓肿已消退，最佳的处理措施为
A. 2 周后手术切除
B. 3 个月后手术切除
C. 立即手术切除
D. 无须手术切除
E. 1 个月后手术切除

60. 女，42 岁。3 年来经常夜间上腹疼痛，近半年来消瘦、乏力。昨晚突发上腹剧烈疼痛并迅速蔓延至全腹，入院时体温 37.8℃，腹稍胀，全腹肌紧张、压痛明显，移动性浊音（+），肝浊音界缩小，肠鸣音减弱。实验室检查：血白细胞 16.2×10^9/L，中性粒细胞分类 0.85，血淀粉酶 64U/L。最可能的诊断是
A. 高位急性阑尾炎
B. 消化性溃疡穿孔
C. 急性胰腺炎
D. 胆总管结石
E. 急性胆囊炎

二、共用题干单选题（每个提问 1 个得分点）：以下每道试题有 2~6 个提问，每个提问有 5 个备选答案，请选择 1 个最佳答案。提示：进入此部分试题后，您不能返回前面部分查看试题或修改答案；本部分在

答题过程中不能回退（对已作答试题不能返回检查或修改答案）。您是否进入共用题干单选题部分？

（61~62 题共用题干）

女，48 岁。左侧乳房出现无痛性肿块，边界不清，质地硬，直径为 4cm，同侧腋窝 2 个淋巴结肿大，诊断为乳腺癌。

61. 第 1 问：患者目前按临床分期，应为
   A. 0 期
   B. Ⅰ期
   C. Ⅱ期
   D. Ⅲ期
   E. Ⅳ期

62. 第 2 问：患者拟行手术治疗，术前需备皮的范围是
   A. 胸部，同侧腋下及颈部
   B. 胸部，同侧腋下
   C. 胸部，同侧腋下及上臂
   D. 胸部，双侧腋下
   E. 胸部，双上臂

（63~65 题共用题干）

男，56 岁。腹部外伤后 1 小时。持续性腹痛，面色苍白，心率 116 次 / 分，血压 90/55mmHg。

63. 第 1 问：患者术后血压平稳，采取的正确体位是
   A. 半坐卧位
   B. 平卧位
   C. 端坐位
   D. 中凹卧位
   E. 侧卧位

64. 第 2 问：在闭合性损伤中最易受伤的器官是
   A. 脾
   B. 肾
   C. 肠系膜
   D. 小肠
   E. 胰

65. 第 3 问：观察期间处理措施错误的是
   A. 不随便搬动患者
   B. 密切观察生命体征变化
   C. 流质饮食
   D. 输液、输血
   E. 给予胃肠减压

（66~68 题共用题干）

女，28 岁。上腹部疼痛 7 小时后，转移至右下腹。体温 38.4℃，白细胞 16×10⁹/L，中性粒细胞分类 0.84。临床诊断为急性阑尾炎。

66. 第 1 问：常见的病理类型不包括
   A. 急性单纯性阑尾炎
   B. 急性化脓性阑尾炎
   C. 坏疽性及穿孔性阑尾炎
   D. 急性外伤性阑尾炎
   E. 阑尾周围脓肿

67. 第 2 问：常见的致病原因不包括
   A. 淋巴组织明显增生至阑尾管腔阻塞
   B. 暴饮暴食
   C. 阑尾管腔细，开口狭小
   D. 细菌入侵
   E. 粪石阻塞阑尾管腔

68. 第 3 问：阑尾切除术后最常见的并发症是
   A. 出血
   B. 切口感染
   C. 粘连性肠梗阻
   D. 粪瘘
   E. 门静脉炎

（69~71 题共用题干）

女，52 岁。腹部阵发性胀痛伴呕吐 1 天，呕吐胃内容物，近 3 个月有时腹胀，大便带黏液无脓血。查体：血压 127/90mmHg，脉搏 86 次 / 分，腹胀，未见肠型，右下腹触及一楔形肿块，质韧压痛。腹部 X 线见一个气液平面。实验室检查：血白细胞 11×10⁹/L，血红蛋白 87g/L。

69. 第 1 问：该患者最可能的诊断是
   A. 阑尾周围脓肿
   B. 肠套叠
   C. 回盲部结核
   D. 结肠癌
   E. 卵巢囊肿

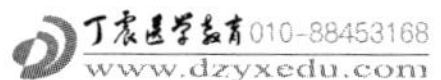

70. 第 2 问：为明确诊断，对该患者进行进一步检查意义最大的是
A. 腹部 B 超
B. X 线钡剂灌肠
C. 直肠指诊
D. 结肠镜检查
E. 腹腔穿刺

71. 第 3 问：对该患者采取的治疗措施最恰当的是
A. 中医治疗
B. B 超引导下穿刺
C. 手术
D. 结肠充气复位
E. 对症支持疗法

（72~74 题共用题干）

女，65 岁。剑突下持续性疼痛 1 天，伴寒战、高热和黄疸。既往有类似发作史。查体：神志淡漠，体温 39.6℃，血压 80/60mmHg，脉搏 124 次 / 分，剑突下压痛和肌紧张，白细胞计数 26×10⁹/L，中性粒细胞分类 0.95，可见中毒颗粒。血淀粉酶 240U/L。

72. 第 1 问：此患者最可能的诊断为
A. 急性胰腺炎
B. 急性胆囊炎
C. 消化性溃疡穿孔
D. 肝脓肿
E. 急性梗阻性化脓性胆管炎

73. 第 2 问：该患者最关键的治疗措施是
A. 给予大剂量抗菌药
B. 应用糖皮质激素
C. 使用升压药
D. 紧急胆道减压手术
E. 补充血容量

74. 第 3 问：为缓解此患者的疼痛，不宜应用的药物是
A. 阿托品
B. 硫酸镁
C. 吗啡
D. 东莨菪碱
E. 地西泮

（75~76 题共用题干）

男，55 岁。出现头痛 3 个月，常发生于清晨，可伴癫痫发作。经检查诊断为颅内占位性病变，颅内压增高，拟行开颅手术治疗。

75. 第 1 问：诊断颅内占位性病变，首选的检查方法是
A. 头颅 CT 检查
B. 头颅 X 线检查
C. 脑电图检查
D. 脑血管造影检查
E. 气脑造影检查

76. 第 2 问：用于降低颅内压的药物中效果最好且最常用的是
A. 50% 葡萄糖
B. 30% 尿素
C. 25% 山梨醇
D. 20% 甘露醇
E. 浓缩白蛋白

（77~79 题共用题干）

女，34 岁。被车撞伤头部，伤后神志清楚但球结膜下出血，鼻孔有血液和脑脊液流出。

77. 第 1 问：考虑患者受伤的部位是
A. 鼻骨骨折
B. 颅盖骨折
C. 颅前窝骨折
D. 颅后窝骨折
E. 颅中窝骨折

78. 第 2 问：该部位骨折最易受伤的神经是
A. 嗅神经
B. 面神经
C. 三叉神经
D. 展神经
E. 滑车神经

79. 第 3 问：目前该患者适宜的体位为
A. 半坐卧位
B. 患侧卧位
C. 头低足高位
D. 头高足低位
E. 平卧位

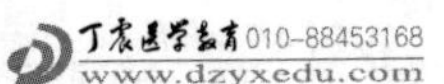

（80~82 题共用题干）

男，19 岁。因左胸被刀刺伤 1 小时入院。查体：躁动，面色苍白，皮肤湿冷，脉搏弱，心率 150 次/分，血压 90/75mmHg，左前胸壁第 4 肋间近胸骨处有一 4cm 长伤口，有不凝血流出，心脏听诊：心音遥远。

80. 第 1 问：患者最严重的诊断是
  A. 左侧气胸
  B. 失血性休克
  C. 左侧开放性气胸
  D. 左侧张力性气胸
  E. 心脏外伤致心脏压塞

81. 第 2 问：其病理生理变化是
  A. 循环衰竭
  B. 纵隔扑动
  C. 低氧血症
  D. 血容量不足
  E. 心脏受压，回心血量减少

82. 第 3 问：应立即采取的治疗措施是
  A. 抗休克治疗
  B. 胸膜腔闭式引流
  C. 气管切开
  D. 呼吸机辅助呼吸
  E. 急诊手术

（83~84 题共用题干）

男，42 岁。下腹部受到剧烈撞击后出现轻度疼痛，导尿有少量血尿。6 小时后，尿量仅 100ml，呈血性，患者腹痛加重，并蔓延至全腹，移动性浊音阳性。

83. 第 1 问：应考虑该患者最可能出现
  A. 尿道球部损伤
  B. 尿道阴茎部损伤
  C. 后尿道损伤
  D. 输尿管损伤
  E. 膀胱破裂

84. 第 2 问：为进一步确定患者的损伤类型，首选的辅助检查是
  A. B 超检查
  B. 腹部 X 线检查
  C. 静脉肾盂造影
  D. 导尿试验
  E. CT 检查

（85~86 题共用题干）

女，35 岁。不慎被热水烫伤左手、左前臂、右手，表皮有大小不等的水疱，疼痛剧烈。

85. 第 1 问：该患者的烧伤面积是
  A. 5.5%
  B. 8%
  C. 11%
  D. 8.5%
  E. 9%

86. 第 2 问：该患者的烧伤深度是
  A. Ⅰ度
  B. 深Ⅱ度
  C. 浅Ⅱ度
  D. Ⅲ度
  E. Ⅳ度

（87~88 题共用题干）

男，63 岁。刺激性咳嗽 3 个月。胸部 X 线检查：右肺上叶不规则肿块影。经支气管镜检查诊断为小细胞癌。

87. 第 1 问：肺癌常见的肺外表现<u>不包括</u>
  A. 男性乳腺增大
  B. 肝大
  C. 骨膜增生
  D. 霍纳（Horner）综合征
  E. 杵状指

88. 第 2 问：患者拟在全麻下行肺叶切除术，术前用药中可以减少呼吸道分泌物的是
  A. 苯巴比妥
  B. 吗啡
  C. 哌替啶
  D. 阿托品
  E. 异戊巴比妥

（89~90 题共用题干）

男，45 岁。入院时体重 65kg，开腹探查术后，测血钠 158mmol/L，口渴，尿少，尿比重 1.050。

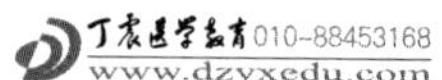

89. 第 1 问：关于患者的临床表现，说法正确的是
A. 轻度脱水，失水量为体重的 4%~6%
B. 中度脱水，失水量为体重的 7%~9%
C. 轻度脱水，仅出现口渴
D. 重度脱水，失水量为体重的 9% 以上
E. 中度脱水，可出现躁动、幻觉

90. 第 2 问：患者的治疗原则是
A. 尽早静脉滴注生理盐水
B. 尽早使用高渗盐水
C. 能饮水的患者尽量饮水，不能饮水的患者静脉滴注生理盐水
D. 能饮水的患者尽量饮水，不能饮水的患者静脉滴注 5% 葡萄糖溶液
E. 给予脱水利尿治疗

（91~92 题共用题干）

男，25 岁。拟在局部麻醉下行背部皮下脓肿切开引流术。

91. 第 1 问：局部麻醉药中毒的临床表现不包括
A. 精神症状
B. 血压升高
C. 呼吸困难
D. 黄视、绿视
E. 心律失常

92. 第 2 问：局部麻醉药中加入肾上腺素的浓度是
A. 1∶100
B. 1∶500
C. 1∶1000
D. 1∶10 000
E. 1∶200 000

（93~95 题共用题干）

男，39 岁。有多年消化性溃疡病史，3 个月前出现瘢痕性幽门梗阻。

93. 第 1 问：患者典型的临床表现是
A. 呕吐宿食
B. 上腹胀痛
C. 消瘦
D. 上腹膨隆
E. 胃型及蠕动波

94. 第 2 问：为减轻幽门水肿和炎症，应在术前 3 天洗胃，所用洗胃液为
A. 低渗盐水
B. 等渗盐水
C. 抗生素溶液
D. 凉开水
E. 温开水

95. 第 3 问：患者行毕Ⅱ式胃大部切除术后第 1 天，主要观察患者有无
A. 吻合口瘘
B. 倾倒综合征
C. 残胃蠕动无力
D. 术后出血
E. 吻合口梗阻

（96~98 题共用题干）

男，57 岁。吸烟 20 余年，疑为血栓闭塞性脉管炎。

96. 第 1 问：血栓闭塞性脉管炎早期的典型临床表现是
A. 间歇性跛行
B. 静息痛
C. 患肢发冷
D. 足背动脉搏动消失
E. 患肢剧痛

97. 第 2 问：可帮助诊断的检查是
A. 波氏试验
B. 屈氏试验Ⅰ
C. 屈氏试验Ⅱ
D. 直腿抬高试验
E. 肢体抬高试验

98. 第 3 问：患者经治疗好转后出院，护士对其健康教育时最重要的是
A. 保持情绪稳定
B. 戒烟
C. 卧床休息
D. 适当功能锻炼
E. 患肢保暖

（99~100 题共用题干）

男，48 岁。2 年前发现右侧腹股沟肿块，约 3cm×

3cm大小，站立或咳嗽时出现，平卧后消失。2年来肿块逐渐增加至10cm×5cm大小，肿块突出时感下腹坠胀。查体：右下腹一10cm×5cm大小肿块，质软，无压痛，坠入阴囊，回纳后压迫内环，肿块不再出现。既往史：3年前曾行阑尾切除术。

99. 第1问：该患者最可能的诊断是
A. 右侧切口疝
B. 右侧腹股沟斜疝
C. 右侧腹股沟直疝
D. 右侧阴囊肿瘤
E. 右侧股疝

100. 第2问：对患者的健康指导中，最重要的是
A. 严格卧床休息
B. 饮食清淡
C. 避免腹内压增高的因素
D. 保持会阴清洁
E. 加强体育锻炼

专业实践能力

一、单选题（每题1个得分点）：以下每道试题有5个备选答案，请从中选择1个最佳答案。提示：本部分在答题过程中可以回退（对已作答试题可以返回检查或修改答案）。

1. 化脓性关节炎适用于关节腔灌洗的情况是
A. 无临床症状者
B. 表浅的小关节
C. 深部的小关节
D. 表浅的大关节
E. 深部的大关节

2. 腰椎间盘突出症术后平卧2小时，禁翻身，主要是为了
A. 减少麻醉后遗症
B. 避免脑脊液外流
C. 减少疼痛
D. 压迫止血
E. 利于神经根恢复

3. 对于肝功能不全的患者，选择肠外营养液时，宜含有的物质是
A. 双肽
B. 精氨酸
C. 谷氨酸
D. 支链氨基酸
E. 芳香族氨基酸

4. 急性胰腺炎手术后进行腹腔灌洗，术中放置的引流管是
A. 乳胶片引流条
B. 纱布引流条
C. 烟卷式引流条
D. 双套引流管
E. 乳胶管引流条

5. 有关门静脉高压症分流术患者肝性脑病的防治措施，错误的是
A. 术前口服肠道不吸收的抗菌药物
B. 高蛋白饮食
C. 禁用肥皂水灌肠
D. 测定血氨浓度
E. 观察患者意识

6. 术后动力性尿潴留，措施不恰当的是
A. 针灸促进排尿
B. 听流水声诱导排尿
C. 在病情允许情况下改变姿势排尿
D. 膀胱穿刺排尿
E. 导尿

7. 血栓闭塞性脉管炎早期的典型症状是
A. 肢端发绀、发凉
B. 间歇性跛行
C. 肢端干性坏疽
D. 下肢肌肉萎缩
E. 持续性疼痛

8. 胆总管结石继发感染的患者，在非手术治疗期间应重点观察的是
A. 体温、瞳孔
B. 呼吸、脉搏
C. 黄疸、腹痛
D. 意识、血压
E. 压痛、腹胀

9. 重症颅脑损伤患者如果没有休克，应采取的卧位是
A. 头高卧位，将床头抬高 30~45cm
B. 头高卧位，将床头抬高 15~30cm
C. 平卧位
D. 仰卧位
E. 头低足高位

10. 急性高血压脑出血的术前护理中，错误的是
A. 抬高床头 15°
B. 勤翻身叩背
C. 降低颅内压
D. 控制血压
E. 使用止血药

11. 有关肾移植术后早期排斥反应的观察项目不包括
A. 体温
B. 血压
C. 尿量
D. 移植肾区局部表现
E. 引流液量

12. 小脑幕切迹疝肢体活动障碍的特点是
A. 病变时上肢瘫痪
B. 病变对侧上肢瘫痪
C. 病变同侧肢体瘫痪
D. 病变时下肢瘫痪
E. 病变对侧肢体瘫痪

13. 有关直肠肛管疾病的健康指导，错误的是
A. 多饮水，适量粗纤维食物
B. 保持大便通畅
C. 保持肛门清洁
D. 有伤口禁止坐浴
E. 坚持适量的体育活动

14. 断肢再植肢体的护理错误的是
A. 适当限制活动
B. 抬高患肢至略高于心脏水平
C. 测量局部皮温
D. 观察再植肢体的颜色、毛细血管回流情况
E. 在再植肢体静脉输入抗生素，预防感染

15. 男性性功能障碍临床表现不包括
A. 性欲改变
B. 勃起功能障碍
C. 射精功能障碍
D. 早泄
E. 不育

16. 下肢静脉手术后及早活动下肢的目的是
A. 防止肺部并发症
B. 防止皮肤压疮
C. 防止下肢肌肉萎缩
D. 防止深静脉血栓形成
E. 防止泌尿系统并发症

17. 全肺切除术后的护理措施，错误的是
A. 密切观察患者气管位置、呼吸情况
B. 鼓励深呼吸，有效咳嗽、咳痰
C. 严格控制补液速度，20~30 滴 / 分为宜
D. 早期下床活动，鼓励取直立的功能位
E. 胸膜腔闭式引流管持续开放，保持引流通畅

18. 加快石膏硬化、干固的方法不包括
A. 提高室温
B. 灯泡烘烤
C. 棉被包裹
D. 加强通风
E. 红外线照射

19. 脊髓损伤的病理改变中最严重的是
A. 脊髓挫伤
B. 脊髓震荡
C. 脊髓断裂
D. 脊髓水肿
E. 脊髓受压

20. 腹腔内实质性脏器破裂的早期临床表现是
A. 心率增快，收缩压下降
B. 板状腹

C. 肠鸣音亢进
D. 血尿淀粉酶数值升高
E. 腹腔穿刺液为浑浊液

21. 女，18 岁。在家不慎触电，导致心脏、呼吸骤停。护士对其施行心肺复苏术，心脏按压与人工呼吸次数之比是
A. 5∶1
B. 8∶1
C. 20∶1
D. 15∶2
E. 30∶2

22. 气管插管留置时间不宜超过
A. 12~24 小时
B. 48~72 小时
C. 4~5 天
D. 6~7 天
E. 8~10 天

23. 发现胸膜腔闭式引流管自胸部伤口脱出应首先
A. 捏紧引流管
B. 更换引流管
C. 将引流管重新放入伤口
D. 立即缝合引流口
E. 双手捏紧放置引流管处皮肤

24. 局部麻醉药的不良反应不包括
A. 毒性反应
B. 变态反应
C. 肾脏毒性反应
D. 心脏毒性反应
E. 中枢神经毒性反应

25. 被称为生命物质基础的营养物质是
A. 碳水化合物
B. 蛋白质
C. 脂肪
D. 电解质
E. 维生素

26. 器官移植术前必须检查的项目不包括
A. 血型
B. 人类白细胞抗原的血清学测定
C. 大便常规
D. 交叉配型
E. 混合淋巴细胞培养

27. 关于血栓闭塞性脉管炎的护理措施，不正确的是
A. 绝对戒烟
B. 指导 Buerger 运动
C. 患肢用热水袋保暖
D. 保持患肢干燥
E. 测皮温，观察疗效

28. 幽门梗阻患者的术前护理不正确的是
A. 补液，纠正水、电解质紊乱
B. 持续胃肠减压
C. 禁食
D. 术前 3 天每晚用温生理盐水洗胃
E. 进食高蛋白、高热量饮食，提高对手术的耐受性

29. 肱骨中下段粉碎性骨折体格检查时应特别注意有无
A. 伸肘功能障碍
B. 屈肘功能障碍
C. 伸腕功能障碍
D. 屈腕功能障碍
E. 拇指对掌功能障碍

30. 儿童外伤后，注射破伤风抗毒素的剂量是
A. 成人剂量的 1/3
B. 成人剂量的 1/2
C. 与成人剂量相同
D. 根据年龄计算
E. 按千克体重计算

31. 提示严重休克的休克指数是
A. 0.5
B. 1.0
C. 1.0~1.5
D. 1.5
E. 2.5

32. 椎动脉型颈椎病的主要症状是
A. 头痛
B. 颈部肌肉痉挛

C．视觉改变
D．眩晕
E．低热

33. 肿瘤患者静脉注射化疗药时，若药液不慎溢出血管外首先应
A．立即拔出针头
B．局部涂氢化可的松
C．局部冰敷
D．局部注射解毒药
E．暂停注药，保留针头接注射器回抽漏出药液

34. 男，47 岁。4 年来大便习惯改变，伴黏液血便。直肠检查：肛门 6cm 处有一环形肿块，质硬。确诊为直肠癌，行直肠癌切术后第 1 天，护理不正确的是
A．定时测血压、脉搏、呼吸
B．禁饮、禁食
C．病情平稳后改半坐卧位
D．定时少量、保留灌肠
E．保持腹腔及骶前引流通畅、妥善固定

35. 有活动能力的患者功能锻炼的主要方法是
A．被动运动
B．主动运动
C．助力运动
D．手法治疗
E．主动、被动运动结合

36. 静脉补钾的滴速一般为
A．10~20 滴 / 分
B．20~30 滴 / 分
C．30~40 滴 / 分
D．40~50 滴 / 分
E．50~60 滴 / 分

37. 急性化脓性腹膜炎患者的护理不包括
A．无休克者取半坐卧位
B．禁食、胃肠减压
C．纠正体液失衡
D．已确诊、治疗方案已定者可用哌替啶镇痛
E．急诊手术者做好备皮、配血、灌肠等术前准备

38. 颅内压增高患者床头抬高 15°~30° 的主要目的是
A．有利于改善心脏功能
B．有利于改善呼吸功能
C．有利于颅内静脉回流
D．有利于脑室引流
E．防止呕吐物误入呼吸道

39. 女，50 岁。饱餐后突然感觉右上腹剧烈疼痛 2 小时，迅速蔓延至全腹，呕吐 2 次，为胃内容物。消化性溃疡病史 10 年。查体：体温 37.8℃，脉搏 124 次 / 分，呼吸 20 次 / 分，血压 105/70mmHg；被动体位；腹式呼吸消失，腹肌紧张。全腹明显压痛，反跳痛；移动性浊音阳性，肝浊音界缩小。腹部 X 线检查有少量游离气体。处理措施不包括
A．禁食，胃肠减压
B．腹痛消失后进食流质饮食，少食多餐
C．应用抗生素
D．做好紧急手术的准备
E．输液，纠正水、电解质失衡

40. 脱水患者补液原则中错误的是
A．先糖后盐
B．先盐后糖
C．先晶后胶
D．见尿补钾
E．先快后慢

41. 关于腹膜炎术后取半坐卧位的目的，不包括
A．减轻切口张力
B．有利于脓肿局限于盆腔
C．防止膈下感染
D．利于肠蠕动恢复
E．减轻疼痛

42. 全身麻醉患者清醒前最重要的护理是
A．防止意外损伤
B．保持安静
C．保持呼吸道通畅
D．去枕平卧
E．观察生命体征

43. 门静脉高压症行脾切除及分流术后，不正确的护理措施是
A．限制蛋白质饮食

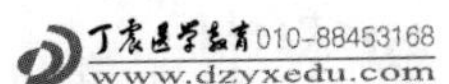

B. 肠蠕动恢复后，可给予流质饮食
C. 术后 48 小时内取平卧位或低半坐卧位
D. 定期复查血小板
E. 术后 3 天下床活动

44. 乳腺纤维腺瘤的主要治疗方法是
A. 手术治疗
B. 放疗
C. 激素治疗
D. 中药治疗
E. 化疗

45. 关于胰头癌根治性切除术的术前护理，不正确的是
A. 高热量、高蛋白、高维生素、高脂饮食
B. 应用胰岛素控制血糖在 7.2~8.9mmol/L
C. 补充维生素 K
D. 预防性使用抗生素
E. 指导患者行深呼吸训练

46. 需要急诊手术的情况不包括
A. 急性阑尾炎穿孔
B. 绞窄性疝
C. 硬膜外血肿
D. 急性化脓性胆管炎
E. 急性阑尾炎脓肿形成

47. 甲状腺功能亢进症患者脉压增大的原因是
A. 精神紧张
B. 收缩压升高
C. 舒张压降低
D. 心率增快
E. 周围血管阻力升高

48. 男，60 岁。近 6 个月出现排尿射程短，尿后滴沥，排尿不尽。最可能的诊断是
A. 慢性膀胱炎
B. 前列腺炎
C. 良性前列腺增生
D. 前列腺癌
E. 神经源性膀胱

49. 男，58 岁。主动脉瓣关闭不全，在体外循环下行人工瓣膜置换术。术后第 1 天，其心包、纵隔引流管引流血性液 80ml/h，适当的处理措施是
A. 继续观察，不需要特殊处理
B. 加快输液速度
C. 输液中加入止血药
D. 给予输血
E. 做好紧急手术的术前准备

50. 男，27 岁。小腿感染形成局部脓肿后又出现弛张热，需要做血培养，最佳抽血时间为
A. 寒战、高热前
B. 高热、寒战时
C. 发热间歇期
D. 输入抗菌药时
E. 输入抗菌药后

51. 男，28 岁。左前胸部砸伤后，有胸痛，轻度呼吸困难。X 线检查示左第 2、3 肋骨骨折，无移位，肺压缩 30%。治疗应选择
A. 镇静镇痛，对症治疗
B. 胸腔穿刺抽气
C. 输血、输液
D. 胸膜腔闭式引流
E. 牵引

52. 男，29 岁。汽油烧伤 5 小时。深 II 度烧伤面积为 30%，心率 120 次 / 分，血压 80/60mmHg。24 小时内护理的重点是
A. 处理创面
B. 镇痛、镇静
C. 补充血容量
D. 应用抗生素
E. 心理护理

53. 女，34 岁。出现不明原因乏力、痤疮、多毛、月经失调和满月脸，经检查确诊为肾上腺皮质腺瘤，拟行手术治疗。关于术前饮食指导正确的是
A. 高热量、高蛋白、高钠、高钾饮食
B. 高热量、低蛋白、低钠、低钾饮食
C. 低热量、低碳水化合物、低钠、高蛋白、高钾饮食
D. 低热量、低碳水化合物、低钠、低蛋白、低钾饮食
E. 低热量、高碳水化合物、低钠、高蛋白、低钾饮食

54. 脊髓型颈椎病行颈椎前路手术的患者，术前最重要的练习是
A. 床上大小便
B. 术后床上翻身方法
C. 术后起床方法
D. 推移气管
E. 深呼吸、有效咳嗽、排痰

55. 男，38 岁。X 线检查发现右肾结石约 0.4cm。此患者较适宜的治疗方法是
A. 非手术治疗
B. 体外冲击波碎石
C. 输尿管肾镜取石
D. 输尿管切开取石
E. 经皮肾镜取石

56. 男，49 岁。急性坏疽性阑尾炎，行阑尾切除术后第 6 天，诉切口疼痛，检查见切口红、肿，个别缝线处有脓点。主要的处理措施是
A. 继续观察，无须特殊处理
B. 应用大剂量抗生素
C. 拆开全部缝线
D. 局部理疗
E. 拆除有脓点的缝线，并行脓液引流

57. 男，28 岁。因肾外伤非手术治疗恢复后，不宜从事重体力劳动及剧烈运动的时间是
A. 1~2 个月
B. 2~3 个月
C. 3~4 个月
D. 4~5 个月
E. 5~6 个月

58. 男，50 岁。肝癌切除术后 7 天，出现精神错乱、幻觉、扑翼样震颤。此时患者可能为
A. 肝性脑病
B. 癔症
C. 脑血管意外
D. 癫痫发作
E. 感染性休克

59. 男，50 岁。上腹部不适及隐痛 3 个月，食欲缺乏。近 1 个月出现黄疸并进行性加重，大便呈白陶土色。查体：全身皮肤黄染明显，肝大肋下 3cm，并能触到胆囊，可能的诊断是
A. 病毒性肝炎
B. 胆石症
C. 胰腺癌
D. 慢性胰腺炎
E. 肝内胆汁淤积症

60. 男，55 岁。头痛 1 年多，近 2 个月来头痛加重，伴喷射样呕吐。近日患者用力排便后头痛、呕吐加重，继而出现意识障碍，左侧瞳孔先缩小、后逐渐散大，对光反射差，右侧肢体运动障碍、肌张力增加。CT 检查示左顶叶肿瘤。首先采取的急救措施是
A. 立即行开颅手术、切除肿瘤
B. 20% 甘露醇快速静脉滴注
C. 腰椎穿刺引流脑脊液
D. 去骨瓣减压
E. 气管插管

二、共用题干单选题（每个提问 1 个得分点）：以下每道试题有 2~6 个提问，每个提问有 5 个备选答案，请选择 1 个最佳答案。提示：进入此部分试题后，您不能返回前面部分查看试题或修改答案；本部分在答题过程中不能回退（对已作答试题不能返回检查或修改答案）。您是否进入共用题干单选题部分？

（61~62 题共用题干）

男，39 岁。既往有胃溃疡病史。饱餐后突发腹部剧烈疼痛并迅速波及全腹。查体：腹肌紧张、全腹压痛、反跳痛明显，以剑突下最重。X 线检查示膈下游离气体。

61. 第 1 问：可减少毒素吸收的体位是
A. 平卧位
B. 半坐卧位
C. 左侧卧位
D. 右侧卧位
E. 俯卧位

62. 第 2 问：患者安置胃肠减压后行急诊手术，术后拔除胃管的指征是
A. 体温正常
B. 胃管阻塞
C. 食欲恢复

D. 肛门排气
E. 切口拆线

（63~65 题共用题干）

男，48 岁。反复发作上腹部疼痛 3 年。近 3 天上腹绞痛，伴发热、寒战，皮肤、巩膜黄染。初步诊断为急性胆管炎。

63. 第 1 问：行胆总管探查术，放置 T 管引流，术后可拔除 T 管的时间不少于
A. 6 天
B. 8 天
C. 10 天
D. 12 天
E. 14 天

64. 第 2 问：术后 48 小时内最重要的护理观察是
A. 切口有无红肿、渗出
B. 肠蠕动是否恢复
C. 腹部引流液的量和性质
D. 胃液的量和性质
E. 腹部有无压痛、反跳痛

65. 第 3 问：手术后最易出现的并发症是
A. 出血和胆汁漏
B. 胆管狭窄
C. 胆囊坏死
D. 肠梗阻
E. 慢性胰腺炎

（66~68 题共用题干）

男，53 岁。因胰头癌在全麻下行 Whipple 手术后 10 小时，患者诉切口疼痛，查体：体温 38℃，心率 90 次 / 分，血压 110/70mmHg，四肢温暖，切口无渗血，腹腔引流淡血性液 150ml。

66. 第 1 问：手术后第 1 天可能出现的并发症是
A. 切口感染
B. 肺不张、肺炎
C. 腹腔内出血
D. 胰瘘
E. 胆瘘

67. 第 2 问：该患者此时的卧位应是
A. 头高斜坡位
B. 半坐卧位
C. 平卧位
D. 侧卧位
E. 俯卧位

68. 第 3 问：手术后第 6 天，患者出现高热、寒战，右上腹疼痛，伴有呃逆，首先考虑的诊断为
A. 膈下脓肿
B. 盆腔脓肿
C. 肠间脓肿
D. 门静脉炎
E. 切口感染

（69~72 题共用题干）

女，40 岁。头痛 3 个月，多见于清晨，癫痫发作 3 次，经检查诊断为颅内占位性病变、颅内压增高，行开颅手术。

69. 第 1 问：颅内压增高的主要表现为
A. 头痛、恶心、食欲减退
B. 头痛、呕吐、感觉障碍
C. 头痛、抽搐、偏瘫
D. 头痛、呕吐、视神经乳头水肿
E. 头痛、抽搐、血压升高

70. 第 2 问：术前患者出现便秘时，处理方法不包括
A. 使用开塞露
B. 腹部按摩
C. 使用缓泻药
D. 用肥皂水灌肠
E. 鼓励患者多食蔬菜、水果

71. 第 3 问：此患者开颅术后当天最危险的并发症是
A. 出血
B. 感染
C. 中枢性高热
D. 癫痫发作
E. 尿崩症

72. 第 4 问：若患者出现脑脊液鼻漏，正确的护理方法是
A. 取头低位

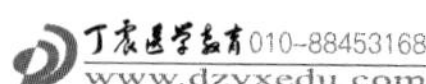

B．用无菌棉球阻塞鼻孔

C．用无菌生理盐水冲洗

D．避免用力咳嗽、打喷嚏

E．用氯霉素眼药水滴鼻

（73~76 题共用题干）

男，55 岁。吞咽困难 2 个月，现尚能进半流质饮食。查体：锁骨上未触及肿大淋巴结。

73. 第 1 问：最先考虑的诊断是

A．食管憩室

B．贲门失弛缓症

C．食管瘢痕狭窄

D．食管癌

E．食管平滑肌瘤

74. 第 2 问：对确诊最具价值的辅助检查是

A．食管镜

B．胸部 CT

C．食管 X 线钡剂造影

D．胸部 X 线

E．腹部 B 超

75. 第 3 问：经检查和准备，假设对患者行部分食管切除术，术后 7 天出现呼吸困难、胸腔积液、高热、血白细胞增多，考虑出现的并发症是

A．肺炎

B．胸腔感染

C．吻合口瘘

D．乳糜胸

E．肺栓塞

76. 第 4 问：该并发症的处理不包括

A．立即禁食

B．常规胸膜腔闭式引流

C．积极抗感染

D．加强营养支持

E．立即手术

（77~78 题共用题干）

女，50 岁。冠心病，突发急性左心衰竭，入 ICU。

77. 第 1 问：患者经过治疗后病情稳定，准备行冠状动脉旁路移植术。术前 3~5 天应停止使用的药不包括

A．低分子肝素

B．洋地黄

C．氯化钾

D．奎尼丁

E．华法林

78. 第 2 问：针对患者的处理不必要的是

A．血压监测

B．心电图监测

C．脉搏监测

D．中心静脉压监测

E．肢体活动功能检测

（79~80 题共用题干）

女，26 岁。右肩关节脱位，已行手法复位，现护士须协助医生对患者行石膏托外固定。

79. 第 1 问：操作不正确的是

A．将石膏绷带浸泡在 35~45℃温水中

B．协助医生将患者肩关节置于内收内旋位，屈肘 90°

C．在骨凸处覆盖棉垫

D．用手指握住固定石膏，防止塑形之前变形

E．在未干之前应平卧硬板床上

80. 第 2 问：行石膏绷带包扎时，错误的是

A．患肢保持功能位

B．包扎时动作应敏捷，用力要均匀

C．边缘部分应修齐

D．伤口部位在未干固前开窗

E．应该用手指尖端去帮助石膏塑形

（81~82 题共用题干）

女，21 岁。颈椎高位骨折伴脱位，出现严重呼吸困难。

81. 第 1 问：对该患者进行急救时，应最先采取的措施是

A．手法复位

B．吸氧

C．气管切开

D．手术切开复位

E．行 MRI 检查，明确损伤位置及程度

82. 第 2 问：该患者出现呼吸困难的可能原因错误的是
A. 腹胀引起膈肌上移
B. 呼吸肌麻痹
C. 脊髓水肿压迫呼吸中枢
D. 痰液阻塞气道
E. 腕部骨折

（83~84 题共用题干）

男，46 岁。腹部外伤后出现腹痛、恶心、呕吐。3 小时前腹痛加重并波及全腹，伴有畏寒、高热、恶心、呕吐。查体：表情淡漠，黏膜干燥，皮肤弹性差，四肢湿冷，体温 39.5℃，呼吸 24 次 / 分，脉搏 110 次 / 分，血压 80/60mmHg，全腹有压痛、反跳痛和腹肌紧张。

83. 第 1 问：应考虑患者出现了
A. 失血性休克
B. 创伤性休克
C. 神经源性休克
D. 心源性休克
E. 感染性休克

84. 第 2 问：护理措施错误的是
A. 取半坐卧位
B. 禁食
C. 遵医嘱补液
D. 胃肠减压
E. 合理应用抗生素

（85~86 题共用题干）

男，49 岁。因严重创伤发生 DIC，给予肝素抗凝治疗。

85. 第 1 问：测得凝血时间为 7 分钟，提示
A. 肝素剂量不足
B. 肝素剂量合适
C. 肝素剂量过量
D. 不能说明问题
E. 要与基础值比较

86. 第 2 问：对抗肝素过量使用鱼精蛋白治疗时，推注速度过快引起的反应不包括
A. 血压下降
B. 面部潮红
C. 心动过缓
D. 心动过速
E. 呼吸困难

（87~89 题共用题干）

女，20 岁。5 天前不慎被生锈的铁钉刺伤足底，自行包扎处理。12 小时前患者出现头痛、烦躁等。诊断为破伤风。

87. 第 1 问：患者痉挛发作时最先出现的症状是
A. 苦笑面容
B. 颈强直
C. 角弓反张
D. 上肢屈曲，下肢伸直
E. 牙关紧闭，张口困难

88. 第 2 问：破伤风患者致死的主要原因是
A. 脱水
B. 代谢性酸中毒
C. 肺炎、肺不张
D. 惊厥
E. 呼吸困难、窒息

89. 第 3 问：破伤风患者的环境要求不包括
A. 单人病室
B. 保持安静
C. 适宜的温、湿度
D. 各项操作在镇静药使用后 1 小时内进行
E. 急救药品和物品齐全

（90~93 题共用题干）

女，38 岁。右侧乳房出现无痛性肿块，直径 3.5cm，局部呈酒窝征，腋窝可触及 3 个散在可活动的淋巴结，拟诊断为乳腺癌。

90. 第 1 问：乳腺查体的正确顺序是
A. 外上、外下、内下、内上、中央各区
B. 外上、外下、内上、内下、中央各区
C. 内上、外上、外下、内下、中央各区
D. 中央各区、内下、内上、外上、外下
E. 内下、内上、外上、外下、中央各区

91. 第 2 问：行乳腺癌根治术，术后预防皮下积液的主要措施是

A. 半坐卧位
B. 患肢制动
C. 胸带加压包扎
D. 切口用沙袋压迫
E. 皮瓣下置管引流

92. 第 3 问：乳腺癌的术后护理措施不包括
A. 在健侧上肢测血压
B. 患侧上肢垫枕抬高 10°~15°
C. 患侧肢体肘关节屈曲
D. 术后 24 小时内指导患者活动肩关节
E. 患者肢体肿胀者可戴弹力袖

93. 第 4 问：术后出院指导最重要的是
A. 加强营养
B. 5 年内避免妊娠
C. 经常自查
D. 参加锻炼
E. 继续功能锻炼

（94~95 题共用题干）

男，38 岁。突发右下腹剧烈疼痛 1 小时，腹痛剧烈，辗转不安，自我诊断为“急性阑尾炎”。

94. 第 1 问：早期处理不包括
A. 营养支持
B. 禁食
C. 放置胃肠引流管
D. 肌内注射哌替啶 50mg
E. 静脉输液，纠正水、电解质紊乱

95. 第 2 问：患者行手术治疗后取半坐卧位的目的不包括
A. 减轻切口张力
B. 有利于脓肿局限于盆腔
C. 防止膈下感染
D. 利于肠蠕动恢复
E. 减轻疼痛

（96~98 题共用题干）

男，45 岁。3 个月前排便次数增多，腹泻、便秘、便中带血，左下腹持续性隐痛，近 1 个月出现黏液血便。

96. 第 1 问：首选的检查是
A. B 超
B. 直肠指诊
C. CT
D. MRI
E. 心电图

97. 第 2 问：患者手术后能否保留肛门，主要取决于
A. 直肠癌的恶性程度
B. 癌肿距肛门的距离
C. 癌肿的病理类型
D. 全身情况
E. 术前是否接受过放化疗

98. 第 3 问：提示肿瘤术后复发的实验室检查是
A. 甲胎蛋白测定
B. 鱼精蛋白副凝固试验
C. 血脂肪酶测定
D. 癌胚抗原测定
E. 尿淀粉酶测定

（99~100 题共用题干）

男，27 岁。尿道外伤后出现排尿困难，导尿管尚能插入膀胱，留置导尿。

99. 第 1 问：尿道外伤最常见的并发症是
A. 尿道痉挛
B. 尿道狭窄
C. 尿道出血
D. 尿路结石
E. 尿外渗

100. 第 2 问：预防该并发症的有效措施是
A. 用大号导尿管
B. 延迟拔导尿管的时间
C. 拔导尿管后嘱患者多饮水
D. 拔导尿管后定期行尿道扩张术
E. 拔导尿管后指导患者行肛门括约肌舒缩练习

丁震医学教育® 护理考试丛书
www.dzyxedu.com

丁震主管护师急救包®

外科护理学（中级）

模拟6套卷全解析

答案与解析

答案与解析 · 模拟试卷一

基础知识

1. D　胎心率基线变异指胎心率基线在振幅和频率上的不规则波动或小的周期性波动，又称为基线摆动，包括胎心率的摆动幅度和摆动频率。摆动幅度指胎心率上、下摆动的高度，正常振幅变动为6~25次/分。摆动频率是指1分钟内波动的次数，正常≥6次/分。胎心率基线变异表示胎儿有一定的储备能力，是胎儿健康的表现。

2. D　尿蛋白＞150mg/d可诊断为蛋白尿，＞3.5g/d为大量蛋白尿。

3. B　全脂奶粉按重量1∶8，即1份奶粉加8份水，或按容量1∶4，即1勺奶粉加4勺水，配成牛奶。其成分与鲜牛奶相似。

4. D　成人尿的正常pH值为4.5~7.5，平均pH值为6，呈弱酸性。

5. C　滞产指总产程超过24小时。

6. A　正常人血皮质醇具明显的昼夜周期波动规律，库欣综合征患者血皮质醇昼夜节律消失。

7. D　吉兰-巴雷综合征发病无季节差异，但国内有报道称夏秋季多见，即7~9月。

8. E　乳腺癌的高危人群包括月经初潮早（＜12岁，不选A）、绝经期晚（＞52岁，不选D）、不孕或初次足月产迟（＞35岁，不选B、C）者。此外，营养过剩、肥胖、高脂饮食可加强或延长雌激素对乳腺上皮细胞的刺激，从而增加发病率。

9. B　结核菌素（PPD）试验48~72小时测量皮肤硬结直径，硬结直径＜5mm阴性（－）；5~9mm阳性（＋），接种卡介苗后可出现，持续时间较短；10~19mm中度阳性（＋＋），提示有结核分枝杆菌感染；≥20mm强阳性（＋＋＋），提示有活动性结核病的可能；除硬结外，还有水疱、破溃、淋巴管炎及双圈反应，为极强阳性（＋＋＋＋）。

10. C　1、2期肝性脑病患者开始数天应限制蛋白质，控制在20g/d；3、4期患者禁止从胃肠道补充蛋白质，可鼻饲或静脉注射25%葡萄糖溶液。患者清醒后可逐渐增加蛋白质摄入，20g/d，以后每3~5天增加10g，但短期内不能超过40~50g/d。

11. D　肝糖原分解补充血糖仅能维持12小时，因肝糖原的储存有限，较长时间禁食后，肝糖原几乎耗尽，此时糖异生作用成为血糖的主要来源，以确保重要组织的能源供给。

12. C　成人的细胞外液约占体重20%，60kg×20%=12kg，约为12 000ml。

13. C　输卵管妊娠破裂时，患者突感一侧下腹部撕裂样疼痛，有腹腔内出血时，血液易积聚在直肠子宫陷凹，可出现肛门坠胀感。此时用长针头自阴道后穹隆刺入直肠子宫陷凹，抽出暗红色不凝血即为阳性，是诊断输卵管妊娠破裂简单可靠的方法。

14. C　妊娠10周后，雌激素主要由胎儿-胎盘单位合成，至妊娠末期，游离雌三醇值为非孕期的1000倍，雌二醇及雌酮值为非孕期100倍，即雌三醇为胎儿胎盘的主要合成激素，孕妇尿中雌三醇可密切反映胎儿胎盘功能。

15. E　急性心肌梗死心电图的特征性改变是在面向透壁心肌坏死区的导联上出现宽而深的Q波（病理性Q波），ST段弓背向上抬高，T波倒置；而在背向梗死区的导联上出现R波增高，ST段压低，T波直立并增高。心绞痛发作期可见ST段压低，T波倒置。

16. A　正常情况下，外周血中的中性粒细胞核形以分叶为主，通常为2~5叶，2、3叶最多，叶之间经一细丝相连，称分叶核。当外周血中非分叶核中性粒细胞（包括杆状核粒细胞、晚幼粒、中幼粒，甚至早幼粒细胞等）的百分率增高（超过5%）时，称为核左移。常见于细菌性感染特别是急性化脓性感染，还可见于急性失血、急性中毒及急性溶血反应等。

17. E　坏死性小肠结肠炎大便为水样或黏液稀便，继而出现赤豆汤样血水便或红色果酱样便，有特殊腥臭味。

18. A　伸直型肱骨髁上骨折由于近折端向前下移位，极易压迫或刺破肱动脉，加上损伤后的组织反应，局部肿胀严重，均会影响远端肢体血液循环，导致前臂骨-筋膜室综合征，如果早期未能做出诊断及正确的治疗，可导致前臂缺血性肌挛缩，严重影响肢体的功能。

19. A 低血容量性休克和感染性休克在外科休克中最常见。低血容量性休克由短时间内大量出血及体液丢失所致，多见于上消化道大出血、异位妊娠破裂、腹部实质性脏器破裂、大血管破裂等。感染性休克常继发于革兰阴性菌感染。

20. B 大多数毒物经代谢后毒性降低，但有少数毒物代谢后毒性反而增加。

21. A 疝内容物是进入疝囊的腹内脏器或组织，腹外疝的疝内容物以小肠最多见，大网膜次之。

22. D 急性肾损伤少尿或无尿期，因尿排钾减少、酸中毒时细胞内钾转移至细胞外等因素常出现高钾血症。高钾血症可致各种心律失常，严重者发生心室颤动或心脏骤停，是最主要的电解质紊乱和最危险的并发症，是少尿期的首位死因。

23. D 幽门梗阻严重呕吐可丢失大量 H^+ 和 Cl^-。Cl^- 减少使肾近曲小管代偿性重吸收 HCO_3^-，加重碱中毒；胃液丢失时还常有 Na^+ 丢失，机体在保留 Na^+ 的代偿过程中，排出 K^+ 和 H^+，造成低氯、低钾性碱中毒。

24. C 急性肠梗阻大量呕吐可导致消化液急性丧失；同时肠腔压力升高可导致消化液渗出至腹腔内。因消化液为等渗液体，水、钠成比例丢失，易造成等渗性脱水。

25. C Cooper 韧带为腺叶之间与皮肤垂直的纤维束，上连浅筋膜浅层，下连浅筋膜深层，对乳房起支持和固定作用，也称为乳房悬韧带。

26. C 幽门螺杆菌（HP）感染是慢性胃炎最主要的病因，主要机制是 HP 有鞭毛结构，可在胃内黏液层中自由活动并直接侵袭胃黏膜；HP 分泌的尿素酶能分解尿素产生 NH_3，中和胃酸，既有利于自身定居和繁殖又损伤了胃黏膜上皮细胞膜；HP 产生的毒素直接损伤胃黏膜上皮细胞，诱发炎症及免疫反应。

27. D 颅内压增高患者应取的体位为头高位，抬高床头 15°~30°，以利于颅内静脉回流，减轻脑水肿，防止发生脑疝。

28. C 慢性失血是成人缺铁性贫血最重要、最常见的原因。反复小量失血可使体内贮存铁逐渐耗竭，如消化性溃疡出血、月经过多、肠息肉、肠道肿瘤、钩虫病、痔出血等。

29. E 哮喘主要由变应原触发或引起，本质是免疫介导的气道慢性炎症。气道慢性炎症反应是由多种炎症细胞、炎症介质和细胞因子共同参与、相互作用的结果，也是导致哮喘患者气道高反应性和气道弥漫性、可逆性阻塞的病理基础。

30. A 脓毒症全身炎症反应的表现以发热最为常见，可伴寒战。热型以弛张热、间歇热多见，有时可见不规则热、稽留热，体温可高达 40℃以上。菌血症热型多呈稽留热。

31. D 维生素是维持人体正常生理功能所必需的一类有机物质，在体内含量极少，但在机体代谢所必需的酶或辅酶中发挥核心作用（不选 B）。维生素不是机体组织的组成成分，也不是供能物质（不选 A），然而却在调节人体物质代谢（不选 C）、生长发育和维持正常生理功能等方面发挥着极其重要的作用（不选 E）。

32. A 再生障碍性贫血的骨髓活组织检查主要是造血组织减少，红骨髓总容量减少，脂肪组织增多。造血灶中造血细胞（粒细胞、红细胞和巨核细胞系统）减少，而非造血细胞（淋巴细胞、浆细胞、组织嗜碱细胞和网状细胞）增多。

33. A 风湿性疾病是一组累及骨与关节及其周围软组织的慢性疾病。其主要临床表现是关节疼痛、肿胀、活动功能障碍，部分患者可发生脏器功能损害，甚至功能衰竭。

34. E 开放性气胸患侧胸膜腔与外界大气相通，呼吸时两侧胸膜腔的压力发生变化，可出现吸气时纵隔向健侧移位，呼气时又移回患侧，导致纵隔位置随呼吸而左右摆动，称为纵隔扑动，是其特有的病理生理变化。

35. E 等渗性脱水是外科患者最常见的脱水类型。其特点是水和钠成比例丢失，血容量减少但血钠和血浆渗透压仍在正常范围内。

36. D 碘缺乏是引起单纯性甲状腺肿的主要因素。由于碘的摄入不足，无法合成足够量的甲状腺激素，反馈性引起垂体分泌促甲状腺激素并刺激甲状腺增生和代偿性肿大。

37. D 充盈的膀胱影响妇科检查，手术时易误伤，因此除尿失禁患者外，检查前嘱咐患者排空膀胱。

38. E 椎管内麻醉术前应用巴比妥类药物的目的是镇静和增强对局部麻醉药的耐受性。

39. E 纯净的胃液是一种无色的酸性液体，正常成人每天分泌 1.5~2.5L，主要成分有盐酸、胃蛋白酶原、黏液和内因子，其余为水、HCO_3^-、Na^+、K^+ 等无机物。胃黏膜中的壁细胞主要分泌盐酸和内因子，是维持胃

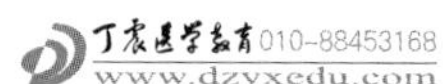

pH 的主要分泌细胞（选 E）。主细胞分泌胃蛋白酶原和凝乳酶原（不选 D）。黏液细胞主要分泌含碱性因子的黏液（不选 B）。G 细胞分泌促胃液素（不选 C）。

40. A 急性继发性化脓性腹膜炎是最常见的急性化脓性腹膜炎，最常见的病因是腹腔空腔脏器穿孔、外伤引起的腹壁或内脏破裂。

41. D 肾移植术后为预防移植排斥反应，常规应用免疫抑制药，其中大量应用糖皮质激素，可刺激胃酸、胃蛋白酶的分泌并抑制胃黏液分泌，降低胃肠黏膜的抵抗力，可诱发或加剧胃十二指肠溃疡，甚至造成消化道出血或穿孔。

42. C 胃肠钡剂造影检查不需要做造影剂过敏试验，因造影剂可通过多饮水从胃肠道直接代谢。

43. D 获得性免疫缺陷综合征由人类免疫缺陷病毒（HIV）感染引起，其特征为免疫功能缺陷伴机会性感染和（或）继发性肿瘤。临床表现为发热、乏力、体重下降、全身淋巴结肿大及神经系统症状。

44. B 国际抗癌联盟提出的 TNM 分期法是目前被广泛采用的分期法，T 是指原发肿瘤（不选 A）、N 为淋巴结（选 B）、M 为远处转移（不选 C）。

45. C 内脏痛是由内脏神经感觉纤维传入的疼痛，最主要的特点为定位不准确。

46. C 门静脉血流阻力增加，常是门静脉高压症的始动因素。当门静脉系统血流受阻、发生淤滞时，引起门静脉淤滞及其分支内的压力增高，可出现脾大、脾功能亢进（不选 A）、门静脉交通支扩张和腹水等表现。正常的肝内门静脉通路受阻，导致门静脉交通支开放并扩张，形成侧支循环（不选 B），如食管胃底静脉曲张，曲张静脉破裂可引起上消化道大出血（选 C）。门静脉压力增高，使门静脉毛细血管床的滤过压增高，促使液体从肝表面、肠浆膜面漏入腹腔形成腹水（不选 E）。门静脉高压症常伴肝功能损害，引起白蛋白合成障碍（不选 D）。

47. D 血红蛋白（Hb）量是反映贫血最重要的检查指标。在海平面地区，符合我国贫血诊断标准的是成年男性 Hb ＜ 120g/L，成年女性 Hb ＜ 110g/L、孕妇 Hb ＜ 100g/L。

48. A 新生儿颅内出血主要由缺氧和产伤引起，病因包括产伤性颅内出血，如使用高位产钳、急产、产程延长等均可导致大脑镰、小脑幕撕裂而致硬脑膜下出血；缺氧，凡能引起缺氧的因素均可导致颅内出血。

49. B 排泄性尿路造影可显示尿路形态，如尿路扩张、推移、受压和充盈缺损等，同时可了解双侧肾功能。

50. E 由于盆腔左侧有乙状结肠占据，妊娠晚期时子宫会呈不同程度的右旋。

51. B 深Ⅱ度烧伤伤及真皮乳头层以下，痛觉迟钝，创面苍白与潮红相间，水疱较小，疱壁较厚。

52. E 临床上将细菌侵入血液循环，血培养阳性称为菌血症。血培养找到血液中的致病菌，是诊断菌血症最重要、最有价值的实验室检查。

53. E 妇科手术术前常规安置导尿管并保持引流通畅，主要是避免术中伤及膀胱，此外还可避免术后尿潴留等并发症。

54. C 肠内营养每次输注前后、连续输注过程中每间隔 4 小时、特殊注药前后，均以温开水 20~30ml 冲洗管道，防止营养液残留堵塞管腔。

55. C 巡回护士和器械护士的共同职责是术前、关腹前清点器械。

56. B 水痘是由水痘 - 带状疱疹病毒引起的具有高度传染性的出疹性疾病。

57. B 单纯型肾病主要表现为大量蛋白尿、低白蛋白血症、水肿和高脂血症。

58. C 新生儿体温调节与皮下脂肪组成特点包括体温调节中枢发育不成熟（不选 D）、皮下脂肪较薄（不选 A）、体表面积相对大（不选 B）、皮下脂肪组织的饱和脂肪酸比不饱和脂肪酸多（不选 E）、缺乏寒战反应等物理产热方式，寒冷时主要靠棕色脂肪代谢产热，但其代偿能力有限，导致产热能力差，易发生低体温（选 C）。

59. C 体重为各器官、组织和体液的总重量，在体格生长指标中最易波动，是最易获得的反映儿童生长和营养状况的重要指标，也是计算临床给药量和输液量的依据。

60. B 胃十二指肠溃疡急性穿孔主要表现为突发上腹部刀割样剧痛，并迅速波及全腹，伴压痛、反跳痛和腹肌紧张，常有恶心、呕吐、面色苍白、出冷汗、脉搏细速等表现，腹部立位 X 线检查可见膈下新月形的游离气体影。

61. C 儿童反射检查分为两大类，第一类为终生存在的反射，即浅反射和肌腱反射（选 C）；第二类为暂时性反射，包括觅食反射（不选 A）、拥抱反射（不选 D）、握持反射（不选 E）、吸吮反射等（不选 B）。

62. A 小儿肺结核诊断的重要手段为胸部 X 线检

查，可早期发现肺结核，有助于明确诊断，判断分型，指导治疗及了解病情变化。

63. A 吸气性呼吸困难常见于喉部、气管、大支气管的狭窄与阻塞。

64. E 绝经后卵巢会萎缩、变小、变硬。

65. D 血性胸腔积液多见于肺癌、肺结核和肺栓塞等疾病。肺癌常表现为咳嗽、咳痰、胸闷、气短等症状。肺结核常有低热、盗汗、乏力等结核中毒症状。肺栓塞突发起病，常表现为呼吸困难、胸痛、咯血等症状。对于高度怀疑恶性胸腔积液者，应行胸腔积液脱落细胞学检查明确病因。

66. E 急性胰腺炎患者胰腺分泌功能受损，胰岛素分泌减少，胰高血糖素升高，血糖升高，若持续空腹血糖＞11.2mmol/L提示患者可能有胰腺坏死，预后不良。

67. B 金黄色葡萄球菌产生的血浆凝固酶可使其周围液态的纤维蛋白原变成固态的纤维蛋白沉积和凝固，使感染局限化。

68. B 血友病是由先天性凝血因子缺乏引起机体凝血功能障碍的出血性疾病，与血小板因素无关。

69. A 腰椎间盘突出症主要表现为腰痛和坐骨神经痛。坐骨神经痛常为放射性疼痛，从臀部、大腿后外侧、小腿外侧至足跟部或足背部放射。因椎间盘组织压迫神经根或椎管容积缩小，部分患者可出现神经源性间歇性跛行，查体可见腰部各方向活动障碍，以前屈受限最明显。

70. A 在我国，肝硬化最常见的病因是病毒性肝炎。乙型、丙型、丁型和庚型肝炎均可发展为肝硬化，其中以乙型肝炎最常见。甲型和戊型肝炎一般不会发展为肝硬化。

71. E 颅内压增高引起死亡的主要原因是脑疝，移位的脑组织压迫脑的重要结构或生命中枢，如不及时救治，常危及患者生命。

72. E 胎膜早破时行阴道液pH测定，正常阴道液pH值为4.5~5.5，羊水pH值为7.0~7.5。如阴道液pH值≥6.5，pH试纸变绿或蓝色，提示胎膜早破可能性大（选E，不选A）。

73. D 气性坏疽是由梭状芽孢杆菌引起的一种以肌坏死或肌炎为特征的急性特异性感染。梭状芽孢杆菌为革兰阳性菌，广泛存在于人畜大便和泥土中，通过接触损伤部位而感染。

74. A 雌激素的主要作用有促进和维持子宫发育，增加子宫平滑肌对缩宫素的敏感性。

75. D 在月经周期中，分泌期子宫内膜的前列腺素（PG）浓度较增殖期子宫内膜高。分泌晚期因孕激素水平的下降，子宫内膜启动溶解性酶促反应，激活环氧酶通路，释放前列腺素类物质。PGF2α含量高可引起子宫平滑肌过强收缩，血管挛缩，造成子宫缺血、缺氧状态而出现痛经。

76. E 因子宫肌瘤好发于生育期，青春期前少见，绝经后萎缩或消退，提示其发生可能与雌激素相关。

77. A 利尿药通过排钠、排水减轻心脏的容量负荷，显著减轻肺淤血症状，是心力衰竭治疗中改善症状的基石。

78. D 急性血源性骨髓炎最常见的致病菌是金黄色葡萄球菌。

79. A 小儿肺炎常见的病原体包括细菌和病毒。我国最常见的病原体是细菌，发达国家以病毒为主。

80. B 恩格斯认为：道德是人们在社会生活实践中形成并由经济基础决定的（不选D），用善恶作为评价标准，依靠社会舆论（不选A）、内心信念（不选E）和传统习俗（不选C）作为完善人格及调节人与人、人与自然关系的行为规范体系。

81. D 原发性高血压是在一定的遗传背景下由多种环境因素交互作用，使正常血压调节机制失代偿所致。

82. E 产道是胎儿娩出的通道，分为骨产道与软产道两部分。骨产道即真骨盆；软产道是由子宫下段、宫颈、阴道及骨盆底软组织构成的弯曲管道。

83. C 脓毒症是由感染引起的全身炎症反应综合征，常继发于严重创伤后的感染和各种化脓性感染。严重烧伤患者皮肤屏障作用丧失（不选A）、组织坏死溶解（不选B）、白细胞功能减弱（不选D）、免疫功能下降（不选E），患者对病原菌的易感性增加，细菌极易通过创面侵入机体而发生感染，引起脓毒症。

84. E 从胎盘娩出至产妇全身各器官（除乳腺外）恢复或接近正常未孕状态所需要的一段时间，称产褥期，一般为产后6周。

85. A 在胎盘娩出后，子宫圆且硬，宫底在脐下1指，产后第1天稍上升至平脐，以后每天下降1~2cm，产后10天降至骨盆腔内，在耻骨联合上方不可触及。

86. A 卡介苗开始接种的时间是出生时，在左上臂三角肌外下缘皮内注射。

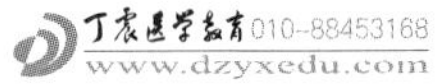

87. B 脊髓灰质炎疫苗的3次初种分别在2、3、4月龄时进行，4岁时复种。

88. E 麻疹减毒活疫苗开始接种的时间是8月龄。

89. A 慢性肺源性心脏病患者应给予持续低流量（1~2L/min）、低浓度（28%~30%）吸氧，保持 PaO_2 在60mmHg以上，防止高浓度吸氧抑制呼吸、加重缺氧和二氧化碳潴留。

90. D 急性左心衰患者应给予高流量乙醇湿化吸氧，使血氧饱和度≥95%，氧流量6~8L/min，使肺泡内压力增高，减少肺泡内毛细血管渗出液产生。

91. C 头颅CT是确诊脑出血的首选检查方法，可清晰、准确地显示出血部位、出血量大小、血肿形态、脑水肿情况及是否破入脑室等，有助于指导治疗、护理和判定预后。脑出血发病后即刻出现边界清楚的高密度影。

92. D 头颅CT是确诊脑梗死常用的检查方法，发病24小时内一般无影像学改变，24小时后梗死区呈低密度影。发病后行CT检查有助于早期鉴别脑梗死与脑出血。

93. D 大肠癌侵入静脉后可沿门静脉转移至肝，其次为肺、骨等。

94. B 前列腺癌血行转移主要转移至骨，以脊椎最为常见，其次为股骨近端、盆骨和肋骨。

95. A 结核分枝杆菌经血行播散进入肾，主要在双侧肾皮质的肾小球周围毛细血管丛内，形成多发性微小结核病灶。由于该处血液循环丰富，修复力较强，如果患者免疫状况良好，感染细菌的数量少或毒力较小，这种早期微小结核病变可全部自行愈合，临床上常不出现症状，但尿中可检测到结核分枝杆菌，称为病理肾结核。

96. C 肾盏颈或肾盂出口因纤维化发生狭窄，可形成局限的闭合性脓肿或结核性脓肾。

97. B 隐性感染是指病原体侵入人体后，仅诱导机体产生特异性免疫应答，而在临床上无任何症状、体征，只能通过免疫学检查才可被发现，例如乙型肝炎、伤寒等传染病等。

98. D 病原携带状态是指病原体侵入人体后，可以停留在入侵部位，或侵入较远的脏器继续生长、繁殖，而人体不出现任何的疾病状态，但能携带并排出病原体，成为传染病流行的传染源，如细菌性痢疾、流行性脑脊髓膜炎、乙型肝炎等。

99. B 二尖瓣狭窄时，由于舒张期血液流入左心室受阻而导致左心房压力升高，造成肺静脉淤血，慢性肺静脉高压可致肺血管阻力增加、肺动脉压力增高，即右心室后负荷加重。

100. E 输液过多可使全身血容量增加，可造成两心室前负荷（容量负荷）增加。两心室前负荷增加还见于严重贫血、甲状腺功能亢进症等。

相关专业知识

1. D 100张病床以下、100~500张病床、500张病床以上的医院医院感染发病率应分别低于7%、8%、10%。

2. B 西方管理理论的发展按时间可以划分为3个阶段，分别为古典管理学阶段是19世纪末至1930年（选B），行为科学阶段是1940~1960年（不选C），科学管理阶段是1960年以后（不选D）。

3. E 对甲型肝炎患者室内地面、家具表面、衣物、餐（饮）具等的消毒，可采用煮沸或流通蒸汽消毒30分钟，或25~500mg/L含氯消毒剂浸泡30分钟。

4. C 管理层次是组织结构中纵向管理系统所划分的等级数量，即从高层领导到基层领导的层次数。如医院护理管理框架为护理部主任—科护士长—病区护士长，护理管理的层次数是3级。

5. D 危害健康行为的类型包括日常危害健康行为（如吸烟、酗酒等）；致病性行为模式（如A型行为模式、C型行为模式）；不良疾病行为（如瞒病、恐病、讳疾忌医等）；违规行为（如药物滥用、性乱等）。艾滋病是由人类免疫缺陷病毒引起的以免疫功能严重损害为特征的慢性传染病，多由性接触传播，与不健康的生活方式有关。

6. D 沟通障碍的原因主要包括发送者的障碍、接收者的障碍、沟通通道的障碍。接收者的障碍原因包括过度加工、知觉偏差、心理障碍、思想观念上的差异。

7. D 正确掌握和充分运用谈话的技巧，对管理者有效地科学管理至关重要。善于激发下级的谈话愿望，管理者需要注意态度、方式、语调、针对下属特点选择谈话方式等，并开诚布公，使下属愿意说出自己的内心愿望。

8. C 根据拉斯韦尔五因素传播模式，一个基本的传播活动主要由传播者、信息、传播媒介、受传者和传播效果5个要素构成。

9. B 按沟通的组织系统分类，可以分为正式沟通和非正式沟通。正式沟通是指通过组织明文规定的渠道进行的与工作相关的信息传递和交流，它与组织的结构息息相关（不选D）。非正式沟通是在正式沟通渠道之外的信息交流和传递，是以社会关系为基础的沟通方式。它不受组织的监督，自由选择沟通渠道，如朋友聚会、小道消息等（选B）。

10. C 集体决策的方法包括头脑风暴法（不选E）、名义集体决策法（不选B）、德尔菲法（不选A）、电子会议法（不选D）。

11. B 非语言传播技巧包括动态体语（不选A）、仪表形象（不选E）、同类语言（不选D）、时空语（不选C）。

12. A 伤食泻的治法为消食导滞、和中止泻，代表方药为保和丸。

13. B 血管相关性感染的诊断标准符合三条之一即可诊断：经血管介入性操作，发热＞38℃，局部有压痛；静脉穿刺部位有脓液排出，或有弥散性红斑；沿导管的皮下走行部位出现疼痛性弥散性红斑，并除外理化因素所致。

14. D 责任制护理是由责任护士和相应辅助护士对患者从入院到出院进行有计划、有目的的整体护理，以患者为中心，以护理计划为内容，根据患者自身特点和个体需要，提供针对性护理，解决存在的健康问题。

15. D 目标管理又称成果管理，是由组织的员工共同参与制订具体的、可行的且能够客观衡量效果的目标，在工作中自我控制，努力实现工作目标，并以共同制订的目标为依据来检查和评价目标达到情况的一种管理方法。

16. C 灭菌剂包括戊二醛、环氧乙烷、甲醛等（选C）。含氯消毒剂属高、中效消毒剂（不选A）。碘伏、乙醇属中效消毒剂（不选B、D）。氯己定（洗必泰）属低效消毒剂（不选E）。

17. A 流行性出血热是由汉坦病毒属的各型病毒引起的，以鼠类为主要传染源的一种自然疫源性疾病。

18. B 环境清洁与消毒的方法和原则包括：一般环境以清洁为主，如被患者血液、呕吐物或排泄物等污染时，应根据具体情况选择中水平以上的消毒方法（选B）；环境应定期清扫，随时保持环境清洁、干净（不选A）；清洁程序遵循从洁到污的原则，先清扫一般患者房间，后清扫感染患者房间（不选C）；应采用湿抹布、湿拖布清洁，避免灰尘飞扬（不选D）；清洁患者房间家具应做到一人一桌一巾（不选E）。

19. D 内源性感染又称自身感染，感染源为患者体内或体表的常居菌或暂居菌，以及身体其他部位感染的病原微生物，当个体抵抗力下降、菌群移位或菌群失调时，可导致自身感染。

20. C 喜、怒、忧、思、恐等情志活动失调，能够引起脏腑气机紊乱，郁而化火，出现烦躁、易怒、失眠、面赤、口苦，以及吐血、衄血等属于火的表现，称之为“五志化火”。

21. D 协调的基本要求包括及时协调与连续协调相结合（不选A）；从根本上解决问题（不选B）；调动当事者的积极性（不选C）；公平合理（不选E）；相互尊重。

22. C 肝肾阴虚证营养性缺铁性贫血患儿肾精亏虚，肝血不足，阴精亏损。应滋养肝肾，补阴养血，给予绿豆、百合等食物滋阴补肾，伴有低热加鳖甲、地骨皮、银柴胡。

23. A 医务人员在执业过程中发生锐器伤后应立即挤出污血并冲洗伤口（选A），再清创（不选B）、消毒（不选C）、包扎、报告和记录、跟踪监测（不选E）。尽量找到可能感染的病原体种类证据（不选D），以便根据病原学的特点阻断感染。

24. A 发痧是以出汗停止因而身体排热不足、体温极高、脉搏迅速、皮肤干热、肌肉松软、虚脱及昏迷为特征的一种病症，由暴露于高温环境过久而引起身体体温调节机制的障碍所致。中医痧症指霍乱、中暑、肠炎等急性病。

25. C 患者活动受限的原因包括生理因素、心理因素、社会因素。社会因素指个体局限在较小的空间内，其正常的社交活动受到制动，如传染病患者被隔离在1个房间，其社交活动受到限制。

26. A 医务人员接触被致病微生物污染的物品后应先洗手，再行卫生手消毒（选A）。实施侵入性操作前（不选B）；护理免疫力低下的新生儿前（不选C）；接触患者血液、体液和分泌物和接触传染病患者后均应手消毒（不选D、E）。

27. C 结核病最主要的传染源是排菌的开放性肺结核患者。

28. C 专科护理管理的内容包括疾病护理、专科一般诊疗技术。疾病护理包括各种专科疾病护理如心肌梗死、脑血管疾病、糖尿病等，以及各种手术患者的护理技术。专科一般诊疗技术包括各种功能试验、专项治疗护理技术，如机械通气患者呼吸道护理技术、泪道冲洗技术等。

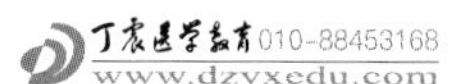

29. E 医院感染的高危人群包括老年患者（不选 A）、新生儿及早产儿（不选 B）、大面积烧伤或创伤患者、ICU 住院患者（不选 D）、免疫抑制药使用者（不选 C），各种侵入性操作、长期使用广谱抗生素或接受污染手术的患者等。

30. B 健康信念模式在采取促进健康行为、戒除危害健康行为的实践中遵循以下步骤：首先，让人们充分认识到其危害健康行为的严重性；然后，使他们坚信一旦戒除这种危害健康行为、采取相应的促进健康行为会得到有价值的结果，同时也清醒地认识到行为改变过程中可能出现的困难；最后，使他们充满改变行为的信心。

31. E 发生原位菌群三度失调的原因常为大量应用广谱抗菌药物使大部分正常菌群消失，代之以暂居菌或外袭菌，并大量繁殖而成为该部位的优势菌，表现为急性重病症状，如难辨梭菌引起的假膜性肠炎（选 E）。原位菌群二度失调表现为慢性腹泻（不选 A）、慢性咽喉炎（不选 B）、口腔炎（不选 C）、阴道炎（不选 D）、肠功能紊乱等。

32. A 认识健康与疾病的关系，对健康教育者的意义在于明确教育对象、教育目的和教育任务。

33. A 目标管理就是组织内管理人员与下属在具体和特定的目标上达成协议，并写成书面文件，定期以共同制订的目标为依据来检查和评价目标达到情况的过程。目标管理既是一种管理思想，也是一种管理办法。

34. D 有效沟通的原则包括目的明确和事先计划原则（不选 A）、信息明确的原则（不选 B）、及时的原则（不选 C）、合理使用非正式沟通的原则（选 D）、组织结构完整性的原则（不选 E）。

35. C 梅毒是苍白螺旋体感染引起的一种慢性系统性传染性疾病，主要通过性接触传播。

36. C 护理人才的群体结构包括专业结构、能级结构、年龄结构、智能结构。

37. A 患者健康教育包括评估教育需求、确定教育目标、制订教育计划、实施教育计划和评价教育效果 5 个步骤。评估教育需求是患者健康教育程序的第 1 步，通过调查分析，评估教育需求旨在了解教育对象需要学习的知识和掌握的技能。

38. E 患者健康教育包括评估教育需求、确定教育目标、制订教育计划、实施教育计划和评价教育效果 5 个步骤。评估教育需求是患者健康教育程序的第 1 步。

39. C 消毒指清除或杀灭传播媒介上病原微生物，使其达到无害化的处理（选 C）。灭菌指杀灭物体上的所有微生物，包括芽孢（不选 E）。清洁指去除物体表面有机物、无机物和可见污染物的过程，适用于各类物体表面，也是物品消毒、灭菌前的必要步骤（不选 A）。

40. A 一年四时气候变换，从冬至春及夏，气候由寒冷渐转暖变热为阴消阳长的过程（选 A）；由夏至秋及冬，气候由炎热渐转凉变寒，即是阳消阴长的过程（不选 B、C、D）。

41. D 水肿湿热蕴结证表现为遍体浮肿，皮肤绷急光亮，胸脘痞闷，烦热口渴，小便短赤，大便干结；舌红，苔黄腻，脉沉数或濡数。

42. B 阴阳偏衰，是指精气夺则虚的虚证。所谓“精气”，包括阴精和阳气 2 方面，阳气亏虚，阳不制阴，使阴相对偏亢，则形成“阳虚则寒”的虚寒证。反之，阴精亏损，阴不制阳，使阳相对偏亢，则形成“阴虚则热”的虚热证。

43. B 计划是指工作或行动之前拟定的方案，包括要实现的具体目标、内容、方法和步骤（选 B）。计划工作的实质就是确定目标和实现目标的途径（不选 A）。组织是指按照一定的目的程序和规则组成的一种多层次、多岗位以及具有相应人员隶属关系的权责角色结构（不选 C）。决策是指组织或个人未来解决当前或未来可能发生的问题，从确定行动目标到拟订、论证、选择和实施方案的整个活动过程（不选 D）。时间管理是指在时间消耗相等的情况下，为提高时间利用率和有效性而进行的一系列活动（不选 E）。

44. A 痰肿为肿势软如棉，或硬如馒，大小不一，形态各异，无处不生，不红不热，皮色不变。

45. B 人类传播活动类型包括人际传播、群体传播、大众传播、组织传播、自我传播。群体传播是指非组织群体的传播活动，如病友交流会、同乡会等（选 B）。人际传播（亲身传播）是指个体之间面对面直接的信息交流（不选 A）。大众传播是指职业性传播机构通过广播、电视、报刊、书籍等大众传播媒介向范围广泛、为数众多的社会人群间接性传递信息的过程（不选 C）。组织传播是指组织之间、组织内部成员之间的信息交流活动，是有组织、有领导进行的有一定规模的信息传播（不选 D）。自我传播（人内传播）是指个体接收外界信息后，在头脑中进行信息加工处理的过程（不选 E）。

46. A 常用的人际传播形式包括咨询、交谈或个别访谈、劝服和指导 4 种。

47. C 健康促进涉及整个人群的健康和人们生活的各个方面，而不仅是针对某些疾病或者疾病的危险因素，是直接作用于影响健康的病因或危险因素的活动或行动，强调个体与组织的积极和有效参与。

48. A 根据患者获得感染危险性的程度，医院可分成4个区域：低危险区域，包括行政管理区、教学区、图书馆、生活服务区等；中等危险区域，包括普通门诊、普通病房等；高危险区域，包括感染性疾病科（门诊、病房）等；极高危险区域，包括手术室（人流室）、重症监护病房、器官移植病房等。

49. D 促进健康行为包括日常健康行为、避开有害环境行为、戒除不良嗜好行为、预警行为、保健行为。预警行为指对可能发生的危害健康事件的预防性行为和在事故发生后正确处置的行为，如驾车时使用安全带、事故发生后的自救和他救行为等（选D）。日常健康行为是指益于健康的日常行为，如合理营养、充足睡眠、适量运动等（不选A）。避开有害环境行为指避免将有害健康危险因素暴露于自然环境和社会环境中的行为，如离开污染环境、积极应对各种紧张生活事件等（不选B）。戒除不良嗜好行为指抵制或戒除对健康有危害的个人偏好，如戒烟、不嗜酒、不滥用药物等（不选C）。保健行为指有效、合理地利用卫生资源，维护自身健康的行为，如定期体检、预防接种、患病后及时就医，遵医嘱等行为（不选E）。

50. A 血证的病因包括感受外邪（不选B）、情志过极（不选C）、饮食不节（不选D）、劳倦体虚、久病或热病（不选E）。

51. A 社会诊断是生物-心理-社会医学模式的具体体现。社会诊断的主要目的是从分析广泛的社会问题入手，了解社会问题与健康问题的相关性，其重点内容包括社会环境和生活质量。

52. B 马斯洛需要层次理论把人的各种需要归纳为生理的需要、安全的需要、爱与归属的需要、尊重的需要、自我实现的需要。安全的需要包括生理安全和心理安全，生理安全指个体需要处于一种生理上的安全状态，以防身体上的伤害或生活受到威胁；心理安全指个体需要有一种心理上的安全感觉，避免恐惧、害怕、焦虑等。

53. A 人类的本能行为由人的生物性所决定，是人类的最基本行为，如摄食行为、性行为、躲避行为、睡眠等。

54. C 回归因素是指由于偶然因素，个别被测试对象的某特征水平过高或过低，但在以后的测试中可能又恢复到原有的实际水平的现象。在测试中，可采用重复测量的方法以减少回归因素对评价结果正确性的影响。

55. E 医院应对抗菌药物实行分级管理并制定实施细则（不选A）。合理使用抗菌药物，严格掌握抗菌药物使用的适应证、禁忌证等（不选B）。有针对性地选择一种抗菌药物治疗感染，避免无指征的联合用药，以免发生过敏反应、毒性反应等（不选C）。病因未明的严重感染属联合用药指征，可联合使用抗生素（不选D）。预防性使用抗菌药物总的预防用药时间一般不超过24小时（选E）。

56. C 红外线烤灯治疗压疮时，首先评估患者的整体情况以及局部皮肤（不选A），解释操作的目的及注意事项，取得患者及其家属的同意，暴露发生压疮的部位（不选B），烤灯距治疗部位30~50cm（选C），以患者感觉到温热为宜，治疗时间为20~30分钟（不选D），注意观察，防止烫伤（不选E）。

57. E 预防性使用抗菌药物一般于术前0.5~1小时通过静脉途径给予一次足量抗菌药物，使手术开始时组织和血清内药物达到杀菌浓度。

58. C 下法是运用具有泻下作用的药物通泻大便，攻逐体内实热结滞和积水，以解除实热蕴结的一种治疗方法。适用于寒、热、燥、湿等邪内结在胸膈、肠道，以及水结、宿食、蓄血、痰滞、虫积等里实证。

59. B 群众性卫生组织是由国家机关、人民团体代表和广大群众中的卫生积极分子组成的卫生组织，如全国爱国卫生运动委员会、国家疾病预防控制标准委员会地方病标准专业委员会、中国红十字会等。

60. B 组织文化的特点包括文化性、综合性、整合性、自觉性、实践性。综合性是组织文化作为一种独特的文化，其内容渗透到组织的各个方面。

61. A 2%戊二醛适用于浸泡不耐热诊疗器械与物品的消毒与灭菌，如支气管镜等（选A）。苯扎溴铵适用于手、黏膜、环境及物品表面的消毒（不选B）。甲醛适用于不耐热、不耐湿的诊疗器械、器具和物品的灭菌，如书籍、文件等（不选C）。含氯消毒剂适用于餐具、环境、水、疫源地消毒和被分枝杆菌、细菌芽孢等污染物品的消毒（不选D）。碘伏适用于外科手术前术者手和前臂、手术切口部位、注射或穿刺部位、新生儿脐带及黏膜冲洗消毒（不选E）。

62. C 面对瞬息万变的管理对象，管理者要想把握动向，保证不离目标，就必须遵循与动态原理相应的弹性原则。弹性原则是指在动态管理中必须留有充分的余地，以便及时调整，完成预期的目标。

63. E 医院健康教育的意义包括提高患者依从性、

心理治疗（不选B）、消除致病因素（不选A）、密切医患关系（不选D）、降低医疗成本（不选C）。

64. A 健康教育的目标是改善对象的健康相关行为，建立健康的生活方式，达到疾病的一级预防，促进患者身心康复。

65. D 健康教育的核心是促使个体或群体改变不健康的行为和生活方式，从而防治疾病，促进健康，提高生活质量。

66. B 水痘以呼吸道传播为主，水痘患者是唯一宿主，其隔离病室不必设置防蚊设施。

67. C 静脉采血应遵循无菌操作原则，无菌物品禁止交叉使用，防止交叉感染，实行一人一针一管一巾一带原则。

68. D 医院感染暴发指在某医疗机构或其科室的患者中短时间内发生3例以上同种同源感染病例的现象。

69. E 人类的行为由内因和外因共同决定，即受到遗传、环境和学习因素的影响。

70. B 按照传播的规模可将人类传播活动分为人际传播、群体传播、大众传播、组织传播、自我传播5种类型（选B，不选E）。组织传播是指组织之间、组织内部成员之间的信息交流活动（不选C、D），是有组织、有领导进行的有一定规模的信息传播。现代社会中，组织传播已发展成为一个独立的研究领域，即公共关系学（不选A）。

71. D 控制的基本方法包括预算控制（不选A）、质量控制（不选B）、进度控制（不选C）、目标控制（不选E）。

72. D 生活方式是指日常生活和职业活动中的行为习惯及其特征。

73. D 促成因素是指使行为动机和意愿得以实现的因素，即实现或形成某行为所必需的技能、资源和社会条件。包括保健设施、医务人员、诊所、医疗费用、交通工具、个人保健技术及相应的政策法规等。

74. A 环节质量标准是指各种要素通过组织管理形成的工作能力、服务项目、工作程序和工序质量。护理环节质量主要指护理工作活动过程质量，如执行医嘱准确率、观察病情、护理文件书写、技术操作、心理护理、健康教育等。

75. C 前馈控制是指通过观察情况、收集整理信息、掌握规律、预测趋势，正确预计未来可能出现的问题，提前采取措施，将可能发生的偏差消除在萌芽状态中，为避免在未来不同发展阶段可能出现的问题而事先采取的措施。

76. B 直线型组织结构又称单线型结构，以一条纵向权力线从最高管理层逐步到基层一线管理者，构成直线结构，是最古老、简单的一种组织结构类型。其特点是组织系统职权从组织上层“流向”组织基层；上下级关系是直线关系，即命令和服从的关系；组织内部不设参谋部门。

77. E 领导的作用包括指挥引导作用（不选A）、沟通协调作用（不选B、D）、激励鼓舞作用（不选C）。

78. B 压力蒸汽灭菌是物理灭菌法中应用最广、效果最可靠的首选灭菌方法，适用于耐高温、耐高压、耐潮湿物品的灭菌，如各类器械、敷料、搪瓷、玻璃制品、橡胶及溶液等。

79. C 专科疾病护理技术常规是实施专科疾病护理的依据，也是专科疾病护理技术管理的基础工作。

80. C 直线型组织结构的优点是组织关系简明（不选A），各部门目标清晰（不选B），使各级管理人员明确在组织内向谁发布命令、执行谁的命令，方便评价各部门或个人对组织目标的贡献（不选E）。其缺点是组织结构较简单，不适用于较大规模、业务复杂的组织（选C）。另外，直线型结构的权力高度集中于最高领导人，有造成掌权者主观专断、滥用权力的倾向（不选D）。

81. C 保健行为指有效、合理地利用卫生资源，维护自身健康的行为，如定期体检、预防接种、患病后及时就医、遵医嘱等行为。

82. B PDCA循环的特点是完整性、统一性、连续性；大环套小环，小环保大环，相互联系，相互促进；不断循环，不断提高。

83. E 紫外线用于空气消毒时，有效照射距离≤2m，照射时间≥30分钟。

84. B 紫外线用于物品消毒时，有效照射距离为25~60cm，照射时间20~30分钟。

85. C 金黄色葡萄球菌属革兰阳性球菌（选C）。白假丝酵母菌、曲霉菌属真菌（不选D、E）。

86. B 克雷伯菌属革兰阴性杆菌，广泛存在于自然界的水和土壤中。

87. C 低度危险性物品指与完整皮肤接触而不与黏膜接触的器材，使用前可选择低水平消毒法处理或保持清洁（选C）。中度危险性物品指仅与皮肤、黏膜相接触，而不进入无菌组织内部的物品，如呼吸机管道、胃镜等，使用前应采用高水平消毒法处理（不选A）。浸泡消毒法可用于耐腐蚀医疗器械的高水平消毒（不选E）。

88. D 高度危险性物品指进入人体无菌组织、器官、脉管系统，或有无菌体液从中流过的物品，或接触破损皮肤、破损黏膜的物品，如腹腔镜等，使用前必须灭菌。

89. D 护理人力资源配置原则包括满足患者护理需要原则、合理结构原则、优化组合原则、经济效能原则、动态调整原则。经济效能原则是护理管理者在编设和使用护理人员时，应在保证优质、高效的基础上减少人力成本的投入（选D）。满足患者护理需要原则是指患者的护理需要是编设护理人员数量与结构的主要依据（不选A）。合理结构原则指合理配置护理人员，主要体现在护士群体的结构比例，包括从事行政管理、教学科研与临床护理人员的比例，不同学历和专业技术职称的比例（不选B）。优化组合原则是指对护理人员优化、合理组合，使不同年龄阶段、个性、特长的护理人员充分发挥个人潜能，做到各尽所长、优势互补（不选C）。

90. E 动态调整原则是指护理人员的编设应不断吸引具有新观念、新知识、新技术的护理人员，并在用人的同时加强对护理人员的规范化培训和继续教育，以适应医院发展的需要。

91. D 红霉素静脉滴注的给药方式是持续缓慢给药，避免毒性反应。

92. B β-内酰胺类抗菌药物（时间依赖性药物）静脉滴注时，采用间歇给药方案，药物应现配现用。

93. C 动态体语即通过无言的动作传情达意。如以注视对方的眼睛表示专心倾听，以点头的动作表示对对方的理解和同情，以手势强调某事的重要性等。

94. E 静态的姿势也能传递丰富的信息，包括个人的仪表形象，如仪表服饰、体态、站姿等，与行为举止一样，能够显示人的身份、气质、态度和文化修养，有着丰富的信息功能。

95. C Ⅰ类环境包括层流洁净手术室、层流洁净病房和无菌药物制剂室等，要求空气中的细菌总数≤10CFU/m³，且不得检出致病菌（选C）。Ⅲ类环境要求空气中的细菌总数≤500CFU/m³，且不得检出致病菌（不选A）。

96. D Ⅱ类环境包括非洁净手术室、产房、导管室、血液病病区、烧伤病区等保护性隔离病区，重症监护室，新生儿室等，要求空气中的细菌总数≤200CFU/m³，且不得检出致病菌。

97. D 氯己定、苯扎溴铵是阳离子表面活性剂，不可与肥皂、洗衣粉等阴离子表面活性剂混用。

98. E 过氧乙酸溶液性质不稳定，应现配现用，使用时间≤24小时。

99. E 我国的健康教育事业经历了卫生宣教、健康教育、健康促进3个阶段。卫生宣教内涵为信息＋宣传。健康促进内涵为健康教育＋环境支持。

100. B 健康教育是学习后通过理解将知识和技术转化为行为，内涵为知识＋信念＋行为改变。

专业知识

1. E 与活动有关的疼痛和血尿是上尿路（肾、输尿管）结石的主要表现（选E）。疼痛位于腰部或上腹部，沿输尿管放射至同侧腹股沟，甚至涉及同侧睾丸或阴唇（不选A）。

2. A 脑震荡主要表现为伤后立即出现短暂的意识丧失，持续时间一般不超过半小时（选A）。同时伴有面色苍白、瞳孔改变、出冷汗、血压下降、呼吸浅慢等自主神经和脑干功能紊乱的表现（不选B）。意识恢复后，对受伤当时和伤前近期的情况不能记忆，即逆行性遗忘（不选C）；多有头痛、头晕、疲乏无力等症状（不选D）。神经系统检查多无明显阳性体征（不选E）。

3. E 革兰阴性菌所致的感染一般较严重，此类细菌的主要毒性在于内毒素，较少形成转移性脓肿。可出现“三低”现象（低温、低白细胞、低血压，不选A、B、C），早期即可发生感染性休克（选E）。休克持续时间长，表现为四肢厥冷（不选D）、发绀、少尿或无尿，以外周血管阻力显著增加导致的冷休克多见。

4. B 开放性骨折处理的关键是彻底清创，使开放污染的伤口转变为接近无菌的创面，防止感染。

5. B 低钾血症最早、最主要的临床表现是肌无力，先是四肢软弱无力，后累及躯干和呼吸肌。严重时可出现腱反射减弱或消失。

6. C 间歇性跛行是血栓闭塞性脉管炎患者局部缺血期的典型表现，主要病理变化为血管痉挛，当患者行走一段距离后患肢疼痛，被迫停下，休息后疼痛缓解。

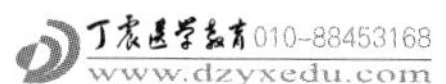

7. E 内镜逆行胰胆管造影是在十二指肠镜直视下，通过十二指肠乳头插管至胆管或胰管内，进行逆行直接造影，易诱发急性胰腺炎。

8. E 内脏出血不是影响伤口愈合的局部因素。影响伤口愈合的局部因素有感染、创伤范围大、坏死组织多、异物存留、局部血液循环障碍、血肿形成、伤口引流不畅、伤口位于关节处、局部制动不足、包扎或缝合过紧等。

9. D 头痛是颅内压增高最常见的症状，以早晨或晚间较重，多位于额部及颞部，表现为胀痛和撕裂痛，可从颈枕部向前放射至眼眶，程度可随颅内压增高而进行性加重，咳嗽、打喷嚏、用力、弯腰或低头活动时易加重。

10. D 肾绞痛的治疗以解痉、镇痛为主。肾绞痛发作时应卧床休息，立即解痉、镇痛，可肌内注射阿托品、哌替啶或局部应用利多卡因封闭。

11. C 水中毒患者应严格控制水的摄入量，应控制在 700~1000ml/d。

12. E 胃癌的癌前病变指的是一些发生胃癌危险性明显增加的临床情况如慢性萎缩性胃炎、胃溃疡、胃息肉、胃黏膜巨大皱襞症、残胃等。胃酸缺乏症患者细菌容易在胃内繁殖，可造成慢性胃炎，使胃癌风险增加。胃癌的癌前病变不包括应激性溃疡。

13. D 腹腔引流管拔管指征为引流液清亮、引流量小于 10ml/d，无发热、腹胀等无需夹管观察。胆道 T 管引流术后拔管前再次夹闭 T 管 24~48 小时，无不适方可拔管。

14. B 多发性损伤是指在一种致伤因素的作用下引发 2 个或 2 个以上解剖部位出现的损伤。

15. D 细胞外液中最主要的阳离子为 Na^+，主要阴离子为 Cl^-、HCO_3^- 和蛋白质。

16. C 择期手术患者术前 8~12 小时禁食，术前 4 小时开始禁饮以使胃排空，减少麻醉引起的呕吐和误吸。

17. B 阿托品为抗胆碱药，麻醉前使用的主要目的是抑制呼吸道腺体和唾液腺分泌，保持呼吸道通畅（选 B）。其他目的还包括解除平滑肌痉挛及副交感神经兴奋对心脏的抑制作用（不选 C）。

18. E 急性乳腺炎常发生于产后哺乳期妇女，以初产妇居多。临床主要表现为患侧乳房局部变硬、红肿、发热，有压痛及搏动性疼痛；脓肿形成时可有波动感，肿胀明显；常伴患侧腋窝淋巴结肿大、压痛。出现全身中毒症状时可伴寒战、高热、脉搏增快等，最有效的治疗方法为及时切开引流，排出脓液以消除感染。

19. C 内痔是发生于齿状线以上，由直肠末端黏膜下的痔内静脉丛扩大曲张和充血而形成的静脉团，无痛性、间歇性便后出鲜血是内痔的早期症状。

20. B 原发性醛固酮增多症是由肾上腺皮质病变引起醛固酮分泌增多，导致潴钠排钾、体液容量增加、肾素 - 血管紧张素系统受抑制，表现为高血压和低钾血症的临床综合征。可有低钾血症（一般在 2~3mmol/L，严重者更低）、高钠血症（血钠一般在正常高限或略高于正常）。低钾血症和高钠血症对比，低钾血症更明显。

21. A 单纯性肠梗阻仅有肠内容物通过受阻，而无肠管血运障碍，早期局部改变为梗阻以上肠蠕动增强，肠腔积气、积液；查体可见肠型及蠕动波（选 A），肠鸣音亢进（不选 D）。绞窄性肠梗阻主要表现为持续性剧烈绞痛，腹胀不对称（不选 C），有局部隆起的肿块，腹部固定压痛、反跳痛、腹肌紧张等腹膜刺激征（不选 B、E）。

22. C 直肠肛管周围脓肿是指直肠肛管周围间隙或其周围软组织的急性化脓性感染（不选 B），其中骨盆直肠间隙脓肿为较少见的直肠肛管周围脓肿（不选 E），多由肛腺脓肿或坐骨直肠间隙脓肿向上穿破肛提肌进入骨盆直肠间隙引起，其全身症状较重而局部症状不明显（选 C，不选 A）。可形成肛管括约外型肛瘘（不选 D）。

23. C 正常人血白蛋白含量＞ 35g/L（不选 E）；轻度营养不良为 30~35g/L（不选 D）；中度营养不良为 21~30g/L（选 C）；重度营养不良＜ 21g/L（不选 A）。

24. B 按照休克的发病过程，可将其分为休克代偿期（休克早期）和休克抑制期（休克期）。休克抑制期可分为中度和重度。休克代偿期的失血量＜ 20%（800ml 以下，选 B）；中度抑制期为 20%~40%（800~1600ml，不选 C）；重度抑制期＞ 40%（1600ml 以上，不选 D）。

25. A 出血是肝脏手术后最严重的并发症，多由凝血功能障碍、腹内压力增高及手术缝合不佳引起，可有失血性休克的表现，鲜红色血性引流液增多。

26. D 迅速补充血容量是纠正组织低灌注和缺氧的关键，是纠正休克的基础（选 D）。应迅速建立 2 条以上静脉通道。在纠正休克的同时，应积极处理原发病，纠正酸碱平衡失调（不选 A）。经补液、纠正酸中毒等措施后仍未能有效改善休克时，可酌情应用血管活性药物（不选 E）。

27. A 恶性肿瘤分化不成熟，生长迅速，浸润并破坏器官的结构和功能，还可发生转移，对机体的影响严重。

28. D 皮牵引的牵引重量小，一般不超过 5kg，牵引时间为 2~4 周。

29. B 乙状结肠扭转多见于乙状结肠冗长、有便秘的老年人，以往可有多次腹痛发作经排气、排便后缓解的病史。长期便秘的老年人突发肠梗阻症状时，应考虑乙状结肠扭转。

30. C 充溢性尿失禁是由于各种原因使膀胱排尿出口梗阻或膀胱逼尿肌失去正常张力，引起尿液潴留，膀胱过度充盈，造成尿液从尿道不断溢出。常见原因有脊髓损伤早期的脊髓休克阶段、脊髓肿瘤导致的膀胱瘫痪等神经系统病变，良性前列腺增生，膀胱颈梗阻及尿道狭窄等。

31. B 男性膜部尿道穿过尿生殖膈，骨盆骨折时，附着于耻骨下支的尿生殖膈突然移位，产生剪切样暴力，使薄弱的膜部尿道撕裂。

32. C 张力性气胸患者胸膜腔内压力进行性增加，可很快因严重缺氧而死亡，立即胸膜腔穿刺排气可缓解，应首先处理。脾破裂也可因大出血导致患者死亡，应在解决张力性气胸后处理。

33. D 腰椎管狭窄症的典型临床表现是腰腿痛和间歇性跛行，表现为行走距离增加即出现下肢疼痛、麻木无力，蹲位或坐位休息数分钟后症状缓解，继续行走则症状再次出现。

34. B 墨菲征阳性是指按压胆囊部位，嘱患者缓慢深吸气，如在吸气过程中炎症感染的胆囊下移与拇指接触后，患者感到疼痛而屏气的现象。

35. A 肺是多器官功能障碍综合征最常见的器官，同时也是最常见的首发器官。

36. E 急性炎症局部表现均可有红、肿、热、痛和功能障碍等非特异性炎症表现。浅表脓肿形成后的特征性表现为触之有波动感。

37. C 巡回护士和器械护士的共同职责是术前、关腹前清点器械（选 C）。器械护士的职责包括术前访视，术前洗手、穿无菌手术衣、戴无菌手套（不选 B），协助医生消毒和铺无菌手术单，与巡回护士清点、核对物品，正确传递器械（不选 D），协助医生包扎（不选 E），整理用物等。巡回护士的职责包括术前准备用物，核对患者信息（不选 A），安置体位，与器械护士清点、核对物品，术中配合，术后整理等。

38. A 实质性脏器如肝、脾、胰、肾等或大血管损伤主要导致腹腔内（或腹膜后）出血，临床表现为面色苍白、脉率加快，严重时脉搏微弱，血压不稳，甚至休克，早期机体代偿表现为心率增快，收缩压下降。

39. A 急性腹膜炎治疗过程中，若患者出现全身感染症状及直肠刺激症状，可考虑盆腔脓肿的可能。直肠前壁穿刺有脓液是诊断盆腔脓肿最可靠的依据。

40. D 食管癌早期症状不明显，表现为吞咽粗硬食物时偶有不适感（不选 E），如哽噎感（不选 A）、胸骨后烧灼样、针刺样或牵拉摩擦样疼痛（不选 B）。食物通过缓慢，并有异物感或停滞感（不选 C）。中晚期的典型症状是进行性吞咽困难（选 D）。癌肿累及邻近器官或远处转移时，出现相应症状，如声音嘶哑、胸痛、呛咳等。

41. B 库欣综合征（皮质醇增多症）为机体组织长期暴露于异常增高糖皮质激素引起的一系列临床症状和体征。

42. D 破伤风是由破伤风梭菌经皮肤或黏膜伤口侵入人体，在缺氧环境中生长繁殖所导致的特异性感染。其发病的直接原因主要是破伤风梭菌分泌的外毒素（痉挛毒素和溶血毒素），其中痉挛毒素是引起临床症状的主要毒素。

43. D 硬膜外血肿患者典型的意识障碍是伤后昏迷有中间清醒期，即患者伤后原发性脑损伤的意识障碍清醒后，在一段时间后颅内血肿形成，因颅内压增高导致患者再度昏迷。中间清醒期的长短主要取决于血肿形成速度。

44. A 低钙血症需要长期治疗者，可口服钙剂和维生素 D。静脉补钙主要用于低钙血症患者出现手足抽搐、喉头痉挛等表现时。

45. A 超急性排斥反应是以抗体介导为主的体液免疫反应，主要由受者体内存在针对供者特异性抗原的预存抗体引起的免疫应答，多发生在器官移植术后 24 小时内。

46. B 支气管内异物可造成窒息，应尽早取出异物，必要时行气管切开，但不是机械通气的适应证（选 B）。机械通气治疗包括预防性机械通气和治疗性机械通气。预防性机械通气适用于长时间休克、严重感染等。治疗性机械通气适用于心肺复苏后期治疗（不选A）、换气功能衰竭（不选C）、通气功能障碍或衰竭（不选D）、呼吸功能失调或丧失等（不选E）。

47. C 等渗性脱水患儿的血钠浓度为130~150 mmol/L。高渗性脱水血钠浓度＞150mmol/L，低渗性脱水血钠浓度＜135mmol/L。

48. E 呕吐是幽门梗阻最突出的症状，呕吐物为宿食，不含胆汁，有腐败酸臭味。幽门梗阻患者初期症状表现为上腹部饱胀和不适，阵发性上腹痛，伴有嗳气、恶心；随症状加重出现持续性腹痛和呕吐，当出现脱水时，可见皮肤干燥、弹性降低等表现。查体上腹部可见胃型及胃蠕动波，晃动上腹部时可闻及振水音。节律性上腹部疼痛是消化性溃疡的临床表现。

49. B 髂前上、下棘撕脱骨折宜取髋、膝屈曲位。坐骨结节撕脱骨折者应取大腿伸直、外旋位。

50. A 胃十二指肠溃疡急性穿孔患者多有消化性溃疡病史，表现为突发上腹部剧烈疼痛，呈刀割样，腹痛迅速波及全腹。当合并休克时，可表现为四肢冰凉、脉搏细速、血压下降。此时应建立2条以上静脉通路，迅速补充血容量。

51. D 腹股沟斜疝表现为站立位时疝内容物经腹股沟管突出，可进阴囊，回纳疝块后按压内环（深环），疝块不再突出。腹股沟直疝疝内容物由直疝三角突出，不进阴囊，回纳疝块后按压内环（深环），疝块仍可突出。股疝是腹内脏器或组织自股环、经股管向股部隐静脉裂孔突出形成的疝，多见于40岁以上的妇女。

52. E 术后T管引流者应注意无菌技术操作，每天更换外接的引流袋和连接管，但不必每天或定时冲洗T管，若T管不慎脱出立即报告医生，禁止自行重新插回，以防逆行感染。此外，引流管应妥善固定，避免脱落；保持引流通畅；观察胆汁的颜色、性状和量；并按操作要求拔管。

53. C 低心排综合征是由心脏循环阻断，心脏缺血、缺氧以及再灌注损伤，使心肌收缩不全所致。患者表现为血压下降，脉压变小，心率增快，脉搏细弱，中心静脉压增高（正常5~12cmH_2O），四肢发冷，尿量减少。

54. C 定期乳房自我检查有助于及早发现乳房病变，20岁以上妇女特别是高危人群及术后患者一般每个月进行1次自我检查。检查时间为月经周期的第7~10天或月经结束后的2~3天，已经绝经的女性可选择每个月固定的一天检查。

55. B 大部分肛瘘由直肠肛管周围脓肿引起，脓肿自行破溃或切开引流处形成外口，外口流出少量脓性、血性、黏液性分泌物为肛瘘的主要症状。肛周脓肿的主要症状为肛周持续性跳痛，全身感染性症状不明显。盆腔脓肿主要表现为里急后重、大便频而量少、有黏液便、尿频、排尿困难等。内痔主要表现为无痛性、间歇性便后出鲜血和痔块脱出。直肠肿瘤主要表现为排便习惯改变和大便带血。

56. D 二氧化碳分压（$PaCO_2$）为判断酸碱失衡的呼吸性指标，正常值为35~45mmHg，$PaCO_2$＜35mmHg为呼吸性碱中毒，$PaCO_2$＞45mmHg为呼吸性酸中毒。碱剩余正常值范围为－3~＋3mmol/L。当碱剩余负值增加时，提示发生了代谢性酸中毒；当碱剩余正值增加时，提示发生了代谢性碱中毒。

57. D 测定基础代谢率要在完全安静、空腹时进行。常用计算公式为基础代谢率（%）=（脉压＋脉率）－111，正常值为±10%，＋20%~＋30%为轻度甲亢，＋30%~＋60%为中度甲亢，＋60%以上为重度甲亢。脉压＝收缩压－舒张压，患者脉压=140－70=70，基础代谢率（%）=（100＋70）－111=59%，甲状腺功能为中度甲亢。

58. D 局麻药毒性反应早期可出现眩晕、多语、嗜睡、惊恐不安、定向障碍、血压升高、心率增快（心悸）等；继续发展可出现肌肉抽搐、呼吸困难；最终表现为全面抑制，出现严重低血压、心律失常，甚至心脏骤停等。

59. B 放疗局部皮肤二度反应（湿反应）表现为皮肤高度充血、水肿，水疱形成，有渗出液，糜烂。

60. D 脓毒症患者典型临床表现为高热，可伴寒战，热型以弛张热、间歇热多见，体温可高达40℃以上，病程长者可有转移性脓肿或多发脓肿。临床上将细菌侵入血液循环，血培养阳性称为菌血症（过去称败血症）。毒血症常伴心、肝、肾等实质细胞的变性或坏死。菌血症和毒血症一般不出现转移性脓肿。

61. A 根据中国新九分法，成人各部位体表面积占比为：头颈部共9%，其中发、面、颈各3%；双上肢共2个9%，其中双手5%、双前臂6%、双上臂7%；躯干占3个9%，其中腹侧13%、背侧13%、会阴1%；双下肢占5个9%＋1%，其中双臀5%、双足7%、双小腿13%、双大腿21%。烧伤面积为3%＋13%＋6%＋5%＋13%＋7%=47%。

62. A 大面积烧伤患者伤后第1个24小时补液量＝体重（kg）×Ⅱ、Ⅲ度烧伤面积（%）×1.5ml（小儿1.8ml，婴儿2ml）＋生理需要量2000ml，生理需要量一般选择5%或10%葡萄糖溶液，不包括在晶体或胶体液中。即60（kg）×47（%）×1.5ml=4230ml，最接近的数据为4200ml。

63. C 大面积烧伤患者监测每小时尿量是判断血容量是否充足的简便而可靠的指标，也是调整输液速度最有效的观察指标。

64. C 保留乳房的乳腺癌切除术适合肿瘤最大直径≤3cm，且乳房有适当体积，术后能保持外观效果的早期乳腺癌患者（不选A）；钼靶X线提示乳房无广泛沙粒样钙化（不选E）；单发肿瘤，无皮肤和胸壁受累征象，无腋窝淋巴结转移（不选D）；肿瘤距乳头≥2cm（选C）。35岁以下的年轻患者有较高的复发和再发乳腺癌风险（不选B）。

65. A 乳腺癌患者术后为尽快恢复患肢功能，应鼓励和协助患者早期开始患侧上肢的功能锻炼。一般术后24小时内开始活动手部及腕部（不选B）；术后1~3天进行上肢肌肉等长收缩，可用健侧上肢或他人协助患侧上肢进行屈肘、伸臂等锻炼（选A，不选C）；术后1周待皮瓣基本愈合后可进行肩部活动（不选D）、手指爬墙运动，幅度递增，直至患侧手指能高举过头，能自行梳理头发（不选E）。

66. E 腹部手术后采取半坐卧位可使腹腔渗出液流入盆腔，减少炎症扩散和毒素吸收，便于引流（盆腔腹膜的抗感染力强，吸收力弱）；还可防止感染向上蔓延引起膈下脓肿；减轻腹部切口缝合处的张力，缓解疼痛，有利于切口愈合。术后鼓励患者早期活动，可促进肠蠕动恢复，预防术后肠粘连和下肢深静脉血栓等并发症的发生。

67. D 急性阑尾炎术后平卧6小时后改为半坐卧位，鼓励患者在床上活动肢体，待麻醉反应消失后即可下床活动，以促进肠蠕动恢复，预防肠粘连。维持水、电解质平衡，胃肠减压者给予营养支持。保持切口敷料清洁、干燥，腹腔引流管应保持通畅。遵医嘱应用抗生素控制感染。

68. C 早期倾倒综合征多发生于进食后半小时内，患者出现心悸、出冷汗、乏力、面色苍白等短暂血容量不足的表现，并伴有恶心、呕吐、腹部绞痛和腹泻等。

69. E 早期倾倒综合征多因餐后大量高渗性食物快速进入肠道，刺激肠道内分泌细胞大量分泌血管活性物质，加上渗透压作用使大量细胞外液渗入肠腔，从而引起血管舒缩功能紊乱和胃肠道症状。预防其发生应少食多餐（不选A），避免过甜（选E）、过咸（不选C）、过浓的流质饮食；宜进低碳水化合物、高蛋白饮食（不选D）；餐时限制饮水；进餐后平卧10~20分钟（不选B）。

70. A 肝脓肿致病菌进入肝脏的途径包括胆道、肝动脉及门静脉等，良性或恶性病变导致胆道梗阻并发化脓性胆管炎时，细菌沿胆管上行，是引起细菌性肝脓肿的主要原因。

71. D 细菌性肝脓肿主要表现为寒战、高热、肝区疼痛和肝大，可有恶心、呕吐、乏力、食欲减退等全身症状；实验室检查可见白细胞及中性粒细胞增多，有明显核左移。

72. B 寒战、高热是肝脓肿最常见的症状，体温可达39~40℃，热型为弛张热，伴有大量出汗、脉率增快等感染中毒症状。

73. C 胆绞痛者可遵医嘱肌内注射哌替啶等。吗啡有兴奋Oddi括约肌的作用，可使胆囊内压增高，加重患者症状。

74. E 急性胆管炎术后T管引流的作用包括引流胆汁和减压，以免胆汁排出受阻（不选B）；引流残余结石（不选C）；支撑胆道，防止胆总管切开处瘢痕狭窄（不选A）；经T管溶石或造影；观察有无出血（不选D）。

75. B 胃十二指肠溃疡穿孔典型表现为骤发刀割样剧烈腹痛，持续性或阵发性加重，可有腹膜刺激征表现、肝浊音界消失。急性阑尾炎主要表现为转移性右下腹痛，麦氏点压痛。绞窄性肠梗阻主要表现为持续性剧烈绞痛、腹膜刺激征，腹腔穿刺可见血性液体或炎性渗出液。急性胰腺炎主要表现为腹痛，疼痛剧烈而持续，呕吐后不缓解。急性胃炎主要表现为中上腹部不适、腹痛、食欲减退、恶心、呕吐等，无腹膜刺激征。

76. D 腹痛患者若诊断不清或须观察时，暂不能用镇痛药，以免掩盖病情，延误诊断。应禁食、胃肠减压，置患者于半坐卧位以降低腹内压，缓解腹痛。给予输液和营养支持，必要时遵医嘱使用抗生素。

77. E 胸腔内积血量在代偿范围内时，由于肺、心包及膈肌运动所起的去纤维蛋白作用，胸膜腔内积血不凝固。

78. B 成人血胸量≤500ml为少量血胸，500~1000ml为中量血胸，＞1000ml为大量血胸。

79. E 股骨颈骨折多数情况下是由走路时跌倒，身体发生扭转倒地，间接暴力传导引起的。

80. C 髋部正侧位X线检查可明确骨折的部位、

类型和移位情况，是选择治疗方法的重要依据。

81. C 骨折的共有表现是疼痛。骨折的特有体征是畸形、异常活动、骨擦音或骨擦感。具有三个特有体征之一者，即可诊断为骨折。

82. D 股骨颈骨折多见于中老年女性（不选C），青少年股骨颈骨折较少见，常需较大暴力才会引起，且多为不稳定性骨折（不选B）。按骨折线部位分为股骨颈头下骨折、经股骨颈骨折、股骨颈基底骨折。前两类骨折易引起股骨头血供中断，导致股骨头坏死或骨折不愈合（选D，不选E）。按骨折线方向分可分为内收骨折和外展骨折。内收骨折由于骨折面接触较少，容易再移位，属于不稳定性骨折；外展骨折由于骨折面接触多，不容易再移位，属于稳定性骨折（不选A）。

83. E 急性阑尾炎的典型表现为转移性右下腹痛，伴恶心、呕吐、发热，血常规示白细胞增多及中性粒细胞分类增高。当阑尾炎症加重，出现化脓、坏疽或穿孔时，可表现为腹肌紧张、腹部压痛及反跳痛等典型的腹膜刺激征。

84. B 急性化脓性腹膜炎常见的并发症为腹腔脓肿，因盆腔处于腹腔最低位，腹内炎性渗出物或腹膜炎的脓液易积聚于此而形成脓肿。盆腔脓肿的临床表现为里急后重、大便频而量少、黏液便、排尿困难等直肠或膀胱刺激症状。

85. C 硬膜外血肿主要症状为进行性意识障碍，可出现中间清醒期，即昏迷→中间清醒或好转→昏迷，伴颅内压增高，当颅内压增高到一定程度，可形成脑疝。小脑幕上血肿大多先形成小脑幕切迹疝，出现意识障碍加重和瞳孔改变。早期因患侧动眼神经受到刺激致患侧瞳孔缩小，随即由于动眼神经受压，患侧瞳孔逐渐散大。若小脑幕切迹疝继续发展，影响脑干血供时，脑干内动眼神经核功能丧失致双侧瞳孔散大。

86. D 颅脑损伤患者快速减轻脑水肿首选的药物是20%甘露醇，静脉滴注后可迅速提高血浆渗透压，使组织间液向血浆转移而产生组织脱水作用，从而减轻脑水肿、降低颅内压。

87. E 肝性脑病患者首选肝病制剂（不选D），特点是增加支链氨基酸，降低芳香族氨基酸，降低脂肪含量等（选E）。要素饮食是人工配制的化学组成明确的无需经消化即可吸收的少渣营养剂（不选B）。匀浆膳是将多种天然食物混合研碎后制成的半液体状膳食（不选C）。特殊配方制剂根据特定疾病的治疗需要进行组方，富含多种营养物质（不选A）。

88. A 肠内营养的优点包括营养物质经肠道和门静脉吸收，能很好地被机体利用，符合生理过程；维持胃肠道的正常结构和免疫防御功能（不选E）；严重代谢并发症少，安全（不选C）、经济（不选D）；对技术和设备的要求少，提供途径方便（不选B）。营养液误吸和营养液污染可导致感染性并发症（选A）。

89. E 在输注肠内营养液过程中，每4小时抽吸1次胃内残余量，如大于100~150ml应暂停输注（选E）。成人肠内营养输注时应循序渐进，开始时采用低浓度、低剂量、低速度，逐渐增加，本题干扰选项的数据有争议，七轮外科护理学P51数据：经肠管给予营养液应从1/4~1/2浓度开始，起始速度20~50ml/h，起始量500~1000ml/d，5~7天达到速度100ml/h，总量2000ml/d（不选C）。九轮外科学P105数据：一般第1天用1/4总需要量，如能耐受第2天可增加至1/2总需要量，第3、4天增加至全量（不选B）；开始输注时速度一般为50ml/h，以后每12~24小时增加25ml/h，最大速度为125~150ml/h。

90. D 甲状腺功能亢进症术前用药以降低基础代谢率，提高患者对手术的耐受性，预防术后并发症，用药期间应严密观察药物的不良反应与效果（不选E）。术前禁用阿托品，以免引起心动过速（选D）；通常用碘剂进行术前准备，3次/天，从3滴/次开始，依此逐日每次增加1滴至每次16滴为止（不选B），碘剂具有刺激性，可在餐后经凉开水稀释后服用，以减少对口腔和胃黏膜的刺激（不选A）。由于普萘洛尔在体内半衰期不到8小时，故于术前1~2小时必须再口服1次（不选C）。

91. B 甲状腺手术易损伤喉上神经，若损伤外支，可使环甲肌瘫痪，引起声带松弛、音调降低；若损伤内支，则使喉部黏膜感觉丧失，患者进食或饮水时易发生误咽或呛咳（选B）。单侧喉返神经损伤可引起声音嘶哑；双侧喉返神经损伤可引起双侧声带麻痹、失声或呼吸困难，甚至窒息（不选A）。喉头水肿严重者可出现呼吸困难或窒息（不选D）。甲状旁腺损伤主要表现为面唇或手足部的针刺感、麻木感或强直感，严重者可有持续性痉挛，甚至窒息死亡（不选E）。

92. B 肺癌的肺外表现在临床上呈现非转移性的全身症状，可出现于肺癌发现前、后，主要包括库欣（Cushing）综合征（不选D），男性乳房增大（不选C），骨关节综合征如杵状指（不选E）、骨膜增生、骨关节痛等（不选A）。肺癌发生肝转移时，可导致肝大（选B）。

93. D 胸膜腔闭式引流液体时引流管放置在患侧腋

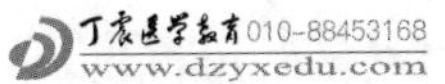

中线与腋后线间第6~8肋间隙。

94. C 胸膜腔闭式引流期间患者麻醉未清醒前取平卧位，头偏向一侧，以免呕吐物、分泌物吸入而致窒息或并发吸入性肺炎（不选D）。清醒且血压稳定者，可改为半坐卧位，以利于呼吸和引流（选C）。避免采用头低足高仰卧位，以防横膈上抬而妨碍通气（不选A）。

95. E 颅底骨折包括颅前窝骨折、颅中窝骨折、颅后窝骨折，临床表现主要有耳、鼻出血或脑脊液漏，脑神经损伤等。颅中窝骨折可出现脑脊液耳漏，若骨折累及颞骨岩部常发生听神经损伤，可表现为听力下降、耳鸣等（选E）。颅前窝骨折可出现脑脊液鼻漏，伴嗅神经损伤（不选B）。颅后窝骨折主要表现为乳突和枕下部、咽后壁黏膜下淤血，伴舌咽神经、迷走神经等损伤（不选C）。脑挫裂伤最突出的表现是意识障碍，伤后立即出现（不选A）。

96. A 颅中窝骨折患者若累及颞骨岩部骨折，常发生面神经和听神经损伤。面神经损伤可表现为病灶对侧下面部表情肌瘫痪，即鼻唇沟变浅、口角轻度下垂，而上部面肌不受累。

97. B 颅中窝骨折出现脑脊液耳漏时，为预防脑脊液反流引起颅内感染，避免堵塞、冲洗、滴药入耳道（选B）；避免用力咳嗽（不选A）；枕部垫无菌巾（不选D），每天2次清洁、消毒口腔、鼻腔或外耳道，注意棉球不可过湿（不选E）。应限制液体入量避免颅内压增高（不选C）。

98. A 破伤风发作期典型症状是肌紧张性收缩及阵发性强烈痉挛，主要表现为咀嚼不便、张口困难，苦笑面容，颈强直，角弓反张，累及膈肌可致呼吸困难，甚至呼吸暂停（选A）。脑水肿及颅内压增高主要表现为头痛、呕吐、视神经乳头水肿（不选B、E）。颅内血肿主要表现为意识障碍（不选D）。

99. D 在我国，食管癌以鳞癌为主，少数为腺癌。

100. E 中晚期食管癌根据病理形态可分为4型，包括髓质型、蕈伞型、溃疡型、缩窄型，其中以髓质型最多见，癌组织累及食管全周或大部分。

专业实践能力

1. D 骨折术后功能锻炼的目的包括促进肢体血液循环，消除肿胀，防止失用综合征；保持和恢复关节运动的幅度，防止关节僵硬；保持和恢复肌肉力量及耐力，防止肌肉萎缩；防止骨质脱钙，预防骨质疏松；功能锻炼的最终目的是恢复正常的生活和功能。骨折后功能锻炼遵循循序渐进，动静结合，主动运动与被动运动结合的原则。

2. B 颈髓损伤时，肋间肌完全麻痹，胸式呼吸消失，患者能否生存，取决于腹式呼吸。任何阻碍膈肌活动和呼吸道通畅的原因均可导致呼吸衰竭。第1、2颈髓损伤，患者常即刻死亡。若损伤接近第4颈椎，可因膈神经麻痹导致膈肌运动障碍，腹式呼吸消失，可出现呼吸衰竭。其他节段损伤，也可因脊髓水肿，致呼吸衰竭。

3. B 甲状腺术后取平卧位。待麻醉清醒、血压平稳后，改半坐卧位，以利于呼吸和引流。鼓励床上活动，促进血液循环和切口愈合。

4. A 肝癌患者行经肝动脉化疗栓塞后应妥善固定和维护导管，严格遵守无菌原则，每次注药前消毒导管，注药后用无菌纱布包扎，防止逆行感染。注药后用肝素稀释液冲洗导管以防导管堵塞。患者术后取平卧位，穿刺处拔管后压迫15分钟。栓塞后多数患者可出现发热、肝区疼痛、恶心、呕吐、心悸、白细胞减少等表现，如患者出现腹痛，必要时可适当给予镇痛药。

5. C 肝癌切除术后患者病情平稳后宜取半坐卧位，术后24小时内卧床休息，不宜过早下床活动。避免剧烈咳嗽和打喷嚏，以减少出血。

6. A 胆汁由肝细胞和毛细胆管分泌，成人分泌胆汁为800~1200ml/d。胆汁是一种复合溶液，比例最大的是水，约占97%，其他主要成分有胆汁酸盐、胆固醇、胆色素、卵磷脂、脂肪酸和无机盐等。

7. A 创面的初期处理应根据烧伤面积、深度、部位及污染或感染情况考虑。头、面、颈、会阴、臀等部位由于不易包扎，且局部分泌排泄物也易污染敷料，应采用暴露疗法。

8. C 化脓性关节炎引流管引流液清亮，细菌培养阴性后停止灌流并停用抗菌药，再引流数天至无引流液吸出、局部症状和体征消退，即可拔管。

9. D 判断呼吸性酸碱失衡的血气分析指标是动脉血二氧化碳分压（$PaCO_2$），正常值为35~45mmHg。呼吸性酸中毒$PaCO_2$增高，呼吸性碱中毒$PaCO_2$下降。碱剩余（BE）可反映代谢性酸碱失衡。动脉血氧饱和度（SaO_2）是反映肺功能状况的指标。动脉血氧分压（PaO_2）可反映机体氧合状态。

10. C 外科护理学中肛门坐浴的水温以43~46℃为

宜，2~3 次 / 天，持续 20~30 分钟 / 次，自觉头晕不适立即停止坐浴。

11. D 头痛是蛛网膜下腔阻滞（腰麻）术后最常见的并发症，为腰椎穿刺时刺破硬脊膜和蛛网膜，脑脊液漏出，导致颅内压降低和颅内血管扩张所致。腰麻手术后患者应常规去枕平卧 6~8 小时，以预防腰麻后头痛。

12. C 当患者血压正常但中心静脉压增高时，提示容量血管过度收缩，此时应舒张血管。

13. E 前列腺癌可经血行、淋巴转移或直接侵及邻近器官（如精囊、膀胱）。血行转移主要转移至骨，以脊椎最为常见，其次为股骨近端、盆骨和肋骨。

14. B 肝素是 DIC 首选的抗凝治疗药物。在 DIC 高凝期即应开始抗凝治疗（不选 E）。DIC 晚期患者凝血因子大量消耗，出现凝血功能障碍，使用肝素抗凝同时应补充凝血因子（不选 D）。肝素抗凝治疗时，凝血时间短于 12 分钟，提示肝素剂量不足（不选 A）；若超过 30 分钟提示肝素过量（选 B）；凝血时间在 20 分钟左右表示肝素剂量合适。肝素过量可缓慢静脉注射鱼精蛋白拮抗（不选 C）。

15. D 颅内肿瘤采用以手术治疗为主的综合治疗，术后应早期开展康复训练，可减轻患者功能障碍的程度。并发癫痫患者不宜单独外出、登高、游泳等，应随身携带疾病卡。术后有颅骨损伤者，注意保护颅骨缺损部位。

16. E 肠内营养常见的并发症包括胃肠道并发症、机械性并发症、代谢性并发症及感染性并发症。其中胃肠道并发症为最常见的并发症，主要表现为腹泻、腹胀、恶心、呕吐等。机械性并发症主要表现为鼻、咽及食管损伤，喂养管堵塞，造口并发症等。代谢性并发症主要表现为水、电解质及酸碱平衡紊乱等。感染性并发症主要与营养液误吸和营养液污染有关，其中吸入性肺炎是肠内营养最严重的并发症。

17. D 成人股骨干不稳定性骨折（如斜形、螺旋形等）采用骨牵引复位（选 D）。骨盆粉碎性骨折主张手术复位及内固定（不选 E）。锁骨青枝骨折和颅骨裂缝骨折均无需特殊处理（不选 B、C）。跟骨骨折可采用手法复位石膏外固定或手术复位内固定（不选 A）。

18. C 腹外疝术后预防阴囊血肿最主要措施为用丁字带或阴囊托托起阴囊，切口部位压沙袋 12~24 小时，减轻渗血，促进淋巴回流和吸收。

19. D 阑尾切除术后鼓励患者在床上活动肢体，早期（术后 24 小时）下床活动，可促进肠蠕动恢复，预防肠粘连。肾部分切除术后患者应绝对卧床 1~2 周。下肢植皮术后，植皮肢体要制动，以免皮片移动影响存活率。门静脉高压症分流术后不宜早期下床活动，一般术后需卧床 1 周，防止血管吻合口破裂出血。传统的腹外疝修补术后 1~2 天卧床期间鼓励床上翻身及活动肢体，一般术后 3~5 天可下床活动。

20. B 结肠造口患者术后 2~3 天肠蠕动恢复后开放（选 B），取左侧卧位（不选 A），并用塑料薄膜隔开腹部切口与造口，防止流出的大便污染腹部切口。每次造口排便，以凡士林纱布覆盖外翻的肠黏膜（不选 D）。及时更换渗湿的敷料，温水清洗并消毒造口周围皮肤（不选 C），涂抹复方氧化锌软膏，防止浸渍糜烂，并教会患者使用人工造口袋（不选 E）。

21. C 急腹症患者应采取半坐卧位，使腹腔渗出液流入盆腔，减少炎症扩散和毒素吸收，便于引流（盆腔腹膜的抗感染力强，吸收力弱），并降低腹内压，缓解疼痛。

22. B 手术治疗是早期肺癌的最佳治疗方法。非小细胞癌（鳞癌、腺癌、大细胞癌）以手术治疗为主，辅以化疗和放疗的综合治疗。小细胞癌早期适合手术治疗，其他以化疗和放疗为主。

23. C 乳腺癌患者癌肿增大，癌细胞堵塞皮内或皮下淋巴管，导致局部淋巴回流障碍，出现真皮水肿，皮肤呈“橘皮样”改变（选 C）。癌肿侵入乳管使之缩短，把乳头牵向癌肿方向，可造成乳头内陷（不选 A）。癌细胞侵犯 Cooper 韧带，可使其缩短而致皮肤凹陷，引起“酒窝征”（不选 B）。

24. D 肠瘘患者瘘口引流管持续负压吸引，可充分稀释肠液，促进局部炎症消散，调节负压至 10~20kPa 为宜，具体应根据肠液黏稠度及日排出量调整。

25. D 结肠癌早期多无特异性表现或症状，排便习惯和大便性状常为最早出现的症状，表现为大便次数增多、血便或黏液便等；大便隐血试验可作为结、直肠癌普查或高危人群的初筛手段。

26. E 麻醉前用药包括镇静催眠药、镇痛药、抗胆碱药、抗组胺药。一般麻醉前不使用降压药。

27. B 肛裂主要表现为疼痛、便秘和出血，排便时由于裂口内神经末梢受刺激，出现肛门烧灼样或刀割样疼痛，称为排便时疼痛，便后数分钟可缓解，随后因肛管括约肌收缩痉挛，再次出现剧痛。

28. E 膀胱内药物灌注主要用于保留膀胱的患者，

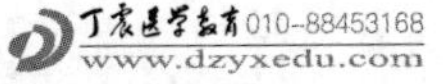

其目的是预防和推迟肿瘤复发，术后每周灌注 1 次，8 次后改为每月 1 次，共 1~2 年。膀胱灌注药物前避免大量饮水，灌注前排空膀胱，以便使膀胱内药液达到有效浓度。灌注后协助患者每 15~30 分钟变换 1 次体位，分别取俯、仰、左、右侧卧位，使药液均匀地与膀胱壁接触。

29. E 脑脊液耳漏多数漏口于伤后 1~2 周可自行愈合，应保持清洁，每天清洁 2 次外耳道，禁止阻塞外耳道（选 E，不选 A），以免引起脑脊液逆流，造成颅内感染。

30. C 放疗皮肤反应可分为 3 度，一度反应（干反应）表现为皮肤红斑（不选 A），烧灼和刺痒感（不选 B），继续照射变为暗红色（不选 D），有脱屑（不选 E）。皮肤充血为二度反应（湿反应）表现（选 C）。

31. C 颅内高压患者行亚低温冬眠疗法时体温降至肛温 31~34℃较为理想。

32. A 腹外疝术后患者应逐渐增加活动量，3 个月内避免重体力劳动或提举重物等。减少和消除引起腹外疝复发的因素，并注意避免增加腹内压的动作如剧烈咳嗽、用力排便等，便秘者给予通便药物。注意保暖，防止受凉引起咳嗽，导致腹内压增高；指导患者在咳嗽时用手掌按压切口部位，以保护切口和减轻震动引起的切口疼痛。定期随访，如疝复发，应及早诊治。

33. D 腹部损伤如伴有腹腔内脏器或组织自腹壁伤口突出，可用消毒碗覆盖保护，切勿强行回纳，以免加重腹腔污染，回纳应在手术室经麻醉后进行。

34. B 高渗性脱水血钠＞ 150mmol/L，失水大于失钠，补液应首选 5% 葡萄糖溶液或 0.45% 氯化钠溶液。

35. D 静脉注射化疗药时，一旦发生药物外渗，应立即停止药物输注，保留针头接注射器回抽外渗药液（不选 A），以保护皮肤黏膜，并根据药物特性，相应选择冰袋冷敷、热敷、局部封闭治疗等措施（不选 B、C）。蒽环类药物如柔红霉素外渗时禁用热敷，以免造成局部坏死（选 D）。药液外渗 48 小时内，应抬高受累部位，以促进局部外渗药液的吸收（不选 E）。

36. C 静脉给药起效快，药物直接进入血液循环，心脏骤停时首选静脉给药，有条件者建立中心静脉通道。

37. D 下肢深静脉血栓形成最严重的并发症是肺动脉栓塞，下肢静脉血栓回流入心脏后，通过右心室进入肺动脉小血管后，可引起肺栓塞，误诊率和病死率极高。

38. A 膀胱造口术后应保持造口管（导尿管）通畅，不需定时冲洗，以防逆行感染。注意保持造口周围皮肤清洁、干燥，及时更换渗湿的敷料。膀胱造口管一般留置 10 天左右拔除，拔管前需先夹管，待患者排尿情况良好后再拔管。

39. C 胸部损伤后若患者出现反常呼吸应加压包扎固定胸廓，处理反常呼吸。为减少肋骨断端活动，减轻疼痛，可直接用弹性胸带固定，也可采用多带条胸带或宽胶布条叠瓦式固定胸廓。

40. E 腹部闭合性损伤患者应严格执行外科急腹症“四禁”，即禁食禁饮、禁忌灌肠、禁用泻药、禁用吗啡等镇痛药物。明显腹胀或疑有空腔性脏器损伤者，灌肠可加重患者腹胀症状，应尽早行胃肠减压，减少胃肠内容物漏出，减轻腹痛。注意密切观察生命体征、腹部症状和体征。补充足够的液体，并遵医嘱使用抗生素。

41. B 椎管内麻醉后头痛常出现在术后 2~7 天（不选 A），年轻女性较多见（不选 C），位于枕部、顶部或颞部（选 B），呈搏动性，抬头或坐立位时头痛加重（不选 D），平卧时减轻或消失（不选 E）。

42. C 化疗时须严格执行无菌操作，药液必须新鲜配制（不选 A），用完的注射器和空药瓶应单独处理（不选 E）。药液不慎溢出需要立即停止输注药液，保留针头接注射器回抽后，皮下注入解毒药再拔针，局部涂氢化可的松乳膏。根据药物特性，相应选择冷敷、热敷、局部封闭治疗等措施（选 C）。刺激性药物应加以稀释，长期治疗时应交替使用左右臂，促进静脉恢复(不选 B)。每周查 1 次血常规，白细胞、血小板减少时应给予相应处理（不选 D）。

43. B 急性脓胸治疗措施包括消除食管吻合口瘘等原发病；选用胸膜腔穿刺、胸膜腔闭式引流、早期脓胸廓清术等方法尽早排净脓液，使肺早日复张；根据致病菌对药物的敏感性，选用有效、足量的抗生素控制感染；补充营养素、注意水和电解质的平衡、纠正贫血等全身支持治疗。胸廓成形术多用于慢性脓胸的治疗。

44. D 阑尾切除术后腹腔内出血多因阑尾系膜结扎松脱所致，发生较早。盆腔脓肿和肠间脓肿均须腹腔内感染发展到一定程度才可出现。粘连性肠梗阻与局部炎症渗出、手术损伤、切口异物和术后长期卧床有关，其发展也需一定时间，因而术后 24 小时内最常见的并发症是腹腔内出血。

45. D 对于意识清醒，但带气管插管不便言语的患者，表达健康问题宜采用的交流方式是书写。

46. D 胃癌患者术前护理最重要的是持续胃肠减压，温生理盐水洗胃，可改善肠壁血运，减轻胃组织水肿，利于术后愈合。

47. C 骨折临床愈合后关节功能的恢复主要取决于是否进行有效的功能锻炼。骨折临床愈合后，骨痂的改造塑形需 8~12 周，塑形与活动、负重有关。

48. D 呼吸困难是颈椎前路术后最严重的并发症，术后床旁常规备气管切开包，一旦出现呼吸困难、口唇发绀、颈部明显肿胀等异常症状，应立即报告并协助医师剪开缝线、清除血肿，若血肿清除后呼吸仍不改善，应尽快实施气管切开术。

49. D 下肢深静脉血栓形成表现为下肢胀痛、沿大隐静脉走行的皮肤发红，有压痛，触及条索状静脉。此时严禁经患肢静脉输液及局部按摩，以防血栓脱落（选 D）；应抬高患肢、制动（不选 B、C），局部 50% 硫酸镁湿敷（不选 A），配合理疗和全身性抗生素治疗（不选 E）。

50. A 开放性气胸是指外界空气经胸壁伤口或软组织缺损处，随呼吸自由进出胸膜腔。应紧急封闭伤口，立即变开放性气胸为闭合性气胸，赢得抢救时间，并迅速转送。

51. A 根据中国新九分法，成人各部位体表面积占比为：头颈部共 9%，其中发、面、颈各 3%；双上肢共 2 个 9%，其中双手 5%、双前臂 6%、双上臂 7%；躯干占 3 个 9%，其中腹侧 13%、背侧 13%、会阴 1%；双下肢占 5 个 9% ＋ 1%，其中双臀 5%、双足 7%、双小腿 13%、双大腿 21%。Ⅱ、Ⅲ度烧伤总面积为 13% ＋ 1% ＋ 46%=60%。大面积烧伤患者伤后第 1 个 24 小时补液量 = 体重（kg）× Ⅱ、Ⅲ度烧伤面积（%）×1.5ml（小儿 1.8ml，婴儿 2ml）＋生理需要量 2000ml，即补充电解质溶液和胶体液量（不包括生理需要量）=50（kg）×60（%）×1.5ml=4500ml。

52. C 急性肾损伤患者在少尿期或无尿期应采用无蛋白饮食或低蛋白饮食（选 C，不选 B），供给足量碳水化合物（不选 D）、高维生素的清淡流质饮食或半流质饮食。

53. A 上尿路结石典型表现为肾绞痛和血尿，疼痛剧烈难忍，位于腰部或上腹部，并沿输尿管放射至同侧腹股沟，伴镜下血尿。为进一步确诊，应首先做泌尿系统 X 线检查，泌尿系统 X 线检查能发现 90% 以上的结石且操作简便。

54. A 健康成年人的基础能量消耗（BEE）可按 Harris-Benedict 公式（H-B 公式）计算：男性 BEE（kcal）=66.47 ＋ 13.75× 体重（kg）＋ 5.0× 身高（cm）－ 6.76× 年龄（岁）；女性 BEE（kcal）=655.1 ＋ 9.56× 体重（kg）＋ 1.85× 身高（cm）－ 4.68× 年龄（岁）。该男性患者基础能量代谢消耗 =66.47 ＋ 13.75×60 ＋ 5.0×170 － 6.76×50=1403.47kcal。

55. A 十二指肠残端破裂是毕Ⅱ式胃大部切除术后最严重的早期并发症，多发生于术后 24~48 小时，患者临床表现为右上腹突发剧痛、发热和腹膜刺激征（选 A）。吻合口梗阻表现为进食后上腹饱胀和溢出性呕吐（不选 C）。输入袢梗阻主要表现为上腹部剧烈腹痛伴频繁呕吐，呕吐物不含胆汁（不选 D）。输出袢梗阻主要表现为上腹饱胀，呕吐物含食物和胆汁（不选 E）。

56. A 冠状动脉旁路移植术选用的自体血管主要有乳内动脉、桡动脉、大隐静脉、小隐静脉和胃网膜右动脉等。

57. E 排斥反应是受体免疫系统对具有抗原特异性的供体器官抗原的特异性免疫应答反应。肝移植术后 4 周内是急性排斥反应的高危期，临床表现为发热、全身不适、肝区胀痛、胆汁减少、颜色变淡及肝功能异常等。

58. C 肝癌患者常有急性肝炎→慢性肝炎→肝硬化→肝癌的病史。肝癌的体征为肝进行性大，质地坚硬，边缘不规则，表面凹凸不平，有明显结节，可伴有压痛。

59. E 肾结核典型表现为尿频、尿急、尿痛，还可出现洗米水样脓尿、终末血尿，腰痛等症状（选 E）。一般抗生素对肾结核治疗无效。肾癌典型表现为间歇无痛性肉眼血尿（不选 B）。肾结石典型症状为与活动有关的疼痛和血尿（不选 A）。肾小球肾炎临床表现为蛋白尿、血尿、水肿、高血压以及肾功能异常（不选 D）。肾积水可出现腰痛、血尿、排尿困难和膀胱排空障碍等表现（不选 C）。

60. D 吻合口瘘多发生在术后 5~10 天，患者出现吻合口瘘表现为呼吸困难、胸痛、胸腔积液和全身中毒症状，如高热、寒战、甚至休克等，X 线检查有液气胸征。出现肺炎和肺不张时有烦躁不安、不能平卧、心动过速、体温升高、发绀、呼吸困难等症状；术后 3~4 天，切口疼痛加重，出现红、肿、热、痛或波动感，伴有体温升高、脉率加快、白细胞计数升高，应考虑为切口感染；出现器官转移征象时考虑为肿瘤播散。

61. E 急性呼吸窘迫综合征（ARDS）主要表现为呼吸困难进行性加重，且不能用一般的吸氧法改善。一旦诊断为 ARDS 应尽早给予机械通气，初期可尝试无创面罩给氧，无效或加重时给予气管插管呼吸机辅助呼吸，给予呼气末正压通气（PEEP）或间歇性强制通气（IMV）以纠正低氧血症，改善肺泡通气功能。

62. A 急性呼吸窘迫综合征（ARDS）表现为进行性加重的呼吸困难而非急剧呼吸困难，有全身缺氧表现，须气管插管给予机械通气支持，才能缓解缺氧症状。早期胸部 X 线检查无异常表现，进展期可有广泛点片状阴影。

63. A 手术开始前和准备关体腔前器械护士和巡回护士应共同清点核对器械、敷料。

64. C 脾真性破裂出血量较大，常可致失血性休克，在医师和麻醉师看患者的同时，护士应首先输液补充血容量，同时抽血配血做术中输血准备。

65. A 穿无菌手术衣和戴无菌手套后，其无菌区为肩以下、腰以上、双手、双臂、腋中线以前的区域，双手应保持在腰以上、胸前及视线范围内。

66. B 硬膜外麻醉术后通过留置导管注药镇痛，常用药物为吗啡，常用剂量为 2~3mg/ 次。

67. D 硬膜外镇痛的常见不良反应包括呼吸抑制、恶心和呕吐、皮肤瘙痒、尿潴留等。

68. A 蛇毒中有毒成分主要分为 2 种，神经毒素和血液毒素。金环蛇、银环蛇的蛇毒中只有神经毒素，五步蛇主要含血液毒素。眼镜蛇含神经毒素和血液毒素。

69. D 神经毒素主要作用于神经系统，阻断中枢神经的兴奋传导，若使用镇静药会加重患者症状。毒蛇咬伤后可给予患者口服解蛇毒中成药、蛇药外敷伤口周围、注射抗蛇毒血清、常规使用破伤风抗毒素等。

70. E 胃十二指肠穿孔多发生于夜间空腹或饱餐后，典型表现为突发上腹刀割样剧烈腹痛，并迅速波及全腹，出现全腹压痛、反跳痛、腹肌紧张等腹膜炎体征。

71. C 急性腹膜炎患者取半坐卧位，利于腹腔渗液流入盆腔，使脓肿局限于盆腔，可预防膈下脓肿，并减轻中毒症状。

72. D 实质性脏器损伤主要表现为腹腔内（或腹膜后）出血，临床表现为面色苍白、脉率加快或微弱，血压不稳，甚至休克。肝破裂主要表现为右上腹疼痛，首先应进行腹腔穿刺，对于判断腹腔内脏有无损伤和哪一类脏器损伤有很大帮助。抽到不凝血，提示为实质性器官或血管破裂所致的内出血。

73. A 实质性脏器损伤如肝、脾、胰、肾主要表现为腹腔内（或腹膜后）出血。常出现面色苍白、脉率加快或微弱，血压不稳，甚至休克。腹痛和腹膜刺激征较轻，呈持续性，出血量大者可有移动性浊音，是内出血的晚期体征。脾破裂主要表现为左上腹疼痛。胰腺破裂主要表现为板状腹，出现腹部压痛、反跳痛。

74. A 肠瘘多于术后 3~5 天后出现症状，先有腹痛、腹胀及体温升高，继而出现局限性或弥漫性腹膜炎征象或腹内脓肿，术后 1 周左右，腹壁瘘口可有肠液、胆汁、气体、食物或大便排出。口服染料（亚甲蓝）或药用炭可确诊。

75. C 肠瘘患者应禁食，行肠外营养支持；维持体液平衡，纠正水、电解质紊乱；控制感染，遵医嘱合理使用抗生素；持续负压吸引，以充分稀释肠液，促进局部炎症消散；病情观察，记录引流液的量及性状；皮肤护理，保持瘘口清洁干燥。肠瘘患者使用促消化液分泌的制剂会加重体液流失。

76. A 胆囊切除术后观察患者排便情况的最主要目的是判断胆总管通畅情况。胆总管阻塞患者可因胆汁缺乏，粪胆原减少，出现白陶土色便。

77. D T 管拔除后 1 周内，应警惕患者有无胆汁外漏、腹膜炎等表现，主要观察患者有无腹痛和发热。

78. E 胆囊切除术后 T 管拔除的主要指征是 T 管造影、夹管试验无异常。术后 10~14 天试行夹闭 T 管 1~2 天。若无腹胀、腹痛、发热及黄疸等症状，可行 T 管造影，造影后继续引流 24 小时以上。若胆道通畅、无结石和其他病变，再次夹闭 T 管 24~48 小时，无不适症状方可拔管。

79. C 颅底骨折包括颅前窝骨折、颅中窝骨折、颅后窝骨折，临床表现主要有耳、鼻出血或脑脊液漏，脑神经损伤，皮下或黏膜下淤血斑。颅中窝骨折可出现脑脊液耳漏，若骨折累及颞骨岩部常发生面神经和听神经损伤，可表现为听力下降、耳鸣等（选 C）。颅前窝骨折主要表现为“熊猫眼征”或“眼镜征”，可出现耳漏（不选 B）。颅后窝骨折主要表现为乳突和枕下部、咽后壁黏膜下淤血，伴舌咽神经、迷走神经等损伤（不选 D）。脑挫裂伤最突出的表现是意识障碍，伤后立即出现（不选 E）。

80. D 颅中窝骨折患者应绝对卧床并取患侧卧位，直至脑脊液漏停止 3~5 天后改为平卧位，目的是借重力作用使脑组织移向颅底，促进漏口封闭。

81. D 颅中窝骨折出现脑脊液漏时，应积极预防颅内继发感染，禁止经鼻腔或耳道冲洗、滴药（选 D）；

禁止经鼻腔吸痰、放置胃管及鼻导管给氧等护理操作（不选 B）。抬高床头 15°~30°（不选 A），借重力作用使脑组织移向颅底，促进漏口封闭；遵医嘱应用抗生素和破伤风抗毒素（不选 E）。患侧外耳道口放置干棉球，记录 24 小时浸湿的棉球数，估计脑脊液外漏量（不选 C）。

82. A 硬膜外血肿患者多由颅盖部特别是颞部的直接暴力导致，主要症状为进行性意识障碍，可出现中间清醒期即昏迷→中间清醒或好转→昏迷，伴颅内压增高，当颅内压增高到一定程度，可形成脑疝。小脑幕上血肿大多先形成小脑幕切迹疝，早期因动眼神经受到刺激，患侧瞳孔缩小，随即由于动眼神经受压，患侧瞳孔散大，伴病变对侧肢体瘫痪（选 A）。脑挫裂伤最突出的表现为伤后立即出现意识障碍（不选 D）。急性硬膜下血肿表现为进行性加深的意识障碍，无中间清醒期（不选 B）。脑干损伤时双侧瞳孔时大时小，对光反射消失（不选 E）。

83. E 硬膜外血肿和脑疝患者一旦确诊，立即紧急降低颅内压。遵医嘱立即使用 20% 甘露醇静脉滴注，同时做好手术准备以手术去除病因减压。

84. E 患者出现一侧眼睑下垂，瞳孔缩小，眼球内陷，面部无汗，属于典型的颈交感神经综合征（Horner 综合征）表现，为肺上沟瘤（Pancoast 肿瘤）压迫颈交感神经所致。癌肿压迫上腔静脉会出现面部、颈部、上肢和上胸部静脉怒张的上腔静脉压迫综合征。压迫肋间神经疼痛会累及其神经分布区。

85. B 肺癌最常见的转移途径是淋巴转移，此外还有直接扩散和血行转移。

86. A 尿道出血为前尿道外伤最常见的症状，表现为伤后即有鲜血自尿道口滴出或溢出，一般不出现休克。前尿道外伤的患者还可出现疼痛、尿外渗及会阴部血肿及瘀斑；骨盆骨折常致后尿道外伤，常因合并大出血，引起创伤性、失血性休克。

87. E 患者已留置导尿，应注意做好导尿管的护理，可多饮水冲刷尿路预防感染。嘱患者勿用力排尿，保持大便通畅，避免引起尿外渗而致周围组织继发感染。尿道狭窄是尿道外伤最常见的并发症，可定期尿道扩张。患者出院后不需要限制体力劳动。

88. B 桡骨远端骨折是指距桡骨远端关节面 3cm 以内的骨折，常见于有骨质疏松的中老年女性。

89. C 骨折后功能锻炼的原则是循序渐进，动静结合，主动运动与被动运动结合。锻炼宜在无痛条件下进行，掌握运动量和节奏。骨科患者的功能锻炼分 3 个阶段。骨折早期是指术后 1~2 周，运动重点是肢体等长收缩运动，固定部位上下关节暂不活动，身体其他部位加强主动运动，防止肌肉萎缩，减轻水肿，促进静脉回流。骨折中期指术后 2 周，运动重点以患肢骨折的上下关节运动为主，活动范围由小到大，活动强度和活动量逐渐加大。骨折后期是病变部位已基本愈合，进行以重点关节为主的全身锻炼。

90. A 静脉补钾时应遵循“四不宜”原则：静脉补钾不宜过早，在每小时尿量＞ 40ml 时方可补钾；速度不宜过快，成人静脉补钾的速度不宜超过 60 滴 / 分，严禁静脉推注，以防造成心脏骤停；浓度不宜过高，静脉补钾时浓度不宜超过 0.3%；总量不宜过多，成人每天总量控制在 3~6g。

91. C 静脉补钾时浓度不宜超过 0.3%。1000ml 溶液最多可加入氯化钾量 =1000×0.3%=3g。

92. B 破伤风常继发于各种创伤后，是由破伤风梭菌侵入人体伤口并生长繁殖，产生毒素的急性特异性感染。发作期典型症状是肌紧张性收缩及阵发性强烈痉挛，咀嚼肌最先受累，随后依次为面部表情肌、颈、背、腹、四肢肌，最后为膈肌，出现相应的表现如不能咀嚼、张口困难，苦笑面容，颈强直，角弓反张等；累及呼吸肌和膈肌时表现为呼吸困难，甚至呼吸暂停；持续性呼吸肌痉挛、误吸、痰液堵塞气道可有窒息的危险。

93. C 破伤风患者有窒息的危险，应保持呼吸道通畅，患者若频繁痉挛发作药物不易控制时，应尽早行气管切开，以便改善通气（不选 B）。遵医嘱及时、准确使用破伤风抗毒素、镇静解痉药物等，注意痉挛发作的前兆，以便及时调整药量（不选 D）。患者进食时注意避免呛咳、误吸；频繁痉挛发作者，禁止经口进食，可给予鼻饲或静脉输液，必要时给予全肠外营养（不选 E）。痉挛发作时，应详细观察、记录痉挛发作的次数、时间及症状（不选 A）。定时协助患者翻身、叩背，以利于排痰，并非在痉挛发作控制时才翻身、叩背（选 C）。

94. C 控制和解除肌痉挛是破伤风治疗的中心环节。可根据病情交替使用镇静、解痉药物（不选 D）；病情较重者，可用冬眠 1 号合剂缓慢静脉滴注，低血压时禁用（选 C）；痉挛发作频繁不易控制者，可缓慢静脉滴注 2.5% 硫喷妥钠（不选 B），但要警惕发生喉痉挛和呼吸抑制，用于已行气管切开者比较安全（不选 E）。新生儿破伤风要慎用镇静、解痉药物，可酌情使用盐酸洛贝林、尼可刹米等（不选 A）。

95. D 门静脉高压症最凶险的并发症是食管胃底静脉曲张破裂，表现为突发大量呕血，由于肝功能损害引起凝血功能障碍，脾功能亢进引起血小板减少，出血不易自止，是肝性脑病最常见的诱因。

96. A 门静脉高压症患者行分流术前 2~3 天口服肠道抗生素，预防术后肝性脑病（选 A）；术前 1 天晚用酸性溶液清洁灌肠，但禁用肥皂水等碱性溶液灌肠（不选 D）；术前一般不放置胃管（不选 E）。严重肝功能损害者应限制蛋白质摄入量，补充支链氨基酸（不选 B），并避免应用红霉素、巴比妥类等有肝脏毒性作用的药物（不选 C）。

97. E 门静脉高压症患者脾切除术后 2 周内每天或隔天监测血小板计数，若血小板＞ $600\times10^9/L$ 时，立即通知医生并遵医嘱应用肝素抗凝，以防静脉血栓形成，注意观察用药前后凝血时间的变化。

98. B 急性胰腺炎疼痛剧烈而持续，可有阵发性加剧，腹痛多位于中、左上腹，向腰背部呈带状放射，实验室检查血淀粉酶升高，腹部 X 线检查可结肠切割征。腹痛是急性胰腺炎患者的主要表现和首发症状，是目前最主要的护理问题。

99. C 急性胰腺炎患者因大量炎性渗出、严重炎症反应及感染，可出现休克；应严密监测患者的生命体征，若出现血压下降、神志不清、尿量减少、面色苍白、皮肤湿冷等低血容量性休克的表现，应及时处理。

100. E 急性胰腺炎患者应防治低血容量性休克，禁食期间保证每天超过 3000ml 的液体摄入量，以维持有效循环血容量。

答案与解析 · 模拟试卷二

基础知识

1. C 移植术后急性排斥反应最常见，多发生在移植术后 1~2 周。

2. E 液体疗法时常用液体包括非电解质和电解质溶液。其中非电解质溶液常用 5% 或 10% 葡萄糖溶液，因葡萄糖输入体内将被氧化成水和二氧化碳，失去其渗透压的作用，属无张力溶液。

3. E 在脑梗死的超早期阶段（发病 3 小时内），CT 检查可发现一些轻微的改变：大脑中动脉高密度征；皮质边缘（尤其是岛叶）以及豆状核区灰白质分界不清；脑沟消失等。迄今为止，发病 3 小时内重组组织型纤溶酶原激活剂（rt-PA）标准静脉溶栓疗法是唯一被严格的临床科学试验证实具有显著疗效并被批准应用于临床的急性脑梗死药物治疗方法。

4. B 在我国，食管癌的发病年龄多在 40 岁以上，以 60~64 岁年龄组发病率最高。

5. B 急产即总产程＜ 3 小时，多见于经产妇。

6. E 心脏骤停行口对口人工呼吸，可使患者的 PaO_2 达到 75~85mmHg。

7. C 学龄前期是指从 3 周岁到 6~7 岁的小儿，此阶段小儿正常尿量为 600~800ml/d。

8. C 急性胆囊炎患者典型症状为胆绞痛，在饱餐、进食油腻食物或睡眠中体位改变时发生右上腹或上腹阵发性绞痛，向右肩、背部放射，典型体征为墨菲（Murphy）征阳性。首选 B 超检查，可见胆囊增大，胆囊壁增厚，胆囊结石示强回声，其后有结石声影即可确诊。

9. C 贫血、血白细胞增高、血沉增快及 C 反应蛋白增高均提示溃疡性结肠炎处于活动期。

10. E 细胞外液中最主要的阳离子是 Na^+，其次是 K^+、Ca^{2+}、Mg^{2+} 等；阴离子主要是 Cl^-、HCO_3^-，其次是 HPO_4^{2-}、SO_4^{2-} 和有机酸及蛋白质（Pr^-）。细胞内液中主要的阳离子是 K^+，其次是 Na^+、Ca^{2+}、Mg^{2+} 等；主要阴离子是 HPO_4^{2-} 和 Pr^-，其次是 HCO_3^-、Cl^-、SO_4^{2-} 等。

11. A 母乳中含丰富的 SIgA。SIgA 在胃中稳定，其黏附于肠黏膜上皮细胞表面，可封闭病原体，阻止病原体吸附于肠道表面，使病原体繁殖受抑制，保护消化道黏膜。

12. C 急性心肌梗死的特征性心电图改变为在面向坏死区的导联上出现 ST 段弓背向上抬高、宽而深的 Q 波（病理性 Q 波）、T 波倒置（选 C，不选 A）。心绞痛发作时心电图可见 ST-T 改变，常表现为 ST 段压低（不选 B），发作缓解后恢复，有时也可出现 T 波倒置（不选 E）。T 波高尖常见于高钾血症（不选 D）。

13. B 弥漫性毒性甲状腺肿（Graves 病）属自身免疫性甲状腺疾病，有家族性遗传倾向（不选 D）。在感染、精神创伤等因素作用下诱发体内免疫功能紊乱（不选 A、E）。未经治疗的 Graves 病患者血中促甲状腺激素（TSH）受体抗体阳性率可达 75%~96%（不选 C），有早期诊断意义。

14. A 对乙类传染病中的传染性非典型肺炎、炭疽中的肺炭疽（选 A）、人感染高致病性禽流感，采取甲类传染病的预防、控制措施。艾滋病（不选 B）、病毒性肝炎（不选 C）、脊髓灰质炎（不选 D）、麻疹（不选 E）、流行性出血热、狂犬病、炭疽都属乙类传染病，按乙类传染病预防。

15. B 绞窄性肠梗阻患者腹部 X 线检查可见孤立胀大的肠袢，且不受体位和时间的影响，不改变位置。

16. B 肺炎链球菌不产生毒素，不引起组织坏死或形成空洞（不选 D），其致病力是由于高分子多糖体的荚膜对组织的侵袭作用，首先引起肺泡壁水肿，出现白细胞与红细胞渗出。病变消散后肺组织结构多无损坏（选 B），不留纤维瘢痕（不选 C）。

17. A 胃癌早期无明显症状，首发症状多为上腹部不适、食欲减退等非特异性症状，进展期表现为体重下降和上腹痛；X 线检查可见龛影，常提示为溃疡型胃癌。胃镜检查能够直接观察胃黏膜病变的部位和范围，并可取活组织做病理学检查，是诊断胃癌的最可靠、最有价值、最有意义的检查手段。

18. C 腹膜有很强的吸收力，能吸收腹腔内的积液、血液、空气和毒素等。严重的腹膜炎可因腹膜吸收大量的毒性物质，而引起感染性休克。

19. E　急性应激胃炎的病因包括严重创伤、大手术（不选 B）、大面积烧伤（不选 C）、脑血管意外、重要脏器功能衰竭（不选 A）、休克（不选 D）、脓毒症等；可致胃黏膜微循环障碍，黏液分泌减少，局部前列腺素合成不足，致屏障功能损坏；也可增加胃酸分泌，大量 H^+ 反渗，损伤血管和黏膜，引起糜烂、出血甚至溃疡。

20. C　慢性肾衰竭可表现为代谢紊乱，即出现糖耐量异常、高甘油三酯血症、高胆固醇血症和血白蛋白水平下降等。代谢产物蓄积导致机体尿浓缩功能障碍，临床上可根据血肌酐和内生肌酐清除率反映代谢产物蓄积程度。

21. B　艾滋病是获得性免疫缺陷综合征的简称，由人类免疫缺陷病毒（HIV）感染引起，人类免疫缺陷病毒既有嗜淋巴性又有嗜神经性，主要感染 $CD4^+T$ 淋巴细胞。

22. D　骨髓炎、骨结核、骨肿瘤等疾病导致骨质破坏，在轻微外力作用下即发生的骨折，称为病理性骨折。

23. C　无排卵性异常子宫出血的子宫内膜增殖期因无孕激素刺激，所含前列腺素浓度很低，通常不发生痛经。

24. D　确诊呼吸衰竭主要依据动脉血气分析。Ⅰ型呼吸衰竭血气分析示 $PaO_2 < 60mmHg$，$PaCO_2$ 正常或低于正常；Ⅱ型呼吸衰竭 $PaO_2 < 60mmHg$ 且 $PaCO_2 > 50mmHg$。

25. E　手术人员前臂或肘部若受污染应立即更换手术衣或加套无菌袖套。

26. A　手术治疗是早期肺癌的最佳治疗方法，分为根治性与姑息性手术，应当力争根治性切除，以期达到切除肿瘤、减少肿瘤转移和复发的目的。

27. A　生成原尿是肾小球的功能。

28. D　下肢深静脉血栓脱落后，栓子随下肢静脉血液回流入心脏后，通过右心室进入肺动脉小血管，可引起肺栓塞。

29. E　门静脉高压症根据阻力增加的部位分为肝前型、肝内型和肝后型。肝内型门静脉高压症可分为窦前、窦后和窦型。肝前型门静脉高压症的常见病因有肝外门静脉血栓形成（不选 C）、先天性畸形（不选 D）和外在压迫（如转移癌、胰腺炎）等。在我国，肝炎肝硬化是引起肝窦和窦后阻塞性门静脉高压症的常见病因（不选 B）。肝后型门静脉高压症的常见病因包括巴德 - 基亚里综合征（不选 A）、缩窄性心包炎、严重右心衰竭等。

30. C　水痘患儿中低度发热时，不必用药物降温，如有高热，可用物理降温或适量的退热药。儿童禁用乙醇拭浴，因乙醇拭浴皮肤易造成乙醇中毒；还可能导致末梢循环障碍而影响出疹。

31. D　前庭大腺位于大阴唇后部，大小如黄豆，左右各一，腺管细长，向内侧开口于阴道前庭后方小阴唇与处女膜之间的沟内，在性刺激下，腺体分泌黏液起滑润作用。

32. B　由外来暴力间接作用于正常关节引起的脱位，是导致脱位最常见的原因。

33. C　再生障碍性贫血确诊依据主要为骨髓象检查。

34. A　急性心肌梗死表现为突发的胸骨体后及心前区压榨性疼痛，经休息和含服硝酸甘油不能完全缓解，确诊急性心肌梗死首选心电图和心肌坏死标志物检查。

35. D　肾病综合征是由各种肾脏疾病所致的，以大量蛋白尿（尿蛋白 $> 3.5g/d$）、低白蛋白血症（血白蛋白 $< 30g/L$）、水肿、高脂血症为临床表现的一组综合征。其中，前两项为诊断本病的必备条件。

36. B　1 型糖尿病多于儿童或青少年起病，胰岛 β 细胞被破坏而导致胰岛素绝对缺乏，具有发生糖尿病酮症酸中毒的倾向，需要胰岛素终生治疗。

37. A　已取得护士执业资格证的护士称为临床护士，未取得护士执业资格证的护士称为助理护士。临床护士主要负责为患者行治疗性护理操作，助理护士负责做好患者的生活护理和基础护理。

38. D　通气过度可导致体内生成的 CO_2 排出过多，$PaCO_2$ 降低，pH 升高，引起呼吸性碱中毒。

39. D　挫伤为钝性暴力作用于体表较大面积时，其强度虽未足以造成皮肤破裂，却能使皮下组织、肌肉和小血管损伤。

40. C　急性肾损伤（AKI）是指由多种病因引起的肾功能快速减退而出现的临床综合征。肾性 AKI 为最常见的类型，病因包括急性肾小管坏死、肾毒性药物、生物毒素等。

41. C　发生洋地黄中毒时，应立即停用洋地黄和排钾利尿药，低钾血症者可口服或静脉补钾。

42. E　女性生殖器异常主要因染色体、性腺或生殖器发育过程异常所致，如阴道闭锁、处女膜闭锁，与雌激素无关。

43. E 吉兰-巴雷综合征发病第2周后，大多数患者脑脊液内蛋白增高而细胞数正常或接近正常，称为蛋白-细胞分离现象，为本病特征性变化。

44. E 有效循环血容量锐减、组织灌注不足及产生炎症介质是各类休克共同的病理生理基础。

45. E 上呼吸道是指鼻腔、咽部和喉部，是气体进入肺的门户，对进入肺内的气体起到加温、湿化和机械阻拦作用。

46. E 病原体侵入肺部后，引起支气管、肺泡炎症，导致通气和换气功能障碍，进而出现缺氧和CO_2潴留，是引起全身各脏器病理生理改变的主要因素。

47. C 疫苗种类分为主动免疫制剂和被动免疫制剂2类，其中被动免疫制剂包括特异性免疫血清、免疫球蛋白、胎盘球蛋白。

48. A 新生儿溶血病以ABO血型不合和Rh血型不合多见。母亲与胎儿的Rh血型不合时，若胎儿红细胞所具有的抗原是母体所缺少的，一旦胎儿红细胞经胎盘进入母体循环，母体便会产生相应的血型抗体；由于初次致敏，免疫反应发展缓慢且产生的IgM抗体不能通过胎盘，以后虽产生IgG抗体，但此时胎儿已经娩出，因此Rh溶血病一般不会在第1胎发生。

49. C 大肠埃希菌、肺炎链球菌、脑膜炎球菌、流感嗜血杆菌、金黄色葡萄球菌均可引起化脓性脑膜炎；其中，脑膜炎球菌是引起暴发型脑膜炎常见的病原菌。

50. A 病毒性脑炎是由多种病毒感染引起的颅内急性炎症；其感染病毒80%为肠道病毒（柯萨奇病毒、埃可病毒），其次为单纯疱疹病毒、腮腺炎病毒和虫媒病毒等。

51. E 颅内压增高到一定程度时，颅腔内压力分布不均，导致脑组织从高压区向低压区移位，部分脑组织被挤入颅内生理空间或裂隙，当移位超过一定的解剖界限时，产生相应的临床症状，称为脑疝。

52. E 尿频是良性前列腺增生最常见的早期症状，夜间更为明显（不选A）。进行性排尿困难是良性前列腺增生的典型症状（不选B）。梗阻加重或由久坐、劳累等因素诱发可发生尿失禁、尿潴留（不选C）。晚期因长期梗阻可引起严重肾积水、肾功能损害（选E）。增生的腺体表面黏膜血管破裂时，可发生不同程度的无痛性肉眼血尿（不选D）。

53. E 深部脓肿表面一般没有明显的局部症状，需要穿刺抽出脓液才可诊断。

54. D 系统性红斑狼疮患者常于日光暴晒后发病，推测是因某些波长的紫外线使皮肤上皮细胞出现凋亡，新抗原暴露而成为自身抗原。

55. B 正常女性生殖道内寄生大量的微生物，包括需氧菌、厌氧菌、假丝酵母菌及衣原体、支原体等。需氧性链球菌是外源性产褥感染的主要致病菌，以A组β溶血性链球菌致病性最强，能产生致热外毒素与溶组织酶，使病变迅速扩散导致严重感染。

56. B 小细胞低色素性贫血是指平均红细胞体积、平均血红蛋白量和浓度低于正常值，常见于缺铁性贫血、铁粒幼细胞性贫血、珠蛋白生成障碍性贫血。

57. E 开放性气胸患者由于呼吸时两侧胸膜腔的压力发生变化，导致纵隔位置随呼吸而左右摆动，称为纵隔扑动，影响腔静脉回心血流，导致心力衰竭甚至休克。

58. A 十二指肠溃疡多发生在球部，以紧邻幽门的前壁或后壁多见。

59. B 绞窄性疝疝内容物若为肠袢时，可有腹部绞痛、恶心、呕吐、腹胀、肠鸣音亢进等表现；绞窄时间较长可导致疝内容物发生感染，严重者可发生急性腹膜炎及脓毒症，一经确诊应立即行紧急手术。

60. C 室间隔缺损是由胚胎期室间隔发育不全所致，是最常见的先天性心脏病，约占我国先天性心脏病的50%。

61. E 对于范围较大的腹部手术如全子宫切除术，为防止微生物经阴道侵入手术部位，引发术后感染，应在术前1天行阴道冲洗，在手术室于术前再用消毒液行阴道消毒，消毒时应特别注意阴道穹隆部，消毒后用大棉签蘸干。术后每天行会阴擦洗2次。

62. C 引入食物的质与量应循序渐进，从少到多（不选A），从稀到稠（不选E），从细到粗（不选D），从一种到多种（选C，不选B），逐渐过渡到固体食物。

63. E 胎心监护是通过电子仪器连续观察胎心率、子宫收缩和胎动的关系，以评估胎儿宫内情况的方法。

64. D 无应激试验（NST）是预测胎儿宫内储备能力的监护方法。异常NST可见胎心过缓＜100次/分或胎心过速＞160次/分，超过30分钟；基线变异≤5次/分，持续≥80分钟或基线变异≥25次/分，持续＞10分钟；变异减速持续时间≥60秒或出现晚期减速等。无应激试验异常提示胎儿有宫内缺氧的可能。此外，胎动＜10次/2小时或减少50%者，也提示胎儿有宫内缺氧的可能。

65. E 营养性巨幼细胞贫血是由于叶酸或维生素 B_{12} 缺乏或某些影响核苷酸代谢的药物，导致细胞核脱氧核糖核酸合成障碍所致的贫血。在我国，巨幼细胞贫血以叶酸缺乏为主，山西、陕西、河南等地为高发区；在西方国家，以维生素 B_{12} 缺乏或有内因子抗体为主。

66. B 颅底骨折以线性骨折为主，易撕裂硬脑膜，产生脑脊液漏而成为开放性骨折。诊断颅底骨折最可靠的依据是有脑脊液漏的临床表现。

67. E 胸膜腔闭式引流的目的包括引流胸膜腔内的气体或液体（不选 A）、重建胸膜腔负压（不选 B）、维持纵隔的正常位置（不选 C）、恢复或促进肺复张等（不选 D）。

68. B 维生素 D 缺乏性佝偻病的病因包括围生期维生素 D 不足；日光照射不足（不选 A）；生长速度快（不选 D）；维生素 D 摄入不足（不选 C）；疾病或药物影响（不选 E）。

69. D 排泄性尿路造影需要静脉注射有机碘造影剂，造影前应做碘过敏试验（不选 A）。试验前 1 天需要口服缓泻药排空肠道，以免大便或肠内积气影响显影效果（不选 B）；禁食、禁饮 6~12 小时，使尿液浓缩，增加尿路造影剂浓度（选 D，不选 C）。妊娠、肾功能严重损害及对造影剂过敏为其禁忌证（不选 E）。

70. C 消化性溃疡最常见的并发症是上消化道出血，消化性溃疡也是上消化道出血最常见的病因，其出血量的多少与被溃疡侵蚀的血管大小有关。侵蚀大动脉时，出血急而量多；溃疡基底肉芽组织的渗血或溃疡周围黏膜糜烂出血时一般量不大。

71. D 慢性支气管炎多为潜隐缓慢起病，开始时症状较轻；临床上以咳嗽、咳痰为主要症状，或有喘息，每年发病持续3个月或更长时间，连续2年或2年以上。多数患者主要依据临床症状做出诊断。

72. B 孕激素能兴奋下丘脑体温调节中枢，使正常女性在排卵后基础体温升高 0.3~0.5℃，可作为判断是否排卵、排卵日期及黄体功能的指标之一。

73. E 青春期是儿童到成人的过渡期，受性激素等的影响，体格生长出现出生后的第二个高峰，尤其身高增长迅速，称为身高增长高峰。

74. E 肺动脉高压形成的机制主要有 3 个，分别是肺血管阻力增加的功能性因素、肺血管阻力增加的解剖学因素及血液黏稠度增加和血容量增多。其中，缺氧是肺动脉高压形成最重要的因素，缺氧使多种收缩血管的活性物质增多；高碳酸血症也可使血管对缺氧的收缩敏感性增强，升高肺动脉压。肺血管阻力增加的解剖学因素有肺小动脉血管炎、肺气肿压迫、肺血管重塑、血栓形成等。缺氧继发红细胞增多导致血液黏稠度增加；缺氧可使醛固酮增加，导致水、钠潴留，血容量增多；血液黏稠度增加和血容量增多，进而引起肺动脉高压。

75. E 急性化脓性阑尾炎阑尾明显肿胀，浆膜高度充血，表面覆以纤维素性渗出物，炎性病变可深达肌层和浆膜层，阑尾腔内有积脓。

76. B 妊娠期高血压疾病应留取 24 小时尿行尿蛋白检查，根据镜检管型判断肾功能受损情况。蛋白尿的出现及量的多少反映了肾小管痉挛的程度以及肾小管细胞缺氧及其功能受损的程度。子痫前期患者尿蛋白≥ 0.3g/24h 或随机尿蛋白（＋）；重度子痫前期患者尿蛋白≥ 2.0g/24h 或随机尿蛋白≥（＋＋）。

77. D 大多数胰管与胆总管汇合形成“共同通道”，下端膨大部分称 Vater 壶腹，开口于十二指肠乳头，壶腹周围有 Oddi 括约肌包绕；部分人虽有共同开口，但两者之间有分隔；少数人两者分别开口于十二指肠，这种共同开口或共同通道是胰腺疾病和胆道疾病互相关联的解剖学基础。

78. A 有机磷农药的主要中毒机制是抑制体内胆碱酯酶的活性，通过与体内胆碱酯酶迅速结合成稳定的磷酰化胆碱酯酶，使胆碱酯酶丧失分解能力，导致大量乙酰胆碱蓄积，引起毒蕈碱样、烟碱样和中枢神经系统症状和体征，严重者可因呼吸衰竭而死亡。

79. A 生长激素的主要生物效应包括促生长效应，促进人体各种组织细胞增大和增殖（选 A），使骨骼、肌肉和各系统器官生长发育（不选 B）。

80. A 对疑有腹部损伤的患者，诊断性腹腔穿刺术是最有意义的检查，抽到不凝血，提示为实质性脏器或血管破裂所致的内出血。

81. B 心脏后负荷（压力负荷），即心脏收缩时遇到的大动脉压力。长期血压升高使全身小动脉痉挛、硬化、管腔狭窄，外周阻力增加，导致心脏收缩时阻力增大，即左心室后负荷加重。

82. A 双顶径为两顶骨隆突间的距离，是胎头最大的横径，足月时平均 9.3cm。

83. B 胃食管反流指胃内容物，包括从十二指肠流入胃的胆盐和胰酶等反流入食管甚至口咽部，分生理性和病理性 2 种。生理情况下，由于婴儿食管下括约肌发育不成熟或神经肌肉协调功能差，可出现反流，往往出现于餐时或餐后，又称溢乳。

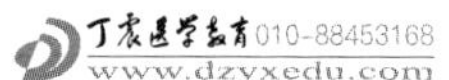

84. B 自妊娠12~14周起，子宫出现不规则的无痛性收缩，可在腹部触及，其特点为稀发、不规律和不对称，是因为宫缩时宫腔内压力低，故无疼痛感觉，称为Braxton Hicks收缩。

85. E 小儿年龄越小，肝相对越大。正常情况下，婴幼儿肝脏在右肋缘下1~2cm可触及，6~7岁后肋缘下不能触及。

86. C 新生儿唾液腺发育不成熟，3~4个月婴儿唾液分泌开始增加，5~6个月时明显增多，但由于口底浅，不能及时吞咽所分泌的全部唾液，易出现生理性流涎。

87. B 受精后第5~6天，早期囊胚透明带消失，总体积迅速增大，继续分裂发育，形成晚期囊胚。在受精6~7天后，胚胎植入子宫内膜的过程称着床。受精卵着床经过定位、黏附和侵入3个过程，其中定位是指透明带消失，晚期囊胚以其内细胞团端接触子宫内膜。

88. D 若卵子未受精，黄体在排卵后9~10天开始退化，寿命为14天，相当于卵巢的黄体期。黄体衰退后月经来潮，卵巢中又有新的卵泡发育，开始新的周期。

89. D 输注高浓度葡萄糖后，人体通过增加胰岛素分泌调控血糖在较稳定的水平，此时若突然停止输注高浓度葡萄糖，胰岛素仍维持在较高水平，易发生低血糖反应。

90. B 长期全胃肠外营养可导致肠黏膜上皮绒毛萎缩，肠黏膜上皮通透性增加，肠道免疫功能障碍，导致肠道细菌易位而引发肠源性感染。

91. C 高血压合并细小动脉粥样硬化为脑出血最常见的病因，其次是颅内动脉瘤、脑动静脉畸形，其他如脑淀粉样血管病、血液病、抗凝及溶栓治疗等。

92. A 脑血栓形成是脑梗死最常见的类型，是因脑动脉粥样硬化等血管病变、脑动脉主干或分支管腔狭窄、闭塞或形成血栓，造成该动脉供血区血流中断而发生脑组织缺血、缺氧性坏死，引起相应的神经症状和体征。

93. C PTC可显示肝内外胆管病变部位、范围、程度和性质等，有助于胆道疾病，特别是梗阻性黄疸的诊断和鉴别诊断。

94. E ERCP可经内镜直接观察十二指肠及乳头部的情况和病变，取材活检；造影可显示胆道和胰管的解剖和病变，必要时可收集十二指肠液、胆汁、胰液。

95. A 乙型、丙型、丁型和庚型肝炎均可发展为肝硬化，以乙型肝炎最常见（不选D）。长期服用甲氨蝶呤、双醋酚丁、甲基多巴、异烟肼等损害肝脏的药物，或长期接触磷、砷、四氯化碳等化学毒物，可引起中毒性肝炎，导致肝硬化（不选B）。反复或长期感染血吸虫者，虫卵及其毒性产物沉积在门静脉分支附近，可引起肝纤维化和门静脉高压，导致肝硬化（不选C）。慢性右心衰、缩窄性心包炎、肝静脉或下腔静脉阻塞等致肝长期淤血，肝细胞变性、坏死和纤维化，可造成淤血性肝硬化（不选E）。

96. D 在我国，肝癌最常见的病因是乙型肝炎及其导致的肝硬化。肝癌患者常有乙型肝炎病毒感染→慢性肝炎→肝硬化→肝癌的病史。

97. A 大量饮酒和暴饮暴食均可引起胰液分泌增加，并刺激Oddi括约肌痉挛，造成胰管内压增高，损伤腺泡细胞，是急性胰腺炎的第二位病因和重要诱因，也是导致其反复发作的主要原因。

98. C 二尖瓣关闭不全时，舒张期反流的血液再经二尖瓣充盈左心室，导致左心室容量负荷增大，即左心室前负荷加重。

99. D 主动脉瓣病变引起主动脉瓣开放受限、狭窄，导致左心室泵入主动脉内的血流受阻，左心室后负荷（压力负荷）加重。

100. B 慢性肺源性心脏病主要的发病机制是肺动脉高压形成，继而引起心脏病变和心力衰竭。各种原因引起的肺循环阻力增加导致肺动脉高压，右心室后负荷加重，右心室因克服升高的肺动脉阻力而发生肥厚，若超过右心室的代偿能力则会发生右心衰竭。

相关专业知识

1. D 既病防变是疾病发生的初期阶段，应早期诊断、早期治疗，防止疾病的发展和传变。“先安未受邪之地”体现了既病防变的原则，主要是运用五行相克规律预防疾病传变。

2. B 目标管理的具体实施分制订目标、实施目标、考核目标3个阶段。医院就护理质量实施目标管理时，第1阶段由护理部制订总目标，如使护理服务满意度达到99%（不选A），分目标由各科室护士长、病房护士长及全体护士共同商定，根据总目标制订科室和个人目标，明确责任范围（选B）。第2阶段护士长组织护理人员自觉地、努力地实现这些目标，并对照目标自我检查、自我控制和自我管理（不选C）。第3阶段成果评定，按考核结果对护理人员进行奖惩（不选E），总结考评结果，提出存在的问题，并采取相应对策，再次制订下一轮目标，开始新的循环（不选D）。

3. D 医院感染病例监测包括资料收集（不选A）、资料整理（不选B）、资料分析（不选C）、资料报告（不选E）。

4. C 形象传播包括图片、标本、食物、模型等。

5. B 针对性原则是强调针对具体受者、具体情况选择传播途径，如对低文化层次人群不宜使用文字材料，演讲时对听力不好的老年人使用扩音器等。

6. E 移位菌群失调又称定位转移或易位，指正常菌群由原籍生境转移到外籍生境或本来无菌的部位定植或定居，如肠道中的大肠埃希菌、铜绿假单胞菌转移到呼吸道或泌尿道定居。

7. C 有效沟通的方法包括创造良好的沟通环境、学会有效地聆听、强化沟通能力、增强语言文字的感染力、韧性沟通、重视沟通细节的处理（不选A）。学会有效聆听的技巧包括少讲多听，不要打断对方的讲话（不选E）；交谈轻松、舒适，消除拘谨不安情绪；表示有交谈兴趣，不要表现出冷淡或不耐烦；尽可能排除外界干扰（不选B）；站在对方立场上考虑问题，表现出对对方的同情；要有耐心，不要经常插话，打断别人的谈话；要控制情绪，保持冷静（不选D）；不要妄加评论和争论（选C）；提出问题，以显示自己充分聆听和求得了解的心境。

8. B 干烤法适用于高温下不易变质、损坏和蒸发的物品，如粉剂、油剂、玻璃器皿及金属制品的灭菌（选B）。煮沸法适用于耐高温、耐潮湿物品，如金属、搪瓷、玻璃制品、橡胶等消毒（不选A）。紫外线照射消毒法主要适用于空气、物品表面和液体的消毒（不选C）。微波消毒法常用于食品、餐具的处理，医疗文件、药品及耐热非金属材料的消毒灭菌（不选D）。压力蒸汽灭菌主要适用于各类器械、敷料、搪瓷、玻璃制品、橡胶及溶液的灭菌（不选E）。

9. B 燃烧法适用于破伤风、气性坏疽等特殊感染敷料的消毒。气性坏疽由梭状芽孢杆菌引起，具有传染性，应严格执行接触隔离制度，所有器械、敷料均须专用，使用后严格灭菌处理，使用过的敷料应焚烧（选B）。煮沸法适用于耐高温、耐潮湿物品，如金属、搪瓷、玻璃制品、橡胶等（不选A）。干烤法适用于高温下不易变质、损坏和蒸发的物品，如粉剂、油剂、玻璃器皿及金属制品的灭菌（不选C）。紫外线消毒法主要适用于空气、物品表面和液体的消毒（不选D）。压力蒸汽灭菌适用于耐高温、耐高压、耐潮湿物品的灭菌（不选E）。

10. B 人类行为的发展过程主要包括被动发展阶段、主动发展阶段、自主发展阶段、巩固发展阶段（不选E）。自主发展阶段一般自12~13岁起延续至成年，此阶段人们开始通过对自己、他人、环境、社会的综合认识，调整自己的行为（选B）。被动发展阶段一般在0~3岁，此阶段的行为主要依靠遗传和本能的力量发展而成，如婴儿的吸吮、抓握、啼哭等行为（不选D）。主动发展阶段一般在3~12岁，此阶段的行为有明显的主动性，主要表现为爱探究、好攻击、易激惹、喜欢自我表现等（不选A）。巩固发展阶段一般在成年后，持续终生，此阶段的行为已基本定型，但由于环境、社会及个人状况均在不断变化，人们必须对自己的行为加以不断地调整、完善和充实（不选C）。

11. B 感冒的病位在肺卫，其基本病机是外邪影响肺卫功能失调，导致卫表不和，肺失宣肃，尤以卫表不和为主要方面。

12. C 消毒灭菌的原则包括在环境与物体表面，一般情况下先清洁，再消毒（选C）。重复使用的诊疗器械、物品，使用后应先清洁再消毒或灭菌（不选A）。耐热、耐湿的手术器械首选压力蒸汽灭菌（不选D）。当受到患者的血液、体液等污染时，先去除污染物，再清洁与消毒（不选B）。疑似或确诊朊粒感染的患者应选用一次性诊疗器械、器具和物品（不选E）。

13. E 葡萄球菌是医院感染的重要来源，对人致病、可引起许多严重感染的主要是金黄色葡萄球菌，其耐药菌株耐甲氧西林金黄色葡萄球菌已成为医院感染最常见的致病菌。

14. A 直线型组织结构又称单线型组织结构，是最古老、最简单的一种组织结构类型。其特点是组织系统职权从组织上层“流向”组织基层；上下级关系是直线关系，即命令和服从的关系；组织内部不设参谋部门。

15. C 组织结构的基本类型包括直线型组织结构（不选A）、职能型组织结构（不选B）、直线-职能型组织结构（不选D）、矩阵型结构、团队、委员会（不选E）、网络组织等。

16. D 健康教育的核心是促使个体或群体改变不健康的行为和生活方式，行为的改变是健康教育项目效果评价的重点。

17. E 气血亏虚所致厥证主要通过补益元气、回阳救逆而防脱（选E）。开窍法适用于邪实窍闭之厥证（不选A），以辛香走窜的药物为主（不选B），具有通关开窍的作用，在使用剂型上应选择丸、散、气雾之类的药物（不选C），给药途径为鼻饲、注射等（不选D）。

18. D 寒证临床表现为恶寒或畏寒、喜暖（不选A、B、C），口淡不渴（选D），面色苍白，局部冷痛等（不选E）。

19. B 健康教育是通过信息传播和行为干预，帮助个人和群体掌握卫生保健知识、树立健康观念、充分利用医疗卫生资源、自觉采纳健康生活行为和生活方式的教育活动与过程，目标为改善对象的健康相关行为，从而达到预防疾病、促进健康、提高生活质量的最终目的。

20. C 缺铁性贫血心脾两虚证的治法为补脾养心、益气生血，可食用红枣、瘦肉、桂圆等食物。

21. C 泄泻是以排便次数增多、粪便稀溏，甚至泻出如水样为表现。久泄时病情迁延不愈，脾胃虚弱所致久泄表现为大便时溏时泻，迁延反复，稍进油腻食物，则大便溏稀，次数增加，或完谷不化，伴食少纳呆，脘闷不舒，面色萎黄，倦怠乏力；舌质淡，苔白，脉细弱。应给予参苓白术散健脾益气，化湿止泻。

22. B 清洁手术（如甲状腺手术、疝修补术、输卵管结扎术、膝软骨摘除术等）手术野无污染，通常不需要预防性应用抗菌药物（选B）。诊断或高度疑似细菌感染，决定使用抗生素前应留取标本行病原学检查和药敏试验等，作为抗生素药物选择的依据（不选A）。原则上选择生理盐水作为抗生素静脉滴注的溶剂（不选C）。万古霉素不可作为常规的预防性抗生素使用（不选D）。对长期大量使用广谱抗生素的患者，应定期监测菌群变化及感染部位的病原菌变化，及时予以纠正和治疗（不选E）。

23. B 健康信念模式（HBM）是将健康相关行为用社会心理的方法解释的理论模式。

24. E 污染区指传染病诊治病区中的传染病患者和疑似传染病患者接受诊疗的区域，包括被其血液、体液、分泌物、排泄物污染物品暂存和处理的场所，如病室、处置室、污物间以及患者入院、出院处理室等。

25. B 保护性隔离适用于抵抗力特别低下的易感者，如血液病患者、大面积烧伤患者、器官移植患者、早产儿等。

26. E 预防血管相关性感染的措施包括：做好消毒、隔离，严格洗手和无菌操作（不选A）；熟练的穿刺、置管技术有助于避免导管对腔壁产生机械性损伤（不选B）；加强置管部位的护理及监测，留置导管的时间不宜过长（不选C）；使用的一次性医疗用品必须有合格证（不选D）。

27. A 压力蒸汽灭菌是物理灭菌法中应用最广、效果最可靠的首选灭菌方法，适用于耐高温、耐高压、耐潮湿物品的灭菌，如各类器械、敷料、搪瓷、玻璃制品、橡胶及溶液等。

28. D Ⅰ类环境包括层流洁净手术室、层流洁净病房（选D）。Ⅱ类环境包括普通手术室、产房、导管室、血液病病区、烧伤病区等保护性隔离病区，重症监护室（不选E），新生儿室等（不选A）。Ⅲ类环境包括母婴同室、消毒供应中心的检查包装灭菌区和无菌物品的存放区、血液透析中心（不选C）、其他普通住院病区等（不选B）。Ⅳ类环境包括普通门、急诊及其检查、治疗室，感染性疾病科门诊及病区。

29. D 健康教育的目的包括消除或降低影响健康的危险因素（不选A）、预防疾病（不选B）、促进健康（不选C）、提高生活质量（不选E）。

30. C 近几年管理思想的转变主要表现在从重视工作、操作实施过程管理向不同层次、多元化管理转变（不选A）；从一维分散管理向系统管理转变（不选B）；从重视硬件管理向重视软件、信息管理转变（选C）；从定性或定量管理向定性与定量结合的管理转变；从经验决策向科学决策转变（不选E）；从短期行为向社会的长期目标转变（不选D）；从重视监督管理向重视激励因素转变；管理人才从技术型的“硬专家”向“软专家”转变。

31. C 洗手指征包括：直接接触每个患者前后；从同一个患者身体的污染部位移动到清洁部位时（不选B）；接触患者黏膜、破损皮肤或伤口前后；接触患者血液、体液、分泌物、排泄物、伤口敷料等后（不选D）；接触患者周围环境及物品后（选C）；穿脱隔离衣前后，脱手套后（不选E）；无菌操作、接触清洁、无菌物品前；处理药物或配餐前。

32. B 护士接触患者血液或体液、有创伤的皮肤黏膜，行体腔或血管的侵入性操作，或接触和处理被患者体液污染的物品和锐器时，均应戴手套操作。并非所有操作均须戴手套。

33. C 病毒性感染应选择抗病毒药物治疗（选C）。抗菌药物在外科手术中预防应用，可防治感染（不选A）。对于单一药物难以控制的难治性感染应采用联合用药（不选B）。根据细菌药敏试验结果及药物代谢动力学特征，严格选择药物和给药途径（不选D）。静脉滴注抗菌药物必须注意配伍禁忌，原则上2种抗菌药物不宜置于同一溶液中，以免发生相互作用导致抗菌药物的活力受到影响，或导致溶液变色、浑浊、沉淀等（不选E）。

34. A 组织设计的原则包括目标统一原则（不选E）、

分工协作原则（不选B）、有效管理幅度原则（不选D）、最少层次原则（不选C）、责权一致原则、集权与分权相结合原则、稳定性与适应性相结合原则。

35. C 艾滋病病原体为人类免疫缺陷病毒（HIV），主要的传播途径包括：性接触传播，包括同性、异性性接触（不选A、B）；血液-体液传播，如共用针具静脉吸毒、输入被HIV污染的血液或血制品等（不选D）；母婴传播，如经产道及产后血性分泌物、哺乳等将病毒传给婴儿（不选E）。一般的社交活动如握手、同桌进餐、礼节性接吻等不会传播艾滋病（选C）。

36. B 高度危险性物品指进入人体无菌组织、器官、脉管系统，或有无菌体液从中流过的物品，或接触破损皮肤、破损黏膜的物品和医疗器械，一旦被微生物污染，具有极高感染风险，如手术器械、注射器、脏器移植物等（选B）。体温计、胃肠道内镜等属中度危险性物品（不选A、C）。被服、便器等属低度危险性物品（不选D）。

37. E 制订目标应具体、可测量、有时间规定，便于考核；目标方向正确，目标值恰当，既切合实际又有挑战性，如1年内使全体护理人员的护理技术操作合格率达90%以上。

38. A 为预防血管相关性感染，采用各种导管应有明确指征，提倡非介入性方法，并尽可能缩短导管留置的时间（选A，不选D）。根据患者病情状况、溶液种类等情况选择置管部位（不选B）。选择合适的导管，如口径适宜、质地柔软光滑等（不选C）。一旦发现局部感染或全身感染征象应立即拔除导管（不选E）。

39. E 评估形势的内容包括市场，即社会需求（不选A）、社会竞争（不选B）、服务对象的需求（不选C）、组织资源，即组织内部的优势和劣势（不选D）。

40. D 不良疾病行为指个体从感知到自身患病到疾病康复过程中所表现出来的不利于疾病治疗和健康恢复的行为，如瞒病、恐病、讳疾忌医、不遵医嘱等。

41. D 危害健康行为包括日常危害健康行为、致病性行为模式、不良疾病行为、违规行为（不选E）。违规行为指违反法律法规、道德规范并危害健康的行为，如药物滥用、性乱等（选D）。日常危害健康行为指日常生活或职业活动中危害健康的行为、习惯，如吸烟、酗酒、缺乏体育锻炼、不良饮食习惯等（不选A）。致病性行为模式指可导致发生特异性疾病的行为模式，如与冠心病的发生密切相关的A型行为模式以及与肿瘤的发生有关的C型行为模式（不选B）。不良疾病行为指在感知到自身患病到疾病康复的过程中，个体所表现出的不利于疾病治疗和健康恢复的行为，如瞒病、恐病、讳疾忌医、不遵医嘱等（不选C）。

42. D 人际关系学说的主要内容包括人不仅是"经济人"，也是"社会人"，其工作态度受多种因素的影响；劳动效率主要取决于职工的积极性；职工中的非正式小群体更能影响职工的情绪，甚至左右职工的行为；科学的领导者应善于和职工沟通与倾听。

43. A "母病及子"指五行中母的一行异常，影响到子行，导致母子两行皆异常，其与相生次序一致。例如，金生水，金为母，水为子，金不足则不能生水，导致母子俱虚。肺、肾、肝、心、脾各在五行中分别属金、水、木、火、土。

44. D "至虚有盛候"指真虚假实之证。至虚，是正气虚甚的内在本质；盛候，是邪气有余的外在表现。

45. B 健康教育评价的主要目的包括确定健康教育计划的先进性和合理性（不选A）、确定健康教育计划的执行情况（不选C）、确定健康教育预期目标的实现及持续性（不选D）、总结健康教育的成功与不足（不选E）。

46. A 持续质量改进是全面质量管理的重要组成部分，主要内容有强调顾客的需要，应以诚信来长期维系主顾关系（不选B）；强调了全员参与，帮助职工掌握各项技能（不选E）；强调工作指标是动态的持续性提高的；强调质量是制造出来的，不再依赖质检提高质量（选A）；强调对员工尊重、引导、激励、授权（不选C）；强调持续质量改进是对质量持续、渐进的提高和改进的过程（不选D）。

47. A 狭义痰饮即饮邪留于肠胃的病症。

48. A 压力蒸汽灭菌每天开始灭菌运行前空载行B-D测试，监测合格方可使用。

49. D 小组讨论出现沉默不语时，主持人可通过播放短小录像片、提出可引发争论的开放式问题，或以个别提问、点名等方式打破僵局。

50. C 协调的原则中，勤于沟通原则是通过经常性的各种有效的信息传递，使组织成员彼此间建立起密切的关系，有利于解决矛盾，消除误会。

51. D 健康信念模式认为，人们要采取某种促进健康行为或戒除某种危害健康行为时，必须具备的基本条件包括：认识到某种疾病或危险因素的严重性；认识到采取某种行为或戒除某种行为的益处和困难；对自身采取或戒除某种行为能力的自信。

52. B 行气剂，适用于气机郁滞之证，代表方有越鞠丸、逍遥散等。

53. D 控制图即管理图（不选 A），是画有控制界限的目表（不选 B），是用来检查质量波动是否处于控制状态的一种工具（不选 E）。控制图根据质量特性的数据统计可分为计量数据的控制图和计数数据的控制图 2 类（不选 C）。因果分析图又称特性因素图、树枝图、鱼刺图（选 D）。

54. C 使用化学消毒剂时，要注意通风和戴手套。严格掌握消毒剂的有效浓度，消毒时间及使用方法。消毒剂应定期更换，易挥发的要加盖。

55. B 《渥太华宣言》明确了健康促进的 3 个基本策略，即倡导、赋权与协调。

56. A 评估教育需求是患者健康教育程序的第 1 步骤。评估教育需求主要从 4 个方面考虑，分别是患者对疾病或健康问题的知识水平、患者对健康教育的态度、患者的学习能力、患者的环境因素。其中，态度是人们在自身道德观和价值观基础上对事物的评价和行为倾向，因此，健康教育需求中的学习态度评估重点是健康价值观（选 A）。学习能力的评估内容包括阅读能力（不选 B）、记忆力（不选 C）、文化程度（不选 E）、反应速度（不选 D）。

57. D 激励效应弱化的主要原因包括奖惩过滥，弱化了激励的吸引力和威慑力；奖惩不兑现，弱化了人们对激励的信任度和积极性；激励措施不合理，缺乏科学性和可行性；奖惩凭长官意志，缺乏公平性。因此为防止激励效应弱化应加强激励措施的合理性。

58. D 计划是根据实际工作情况，经过科学预测，权衡客观的需要和主观的可能，提出未来要达到的目标及实现目标的方法（选 D）。计划是指为了实现设定的目标，制订计划的活动过程及预先进行的行动安排（不选 A）。计划有狭义和广义之分。狭义的计划单指计划制订的过程（不选 E）；广义的计划指制订、实施、检查和评价计划的 3 个阶段的工作过程（不选 B）。计划工作的核心是决策，即对未来活动的目标及通向目标的多种途径做出符合客观规律以及当时实际情况的合理抉择（不选 C）。

59. D 计划目的是健康教育项目最终利益的阐述，如通过降低吸烟率以减少呼吸系统疾病的患病率。计划目标是在计划目的的基础上，进一步回答对象、时间、什么或多少等问题，如某社区 16~26 岁青少年吸烟率在 3 年内降低 25%。

60. A PDCA 循环包含 4 个阶段，即计划（plan）—执行（do）—检查（check）—处理（action），是一种程序化、标准化、科学化的管理方式。

61. C 目标统一原则是指在建立组织结构时，要有明确的目标，并使各部门、员工的目标与组织的总体目标相一致（选 C）。集权与分权相结合的原则是指在组织工作中必须要正确处理好集权与分权的关系，以保证组织的有效运行（不选 A）。责权一致的原则是指为保证组织结构的完善和组织工作的有效进行，在组织结构的设计过程中，职位的职权和职责要对等一致（不选 B）。有效管理幅度原则是指组织中的主管人员直接管辖的下属的人数应是适当的，才能保证组织的有效运行（不选 D）。分工协作原则是指组织结构应能反映为实现组织目标所需要的各项任务和工作分工，以及这些任务和工作之间的协调，组织的运行才能精干、高效（不选 E）。

62. B 苯扎溴铵适用于手、黏膜、环境及物品表面的消毒（选 B）。过氧乙酸（不选 A）、乙醇（不选 D）、碘酊等（不选 E），对黏膜均有刺激性，不用于黏膜的消毒。氯胺又称氯亚明，用于餐具、便器等的消毒（不选 C）。

63. D 苯扎溴铵适用于手、黏膜、环境及物品表面的消毒（选 D）。过氧乙酸（不选 A）、甲醛（不选 B）、碘酊（不选 C）、乙醇等（不选 E），均对人体有刺激性，一般不用于伤口的消毒。

64. D 传染源、传播途径和易感人群为传染病流行的 3 个基本条件，必须同时存在，切断任何一个环节，流行即终止。为预防医院感染，应采取综合性预防措施，即管理隔离传染源（不选 A）、切断传播途径（不选 B）、保护易感人群（不选 C），还应定期行消毒灭菌效果监测（不选 E）。无适应证的预防性使用抗菌药物可破坏体内正常菌群，导致医院感染的发生（选 D）。

65. C 探索式提问又称探究式提问，探索式提问的问题为探索究竟、追究原因的问题，如“为什么”，以了解对方某一问题、认识或行为产生的原因，适用于对某一问题的深入了解。

66. B 梅毒螺旋体对外界抵抗力弱（不选 A），离开人体不易存活，对干燥和热敏感（不选 D、E），对消毒剂抵抗力差（不选 C），低效消毒剂即可将其杀灭，但对冷抵抗力较强（选 B）。

67. D 接触被传染性致病微生物污染的物品后，或直接为传染病患者检查、治疗、护理后应先洗手，再行卫生手消毒。

68. B 资历指领导者的资格和经历，资历的深浅在一定程度上决定着领导者的影响力，有多年工作经验的护士长在一线管理职位上资历较深，使人产生一种敬重感，其言行容易使下属从心理上信服，其影响力比新上任护士长大。

69. B 结核病最常见的传播途径是呼吸道传播（不选 E），排菌的开放性肺结核患者是结核病的主要传染源（不选 A）。结核分枝杆菌在干燥痰中可存活 6~8 个月，痰液干燥后黏附于尘埃上可保持传染性 8~10 天（选 B）。结核分枝杆菌对消毒剂抵抗力强，被其污染的物品应使用中、高效消毒剂处理（不选 D）。结核病患者咳嗽或打喷嚏时用双层纸巾遮掩，将痰吐在纸上用火焚烧是最简便有效的处理方法（不选 C）。

70. D 流行病学诊断的主要任务是要客观地确定目标人群的主要健康问题以及引起健康问题的行为因素和环境因素。

71. C 根据拉斯韦尔五因素传播模式，一个基本的传播活动由传播者（不选 A）、信息（不选 B）、传播媒介（不选 E）、受传者、传播效果构成（不选 D）。

72. D 传播渠道即传播媒介，是信息的载体，是将传播过程中各种要素相互联系起来的纽带。

73. E 常用的沟通技巧有倾听（不选 D）、反应、提问、重复、澄清和阐明（不选 B）、沉默（不选 C）、触摸（不选 A）。

74. B 疟疾的病原体是疟原虫，疟疾的典型症状是突发高热、寒战、大量出汗。氯喹对红细胞内裂殖体有较强的杀灭作用，属控制疟疾症状的首选药物（选 B）。伯氨喹能杀灭配子体和红外期的迟发型子孢子，有病因预防和防止复发的作用，主要用于间日疟及卵形疟的控制和复发（不选 A）。

75. D 抗菌药物对各种细菌感染治疗有效，缺乏细菌感染证据的老年患者无用药指征。无适应证的预防性使用抗菌药物易破坏体内正常菌群，导致医院感染的发生（选 D）。预防老年患者发生医院感染的管理原则包括：加强生活护理（不选 B），保持口腔和会阴清洁（不选 C）；保持室内环境清洁、空气新鲜（不选 A）；严格执行探视制度及消毒隔离制度（不选 E）；协助患者行增加肺活量的训练等。

76. A 血液 - 体液隔离适用于直接或间接接触感染血液及体液而传播的传染病，如乙型肝炎、丙型肝炎、艾滋病等。

77. E 应用工时测量法测量护理人力需求，公式为应编护士数 =（定编床位数 × 床位使用率 × 平均护理时数 / 每名护士每天工作时间）×（1 ＋机动数）。则需要护士数 =（30×80%×3.3/8）×（1 ＋ 20%）=11.88（人），科室应配备的护士数量为 12 人。

78. C 根据医疗器械污染后使用所致感染的危险性大小及在患者使用前的消毒或灭菌要求，将医疗器械分为 3 类，即高度危险性物品、中度危险性物品、低度危险性物品。

79. A 炭疽芽孢杆菌繁殖体在日光下 12 小时死亡，加热到 75℃时，1 分钟死亡。

80. A 根据隔离要求，不同种类传染病患者分室安置，疑似传染病患者单独安置，条件受限的医院，同种传染病患者可安置于一室，两病床之间距离保持 1m 以上。

81. A 为增强杀菌效果、去污防锈，可将碳酸氢钠加入水中，配制成 1%~2% 的浓度，沸点可达 105℃。

82. A 被动发展阶段一般在 0~3 岁，此阶段的行为主要依靠遗传和本能的力量发展而成，如婴儿的吸吮、抓握、啼哭等行为。

83. C 护理诊断是关于个人、家庭、社区对现存或潜在的健康问题及生命过程反应的临床判断，是护士为达到预期的健康结果选择护理措施的基础。

84. D 医疗诊断代表医师基于病史、症状、体征、实验室检查以及病程所确立的疾病名称，可用来作为医疗团队治疗疾病的依据。

85. C 白假丝酵母菌属于真菌，可引起医院感染。

86. A 肺炎指终末气道、肺泡和肺间质的炎症，以感染为最常见病因，其中细菌性肺炎是最常见的肺炎，病原菌包括肺炎链球菌、金黄色葡萄球菌等。

87. D 下排气式压力蒸汽灭菌消毒柜灭菌条件是压力 102.9kPa，温度 121℃，器械灭菌时间为 20 分钟，敷料灭菌时间为 30 分钟（选 D）。干烤法灭菌时箱温 160℃，时间 2 小时（不选 A）。

88. B 预真空压力蒸汽灭菌消毒柜灭菌条件是压力 205.8kPa，温度 132~134℃，灭菌时间 4 分钟。

89. A 社会诊断是生物 - 心理 - 社会医学模式的具体体现。社会诊断的主要目的是从分析广泛的社会问题入手，了解社会问题与健康问题的相关性，其重点内容包括社会环境和生活质量（选 A）。环境诊断是从众多的社会环境因素中找出与行为相互影响的环境因素（不选 C）。

90. D 管理与政策诊断的核心内容是组织评估和资源评估。

91. E 流行病学诊断的主要任务是要客观地确定目标人群的主要健康问题以及引起健康问题的行为因

素和环境因素。流行病学诊断要描述人群的躯体健康问题、心理健康问题、社会健康问题以及相对应的各种危险因素的发生率、频率、强度等，以确定健康问题的相对重要性，并揭示健康问题随年龄、性别、种族、生活方式、住房条件和其他环境因素变化而变化的规律。

92. B 行为诊断的主要目的是确定导致目标人群疾病或健康问题发生的行为危险因素，其主要任务包括区别引起疾病或健康问题的行为与非行为因素、区别重要行为与相对不重要行为、区别高可变性行为与低可变性行为。

93. A 甲型肝炎、戊型肝炎主要通过消化道传播（选A）。流行性脑脊髓膜炎、肺结核主要经呼吸道传播（不选B、E）。狂犬病毒通常由病兽通过唾液以咬伤方式传播给人（不选C）。

94. D 梅毒最主要的传播途径是通过性交经黏膜擦伤处传播。

95. C 小组护理是将护理人员分成若干小组，每组由1位管理能力和业务能力较强的护士任组长，在组长的策划和组员的参与下，为1组患者提供护理服务。

96. D 责任制护理强调以患者为中心，是由责任护士和相应辅助护士运用护理程序的工作方法，对其所管患者从入院到出院提供连续的、全面的、整体的护理组织方式。

97. B 功能制护理是以工作为中心的护理方式，护士长按照护理工作的内容分配护理人员，每1~2名护士负责其中一个特定任务，各班护士相互配合共同完成患者需要的全部护理，护士长监督所有工作。

98. A 个案护理指1名护理人员负责1位患者的全部护理内容的护理工作模式，又称特级护理或专人护理，适用于病情复杂严重、病情变化快、护理服务需求量大、需要24小时监护和照顾的患者。

99. E 人类行为的主要适应形式包括反射、自我控制、调适、顺应、应对和应激。自我控制是当某种行为可导致正负两方面的结果时，个体常对自己的部分行为进行控制，以达到社会适应（选E）。反射是人体通过反射弧对外界刺激做出反应的方式（不选A）。顺应是个体与群体不断接受新的经验、改变自己行为方式，以适应目前或长远的需求（不选C）。应激是个体对紧张刺激的一种非特异性的适应性反应（不选B）。

100. D 调适是个体与他人之间或群体与群体之间相互配合、相互适应的方式和过程。

专业知识

1. C 污染伤口是指被异物或细菌沾染、但未发生感染的伤口，一般指伤后8小时以内的伤口（如刀刺伤）。清洁伤口多为无菌手术切口或经清创术处理后的、无明显污染的创伤伤口。感染伤口处多有脓液、渗出液及坏死组织，周围皮肤红、肿、热、痛，可伴全身症状。伤口愈合的类型分为一期愈合和二期愈合。

2. D 静脉补钾时应遵循“四不宜”原则：静脉补钾不宜过早，在每小时尿量＞40ml时方可补钾；速度不宜过快，成人静脉补钾的速度不宜超过60滴/分，严禁静脉推注，以防造成心脏骤停；浓度不宜过高，静脉补钾时浓度不宜超过0.3%；总量不宜过多，成人每天总量控制在3~6g。

3. D 急性肾损伤少尿期或无尿期，液体不能排出，水分大量蓄积可引起高血压、肺水肿、脑水肿等，应严格限制液体入量，坚持“量出为入，宁少勿多”的补液原则。

4. E 骨盆各骨主要为松质骨，邻近又有许多动脉丛和静脉丛，血液循环丰富。骨盆骨折损伤易伴大出血导致失血性休克，须积极抗休克并尽早施行手术治疗。

5. B 主动或被动吸烟是血栓闭塞性脉管炎发生和发展的重要环节，烟碱可使血管收缩，加重患者病情，应告知患者若能及早绝对禁烟，多数患者可避免截肢。

6. A 结、直肠癌患者通过结肠镜检查，在直视下获取活组织行病理学检查可确诊，是可定性的诊断方法。

7. B 多根多处肋骨骨折时，可能会造成局部胸壁失去完整肋骨支撑而软化，出现吸气时软化区胸壁内陷，呼气时外突，称为反常活动。

8. A 抗生素应用时应注意β-内酰胺类抗生素静脉滴注时，一定要采用间歇给药方案，不宜静脉推注，避免毒性反应。大环内酯类可采用连续给药方案。原则上2种抗生素不宜置于同一溶液中静脉推注或静脉滴注，以免发生相互影响。静脉滴注抗生素的溶液，原则上选择生理盐水，必要时才选用5%葡萄糖氯化钠溶液或5%葡萄糖溶液。

9. B 人体代谢过程中不断产生酸性和碱性物质，必须通过体内缓冲系统及肺、肾的调节作用使细胞外液pH值稳定在正常范围。肺通过改变二氧化碳排出量来调节酸碱平衡；肾通过改变排出固定酸及保留碱性物质的量使血浆pH值稳定。

10. B B超检查可明确肝脓肿的部位和大小，是疑似肝脓肿患者首选的检查方法。

11. D 门静脉高压症患者手术方式分为两类，一类是通过各种不同的分流手术来降低门静脉压力；另一类是断流手术，阻断门 - 奇静脉的反常血流，同时切除脾，达到止血的目的。断流手术的具体方式主要包括贲门周围血管离断术、胃周围血管缝扎术、食管下端横断术等。

12. B 膈下脓肿主要采用手术治疗，常采用经皮穿刺置管引流术和切开引流术。

13. E 低渗性脱水血钠浓度＜135mmol/L，失钠大于失水；等渗性脱水血钠浓度正常，失钠等于失水；高渗性脱水血钠浓度＞150mmol/L，血浆渗透压增高，失水大于失钠。

14. D 吗啡可兴奋 Oddi 括约肌，使胆囊内压增高，加重胆绞痛症状。

15. C 全身麻醉期间可因反流和误吸引起肺水肿和肺不张（不选 D）；麻醉药物引起的呼吸抑制导致呼吸暂停和通气量不足（不选 A）；手术引起的应激可导致高血压（不选 E）。肺脂肪栓塞主要由骨折导致脂肪滴经破裂的静脉窦进入血液循环引起（选 C）。

16. B 创伤愈合类型有一期愈合（原发愈合）和二期愈合（瘢痕愈合）。二期愈合以纤维结缔组织修复为主，修复较慢，瘢痕明显，愈合后对局部结构和功能有不同程度的影响（选 B）。一期愈合组织修复以原来细胞为主，仅含少量纤维结缔组织，局部无感染、血肿及坏死组织，组织结构和功能修复良好（不选 A、D）。

17. A 直肠癌早期无明显症状，癌肿破溃形成溃疡或感染时才会出现显著症状；主要表现为便意频繁、排便习惯改变、便前有肛门下坠感、伴里急后重和排便不尽等直肠刺激症状。当癌肿侵犯致肠管狭窄，初时大便变细，严重时出现肠梗阻表现，造成完全性肠梗阻时肛门停止排便排气。

18. E 输尿管结石梗阻时会出现肾绞痛，表现为疼痛剧烈难忍，多位于腰部或上腹部，阵发性发作，辗转不安，伴大汗，恶心、呕吐。疼痛可向下腹部和会阴部放射。

19. E 嵌顿性疝和绞窄性疝实际上是一个病理过程的 2 个阶段，若嵌顿性疝未能及时解除，肠壁及其系膜受压情况不断加重可使动脉血流减少，最后导致完全阻断，即为绞窄性疝，二者主要区别在于疝内容物有无血运障碍。

20. C 休克早期有效循环血量锐减导致血压下降，刺激主动脉弓和颈动脉窦压力感受器、交感 - 肾上腺轴、肾素 - 血管紧张素 - 醛固酮系统兴奋，使心率增快、心排血量增加。心率增快出现在血压下降之前，是休克监测中的重要生理指标。

21. B 感染性疾病是引起弥散性血管内凝血最常见的原因，包括细菌感染、病毒性肝炎、病毒性心肌炎等（选 B）。其他原因包括恶性肿瘤（不选 D）、手术及创伤（不选 A、E）、羊水栓塞等。

22. C 输尿管结石绞痛的治疗以解痉镇痛为主，发作时应卧床休息，立即解痉镇痛，可给予阿托品、哌替啶等药物。

23. B 压力性尿失禁患者平时尚能控制排尿，但当腹内压突然增高（如咳嗽、喷嚏、大笑、举重等）时，使膀胱内压超过尿道阻力，少量尿液不自主地从尿道口溢出（选 B）。持续性尿失禁（真性尿失禁）即尿液持续地从膀胱或尿道瘘中流出，膀胱处于空虚状态（不选 A）。充溢性尿失禁是由于各种原因使膀胱排尿出口梗阻或膀胱逼尿肌失去正常张力，引起尿液潴留，膀胱过度充盈，造成尿液从尿道不断溢出（不选 C）。急迫性尿失禁为患者有迫不及待的排尿感，尿液自动流出，多伴有尿频、尿急等膀胱刺激症状（不选 D）。

24. E 甲状腺功能亢进症患者由各种原因引起循环中甲状腺素异常增多，交感神经功能过度兴奋，临床表现为性情急躁、容易激动、失眠、双手颤动、怕热、多汗、食欲亢进但反而消瘦、心悸、脉快有力、脉压增大、内分泌功能紊乱。

25. B 腹股沟斜疝的疝囊经腹壁下动脉外侧的腹股沟管深环，向内、向下、向前斜行经腹股沟管，穿出腹股沟管浅环，即腹壁下动脉位于疝囊内侧（选 B）。腹股沟直疝是疝囊经腹壁下动脉内侧的直疝三角区直接突出而形成的疝（不选 C）。

26. B 前列腺癌血行转移主要转移至骨，以脊椎骨最为常见，其次为股骨近端、盆骨和肋骨。患者常有前列腺特异性抗原（PSA）升高。病因尚不清楚，可能与年龄、遗传、种族、癌前病变、饮食、环境污染等有关。早期无明显症状，随着肿瘤生长，可有下尿路梗阻症状，如尿频、尿急、尿流缓慢、排尿费力，甚至尿潴留或尿失禁等。病理学分型以腺癌最多见，占 98%。

27. C 血尿是膀胱癌最常见、最早出现的症状，常为间歇性无痛全程肉眼血尿（选 C）。肿瘤坏死、脱落或并发感染时出现尿频、尿急、尿痛（不选 A），晚期多见。肿瘤或血块堵塞膀胱出口可导致排尿困难和尿潴留（不选 D）。当肿瘤增大到一定程度时下腹部可触及肿块（不选 E）。

28. D 实质性脏器如肝、脾、胰、肾等或大血管损伤主要临床表现为腹腔内（或腹膜后）出血，包括面色苍白、脉率加快，严重时脉搏微弱，血压不稳，严重者表现为失血性休克。

29. C 协议期患者开始接受病重或临终事实，希望奇迹能够出现，为了延长生命，做出许多承诺作为交换条件。患者求生欲望强烈，能够努力配合治疗。

30. E 脑震荡患者伤后立即出现短暂的意识丧失，一般不超过半小时（不选 A）。同时伴有面色苍白、瞳孔改变、出冷汗、血压下降、脉弱、呼吸浅慢等自主神经和脑干功能紊乱的表现(不选 C)。意识恢复后，对受伤当时和伤前近期的情况不能记忆，即逆行性遗忘（不选 B)；患者多有头痛、头晕、疲乏无力等症状（不选 D）。神经系统检查多无明显阳性体征，脑脊液检查无红细胞（选 E）。

31. C 急性化脓性腹膜炎临床表现主要为腹痛（不选 A）、恶心、呕吐（不选 B）、体温升高、脉搏增快及感染中毒症状等。查体可见腹胀，腹式呼吸减弱或消失（不选 E)，腹肌紧张、腹部压痛和反跳痛等典型的腹膜刺激征(不选 D)。呃逆可见于膈下脓肿(选 C)。

32. B 腹部手术后，待肠蠕动恢复、肛门排气后停止胃肠减压，若无腹胀不适可拔除胃管。

33. C 脓毒症常继发于严重的外科感染。临床常表现为骤起寒战（不选 D)，继之高热，体温可高达 40~41℃（不选 B)。转移性脓肿主要见于革兰阳性菌所致脓毒症（选 C)。革兰阴性菌所致脓毒症可引起感染性休克（不选 E),表现为意识模糊、体温不升（不选 A)、面色苍白或发绀、血压下降、白细胞减少等。

34. E 急性心肌梗死的患者发病后 6 个月内不做择期手术。6 个月以上无心绞痛发作者，可在良好的监护条件下施行手术。

35. B 胆囊癌多发生在胆囊体部和底部。组织学上分为腺癌、未分化癌、鳞状细胞癌、腺鳞癌等，以腺癌最多见，约占 82%。

36. E 胃癌好发部位以胃窦部为主，其次为贲门部。

37. A 创伤后的休克患者血容量不足，用救护车转送时，患者应平卧，足向车头，头向车尾，在救护车向前开动时，血流因惯性从下肢回流，可增加有效循环血容量。

38. B 血栓闭塞性脉管炎患者营养障碍期主要的病理变化是血管壁增厚及血栓形成，特征性表现为出现静息痛，即休息时也不能满足局部组织的血液供应，患肢持续疼痛，夜间尤甚，彻夜难眠，为缓解疼痛，患者常屈膝抱足或将患肢垂于床沿下，以增加血供。

39. B 机械瓣置换术后需终生抗凝，服用的抗凝药物通常为华法林，华法林为维生素 K 拮抗剂，无体外抗凝作用，体内抗凝作用缓慢而持久。肝素为凝血酶间接抑制药，静脉注射后，抗凝作用立即发生。阿司匹林为抗血小板聚集药，可增强抗凝效果。维生素 K 为促凝血药，可降低抗凝效果。

40. D 慢性排斥反应可发生于术后数月甚至数年，病程进展慢，以移植物慢性缺血和纤维化萎缩为特征，临床以移植器官功能逐渐减退为主要表现。

41. D 大量葡萄糖及胰岛素输入可促使细胞外钾向细胞内转移，造成低钾血症。

42. C 感染是器官移植术后最常见的致命并发症。肾移植术后并发肺部感染和脓毒症的病死率较高，应采用保护性隔离（保护性隔离是保护患者避免感染的有效方法)，并合理预防性使用抗生素、免疫抑制药及全身的营养支持，防治术后并发症。

43. B 破伤风潜伏期长短不一，通常 7~8 天。潜伏期越短，预后越差。

44. C 蛛网膜下腔阻滞术后头痛主要与腰椎穿刺时刺破硬脊膜和蛛网膜，脑脊液漏出，导致颅内压降低和颅内血管扩张有关。

45. E 间歇强制通气（IMV）为呼吸机按预设频率控制呼吸，但允许患者进行自主呼吸。由于呼吸机以固定频率呼吸，可影响患者自主呼吸，因此易出现人机对抗。

46. A 在正常情况下，碳水化合物为机体供能的主要物质来源(选 A)。脂肪是人体能量的主要贮存形式，体脂是人体最大的能源仓库（不选 B)。

47. A 感染性休克的血流动力学有高动力型和低动力型两种。高动力型感染性休克外周血管扩张、阻力降低，心排血量正常，患者皮肤温暖、干燥，又称为暖休克。

48. A 丹毒是皮肤淋巴管网受 A 组 β 溶血性链球菌侵袭感染所致的急性非化脓性炎症，好发于下肢与面部。A 组 β 溶血性链球菌为革兰阳性球菌，首选青霉素治疗。

49. D 确定颈部包块性质最准确最有价值的检查方

法是细针穿刺细胞学检查，可明确肿块病理类型。

50. E 骨折现场急救应首先抢救生命，判定有无危及患者生命的伤情，并给予相应的急救措施，将患者转移至安全区域。凡有可疑骨折的患者，均应按骨折处理，给予妥善固定。若骨折端已戳出创口时，不应立即复位，以免将污物带进创口深处，可先用无菌敷料包扎伤口，待清创术后，再行复位。患者经妥善固定后，应立即迅速运往就近医院治疗。

51. C 根据中国新九分法，成人各部位体表面积占总体表面积百分比：发、面、颈各 3%、双手 5%、双前臂 6%、双上臂 7%。儿童头大，下肢小，计算时需要修正，烧伤面积为发面颈 9% ＋小儿头部修正数据（12 － 4）% ＋双上臂 7%=24%。

52. C 内痔好发于截石位 3 点、7 点、11 点位置。

53. C 原发性肝癌非手术疗法中首选的是肝动脉化疗栓塞，可明显提高患者的 3 年生存率，一般每 6~8 周重复治疗，可使肝癌缩小，再进行手术。肝癌患者肝切除术适应证为患者情况良好，无严重的心、肺、肾等重要脏器的器质性病变；肝功能正常或基本正常，无黄疸、腹水；肿瘤局限于肝的一叶或半肝，或肿瘤侵犯肝脏 3 个叶但余肝无明显肝硬化；无远处脏器广泛转移；肿瘤未严重侵犯第一、二、三肝门。

54. C 肾肿瘤和膀胱肿瘤都会出现间歇性无痛肉眼血尿。在血尿的基础上，如出现尿频、尿急、尿痛，高度怀疑是膀胱癌的晚期表现，膀胱刺激症状常因肿瘤坏死、溃疡或并发感染所致；少数广泛原位癌或浸润性癌最初可仅表现为膀胱刺激症状。B 超检查简便易行，能发现直径＞ 0.5cm 的膀胱肿瘤，可作为最初的筛选检查（选 C）。膀胱镜下可以直接观察到肿瘤的部位、大小、数目、形态，初步估计浸润程度等，并可对肿瘤和可疑病变取组织做病理学检查，是膀胱肿瘤的确诊检查（不选 A）。CT 和 MRI 检查可判断肿瘤浸润膀胱壁的深度、淋巴结及内脏转移的情况（不选 D、E）。

55. C 空肠梗阻呕吐出现较早且较频繁，主要表现为腹痛、腹胀、肛门可有少量排气，由于空肠黏膜的环状皱襞在肠腔充气，腹部 X 线检查示“鱼肋骨刺状”阴影（选 C）。回肠扩张的肠袢多，腹部 X 线检查可见阶梯状的液平面(不选 D)。结肠胀气位于腹部周边，腹部 X 线检查示结肠袋形（不选 E）。肠套叠 X 线钡剂检查呈杯口状或弹簧状阴影（不选 B）。

56. E 对疑有脊柱骨折者应尽量避免移动。若确实需要搬运，可采用平托法或滚动法移至硬担架、木板或门板上。

57. B 胃肠吻合口破裂或吻合口瘘常发生于胃大部切除术后 1 周内，与吻合口张力过大、缝合技术不当等有关，可出现高热、脉速、腹痛及弥漫性腹膜炎的表现。输出袢梗阻主要表现为呕吐，呕吐物含食物和胆汁。倾倒综合征主要表现为血容量不足或低血糖。胃出血指胃大部切除术后短期从胃管引流出大量鲜血，24 小时后仍未停止。

58. A 乳腺癌最常见的表现为乳房肿块，早期为无痛、单发的小肿块，质硬，表面不光滑，与周围组织分界不清，活动度差，以乳房外上象限最常见。癌肿侵犯 Cooper 韧带，使其缩短而致皮肤表面凹陷，出现“酒窝征”，是乳腺癌的特征性表现（选 A）。癌细胞阻塞皮下、皮内淋巴管，可使皮肤产生“橘皮样”改变（不选 B）；癌肿侵入乳管可引起乳头内陷（不选 D）；晚期癌肿侵及皮肤可引起皮肤破溃（不选 C）。癌细胞阻塞腋窝淋巴管可见患侧腋窝淋巴结肿大（不选 E）。

59. A 代谢性酸中毒典型表现为精神萎靡或烦躁不安，呼吸深快，频率可达 40~50 次 / 分，呼气带酮味，面红或口唇樱桃红色，腹痛，呕吐，腱反射减弱或消失，嗜睡甚至昏迷。代谢性碱中毒患者可有呼吸浅慢，精神错乱。呼吸性酸中毒患者表现为胸闷、气促、呼吸困难、发绀等。呼吸性碱中毒患者可出现呼吸急促及手足抽搐等神经肌肉兴奋性增高表现。

60. D 早期手术切除是胰腺癌首选的、唯一有效的根治方法，适用于无远处转移的胰头癌。如癌肿已不能根治，可行姑息性手术。化学治疗、介入治疗、放射治疗及免疫治疗等是胰腺癌的辅助治疗。

61. D 腹部损伤如伴有腹腔内脏器或组织自腹壁伤口突出，可用消毒碗覆盖保护，切勿强行回纳（选 D）。现场急救应首先处理威胁生命的因素，保持患者呼吸道通畅，其次控制明显的外出血（不选 A、B）。血压不平稳时取平卧位（不选 C），立即输液，迅速恢复循环血量，应用广谱抗生素，空腔脏器破裂者应当使用足量抗生素（不选 E）。

62. A 肠破裂一旦确诊，应立即行手术治疗（选 A）。手术时应彻底探查、清理腹腔（不选 C），对整个小肠和肠系膜进行系统细致的探查，肠系膜血肿即使不大也应切开检查，以免遗漏小的穿孔（不选 B）；充分引流，并保持胃肠减压管和腹腔引流管引流通畅（不选 D）；术后继续禁饮、禁食，胃肠减压，补液，给予抗生素及营养支持（不选 E）。

63. E 肠管内压力增高到一定程度时，早期病理表现为肠壁静脉回流受阻，毛细血管及淋巴管淤积，肠壁充血水肿，液体外渗。

64. B 等渗性脱水血钠正常，主要表现为恶心、乏力、少尿，但不口渴，眼窝凹陷，皮肤干燥，体液丢失达体重的5%等，多见于消化液急性丧失（如肠瘘、大量呕吐）者。

65. A 平衡盐溶液的电解质含量与血浆内含量相仿，用于治疗等渗性缺水比较理想。目前常用的平衡盐溶液为乳酸钠与复方氯化钠（1.86%乳酸钠溶液和复方氯化钠溶液之比为1:2，而复方氯化钠溶液中除氯化钠外，还含有氯化钾及氯化钙）的混合液。若单用等渗盐水，因其Cl^-含量（约154mmol/L）比血清Cl^-含量（约103mmol/L）约高50mmol/L，大量输入后会使血氯过高，引起高氯性酸中毒。

66. A 目前治疗原发性肝癌首选的和最有效的方法是手术切除。

67. A 原发性肝癌患者手术前护理包括密切观察病情变化，肝功能正常者给予高蛋白、高热量、高维生素、易消化饮食，少量多餐。合并肝硬化、肝损害者，适当限制蛋白质摄入。

68. C 急性胰腺炎多于暴饮暴食或酗酒后突然发生腹痛，疼痛剧烈而持续，可有阵发性加剧，腹痛多位于中、左上腹，向腰背部呈带状放射，重症急性胰腺炎患者可出现Grey-Turner征，腰部两侧皮肤呈暗灰蓝色，可伴低血压、休克。急性胃炎表现为上腹部不适，呕吐后缓解。急性胆囊炎典型表现为胆绞痛，墨菲（Murphy）征阳性。急性胆管炎表现为典型的查科三联征（夏柯三联征），即腹痛、寒战与高热、黄疸。急性肠梗阻患者主要表现为呕吐、腹胀、停止排便排气。

69. B 淀粉酶测定是胰腺炎早期最常用和最有价值的检查方法。血清淀粉酶在发病数小时开始升高，24小时达高峰，4~5天后逐渐降至正常。血清淀粉酶超过正常值3倍即可诊断为急性胰腺炎。

70. B 在我国，胆道疾病是急性胰腺炎最常见的病因，西方国家多由大量饮酒所致。

71. E 下肢深静脉血栓形成患者主要表现为全下肢明显肿胀、剧痛，股三角区、腘窝、小腿肌层都可有压痛，常伴有体温升高和脉率加速（股白肿）。如病程继续进展，肢体极度肿胀，对下肢动脉造成压迫以及动脉痉挛，导致下肢动脉血供障碍，出现足背动脉和胫后动脉搏动消失。

72. E 下肢深静脉血栓形成患者应卧床休息、抬高患肢，促进下肢静脉回流，减轻水肿和疼痛，卧床期间可定时翻身。患肢禁止按摩，以防血栓脱落引起栓塞。注意输液速度，观察患者呼吸情况，防止患者发生肺栓塞。

73. B 颅前窝骨折多累及眶顶和筛骨，骨折出血可经鼻流出，或进入眶内在眼睑和球结膜下形成瘀斑，俗称“熊猫眼征”或“眼镜征”。颅中窝骨折主要表现为鼻漏、耳漏，常发生面神经和听神经损伤。颅后窝骨折主要表现为乳突区和枕下部可见皮下瘀斑，或咽后壁出现黏膜下瘀斑。

74. C CT检查有助于了解颅底骨折患者是否合并脑损伤，X线检查对颅底骨折价值不大。

75. B 脑脊液漏一般在2周内愈合，超过4周未愈合者，应行硬脑膜修补术。

76. E 低颅压综合征是因脑脊液外漏过多导致的临床综合征，主要表现为剧烈头痛、眩晕，呕吐、畏食，脉搏细弱，反应迟钝，血压偏低等。

77. D 肺癌最主要的病因是吸烟，临床常见症状包括咳嗽、胸痛、胸闷和发热，早期常出现刺激性干咳或咳少量黏液痰，痰中带血或断续小量咯血，胸部X线检查可见块状阴影，边缘不清或呈分叶状，周围有毛刺（选D）。肺结核多表现为午后低热、盗汗、咯血等（不选A）。肺脓肿常有寒战、高热、胸痛等全身中毒症状，X线检查呈大片浓密模糊浸润阴影，脓肿形成后可见气液平面（不选C）。肺炎典型表现为发热、咳嗽、咳痰等，X线检查可见散在斑片状影、片状浸润影等（不选E）。气胸患者可出现胸痛、呼吸困难，胸部X线检查可见不同程度的肺萎陷和胸膜腔积气（不选B）。

78. B 痰脱落细胞学检查是简易有效的普查和早期诊断肺癌的方法，找到癌细胞可明确诊断（选B）。经胸壁穿刺活组织检查对周围型肺癌阳性率较高，但可引起相关并发症（不选A）。支气管镜检查是诊断肺癌最可靠的手段（不选C）。开胸探查适用于经多项检查仍未能明确，而肺癌的可能性又不能排除时（不选D）。胸腔镜检查适用于经支气管镜等方法无法取得病理标本的胸膜下病变，并可观察胸膜有无转移病变（不选E）。

79. D 食管癌患者术后3~4周再次出现吞咽困难可能为吻合口狭窄，可行食管扩张术。

80. C 饮食护理是食管癌术后护理的重点。术后应严格禁饮、禁食3~4天。待肛门排气、引流量减少后，拔除胃管。拔管24小时后先试饮少量水，术后5~6天可给全清流质饮食。术后3周可进普食，避免进食生、硬、冷食物，并少食多餐。以防引发吻合口瘘、出血等并发症。

81. C 吻合口瘘是食管癌术后最严重的并发症，多发生在术后5~10天，表现为呼吸困难、胸腔积液和全身中毒症状。一旦发生应立即通知医生并嘱患者禁食，行胸膜腔闭式引流，应用抗生素并加强营养支持，严密观察生命体征，必要时做好术前准备。

82. E 腰椎间盘突出症好发部位主要为脊柱活动大，承重较大或活动较多处，以腰4、腰5和腰5至骶1最易发生。

83. E 马尾神经受累感觉障碍范围广泛，腰4神经根受累时，表现为大腿内侧和膝内侧感觉障碍，腰5神经根受累时，小腿外侧和足背感觉障碍，骶1神经根受累时，足背外侧及小趾感觉障碍。

84. A 腰椎间盘突出症发病后脊柱改变为腰椎侧凸，是腰椎为减轻神经根受压而引起的姿势性代偿畸形。

85. B 腰椎间盘突出症状初次发作首选非手术治疗，应绝对卧硬板床3周，以减轻负重和体重对椎间盘的压力，症状缓解后戴腰围逐步下床活动。

86. E 腰椎间盘突出症患者经非手术治疗病情缓解后3个月内避免弯腰持物。

87. D 放疗局部皮肤二度反应（湿反应）表现为皮肤高度充血、水肿，水疱形成，有渗出液，糜烂。

88. D 放疗患者皮肤有水疱时，可涂硼酸软膏，包扎1~2天，待渗出吸收后改用暴露疗法。

89. D 根据格拉斯哥昏迷评分量表（GCS），呼唤能睁眼为3分，回答问题胡言乱语3分，对疼痛能定位为5分，总分11分。

90. A 颅脑损伤患者慎用镇痛、镇静药，以免影响病情观察（选A）。发生躁动时，应及时查明原因并消除（不选B），避免盲目强制性约束，防止患者挣扎导致颅内压增高（不选C）。勤剪指甲，以防抓伤（不选D）。做好引流管护理，防止脱出（不选E）。

91. E 急性呼吸窘迫综合征（ARDS）在病理上表现为累及血管内皮和肺泡上皮的弥漫性肺泡损伤。肺泡Ⅱ型细胞受损，表面活性物质减少，肺泡表面张力增加，肺顺应性降低（不选B），继发肺泡萎陷而引起局限性肺不张及肺弥散功能障碍，通气/血流失调（不选C）。ARDS临床表现为进行性呼吸困难、PaO_2进行性下降（$<60mmHg$，不选A、D），不能用通常的吸氧疗法改善（选E），需要气管插管给予机械通气支持。

92. A 急性呼吸窘迫综合征（ARDS）患者由于毛细血管通透性增加，胶体物质可渗至肺间质，所以在ARDS早期，除非有低白蛋白血症，不宜输注过多胶体液（不选B）。有低血压和重要脏器低灌注的患者应以输入晶体液为主，首先保证充足的血容量（选A）。

93. B 腹股沟斜疝主要表现为腹股沟区有一突出的肿块，常在站立、行走、咳嗽或劳动时出现，多呈带蒂柄的梨形，并可降至阴囊；患者平卧休息或用手将肿块向腹腔推送，肿块可向腹腔回纳而消失；回纳后紧压腹股沟管深环（内环），让患者起立并咳嗽，疝块不再出现。

94. B 腹外疝修补术后当天患者应取平卧位，膝下垫软枕，使髋关节微屈（选B），以降低腹股沟区切口张力和腹腔内压力，利于切口愈合和减轻切口疼痛，第2天改为半坐卧位（不选E）。

95. C 对腹股沟斜疝的患者应给予相关活动、饮食、预防复发等方面的健康指导，其中最重要的是指导患者减少和消除引起腹外疝复发的因素，并注意避免增高腹内压的动作如剧烈咳嗽、用力排便等（选C）；对于疝块较大、年老体弱者，应减少活动，多卧床休息（不选A），离床活动时佩戴医用疝带，避免重体力劳动或举重物等（不选E）；调整饮食习惯，保持排便通畅。

96. B 急性化脓性腹膜炎采用手术治疗的主要目的是去除病因，积极处理原发病灶，去除腹腔内感染积液和降低细菌数量。

97. B 急性化脓性腹膜炎常见的并发症为腹腔脓肿，因盆腔处于腹腔最低位，腹内炎性渗出物或腹膜炎的脓液易积聚于此而形成脓肿。盆腔脓肿的临床表现为里急后重、大便频而量少、黏液便、排尿困难等直肠或膀胱刺激症状。

98. E 肝内、外胆管结石继发感染表现为典型的查科三联征（夏柯三联征），即腹痛、寒战高热、黄疸，若胆管梗阻和感染进一步加重时，出现休克和神经系统症状，如血压下降、脉搏细速、神志淡漠、嗜睡、昏迷等症状时，提示患者进展为急性梗阻性化脓性胆管炎。

99. E 急性梗阻性化脓性胆管炎的治疗原则为边抗休克边紧急手术解除胆道梗阻并引流，常选用胆总管切开减压、T管引流术。

100. D 胆总管切开术后T管一般放置2周左右（选D）；引流期间应妥善固定T管（不选A）；保持引流通畅（不选B）；预防感染，更换引流袋时应注意无菌操作（不选E）；观察并记录引流液的颜色、量、性状等（不选C）。

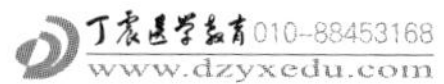

专业实践能力

1. D 胸膜腔闭式引流的目的包括引流胸膜腔内积液、积血及积气（不选 A）；重建胸膜腔内负压，促进肺复张（不选 B、C）；平衡胸膜腔两侧压力，维持纵隔的正常位置（不选 E）；防止感染。

2. C 肛管直肠环是由肛门内括约肌、直肠壁纵肌的下部、肛门外括约肌的浅、深部和邻近的部分肛提肌纤维共同组成的强大肌环，对肛管起着重要的括约作用，若其损伤将引起大便失禁，表现为大便自行外溢。

3. E 颅内压增高时如强制约束可引起患者情绪激动，血压骤升而加重颅内压增高，诱发脑疝（选 E）。为防止颅内压骤然升高，患者应卧床休息（不选 A），避免强制约束导致患者情绪激动而加重病情；保持呼吸道通畅（不选 B）；避免剧烈咳嗽和用力排便等增加腹内压的因素（不选 C）；癫痫发作时，应及时控制，以防加重脑缺氧和脑水肿（不选 D）。

4. B 阿托品为 M 胆碱受体阻断剂，可抑制副交感神经，阻断其末梢释放乙酰胆碱直接作用于胰腺的腺泡细胞，从而抑制胰液的分泌。

5. E 胃出血为胃大部切除术术后常见的近期并发症，术后 3 天最重要的措施是密切观察胃管引流液和血压的变化。同时还需观察体温、呼吸、脉搏及液体出入量等。

6. C 初期复苏是心脏骤停后第一时间开始挽救患者生命的基本急救措施，关键操作是进行人工呼吸、胸外按压、早期电除颤等。

7. E 同时或短时间内相继出现 2 个或 2 个以上的器官系统的功能障碍，称为多器官功能障碍综合征。进行性呼吸困难提示发生急性呼吸窘迫综合征；持续性少尿提示合并急性肾损伤。

8. E 完全脊髓损伤后留置尿管时，应鼓励患者每天饮水 3000ml 以上，以稀释尿液，预防尿路感染和膀胱萎缩。

9. E 门静脉高压症典型的病理生理变化包括脾大、脾功能亢进，静脉交通支扩张，腹水。门静脉高压时，脾静脉回流阻力增加及门静脉压力逆转到脾，使脾被动淤血性增大（不选 A），脾组织和脾内纤维组织增生（不选 B）；此外，肠道抗原物质经门体侧支循环进入体循环，被脾脏摄取，抗原刺激脾脏单核 - 巨噬细胞增生，脾功能亢进。由于肝内门静脉通路受阻，门静脉无静脉瓣，门静脉系和腔静脉系间的交通支大量开放、扩张，引起消化器官淤血（不选 C）。门静脉压力升高，使门静脉系统毛细血管床的滤过压增加（不选 D），同时肝硬化引起低蛋白血症，血浆胶体渗透压下降和淋巴液生成增多，促使液体从肝表面、肠浆膜面漏入腹腔形成腹水。

10. D 静脉补钾时遵循“四不宜”原则：不宜过早，见尿补钾（尿量＞ 40ml/h）；不宜过浓，浓度＜ 0.3%；不宜过快，成人 30~40 滴 / 分；不宜过多，成人每天总量控制在 3~6g。静脉补钾浓度为 0.3% 时，总量为 150ml 的溶液中，加入 10% 氯化钾的量最多 =150×0.3%÷10%=4.5ml。

11. D 肠瘘患者应及时清除漏出的肠液，保持瘘口清洁干燥，局部清洁后可涂抹复方氧化锌软膏加以保护。

12. D 急腹症患者应严格执行“四禁”：禁食、禁用镇痛药、禁服泻药、禁止灌肠。灌肠、服用泻药可增加消化道负担，使感染扩散或病情加重（选 D，不选 E）。禁食、胃肠减压是急腹症患者主要的处理措施（不选 B），病情稳定者取半坐卧位（不选 A），行补液等支持治疗，必要时遵医嘱给予抗生素（不选 C）。

13. A 门 - 腔静脉分流术肠道准备要求术前 2~3 天口服肠道抗菌药，预防术后肝性脑病；术前 1 天晚用酸性溶液清洁灌肠，避免手术后肠胀气压迫血管吻合口，但禁用肥皂水等碱性溶液灌肠。术前一般不放置胃管。

14. E 腹部手术后一般需要禁食 24~48 小时，待肠道蠕动恢复、肛门排气后开始进少量流质或半流质饮食。

15. D 急性肾损伤无尿期体内液体不能排出，水分大量蓄积可引起高血压、肺水肿、脑水肿等，应严格限制液体入量，坚持“量出为入，宁少勿多”的补液原则。应严禁含钾食物，如橘子、榨菜、紫菜、菠菜、香蕉、香菇、薯类、山药、坚果等食物，以防加重高钾血症。输入库存血可造成高钾血症，不宜输注。急性肾损伤患者在少尿期或无尿期应采用无蛋白饮食或低蛋白饮食，供给足量碳水化合物、高维生素的清淡流质或半流质饮食。

16. C 口腔放疗 10 天左右出现黏膜水肿，呈灰色，光泽消失；15 天左右表现为黏膜充血，疼痛，口干；20 天左右出现假膜，味觉消失。出现假膜时可用 1.5% 过氧化氢溶液漱口。

17. B 下肢牵引应抬高床尾 15~30cm，以保持反牵引力（对抗牵引力），达到更好的牵引效果。

18. E 急性脓胸者，为控制感染及改善呼吸，可每天或隔天 1 次行胸腔穿刺，穿刺抽吸液体时一般首次不超过 600ml，以后每次不超过 1000ml，以防一次大量迅速抽液后出现复张后肺水肿。

19. E 破伤风发作期典型症状是肌紧张性收缩及阵发性强烈痉挛，咀嚼肌最先受累，随后依次为面部表情肌、颈、背、腹、四肢肌，最后为膈肌。持续的呼吸肌和膈肌痉挛可致呼吸困难，甚至窒息，是导致患者死亡的主要原因。

20. B 原发性醛固酮增多症手术后血、尿醛固酮浓度迅速下降，水、Na^+ 和 K^+ 随尿液大量排出，可出现脱水，低钠、低钾血症，低血压甚至休克，需要经过一段时间的调整才能逐渐恢复正常，应给予高钠、高钾饮食。

21. E 人体代谢过程中不断产生的酸性和碱性物质，必须通过体内缓冲系统及肺、肾的调节作用使 pH 稳定在正常范围。肾是酸碱调节的主要器官，通过改变排出固定酸及保留碱性物质的量，来维持正常的血浆 HCO_3^- 浓度，保持血浆 pH 稳定。

22. D 关节僵硬是骨折最常见的并发症，多由患肢长时间固定（如石膏固定）导致静脉和淋巴回流不畅，关节周围组织发生纤维粘连所致，预防的方法是积极进行功能锻炼。功能锻炼不充分，会导致关节僵硬。

23. B 急救时必须优先抢救的急症主要包括心脏、呼吸骤停，窒息，大出血，张力性气胸和休克等。开放性气胸患者会出现明显呼吸困难，可造成纵隔扑动，影响静脉回心血流，导致循环障碍，甚至休克死亡。一经发现，必须立即急救，首先封闭胸部开放性伤口防止病情进一步加重。

24. D 绞窄性肠梗阻患者术前护理最重要的是保持有效的胃肠减压，可抽出肠腔内积存的气体和液体，降低肠腔压力，有利于肠壁血液循环恢复，肥皂水灌肠会加重绞窄性肠梗阻患者症状，加快肠管坏死。患者取半坐卧位，可减轻腹肌紧张，利于引流；胃肠减压期间应禁食，并做好术前常规准备工作；病情未明确时，禁用吗啡、哌替啶等镇痛药。

25. A 器官移植术前，受者无年龄限制。应做好心理准备；完善术前检查，除常规检查外，还包括肝、肾、心、肺和神经系统功能、肝炎病毒相关指标、HIV 及水和电解质水平、尿及咽拭培养、血型和 HLA 配型等检查；应用免疫抑制药，具体用药应根据移植器官的种类及患者情况决定；预防感染，及时治疗呼吸道及尿路感染，遵医嘱预防性使用抗生素；术前应禁食禁饮、保持皮肤清洁、注意保暖、加强营养、增加抵抗力等。

26. A 乳腺癌术后早期功能锻炼可减少瘢痕牵拉，恢复术侧上肢功能。以患侧手能越过头顶摸到对侧耳朵为功能锻炼的理想目标，注意术后 7 天内不上举、10 天内不外展肩关节，避免患侧肢体支撑身体。

27. E 肾结核患者术后应继续抗结核药物治疗 6~9 个月（不选 A）。应指导患者术后按时、足量、足疗程服用抗结核药物，不可随意减药、减量（不选 B）；告知并指导患者观察药物不良反应（不选 C），应指导患者勿用或慎用有肾脏毒性的药物，如氨基糖苷类、磺胺类药物（不选 D）。根据抗结核药物的不良反应，用药指导中不包括定期复查血白细胞计数（选 E）。

28. C 颅内压增高明显者或急性脑疝患者禁忌腰椎穿刺，腰椎穿刺放液后因椎管内压力急剧下降，颅腔与椎管内压力差加大，可使脑组织向下移位，而诱发或加重脑疝。

29. E 再植肢体出现动脉危象的表现为患肢颜色变苍白，皮温下降，毛细血管回流消失，充盈时间延长（＞2 秒）、指（趾）腹切开不出血。毛细血管充盈时间缩短（＜ 1 秒）提示静脉回流受阻。

30. C 尿道出血是尿道外伤（如尿道裂伤）最主要的临床表现，多见于前尿道外伤，即使不排尿也可见尿道外口滴血。后尿道外伤时，尿道口可无流血或仅少量血液流出。

31. E 阑尾切除术后患者取半坐卧位可使腹腔内渗液流入盆腔，有利于炎症局限和引流；减少毒素的吸收，减轻中毒症状。

32. B 脱水患者静脉补液原则为先盐后糖，先晶后胶，先快后慢，液种交替。若各脏器代偿功能良好，补液应遵循“先快后慢”的原则定时输注，即第 1 个 8 小时补充总量的 1/2，剩余 1/2 在后 16 小时内均匀输入。

33. D 颅底骨折合并脑脊液鼻漏者严禁经鼻腔置管（胃管、吸痰管、鼻导管等），因经鼻置管可引起脑脊液逆流，导致颅内感染。

34. C 烧伤患者行暴露疗法时，创面可涂 1% 磺胺嘧啶银霜、碘伏等，促使创面干燥、结痂和促进愈合，不可涂乙醇等刺激性药物（选 C）。创面不应覆盖任何敷料（不选 E），应适当约束肢体，注意隔离，防止交叉感染（不选 B）。随时用无菌敷料吸净创面渗液，保持干燥（不选 A）。定时翻身，避免创面长时间受压，并观察肢体远端血运（不选 D）。

35. E 腹部损伤如伴腹腔内脏器或组织自腹壁伤口突出，可用消毒或清洁器皿覆盖保护，切勿强行回纳，以免加重腹腔污染，回纳应在手术室经麻醉后进行。

36. B 在胆总管切开处放置 T 管引流时，若患者食欲好转，黄疸消退，引流量减少提示胆管远端通畅。引流量过少可能是 T 管阻塞或肝功能衰竭，引流量过多应检查胆管下段有无梗阻。

37. C 血栓闭塞性脉管炎患者疼痛严重者可适当使用吗啡或哌替啶，但易成瘾，应慎用。此外患者应绝对禁烟；肢体保暖，但不可局部使用热疗，并保持皮肤清洁干燥，防止受伤及感染；早期可指导患者做伯格运动，以促进侧支循环的建立，但下肢已发生溃疡或坏死时，运动可增加组织耗氧，应卧床休息，患肢制动；动脉或静脉已有血栓形成时，运动可致血栓脱落及栓塞，均须制动。

38. E 下肢深静脉血栓形成患者应绝对卧床休息 1~2 周，长期卧床患者应定期翻身，预防压疮，病情允许时，穿医用弹力袜或弹力绷带后起床活动。患肢禁止热敷、按摩，避免活动幅度过大，避免用力排便，以防血栓脱落。休息时患肢高于心脏平面 20~30cm，患肢禁忌输液，以改善静脉回流，减轻水肿和疼痛。避免屈膝、屈髋或穿过紧衣物影响静脉回流。可采用药物溶栓治疗或手术导管取栓。

39. B 胃肠外营养（TPN）治疗时营养液配制应严格无菌操作（不选 A），营养液中严禁添加其他治疗用药（选 B）。输注时注意控制输注速度，避免输注过快导致并发症（不选 C），输液过程中加强巡视，注意保持输液通畅（不选 E）。静脉管路停止输注时用肝素稀释液，并采用脉冲式正压封管，防止回血凝固致导管堵塞（不选 D）。

40. D 尿道外伤按致伤原因分类包括开放性外伤和闭合性外伤。闭合性外伤由外来暴力所致，多为挫伤或撕裂伤。尿道挫伤及轻度裂伤者不需要特殊治疗，伴排尿困难者，可试插导尿管，如顺利进入膀胱，可留置导尿管 2 周左右。如导尿失败，立即行经会阴尿道修补；尿道断裂者及时清除血肿后行尿道端端吻合术，并留置导尿管 2~3 周。

41. C 饮食护理是食管癌术后护理的重点。术后应严格禁饮、禁食 3~4 天，禁食期间持续胃肠减压，给予肠内或肠外营养支持；待肛门排气、引流量减少后，拔除胃管；拔管 24 小时后先试饮少量水，术后 5~6 天可给全清流质饮食；术后 3 周可进普食，避免进食生、硬、冷食物，并少食多餐。

42. B 胃肠减压护理要点包括使用前检查减压装置；使用期间，应严密观察胃肠液的性质，记录引流量；经常挤压胃管，避免管腔堵塞，胃管不通畅时，给予少量生理盐水冲管并及时回抽，避免胃扩张增加而并发吻合口瘘；胃管脱出后立即通知医生，不应再盲目插入，以免戳穿吻合口；注意观察肠蠕动是否恢复，待肠蠕动恢复、肛门排气后停止胃肠减压，若无腹胀不适可拔除胃管。

43. E 腹外疝术后预防阴囊水肿最主要措施为用丁字带或阴囊托托起阴囊，减轻渗血，促进淋巴回流。

44. A 影响破伤风发病的主要因素是伤口内的缺氧环境。清洗伤口时使用 3% 过氧化氢溶液，可产生大量氧，消除缺氧环境，抑制破伤风梭菌的生长繁殖。

45. D 前列腺电切术后常会出现逆行射精，表现为性交无精液射出体外，但不影响性交。

46. D 直肠肛管术后应注意保持肛门局部清洁，先排便，排便后坐浴，清洁会阴部，最后换药，促进伤口愈合，坐浴可使用 0.02% 高锰酸钾溶液。术后 1~2 天以无渣或少渣流质、半流质饮食为主，戒烟酒，避免辛辣刺激性食物；术后 2~3 天内通过饮食管理尽量避免排便，3 天后无排便者，可口服缓泻药通便，术后 7~10 天禁止灌肠。

47. A 阿米巴肝脓肿肝穿刺检查脓液为棕褐色或巧克力色，在脓液中找到阿米巴滋养体或检测出可溶性抗原具有明确诊断的意义。

48. B 参照格拉斯哥昏迷评分量表（GCS），痛时能睁眼 2 分，刺激肢体无运动反应 1 分，言语无反应 1 分。GCS 为 2 ＋ 1 ＋ 1=4 分。

49. E 颈椎前路术前应指导患者做气管、食管推移训练以适应术中反复牵拉气管、食管的操作，避免术后出现呼吸困难、咳嗽、反复吞咽困难等并发症（不选 A）。呼吸困难是颈椎前路手术最危急的并发症，术后应注意密切观察患者有无颈部肿胀（不选 B），呼吸困难、发绀表现（不选 C），加强对患者呼吸频率、节律的观察。颈椎前路手术患者床旁应常规准备气管切开包（不选 D），一旦发生呼吸困难，立即通知医师，并做好气管切开及再次手术的准备。

50. A 心房颤动患者心率快慢不一，心音强弱不等，节律绝对不规则，心率快于脉率。二尖瓣狭窄患者心尖区可闻及舒张中、晚期隆隆样杂音。心房颤动是二尖瓣狭窄相对早期的常见并发症，心房颤动并发体循环栓塞的危险性甚大，栓子来自左心房，多在左心耳部，脑栓塞的发生率高。

51. D 肠梗阻患者可出现腹痛、呕吐、腹胀及肛门停止排气排便，应禁食、持续胃肠减压，给予肠外营养支持。禁止使用肠内营养支持。

52. A 肾部分切除术后患者应绝对卧床休息 1~2

周，以防继发性出血。

53. A 甲状腺癌患者表现为甲状腺肿大肿块质硬、固定，表面高低不平，早期症状不明显，晚期可压迫气管、食管或神经而出现呼吸困难、吞咽困难、声音嘶哑、颈交感神经综合征（Horner 综合征）等症状。甲状腺功能亢进症表现包括易激动、失眠、食欲亢进、消瘦、心悸等，甲状腺肿为弥漫性，质地中等。单纯性甲状腺肿的甲状腺常呈轻、中度弥漫性肿大，表面光滑、质地较软。

54. E 肝癌术后患者化疗期间出现胃肠道反应，如呕吐、腹泻，应对症处理，但不应停止化疗。肝癌术后患者应注意防治肝炎，不吃霉变食物，多吃高热量、优质蛋白质、富含维生素和纤维素的食物，食物以清淡、易消化为宜。切口半个月内避免用力擦洗，埋管处避免碰撞。并定期随访，以便早期发现临床复发或转移迹象。

55. C 局部麻醉药毒性反应可表现为头晕、血压升高、谵妄、心率增快等，继续发展可出现肌肉抽搐、惊厥、低血压，最终出现严重低血压、心律失常，甚至心脏骤停等心血管系统全面抑制表现；局部麻醉药过敏反应一般在使用少量局部麻醉药后，出现荨麻疹、咽喉水肿、支气管痉挛、低血压等表现。局部麻醉药用量不足患者会出现疼痛。

56. A 闭合性骨折的骨折处皮肤和黏膜完整，骨折端与外界不通（选 A）；开放性骨折骨折处皮肤或黏膜不完整，骨折端与外界相通（不选 B）。

57. E 肾结核典型症状为尿频、尿急、尿痛，还可出现洗米水样脓尿、终末血尿等症状。肾结核对普通抗炎治疗无效，需要规范抗结核治疗。疑似肾结核病例应当在确诊检查同时行试验性抗结核治疗。

58. C 脊柱结核患者常伴有疲倦、低热、盗汗、消瘦、食欲减退等全身结核中毒症状，局部疼痛最早出现，部位与病变一致。多为轻微钝痛，劳累、咳嗽、打喷嚏等可加重，休息时减轻。受累椎体棘突可有压痛和叩击痛。颈椎结核常见斜颈和双手托下颌；胸椎结核表现为脊柱后突；腰椎结核站立行走时扶腰、弯腰拾物时需挺腰屈膝屈髋下蹲，即拾物试验阳性。X 线检查可见骨质破坏和椎间隙狭窄。脊柱肿瘤多见于老人，疼痛逐日加重。椎体细胞瘤、椎体血管瘤、脊柱骨折均不伴有低热、夜间盗汗等结核中毒症状。化脓性脊柱炎多发展迅速，表现为腰背部疼痛和不同程度的发热、畏寒等症状。

59. E 高渗高血糖综合征患者表现为血糖异常升高、渗透性利尿、脱水、电解质紊乱和神志改变等。高渗性非酮症性昏迷为高血糖的严重后果。低血糖患者表现为疲乏、心慌、出冷汗、恶心和呕吐等。

60. D 一旦出现高渗高血糖综合征，应立即停止输注营养液，通知医师，遵医嘱静脉输注低渗或等渗盐水以纠正高渗环境，给予适量胰岛素以降低血糖。

61. B 肿瘤长径≤ 2cm，同侧腋窝有肿大淋巴结，尚可推动，无远处转移，TNM 分期为 $T_1N_1M_0$，属于乳腺癌Ⅱ期。Ⅰ、Ⅱ期乳腺癌可采用乳腺癌改良根治术和保留乳房的乳腺癌切除术。但行保留乳房的乳腺癌切除术还需满足肿瘤距乳头 2cm 以上，乳房有适当体积、术后能保持外观效果，切缘阴性等条件。所以该患者最佳手术为乳腺癌改良根治术。

62. D 乳腺癌术后 4~5 天引流量＜ 10~15ml/d，按压伤口周围皮肤无空虚感，即可拔除引流管。如出现皮瓣下积液，应及时穿刺或引流，加压包扎。

63. B 胃十二指肠溃疡急性穿孔后，酸性的胃内容物流入腹腔，可引起化学性腹膜炎，患者临床表现为突发上腹部刀割样剧痛，腹肌紧张呈“板状腹”，面色苍白，出冷汗，常伴恶心、呕吐，查体可见全腹压痛，肠鸣音减弱或消失，叩诊肝浊音界缩小或消失，可闻及移动性浊音（选 B）。急性胆囊炎主要表现为右上腹绞痛或持续性疼痛伴阵发性加剧，Murphy 征阳性（不选 C）。急性胰腺炎患者的腹痛多位于上腹部偏左并向背部放射（不选 E）。

64. D 胃十二指肠溃疡穿孔患者腹部立位 X 线检查可见膈下新月形游离气体，是急性穿孔最重要的诊断依据。

65. B 胃十二指肠溃疡急性穿孔患者非手术治疗最重要的是禁食和胃肠减压。胃肠减压可抽出胃肠道内容物和气体，减少胃肠道内容物继续流入腹腔，减少胃肠内积液、积气，改善胃肠壁血运。

66. B 胃大部切除术是治疗胃十二指肠溃疡及其并发症的主要术式，适用于非手术治疗无效或并发穿孔、出血、幽门梗阻、癌变者。

67. C 结肠或直肠手术术前 3 天口服肠道不吸收抗生素，术前 1 天及手术当天行清洁灌肠或结肠灌洗。

68. D 手术前患者卫生护理准备包括修剪过长的头发、剪指（趾）甲、沐浴、备皮等。不包括去除耳部耵聍。

69. A 患者手术后长期卧床，呼吸道分泌物不能及时有效排出，最可能并发肺部感染。

70. C 胰头癌患者最突出的表现为黄疸，呈进行性

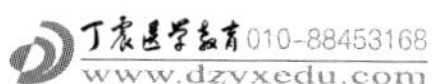

加重，伴皮肤瘙痒、茶色尿及白陶土色大便，上腹痛、不适是最常见的首发症状，可有消瘦、贫血等表现。十二指肠球后溃疡最突出的症状为呕吐。

71. C 患者胰腺癌手术后血糖升高，可能原因为胰腺癌手术损伤了胰腺内分泌功能，导致胰岛素分泌不足，血糖升高。

72. D 急腹症患者若诊断不清或须继续观察，暂不能使用吗啡等镇痛药，以免掩盖病情，延误诊断。急腹症患者应禁食和胃肠减压，并遵医嘱使用抗生素。应积极准备手术治疗，做好手术前准备。

73. B 腹部空腔性脏器损伤患者大量胃肠内容物进入腹腔，表现为弥漫性腹膜炎，多出现持续性剧烈腹痛，最突出的体征是腹部压痛、反跳痛、肌紧张等腹膜刺激征表现。实质性脏器损伤患者主要表现为腹腔内出血，出血量大者可有移动性浊音阳性。

74. D 吸烟是肺癌最重要的危险因素。肺癌早期癌肿增大后常出现刺激性干咳或咳少量黏液痰，痰中带血或断续少量咯血，胸痛、胸闷和发热。影像学检查肺部可见块状阴影，边缘不清或呈分叶状，周围有毛刺。

75. B 支气管镜检查是诊断肺癌最可靠的手段，可在支气管内直接看到肿瘤，或取小块组织做病理学检查，亦可刷取肿瘤及支气管内分泌物做细胞学检查。痰脱落细胞学检查是简易有效的普查和早期诊断方法。CT 检查可发现 X 线检查隐藏区的早期肺癌病变，可作为诊断中央型肺癌的手术或非手术治疗方案的重要依据。纵隔镜检查可直接观察气管前隆凸下及两侧支气管淋巴结情况，并可采取组织做病理学检查，明确肺癌是否已转移到肺门和纵隔淋巴结，协助进行肺癌的分期。经胸壁穿刺活检对周围型肺癌阳性率较高。

76. C 肾外伤可表现为腰痛、血尿等。肝、脾损伤常发生于腹部损伤后，常表现为面色苍白、脉搏加快或微弱，血压不稳，甚至休克。膀胱空虚时位于骨盆深处，不易受损，充盈时易遭受损伤，膀胱破裂后，会有尿意但不能排出或仅排出少量血尿。若有血块堵塞则无尿液排出。

77. E 肾挫伤是最轻的肾外伤，主要表现为疼痛和血尿，通常可采取非手术治疗，应绝对卧床休息 2~4 周，向患者强调绝对卧床休息的重要性，即使血尿消失，仍需继续卧床休息至预定时间。过早、过多离床活动，有再度出血的危险。

78. C 桡骨远端骨折（Colles 骨折）是指距桡骨远端关节面 3cm 以内的骨折，常见于有骨质疏松的中老年女性。

79. D 桡骨远端伸直型骨折（Colles 骨折）伤后局部疼痛、肿胀，出现典型畸形姿势，侧面观呈“餐叉样”畸形，正面观呈“枪刺样”畸形。垂腕畸形常见于桡神经损伤患者。杜加征阳性、方肩畸形常见于肩关节脱位患者。

80. B 手法复位纠正桡骨远端骨折（Colles 骨折）畸形时，应将骨折远端向手臂尺侧挤压。进行手法复位时，局部麻醉后肩外展 90°，助手一手握住拇指，另一手握住其余手指，沿前臂纵轴，向远端持续牵引，另一助手握住肘上方作反牵引。待克服重叠畸形后，术者双手握住腕部，拇指压住骨折远端向远侧推挤，2~5 指顶住骨折近端，加大屈腕角度，纠正成角，然后向尺侧挤压，缓慢放松牵引，在屈腕、尺偏位检查骨折对位对线情况及稳定情况。

81. C 到达医院后，应立即检查断指，刷洗消毒后用肝素盐水从动脉端灌注冲洗后，用无菌敷料包好，放在无菌盘内，置入 4℃冰箱冷藏。切忌放入冷冻室，否则会造成肢体冻伤，影响再植。多指离断应分别包好，标记后放入冰箱，按再植顺序逐一取出。

82. D 为减轻断指组织的进一步损伤，应低温保存断肢（指）。最适宜的温度是 4℃。

83. E 各种组织对缺氧的耐受性不一致，其中最敏感和受影响最大的是肌肉组织。肌细胞在常温下缺血 6~7 小时便可发生不可逆的病理变化，逐渐发生坏死，因而离断肢体应力争在 6 小时内进行再植手术。

84. E 腰椎管狭窄症的典型临床表现是腰腿痛和间歇性跛行。间歇性跛行表现为活动行走后出现下肢疼痛、麻木、无力，下蹲休息数分钟后可继续走路。腰腿痛在前屈位、蹲位或骑自行车时疼痛可减轻。腰肌劳损表现为无诱因、间歇性腰部酸痛，在腰背部有固定压痛点，不同压痛点可产生不同部位的放射痛。腰部肌膜炎表现为腰部慢性疼痛，有固定的压痛点，发病前近期有与疼痛部位相关的过度活动史。腰椎结核查体有拾物试验阳性，伴有乏力、盗汗、低热等结核中毒症状。

85. C 腰椎管狭窄症患者疼痛的主要原因是椎间盘组织压迫神经根或椎管容积减小，使神经根出现充血、水肿等炎性反应；行走时，椎管内受阻的椎静脉丛逐渐扩张，加重了对神经根的压迫而出现症状。

86. D 腰椎管狭窄症患者术后第 1 天开始股四头肌收缩和直腿抬高锻炼，2 次 / 分，抬放时间相等，15~30 分钟 / 次，2~3 次 / 天，以能耐受为限；逐渐增加抬腿幅度，以防神经根粘连。

87. E 腰椎管狭窄症脊髓受压者可佩戴腰围 3~6

个月，直到神经压迫症状缓解。

88. E 常用脉率 / 收缩压（mmHg）计算休克指数，帮助判定有无休克及轻重程度。休克指数≥ 1.0 提示休克；＞ 2.0 提示严重休克。

89. D 休克患者应采取中凹卧位，抬高头胸 20°~30°，抬高下肢 15°~20°，以增加回心血量。

90. D 尿量是反映组织灌注情况最佳的定量指标，也是判断血容量是否补足简单而有效的指标。尿量＜ 25ml/h、尿比重增高，提示肾血管收缩或血容量不足；若血压正常，尿量仍少且尿比重低提示急性肾损伤；尿量＞ 30ml/h 提示休克好转。

91. E 麻醉前用药包括镇静催眠药、镇痛药、抗胆碱药、抗组胺药。一般麻醉前不使用降压药。

92. D 头痛是蛛网膜下腔阻滞（腰麻）术后最常见的并发症，主要因脑脊液经穿刺孔漏出，引起颅内压降低、颅内血管扩张所致。

93. D 蛛网膜下腔阻滞（腰麻）手术后患者应常规去枕平卧 6~8 小时，以预防腰麻后头痛。

94. D 手术日晨体温升高者和女性患者月经来潮时应延迟手术（选 D，不选 A）。手术日晨准备包括认真检查、确定各项准备工作的落实情况；进入手术室前，指导患者排尽尿液（不选 C）；根据患者情况留置导尿管、胃管；遵医嘱给予术前用药；取下活动性义齿、眼镜、发夹和其他贵重物品（不选 B）；备好手术需要的病历、影像学资料、特殊用药或物品等，随患者带入手术室等（不选 E）。

95. C 营养不良患者常伴低白蛋白血症（＜ 30g/L），可引起组织水肿，影响愈合；此外，营养不良者抵抗力低下，易并发感染。应当予以适当的营养支持改善患者的营养状况之后再施行手术治疗（选 C）。对于血压低于 160/100mmHg 者，可不做特殊准备（不选 A）。

96. D 下肢深静脉血栓形成表现为下肢胀痛、沿大隐静脉走行的皮肤发红，有压痛，触及条索状静脉。此时严禁经患肢静脉输液及局部按摩，以防血栓脱落（选 D）；应抬高患肢、制动（不选 B、C），局部 50% 硫酸镁湿敷（不选 A），配合理疗和全身性抗生素治疗（不选 E）。

97. B 尿频是良性前列腺增生最常见的早期症状（选 B）。进行性排尿困难是良性前列腺增生最重要、最典型的症状（不选 C）。良性前列腺增生还可出现尿潴留、充溢性尿失禁等表现（不选 E）。合并感染或或结石时，可出现尿频、尿急（不选 D）、尿痛等症状（不选 A）。

98. E 前列腺切除术后 1 周逐渐离床活动，但无须绝对卧床 1 周（选 E）。前列腺术后用生理盐水持续冲洗膀胱，以防止血凝块形成致导尿管堵塞（不选 A）。冲洗速度可根据尿色而定，色深则快、色浅则慢（不选 B）。保持管路通畅，若血凝块堵塞管道致引流不畅，可采用挤捏导尿管、加快冲洗速度、调整导尿管位置等方法；如无效可用注射器吸取无菌生理盐水反复抽吸冲洗，直至引流通畅（不选 C）。留置导尿管期间鼓励患者多饮水，可稀释尿液、冲洗尿路以预防尿路感染（不选 D）。

99. D 体外冲击波碎石适用于直径≤ 2cm 的肾结石及输尿管上段结石。

100. C 体外冲击波碎石成功率高，如需要重复治疗，2 次治疗间隔时间应不少于 7 天。本题数据有争议，虽然近年已有更新的数据：体外冲击波碎石再次治疗间隔时间以 10~14 天以上为宜（九轮外科学 P560），但考试未采用。

答案与解析·模拟试卷三

基础知识

1. A 二尖瓣狭窄时，舒张期血液流入左心室受阻而导致左心房压力升高，造成肺静脉压和肺毛细血管压增高，导致肺水肿。最先累及的心腔是左心房。

2. A 系统性红斑狼疮是一种具有多系统、多脏器损害表现，有明显免疫紊乱的慢性自身免疫性结缔组织疾病，血清中存在以抗核抗体为代表的多种致病性自身抗体。

3. A 产力包括子宫收缩力、腹肌及膈肌收缩力和肛提肌收缩力。其中子宫收缩力是临产后的主要产力，也是第一产程的主要产力，贯穿于整个产程。

4. D 护士执业注册有效期为 5 年。

5. E 将痰吐在纸上用火焚烧是杀灭结核分枝杆菌最简便有效的处理方法。痰中结核分枝杆菌经暴晒 2~7 小时或煮沸 5 分钟、紫外线灯照射 30 分钟、70% 乙醇浸泡 2 分钟也可使其灭活，但不是最简单易行的灭活方法。

6. A 吉兰 - 巴雷综合征是由自身免疫介导的周围神经病，主要损害多数脊神经根和周围神经，也可累及脑神经。

7. C 新生儿肺透明膜病由肺表面活性物质缺乏所致。肺表面活性物质缺乏可导致肺泡壁表面张力增高，呼气时肺泡容易萎缩，吸气时难以充分扩张，导致肺泡通气量较少，出现缺氧、发绀等表现。

8. D 应激状态时糖代谢改变主要表现为糖异生明显增强，组织、器官葡萄糖的氧化作用下降以及外周组织对胰岛素抵抗，从而形成高血糖。

9. E 异丙嗪属于抗组胺药，可对抗组胺引起的支气管、胃肠道平滑肌收缩作用。

10. E 正常女性生殖道内寄生大量的微生物，包括需氧菌、厌氧菌、假丝酵母菌及衣原体、支原体等。需氧性链球菌是外源性产褥感染的主要致病菌，以 A 组 β 溶血性链球菌致病性最强，能产生致热外毒素与溶组织酶，使病变迅速扩散导致严重感染。

11. C 多根多处肋骨骨折局部胸壁失去完整肋骨支撑而软化，可出现反常活动；若软化区范围较大，呼吸时两侧胸膜腔内压力差发生变化，会出现纵隔扑动，表现为吸气时纵隔向健侧移位，呼气时又移回患侧。

12. B 多灶性萎缩性胃炎发病部位以胃窦为主，多为幽门螺杆菌感染引起的慢性浅表性胃炎。

13. C 肺炎支原体肺炎是学龄儿童和青少年常见的一种肺炎（不选 A），起病较缓慢，2~3 天后出现发热，常达 39℃左右，持续 1~3 周（不选 B），以刺激性干咳为突出症状（选 C），肺部体征多不明显，甚至全无（不选 D）。

14. D 腰椎间盘退行性变是腰椎间盘突出症的基本病因。先天性腰椎管狭窄症多因骨发育不良所致，后天性腰椎管狭窄症常由椎管退行性变所致。

15. A 一般非同日测量 3 次血压，收缩压均≥ 140mmHg 和（或）舒张压均≥ 90mmHg 可诊断为高血压。约 50% 原发性高血压患者存在胰岛素抵抗，尤其在肥胖（BMI ≥ 28）、血甘油三酯升高、高血压及糖耐量减退同时并存的四联症患者中最明显。胰岛素抵抗可继发高胰岛素血症，使交感神经系统活动亢进，动脉弹性减退，进而使血压升高。在一定意义上，胰岛素抵抗所致交感神经系统活动亢进使机体产热增加，是对肥胖的一种负反馈调节，这种调节以血压升高和血脂代谢障碍为代价。

16. A 药物超声雾化吸入是稀释痰液、促进痰液排出快速、有效的方法。

17. D “阿托品化”指应用阿托品后，患者瞳孔较前扩大（选 D）、心率≤ 120 次 / 分且快而有力（不选 C），口渴、颜面潮红（不选 A）、皮肤干燥（不选 B），体温正常或稍高，阿托品可解除有机磷农药中毒导致的呼吸中枢抑制，肺部湿啰音逐渐消失（不选 E）。

18. D 肌酸激酶同工酶（CK-MB）在急性心肌梗死起病后 4 小时内升高，16~24 小时达高峰，3~4 天恢复正常，特异性较高。

19. C 多根多处肋骨骨折时，可能会造成局部胸壁失去完整肋骨支撑而软化，出现吸气时软化区胸壁内陷，呼气时外突的反常活动，称为连枷胸。

20. B 胸部 CT 检查是确诊支气管扩张症的主要检

查手段，可显示支气管扩张的征象，明确病变部位、范围及性质。

21. C 高位硬膜外阻滞的穿刺部位是颈5至胸6之间，适用于甲状腺、上肢或胸壁手术。

22. C 留置导尿术如果操作不当、留置时间过长，均可引起不同程度尿路感染。

23. C 左心衰竭患者心肌收缩力减弱，左心室射血减少，导致左心房压和肺静脉压升高，血液淤滞在肺部，引发肺淤血。

24. D 母乳中含有大量SIgA、乳铁蛋白等抗感染的物质，具有抗肠道感染的作用。

25. B 支气管扩张症是继发于急、慢性呼吸道感染和支气管阻塞后，由于反复发作支气管炎症，致使支气管壁结构破坏，引起支气管异常和持久性扩张。感染是引起支气管扩张症的最常见病因。

26. A 先天性动脉瘤破裂是蛛网膜下腔出血最常见的病因（占50%~80%），其中先天性粟粒样动脉瘤约占75%。

27. E 内分泌系统主要由内分泌腺（垂体、甲状腺、甲状旁腺、肾上腺、胰腺、性腺等）及分布在心血管、胃肠、肾、脂肪组织、脑（尤其是下丘脑）的内分泌组织与细胞组成。

28. A 胆管结石多为胆色素结石，与胆道感染、胆汁淤积、胆管节段性扩张及胆道异物等有关，其中最主要的原因为胆道细菌感染。

29. A 消化性溃疡急性穿孔主要表现为弥漫性腹膜炎，呈突发剧烈上腹部疼痛，呈持续性，可蔓延至全腹。

30. B 流行性腮腺炎首发症状为腮腺肿大、疼痛，肿块位于下颌骨后方和乳突之间，以耳垂为中心，边缘不清，表面发热但多不红。腮腺炎病毒除侵犯腮腺外，尚能侵犯神经系统及各种腺体组织。病毒分离可于病程早期自唾液（不选A）、血液（不选D）、脑脊液（不选E）、尿液（不选C）标本中分离出腮腺炎病毒。

31. B 创伤性骨折按病因分类可分为直接暴力、间接暴力、疲劳性骨折。间接暴力是指暴力通过传导、杠杆、旋转和肌肉收缩等方式使受力点以外的骨骼部位发生骨折，如跌倒时以手掌撑地，致桡骨远端骨折或肱骨髁上骨折。

32. C 识别心脏骤停最可靠的临床征象是意识丧失伴大动脉搏动消失（不选D、E），通常成人检查颈动脉、儿童检查股动脉、婴儿检查肱动脉。心脏骤停的临床表现还包括呼吸断续、喘息，随后呼吸停止（不选A）；皮肤苍白或明显发绀（不选B），瞳孔散大（选C），大小便失禁；心音消失。

33. E 急性胃扩张是胃、十二指肠短期内有大量内容物不能排出，引起胃过度充盈，此时最重要的处理措施为胃肠减压，将积聚在胃肠道内的气体、液体吸出，可减轻胃肠道张力，减轻腹胀，促进肠蠕动恢复。

34. D 心律失常中最严重、最危险的类型是心室颤动和心室扑动，题目中无此选项，只能从选项中找最严重的心律失常。三度房室传导阻滞，又称完全性房室传导阻滞，心房冲动全部受阻而不能传导至心室，因心室率过慢或出现长停搏（>3秒）可导致脑缺血而出现暂时性意识丧失、晕厥，严重者可有阿-斯综合征发作，甚至发生猝死。

35. D 法洛四联症是由肺动脉狭窄、室间隔缺损、主动脉骑跨和右心室肥厚4种畸形组成；其中，肺动脉狭窄是决定患儿的病理生理、病情严重程度及预后的主要因素。

36. E 急性胰腺炎的病因包括胆道疾病（胆道梗阻）、酗酒和暴饮暴食（不选B）、胰管阻塞（不选D）、十二指肠降段疾病（不选A）、手术创伤、内分泌与代谢障碍如高脂血症（不选C）、药物、感染等。

37. B 甲状腺激素能促进机体新陈代谢、增强能量代谢和促进生长发育。

38. E 人体内源性维生素D主要通过皮肤中的7-脱氢胆固醇经光照合成。紫外线不能透过玻璃，婴幼儿缺乏户外活动，可致内源性维生素D不足。

39. E 胎膜早破的原因包括生殖道感染、羊膜腔压力增高、胎膜受力不均、营养素缺乏和创伤。胎先露衔接不良如头盆不称、胎位异常等，使胎膜受力不均导致胎膜早破。

40. C 胎动监测是孕妇自我评估胎儿宫内状况简便、经济的有效方法。孕妇常在妊娠18~20周自觉胎动，部分孕妇可在16周末自觉胎动，胎动随妊娠进展逐渐增强，至妊娠32~34周达高峰，妊娠38周后逐渐减少。

41. C 脑脊液检查是确诊化脓性脑膜炎的重要依据，典型表现为脑脊液压力增高，外观呈脓性浑浊似米汤样。

42. B 急性肾小球肾炎主要是由A组β溶血性链球菌感染诱发的免疫反应所致，针对链球菌致病抗原的抗体可能与肾小球内成分发生交叉反应，引起循环或原位免疫复合物沉积，诱发补体异常活化等而致病，导致肾小球内炎性细胞浸润。

43. B 头痛、呕吐、视神经乳头水肿是颅内压增高的典型表现，称为颅内压增高“三主征”。

44. C 胆绞痛患者禁用吗啡，以免引起胆道 Oddi 括约肌痉挛性收缩，使胆囊内压提高，致上腹部不适甚至疼痛加重。

45. C 前尿道（球部、阴茎部）外伤多发生于尿道球部。

46. C 营养不良又称蛋白质 - 能量营养不良，是由各种原因引起的蛋白质和（或）能量摄入不足或消耗增多引起的营养缺乏病，多见于 3 岁以下婴幼儿。

47. E 门静脉血流阻力增加常是门静脉高压症的始动因素。按门静脉血流受阻部位不同，将门静脉高压症分为肝前型、肝内型和肝后型。肝内型门静脉高压常由肝硬化引起，此型最多见。

48. D 建立良好的母乳喂养需要新生儿强有力的吸吮。复苏后的新生儿仍需要继续监测生命体征、尿量、血氧饱和度及窒息引起的多器官损伤。如并发症严重，应转运至新生儿重症监护室治疗。

49. C 原发性腹膜炎又称自发性腹膜炎，腹腔内无原发病灶，多为单一细菌感染，致病菌多为溶血性链球菌、肺炎链球菌，少数为大肠埃希菌。继发性腹膜炎最常见的致病菌主要为胃肠道内的常驻菌群，以大肠埃希菌最多见。

50. D 腰椎间盘突出症最重要的体征是直腿抬高试验和加强试验阳性。

51. A 小儿惊厥最常见的原因是高热，热性惊厥多由颅外感染引起，以上呼吸道感染多见。

52. B 白血病是一类造血干细胞的恶性克隆性疾病。骨髓中大量白血病细胞异常增生，使正常造血受抑制，巨核细胞被抑制，使血小板的生成减少和功能低下，引起出血。

53. B 按骨折端的稳定程度可分为完全性骨折和不完全性骨折。不完全性骨折指骨的完整性和连续性部分中断，按形态可分为裂缝骨折和青枝骨折。

54. B 宫颈扁平上皮与柱状上皮交界处也叫转化区或移行带。转化区成熟的化生扁平上皮对致癌物的刺激相对不敏感；但未成熟的化生扁平上皮却代谢活跃，在人乳头瘤病毒等的作用下，发生细胞异常增生、分化不良、排列紊乱、细胞核异常、有丝分裂增加，最后形成宫颈扁平上皮内病变，进而发展成宫颈癌。

55. B 门静脉压力增高可导致脾静脉血回流受阻，脾组织和脾内纤维结缔组织增生，最早出现的病理改变为充血性脾大。

56. E 内生肌酐清除率是评价肾小球滤过功能最常用的方法，24 小时内生肌酐清除率正常为 80~120ml/min，＜ 80ml/min 提示肾小球滤过功能下降。

57. D 子宫脱垂的主要病因是分娩损伤，损伤多发生在分娩过程中，也因产后过早参加重体力劳动而影响盆底组织的张力恢复（不选 A）。在具有明确使腹压长期增加的因素时，如慢性咳嗽、便秘、经常举重物、腹水、腹型肥胖等，也可造成子宫脱垂（不选 C）。但在未产妇或处女，且无腹压增加的因素，其发病的原因主要是盆底组织发育不良或营养不良（选 D）。年老患者及长期哺乳妇女体内雌激素水平下降，盆底组织萎缩退化也可导致子宫脱垂（不选 E）。

58. C 缺氧、高碳酸血症和呼吸性酸中毒使肺血管收缩痉挛，其中缺氧是肺动脉高压形成最重要的因素。缺氧时继发红细胞增多，血液黏稠度增加；可使醛固酮增加，导致水、钠潴留，血容量增多；血液黏稠度增加和血容量增多，可导致肺动脉高压。肺小动脉闭塞、肺泡内压力增加，压迫肺泡壁毛细血管均可使肺血管阻力增加，引起肺动脉高压。

59. B 生长是机体量的变化，即各器官、系统以及身体形态、大小的变化，可以通过测量体格生长常用指标表达。

60. A 大脑顶叶的中央后回为深浅感觉的皮质中枢，接受对侧肢体的深浅感觉信息。疼痛属于浅感觉。

61. C 出生体重＜ 1500g 者为极低出生体重儿。

62. E 坐骨棘间径又称中骨盆平面横径，正常为 10cm，属于骨盆内测量的径线。

63. C 轻度急性呼吸窘迫综合征患者应予无创正压通气，无效或病情加重时尽快气管插管行有创机械通气。呼气末正压通气可使萎陷的小气道和肺泡再开放，防止肺泡随呼吸周期反复开闭，使呼气末肺容量增加，并可减轻肺损伤和肺泡水肿，从而改善肺泡弥散功能和通气 / 血流，减少肺内分流，达到改善氧合和肺顺应性的目的。

64. C 成年女性乳腺有 15~20 个腺叶（不选 A），每一腺叶分成多个腺小叶，腺小叶是乳腺的基本单位，由小乳管和腺泡组成（选 C）。

65. B 肺泡通气量指安静状态下每分钟进入呼吸性细支气管及肺泡进行气体交换的有效通气量。

66. C 慢性阻塞性肺疾病（COPD）的特征是存在持续气流受限。由于肺气肿，残气量和肺总量都增加（不选 A），残气量 / 肺总量＞ 40% 是诊断 COPD 的指标之一（选 C）；在吸入支气管扩张药后，第 1 秒用力呼气容积（FEV_1）和用力肺活量（FVC）之比（FEV_1/FVC）＜ 70% 表明存在持续气流受限，也是 COPD 的一项敏感指标。此外，COPD 患者潮气量（不选 D）、肺活量和 PaO_2 均下降（不选 B、E），但这 3 个指标对诊断持续性气流受限无特异性。

67. A 传染是病原体通过一定方式从一个宿主到另一个宿主个体的感染，病原体侵入人体后就开始了感染的过程，其检测对传染病具有重要意义。

68. B 外科感染按病原体的种类和病变性质可分为非特异性感染和特异性感染。大多数外科感染属于非特异性感染，常见的致病菌有葡萄球菌、链球菌、大肠埃希菌等。

69. C 肠梗阻患者腹腔穿刺抽出血性液体，提示发生了肠管的坏死、穿孔，为诊断绞窄性肠梗阻最有意义的检查。

70. C 白喉、破伤风疫苗属类毒素，百日咳疫苗属灭活疫苗，卡介苗、麻疹疫苗、脊髓灰质炎疫苗属减毒活疫苗。

71. D 血栓闭塞性脉管炎是一种主要累及四肢远端中小动、静脉的炎症性、节段性和反复发作的慢性闭塞性疾病，以下肢中、小动脉多见。动脉造影可准确判断病变血管的搏动情况以及病变范围、程度。

72. C 诊断甲状腺功能亢进症和甲状腺功能减退症最敏感的指标均为促甲状腺激素（TSH）。甲状腺功能减退症患者 T_3、T_4 降低，TSH 升高；亚临床甲状腺功能减退症患者 T_3、T_4 正常，TSH 升高。

73. D 夜尿量超过白天尿量或夜尿持续＞ 750ml 称为夜尿持续增多，其尿比重低而固定，提示肾小管浓缩功能减退。

74. D 生殖器结核是原发不孕的常见原因之一，多引起输卵管阻塞或输卵管运输功能丧失，也可由于子宫内膜结核妨碍受精卵着床引起不孕。

75. E 一般急性脓胸的病程超过 3 个月即进入慢性脓胸期。

76. E 小儿出生后 4~10 个月（多数 8 个月时）乳牙开始萌出，13 个月后仍未萌牙称为萌牙延迟，最晚于 3 岁前出齐。

77. E 为确定异常子宫出血者有无排卵或黄体功能，应在月经来潮前 1~2 天或月经来潮 6 小时内刮宫。

78. C 血液缓冲系统最重要的缓冲对是 HCO_3^-/H_2CO_3，正常比值为 20∶1，对于维持细胞外液的 pH 起决定作用。

79. B 食管局部血供差，吻合口愈合速度较慢，术后应严格禁食、禁饮 3~4 天，禁食期间行胃肠减压，并经静脉补充营养，避免术后发生吻合口瘘。

80. B 人乳矿物质易被婴儿吸收，如人乳中钙、磷比例适当（2∶1），有利于钙的吸收，同时含有较多乳糖。

81. E 糖尿病是一组由多病因共同引起的以慢性高血糖为主要特征的临床综合征。1 型糖尿病绝大多数是自身免疫性疾病、遗传因素和环境因素共同作用，某些外界因素（如病毒感染、化学毒物和饮食等）作用于有遗传易感性的个体，激活淋巴细胞，产生自身抗体（不选 B），引起自身免疫反应（不选 C），导致选择性胰岛 β 细胞破坏和功能衰竭，从而导致糖尿病。2 型糖尿病是由遗传因素及环境因素共同作用而引起的多基因遗传性疾病（选 E，不选 A），常伴有胰岛素抵抗（不选 D）。

82. B 子痫前期患者尿蛋白≥ 0.3g/24h 或随机尿蛋白（＋）。重度子痫前期患者尿蛋白≥ 2.0g/24h 或随机尿蛋白≥（＋＋）。

83. B 脐带是由胚胎发育过程中的体蒂发展而来，脐带的表面由羊膜覆盖，内有 1 条管腔大而管壁薄的脐静脉和 2 条管腔小而管壁厚的脐动脉。

84. C 一度反应（干反应）表现为红斑，烧灼和刺痒感，继续照射变为暗红色，有脱屑，应涂 0.2% 薄荷淀粉或羊毛脂止痒。

85. A 二度反应（湿反应）皮肤表现为高度充血、水肿，水疱形成，有渗出液，糜烂等，应涂 2% 甲紫（龙胆紫）或氢化可的松乳膏，不必包扎。

86. D 同种异体移植指供者和受者属同一种族，如人的组织或器官移植给另一人。

87. A 同质移植指单卵双生的孪生兄弟、姊妹间组织器官相互移植，因两者基因完全相同，移植器官能永久存活而不产生排斥反应。

88. E 多数急性白血病患者血常规白细胞计数增多，少数白细胞计数正常或减少，血涂片检查见数量不等的原始和幼稚白细胞是血象检查的主要特点。有不同程度的正细胞性贫血。早期血小板正常或轻度减少，晚期极度减少。

89. C 缺铁性贫血是体内贮存铁缺乏，导致血红蛋白合成减少而引起的一种小细胞低色素性贫血，是最常见的贫血。典型血象为小细胞低色素性贫血，血红蛋白下降较红细胞更明显，白细胞、血小板正常或减少。

90. D 原发免疫性血小板减少症的血象检查血小板减少，血小板平均体积偏大。

91. A 再生障碍性贫血的血象检查呈正细胞正色素性贫血，全血细胞减少，但“三系”细胞减少的程度不同。

92. D 消化性溃疡最常见的并发症是上消化道出血，消化性溃疡也是上消化道出血最常见的病因。其出血量的多少与被溃疡侵蚀的血管大小有关。侵蚀大动脉时，出血急而量多；溃疡基底肉芽组织的渗血或溃疡周围黏膜糜烂出血时一般量不大。

93. B 肝硬化患者由于门静脉高压，可导致食管胃底静脉曲张破裂，引起上消化道大量出血。表现为突发大量呕血或柏油样便，易导致失血性休克或肝性脑病。

94. B 腹股沟直疝多见于年老体弱者，疝囊经腹壁下动脉内侧的直疝三角区突出。

95. D 股疝表现为腹股沟韧带下方隐静脉裂孔处形成一半球形的突起，多见于40岁以上妇女，与女性骨盆较大、联合肌腱和腔隙韧带较薄弱，使股管上口宽大松弛有关。

96. A 雌激素可使宫口松弛，宫颈黏液分泌增加、性状变稀薄，易拉成丝，有利于精子通过。

97. B 孕激素能使增殖期子宫内膜转化为分泌期内膜，有利于受精卵着床。

98. C 女性雄激素主要由肾上腺分泌。雄激素能促使阴蒂、阴唇和阴阜的发育，促进阴毛、腋毛的生长。排卵前雄激素升高，一方面可促进非优势卵泡闭锁，另一方面可提高性欲。

99. A B超检查是肝癌筛查和早期定位的首选检查。

100. E 细针穿刺行活组织病理学检查是确诊肝癌最可靠的方法，可明确组织病理类型。

相关专业知识

1. D 未病先防，治在未病之先，主要内容有调养精神（不选A）、起居有节（不选B）、体格锻炼（不选C）、科学用药（不选E）、适时养生等。

2. C β-内酰胺类抗菌药物（时间依赖性药物）静脉滴注时，采用间歇给药方案，药物应现配现用。

3. B 紫外线属波长在100~400nm的电磁波，适用于空气、物品表面和液体的消毒，杀菌作用最强的波长为253.7nm。

4. D 按照《综合医院组织编制原则试行草案》要求，卫生技术人员占医院总编设的70%~72%，其中护理人员占50%，医师占25%，其他卫生技术人员占25%。

5. B 哮证的病因病机包括外邪侵袭、饮食不当和体虚病后。外邪侵袭指气候突变，外感风寒或风热之邪；其他如吸入烟尘、异味等，均可影响肺气宣降，气不布津，津聚痰生，导致哮喘。

6. A 对被流行性出血热发热期患者或疫鼠的排泄物污染的伤口，应使用0.5%碘伏消毒。

7. A 致病性行为模式指可导致发生特异性疾病的行为模式，国内外研究较多的是A型行为模式和C型行为模式。A型行为模式与冠心病的发生密切相关，不耐烦和敌意是其核心行为，多表现为做事动作快，想在尽可能短的时间内完成尽可能多的工作（具有时间紧迫感），喜欢竞争，对人怀有敌意和戒心（选A）。C型行为模式是一种与肿瘤发生有关的行为模式，其核心行为表现是情绪过分压抑和自我克制（不选C）。

8. E 健康教育采用健康信息传播等干预措施，促使人群或个体自觉采纳有利于健康的行为和生活方式，从而避免或减少暴露于危险因素，帮助实现疾病预防控制、治疗康复、提高健康水平的目的。

9. B 双因素理论即激励-保健理论，指出影响人们行为的因素主要有保健因素和激励因素。

10. C 环氧乙烷气体易燃、易爆，要远离火源、静电，不必存于冰箱（选C）。75%乙醇消毒体温计要求浸没30分钟（不选A）。苯扎溴铵（新洁尔灭）是阳离子表面活性剂，不能与肥皂、洗衣粉等阴离子表面活性剂混合使用（不选B）。碘酊不可用于黏膜及敏感部位皮肤的消毒，皮肤过敏者禁用（不选D）。过氧化氢对金属物品有腐蚀性，对纺织品有漂白作用，可去除陈旧血迹（不选E）。

11. C 内源性感染又称自身感染，感染源为患者体内或体表的常居菌或暂居菌，以及身体其他部位感染的病原微生物（选C）。外源性感染通常指病原体来自患者体外，如其他患者（不选E）、病原携带者，包括医院工作人员及探视者（不选A、D），以及污染的医疗器械、血液制品、病房用物及环境等（不选B）。

12. C 计划工作的原则包括系统性原则、重点原则、创新原则、弹性原则、可考核性原则。可考核性原则指计划工作必须始终坚持以目标为导向，目标应具体、可测量、可考核，作为计划执行过程和评价过程的标准和尺度（选C）。系统性原则指计划工作要从组织系统的整体出发，全面考虑系统中各构成部分的关系以及它们与环境的关系，进行统筹规划（不选A）。创新原则指计划是一个创造性的管理活动，要求充分发挥创造力，提出一些新思路、新方法、新措施（不选B）。弹性原则指制订计划时必须要有一定弹性，留有一定调节余地，以预防及减少不确定因素对计划实施可能产生的冲击及影响，确保计划目标的实现（不选D）。重点原则指计划的制订既要考虑全局，又要分清主次轻重，抓住关键及重点，着力解决影响全局的问题（不选E）。

13. D 首届国际健康促进大会通过的《渥太华宣言》中确定了健康促进的5个主要活动领域，包括制定促进健康的公共政策（不选A）、创造支持性环境（不选B）、加强社区的活动（不选E）、发展个人技能（不选C）、调整卫生服务方向。

14. A 膀胱湿热证者饮食上宜多饮水（选A），多吃新鲜蔬菜（不选C）；急性期应卧床休息，不宜长期熬夜或过度疲劳（不选B）；注意保持外阴清洁（不选D）；观察并记录患者小便色、质、量（不选E）。

15. E 授权的原则中，合理合法原则是通过合理的程序和合法的途径进行授权，明确授权范围，坚持“大权集中，小权分散”的原则。

16. B 影响评价的因素包括时间因素（不选A）、测试或观察因素、回归因素（不选C）、选择因素（不选D）、失访（不选E）。

17. E 计划的步骤分为8个阶段，依次为评估形势、确定目标、考虑制订计划的前提条件、发展可选方案、比较各种方案、选定方案、制订辅助计划、编制预算。

18. D 急救物品管理做到“五定”，即定数量品种（不选B）、定点安置（不选C）、定人保管（不选E）、定期消毒灭菌和定期检查维修（不选A）。

19. E 厥证虚证常因失血过多，突然昏厥，面色苍白（不选A），口唇无华，四肢震颤，自汗肢冷（不选C），目陷口张，呼吸微弱（不选D）；舌质淡，脉沉或细数无力（不选B）。

20. D ABC时间管理法的步骤依次为列出目标，即每天工作前列出日工作清单（不选A）；目标分类，即对日工作清单分类（不选B）；排列顺序，即根据工作的重要性、紧急程度确定ABC顺序；分配时间，即按ABC级别顺序定出工作日程表及时间分配情况；实施，即集中精力完成A类工作（不选C），效果满意，再转向B类工作，对于C类工作，在时间精力充沛的情况下，可自己完成，但应大胆减少C类工作，尽可能委派他人执行，以节省时间（选D）；记录，即记录每一事件消耗的时间；总结，即工作结束时评价时间应用情况，以不断提高自己有效利用时间的能力（不选E）。

21. E 权力性影响力的特点包括对下属的影响具有强迫性，不可抗拒性（不选B）；下属被动地服从，激励作用有限（不选D）；不稳定，随地位的变化而改变（不选C）；靠奖惩等附加条件起作用（不选A）。非权力性的特点包括影响力持久，可起潜移默化的作用（选E）；下属信服、尊敬，激励作用大；比较稳定，不随地位而变化；对下属态度和行为的影响起主导作用。

22. A 直线-职能型组织结构是一种下级成员除接受一位直接上级的命令外，又可以接受职能部门管理者指导的组织结构。其优点是既可以统一指挥，严格责任制，又可根据分工和授权程度，发挥职能人员的作用。

23. B 功能制护理的优点包括节省人力、经费、设备、时间，护士长便于组织工作；有利于提高护士技能操作的熟练程度，工作效率较高；分工明确，有利于按护士的能力分工。

24. B 同期控制又称过程控制、环节质量控制，其纠正措施是在计划执行的过程中。护理管理者通过现场监督检查、指导和控制下属人员的活动，对执行计划的各个环节质量进行控制，当发现不符合标准的偏差时立即采取纠正措施。

25. C 控制按内容的覆盖面不同，可分为专题控制、专项控制和全面控制。

26. D 碘酊属高效消毒剂，可杀灭细菌繁殖体、真菌、病毒，但对细菌芽孢的作用较弱（选D）。戊二醛（不选C）、甲醛（不选E）、环氧乙烷（不选A）均属灭菌剂，可杀灭一切病原微生物，包括细菌芽孢。根据作用条件的不同，过氧乙酸既可为灭菌剂又可为高效消毒剂（不选B）。

27. A 乙醇适用于手、皮肤、物体表面及诊疗器具的消毒，消毒塑料尼龙类的节育器应使用75%乙醇浸泡30分钟（选A）。含氯消毒剂适用于物品、物体表面、分泌物、排泄物等的消毒（不选B）。煮沸消毒法适用于耐湿、耐高温的物品，如搪瓷、金属、橡胶类制品等的消毒（不选D）。压力蒸汽灭菌适用于耐高温、耐高压、耐潮湿物品的灭菌，如各类器械、敷料、搪瓷等（不选E）。

28. C 处理冲突的传统方法中，妥协是指冲突双方互相让步，以达成协议的局面。冲突双方都放弃部分利益，在一定程度上满足对方的部分需要。

29. D 正确掌握和充分运用谈话的技巧，对管理者有效地科学管理至关重要。谈话的技巧包括做好谈话计划，确立谈话的主题、时间和地点等（不选A）。善于激发下级的谈话愿望，开诚布公（不选B）。善于启发下属讲真情实话（不选E），及时、真诚、慷慨地赞美下属（不选C）。掌握发问技巧，善于抓住重要问题，尽量避免提出诱导性和歧视性问题（选D）；善于运用倾听的技巧。

30. A 抗菌药物治疗应剂量足够，疗程够长，取得稳定的疗效后方可停用，中途不可随意减量或停药，以免治疗不彻底导致复发。

31. A 血液-体液隔离适用于直接或间接接触感染血液及体液而传播的传染病，如乙型肝炎、丙型肝炎、艾滋病等（选A）。甲型肝炎（不选B）、伤寒应采取消化道隔离（不选C）。麻疹应采取呼吸道隔离（不选D）。大面积烧伤应采取保护性隔离（不选E）。

32. B 甲型肝炎、戊型肝炎主要经消化道传播（选B）；乙型肝炎和丙型肝炎主要经血液-体液传播（不选C）。

33. B 医院健康教育的意义包括提高患者依从性（不选A）、心理治疗（通过对患者行健康教育，消除或缓解患者及其家属的恐惧、焦虑等情绪反应，增强他们战胜疾病的信心，不选E）、消除致病因素、密切医患关系（不选C）、降低医疗成本（不选D）。

34. D 健康教育不同于传统的卫生宣教，二者之间有很大区别（不选A、C）。卫生宣教是健康教育的重要内容和手段之一（不选B），通常是简单、单一方向的卫生知识传播（选D），知识传播没有针对性，侧重于人们知识的累积，不注重反馈和效果；健康教育是既有调查研究又有计划、有组织、有评价的系统干预活动，以传播健康信息为主要措施，以改善对象的健康相关行为为目标（不选E）。

35. C 卫生手消毒的指征包括：接触传染病患者后（不选B）；接触患者的血液、体液和分泌物等后；直接为传染病患者检查、治疗、护理后；接触被传染性致病微生物污染的物品后（不选A）；处理传染病患者污物后。接触同一患者不同部位用洗手法（选C）。

36. A 行政方法是最基本的、传统的管理方法，是依靠行政组织权威，通过命令、指示、规定等手段指挥下属工作而实现管理目标。

37. B 开放式提问的问题比较笼统，旨在诱发对方说出自己的感觉、认识、态度和想法，适用于了解对方真实的情况（选B）。封闭式提问的问题比较具体，对方用简短、确切的语言即可做出回答（不选A）。偏向式提问又称诱导式提问，问题中包含着提问者的观点，以暗示对方做出提问者想要得到的答案（不选C、E）。复合式提问的问题为2种或2种以上类型的问题结合在一起的问题，易使回答者感到困惑，不知如何回答，应避免使用（不选D）。

38. C 人体正常菌群绝大部分是厌氧菌（不选A），在皮肤、黏膜表面特定部位通过黏附和繁殖能形成一层自然菌膜，是一种非特异的保护膜（不选E），有利于抵抗致病微生物的侵袭及定植（选C）。肠道中的双歧杆菌、乳杆菌等可合成维生素B族等供人体利用，体现了正常菌群的营养作用（不选B）。肠道中的双歧杆菌、乳杆菌、肠球菌等还有降低胆固醇、抗衰老等作用（不选D）。

39. D 幼儿处于生长发育阶段，免疫系统发育尚不成熟，对微生物的易感性较高，尤其是葡萄球菌（不选A）、克雷伯菌（不选B）、鼠伤寒杆菌（不选C）、柯萨奇病毒（不选E）、致病性大肠埃希菌等，较易在新生儿室形成暴发流行。

40. B 妇女有经、带、胎、产、乳之生理特点。

41. C 当患者发生坠床时，首先应检查判断患者伤情，切勿轻易移动患者，以免加重伤势，然后通知医生，进行进一步的检查和护理操作。

42. B 医院感染监测可分为全面综合性监测和目标监测2类（选B）。全面综合性监测是对所有住院患者及医务人员的医院感染及其相关因素（危险因素）连续监测（不选A），以了解全院发生医院感染的情况，以及各科室的感染发病率、部位发生率（不选C）、抗菌药物使用情况、各种危险因素、消毒灭菌效果和医务人员的不良习惯等。

43. B 目的和目标是计划存在与效果评价的依据。目的是指在执行某项计划后预期达到的最终结果（不选C），具有宏观性（不选E）、远期性，一般用文字表述（不选D）。目标是目的的具体体现（选B，不选A），用指标描述，具有可测量性。

44. B 阴阳偏衰指阴或阳一方低于正常水平，以正气虚弱为特征的病理状态，此类症候属虚证，包括阴偏衰或阳偏衰。补其偏衰，又称补其不足，主要针对阴或阳的一方甚至双方虚损不足的病症，采用“补其不足”的治法，由于疾病的类型有阴虚、阳虚、阴阳两虚之分，故治法有滋阴、补阳、阳阳双补之别。

45. A　九一丹可提脓生肌。治疮疡溃后，脓腐将净，欲生肌收回者。

46. E　被铜绿假单胞菌感染的患者，应执行接触隔离，其接触过的一切物品，如床单、被套、衣物、换药器械等均应先灭菌，再清洁，最后消毒、灭菌。

47. C　受者在接触信息时，普遍存在着“四求”的心理，即求近，信息在生活、地域、情感、认识、知识等方面贴近受者（选 C）；求真，信息真实可信（不选 B）；求新，信息新颖引人（不选 A）；求短，信息短小精悍、简单明了（不选 D）。

48. B　健康教育常用的人际传播形式包括咨询、交谈或个别访谈、劝服和指导 4 种（不选 E）。劝服是针对教育对象存在的健康问题，说服其改变不正确的健康态度、信念和行为习惯（选 B）。咨询是针对前来咨询者的健康问题，答疑解难，帮助其澄清观念，做出决策（不选 A）。交谈通过与教育对象面对面地直接交流，传递健康信息和健康知识，帮助其改变相关态度（不选 C）。指导是通过向健康教育对象传授相关的知识和技术，使其学习、掌握自我保健的技能（不选 D）。

49. C　形成组织结构是对组织设计进行审查、评价及修改，并确定正式组织结构及组织运作程序，颁布实施。

50. D　胸痹总属本虚标实、虚实夹杂之证（选 D）。多与寒邪内侵、饮食失调、情志失节、正气不足等有关（不选 E）。主要病机是心脉痹阻（不选 C），病位在心（不选 A）。素体阳虚，胸阳不振，外寒乘虚而入，可致胸痹（不选 B）。

51. C　因人制宜是根据患者年龄、性别、体质、生活习惯等不同特点来确定治疗用药原则。人有寒热阴阳偏盛之别，所以治疗用药当加以区别。阳热体质或平素偏食辛辣者，用药宜偏凉，慎用温热；阳虚体质或嗜食生冷者，用药宜偏温，慎用苦寒。

52. B　医院感染指住院患者在医院内获得的感染，包括住院期间发生的感染和在医院内获得而出院后发生的感染，但不包括入院前已存在或入院时已处于潜伏期的感染（不选 C、D）。无明确潜伏期的感染，入院 48 小时后发生的感染属医院感染（选 B）。发热可分为感染性发热与非感染性发热（不选 A）。感染 HIV 的母亲可经产后血性分泌物或哺乳等发生母婴传播，不属于医院感染（不选 E）。

53. B　隔离指将处于传染期内的患者、疑似传染病患者和病原携带者同其他患者分开，或将感染者置于不能传染给他人的条件下。肾结石形成的因素包括代谢异常、局部病因、药物相关因素等，不属于隔离对象。

54. C　医院垃圾分为生活垃圾和医疗垃圾 2 类，医疗垃圾使用黄色塑料袋集中处理（选 C）。可燃性污物应密闭运送，及时焚烧；非可燃性污物按要求分别处理，以防止污染扩散（不选 A）。使用后的一次性注射器、输液器针头必须置于符合国际标准的锐器盒内，封好的锐器盒须有醒目的标识，不得与其他医疗垃圾混放（不选 B）。医疗垃圾由接受过相关法律和安全防护技术等知识培训的专门管理人员管理，按规定穿工作服，戴口罩、帽子及橡胶手套收集、运送和分类处理医疗垃圾（不选 E），并使用专梯回收（不选 D）。

55. B　使用中紫外线灯管的照射强度≥ 70μW/cm²（选 B）。化学消毒剂的生物监测标准为使用中的皮肤黏膜消毒剂染菌量≤ 10CFU/ml，其他使用中的消毒剂染菌量≤ 100CFU/ml（不选 A）。喉镜属中度危险性物品，对消毒后的中度危险性物品检测，菌落总数≤ 20CFU/ 件，且不得检出致病性微生物（不选 C）。透析器入口液的菌落总数必须≤ 200CFU/ml（不选 D），出口液的菌落总数必须≤ 2000CFU/ml（不选 E），且不得检出致病微生物。

56. B　传播是一种社会性传递信息的行为，是个体之间、集体之间以及个体与集体之间交换和传递新闻、事实、意见的信息过程。

57. A　心为神之舍，血之主，脉之宗，为五脏之首，在五行属火，在五脏阴阳中属阳中之阳，起着主宰人体生命活动的作用，为生之本。

58. A　人体通过“反射弧”对外界刺激做出反应的方式称反射，最基本的反射与本能行为相联系。如当一个人看到突然飞来的物体，会立即产生躲避行为。

59. D　小组讨论的第一步为明确讨论主题，拟订的讨论提纲包括讨论目的（不选 A）、讨论的问题（不选 B）、讨论内容（不选 C）、预期达到的目标（不选 E）。

60. A　躯体健康测量标准包括身高、体重（不选 B）、腰围（不选 C）、坐高（不选 D）、日常生活活动能力等（不选 E）。

61. E　20 世纪 30 年代梅奥等人在西方电气公司进行了“霍桑实验”，发现决定工作效率最重要的是人际关系和安全感，并在 1933 年提出了人际关系学说，为现代行为科学奠定了基础。

62. E　使用化学消毒时，根据消毒物品的特点选择合适的消毒剂，严格掌握药物的浓度、使用方法、消毒时间，定期更换消毒剂，挥发性消毒剂要加盖（不选 D)。待消毒物品必须先洗净、擦干，完全浸泡于溶液里（不选 A)，管腔内注满消毒剂，打开器械轴节及套盖，使物品全部浸没于消毒剂内（不选 B)。器械消毒禁用对金属有腐蚀性的消毒剂（不选 C)。消毒后的物品在使用前用无菌生理盐水冲洗干净，以免消毒剂刺激人体（选 E)。

63. D 人员管理的基本原则包括职务要求明确原则（不选 C)、责权利一致原则、公平竞争原则（不选 A)、用人之长原则（不选 E)、系统管理原则（不选 B)。

64. B 健康教育是有计划、有组织、有评价的系统干预活动，它以调查研究为前提，以传播健康信息为主要措施（选 B)，以改善对象的健康相关行为为目标（不选 D)，从而达到预防疾病，促进健康，提高生活质量的最终目的。

65. B 结核病以呼吸道传播为主，其他途径如饮用带菌牛奶经消化道传播，患病孕妇经胎盘引起母婴传播。

66. A 传播者是健康信息传播的主体，具有收集、制作与传递健康信息，处理反馈信息，评价传播效果等多项职能。

67. A 大众传播的特点包括传播者是职业性的传播机构和人员，通过大众传播媒介间接传播信息（选 A)；大众传播的信息是公开的、公共的、面向社会大众，信息量大（不选 C)，且传播速度快（不选 E)，扩散距离远，覆盖面广（不选 D)；受众多，是分散、广泛的（不选 B)；信息传播以单向性为主，反馈间接延缓且缺乏自发性；传播媒介是以先进技术为基础的分发系统和设备。

68. D 防止手术部位感染最有效的对策是严格无菌操作，应用无菌生理盐水冲洗切口，并对疑有感染的切口做好标本留取，及时送检。

69. D 有效沟通的方法包括创造良好的沟通环境、学会有效地聆听、强化沟通能力、增强语言文字的感染力、韧性沟通、重视沟通细节的处理。韧性沟通指与患者沟通时，往往不能通过 1 次沟通就达到沟通的目的，需要经过多次反反复复地与对象沟通。

70. B 入院教育主要内容是医院的有关规章制度，如生活制度、探视制度、卫生制度等，以帮助患者及其家属尽快熟悉住院环境，遵守住院制度，配合治疗。

71. B 医疗机构经调查证实发生 5 例以上医院感染暴发、由于医院感染暴发直接导致患者死亡（不选 D、E)、由于医院感染暴发导致 3 人以上人身损害后果（选 B，不选 A、C)，应于 12 小时内向所在地县级地方人民政府卫生行政部门报告，并同时向所在地疾病预防控制机构报告。

72. C 学习是行为发展的促进条件。第 1 种学习方式是模仿，人们通过无意模仿获得日常生活行为（不选 A)；通过有意模仿获得自己崇拜、羡慕的行为，如演员的举止等（不选 B)；通过强迫模仿获得规定行为，如队列训练、糖尿病患者学习胰岛素注射技术等（选 C)。

73. A 决策按决策重要性分为战略决策和战术决策。战略决策指与确定组织发展方向和长远目标有关的重大问题的决策，具有全局性、长期性与战略性，解决的是“干什么”的问题（选 A)；战术决策是为完成战略决策所规定的目标而制订的组织在未来一段较短的时间内的具体行动方案，解决的是“如何做”的问题（不选 B)。

74. A “知—信—行模式”将人类行为的改变分为获取知识、产生信念和形成行为 3 个过程，即知识—信念—行为，其中知识是基础（选 A)，信念是动力（不选 C)，行为的产生和改变是目标。

75. E 24 小时痰标本应为从晨 7 时漱口后第 1 口痰开始留取，至次晨 7 时漱口后第 1 口痰结束，24 小时的全部痰液吐入集痰器内。

76. A 健康传播传递的是健康信息，是健康传播的主要特点之一。

77. B 预防下呼吸道感染，应指导患者行深呼吸训练和有效咳嗽训练（不选 A)；鼓励患者活动，协助不能自主活动的患者活动（选 B)；定时翻身、叩背（不选 D)，推广使用胸部物理治疗技术（不选 E)。做好病室的清洁卫生，保持空气新鲜洁净，调节适宜的温湿度（不选 C)。

78. B 出院教育指医护人员在患者出院时进行的教育，内容主要包括治疗效果（不选 C)、病情现状（不选 A)、继续用药（不选 D)、定期复查等注意事项（不选 E)，以帮助患者出院后继续巩固疗效、防止复发。

79. A 引起医院感染的病原体以细菌最为常见，约占 95%，大部分为人体正常菌群的转移菌或条件致病菌，对某些环境有特殊适应性；有较强和较广的耐药性；常侵犯免疫功能低下的宿主。

80. C 组织设计的要求包括精简，注意避免机构重叠（不选 B)、头重脚轻、人浮于事（不选 D)；统一，组织内的权力应相对集中（选 C)，实施“一元化管理”（不选 A)；高效，应使各部门、各环节、组织成员组合成高效的结构形式（不选 E)。

81. D　护理质量管理的自我监控中最关键的层次是护士层次。护士的质量意识不强，对护理质量管理的内涵理解不够全面，如护士只注重于完成护理工作量，而忽略护理工作的质量，是护理质量缺陷的原因之一。

82. B　护理组织文化是在一定的社会文化基础上形成的具有护理专业自身特征的一种群体文化，护理价值观是组织文化的核心。

83. E　促进健康行为包括日常健康行为、避开有害环境行为、戒除不良嗜好行为、预警行为、保健行为。保健行为指有效、合理地利用卫生资源，维护自身健康的行为，如定期体检、接种预防、患病后及时就医（选E）、遵医嘱等行为。日常健康行为是指益于健康的日常行为，如合理营养、充足睡眠、适量运动等（不选A）。避开有害环境行为指避免将有害健康危险因素暴露于自然环境和社会环境中的行为，如离开污染环境、积极应对各种紧张生活事件等（不选B）。戒除不良嗜好行为指抵制或戒除对健康有危害的个人偏好，如戒烟、不嗜酒、不滥用药物等（不选C）。

84. D　预警行为指对可能发生的危害健康事件的预防性行为和在事故发生后正确处置的行为，如驾车时使用安全带、事故发生后的自救和他救行为等。

85. E　保健行为指有效、合理地利用卫生资源，维护自身健康的行为，如定期体检、预防接种、患病后及时就医、遵医嘱等行为。

86. C　对经飞沫传播疾病的隔离预防措施包括：进入室内的工作人员应戴外科口罩；限制传染病患者的活动范围，如患者离开病室，应戴外科口罩。

87. D　对经空气传播疾病的隔离预防措施包括：进入室内的工作人员应戴医用防护口罩；患者须限制在病室活动。

88. A　2% 戊二醛适用于浸泡不耐热的金属器械和精密仪器，如支气管镜等（选A）。过氧乙酸、碘酊等对金属有腐蚀性（不选B、E）。40% 甲醛（福尔马林）适用于不耐热、不耐湿物品的表面消毒灭菌，如光学仪器、电子仪器等（不选C）。

89. D　对分泌物、排泄物的消毒，用含氯消毒剂干粉 1 份加入分泌物、排泄物 5 份中，使有效氯含量达到 10g/L，搅拌后作用 2 小时以上。

90. E　甲型肝炎以消化道传播为主，应采取消化道隔离。

91. A　流行性腮腺炎是腮腺炎病毒引起的急性呼吸道传染病，主要经飞沫传播，应采取呼吸道隔离。

92. A　Ⅰ类环境包括层流洁净手术室、层流洁净病房和无菌药物制剂室等，要求空气中的细菌总数≤ 10CFU/m³，且不得检出致病菌。

93. D　Ⅲ类环境包括母婴同室、消毒供应中心的检查包装灭菌区和无菌物品的存放区、血液透析中心、其他普通住院病区等，要求空气中的细菌总数≤ 500CFU/m³，且不得检出致病菌。

94. C　Ⅱ类环境包括非洁净手术室、产房、导管室、血液病病区、烧伤病区等保护性隔离病区，重症监护室，新生儿室等，要求空气中的细菌总数≤ 200CFU/m³，且不得检出致病菌。

95. C　促成因素是指使行为动机和意愿得以实现的因素，即实现或形成某行为所必需的技能、资源和社会条件，包括保健设施、医务人员、诊所、医疗费用、交通工具、个人保健技术及相应的政策法规等。

96. D　强化因素是指激励行为维持、发展或减弱的因素。主要来自社会的支持，同伴的影响，领导、亲属以及保健人员的劝告等。

97. A　临床护理活动的质量评价包括基础质量评价、环节质量评价和终末质量评价。基础质量评价即要素质量评价，主要着眼于评价执行护理工作的基本条件，包括组织机构、设施、仪器设备以及护理人员素质等，常用指标有仪器设备完好率、急救物品完好率等（选A）。环节质量评价是护理工作活动过程的质量评价，常用指标有护理技术操作合格率（不选C）、基础护理合格率、运行病历合格率（不选B）、各种护理表格书写合格率、一人一针一管执行率（不选D）、常规器械消毒灭菌合格率。

98. E　终末质量评价是评价护理活动的最终效果，常用指标有皮肤压疮发生率、护理差错发生率、出院患者满意度等。

99. D　组织文化的特点包括文化性、综合性、整合性、自觉性、实践性。自觉性是管理者、企业家、员工在总结经验教训的基础上提出组织文化理念，并应用于实践，从而培养、升华出高水平的组织文化，它是员工在高度自觉的努力下形成的，也是组织文化具有管理功能的前提条件（选D）。综合性是组织文化作为一种独特的文化，其内容渗透到组织的各个方面（不选B）。整合性是组织文化具有强大的凝聚力，具有调整员工思想行为的重要作用，使员工认识组织的共同目标和利益，使全体员工行为趋于一致（不选C）。实践性是组织文化的形成源于实践又服务于实践，作为一种实践工具而存在，组织文化的内容与实践密不可分（不选E）。

100. A 组织文化的文化性是组织文化区别于组织其他内容的根本点，也是最明显、最重要的特征之一。

专业知识

1. D 肠梗阻患者梗阻部位以上肠腔积气主要来自吞咽的空气、HCO_3^- 中和后产生的 CO_2、细菌发酵后产生的有机气体。吞咽的空气是肠梗阻时重要的气体来源，其含氮气量高达 70%，而氮气又是一种不被肠黏膜吸收的气体。CO_2 气体量虽大，但它易被吸收，不是产生肠胀气的主要成分。

2. C 绞窄性疝疝内容物缺血坏死，应及早手术治疗，若处理不及时，可发生肠穿孔、腹膜炎等严重并发症，继发感染还可引起疝外被盖组织的急性蜂窝织炎，甚至脓毒症。

3. D 传统的 Whipple 三联征概括了胰岛素瘤的临床表现和诊断要点，Whipple 三联征包括空腹或运动后出现低血糖症状；症状发生时血糖低于 2.8mmol/L（50mg/dl）；进食或静脉推注葡萄糖可迅速缓解症状。诊断胰岛素瘤的实验室检查首选血糖测定。

4. E 代谢性酸中毒患者早期最明显的表现是呼吸加快加深（选 E）。酮症酸中毒患者可出现心率、脉搏增快（不选 D），面颊潮红（不选 C）；腱反射减弱或消失等（不选 A）。

5. E 胃肠减压患者使用前检查减压装置；持续胃肠减压 3~4 天，观察并记录引流液的量、性状及颜色（不选 C）；经常挤压胃管，避免管腔堵塞，胃管不通畅时，给予少量生理盐水冲管并及时回抽，避免胃扩张而并发吻合口瘘（不选 A）；妥善固定引流管，胃管脱出后立即通知医生（不选 B）；注意观察肠蠕动是否恢复，待肠蠕动恢复、肛门排气后停止胃肠减压，若无腹胀不适可拔除胃管（不选 D）。

6. D 局部麻醉药毒性反应早期可出现眩晕、嗜睡、惊恐不安、定向障碍（不选 A）、血压升高（不选 B）、心率增快等；继续发展可出现肌肉抽搐、惊厥，导致呼吸困难（不选 C）；最终表现为全面抑制，出现严重低血压、心律失常（不选 E），甚至心脏骤停等。

7. E 根据中国新九分法，成人各部位体表面积占总体表面积百分比：头颈部共 9%，其中发、面、颈各 3%（不选 A）；双上肢共 2 个 9%，其中双手 5%、双前臂 6%、双上臂 7%（不选 B）；躯干占 3 个 9%，其中腹侧 13%、背侧 13%（不选 C）、会阴 1%；双下肢占 5 个 9% + 1%，其中双臀 5%（不选 D）、双足 7%、双小腿 13%、双大腿 21%（双大腿、双小腿、双足总计 41%，选 E）。

8. A 有效控制痉挛发作可明显减少破伤风患者并发症，是破伤风治疗的中心环节，最重要的措施是使用镇静解痉药，解除因持续肌肉收缩导致的剧痛，减少痉挛发作频率与严重程度，并降低患者对外界刺激的敏感性，控制或减轻痉挛。

9. C 全麻术后肺不张常发生在胸部、腹部大手术后，特别是老年人、有长期吸烟史、术前合并呼吸道感染者。患者主要表现为持续性低氧血症（选 C），听诊有局限性湿啰音（不选 B），呼吸音减弱，X 线检查可见肺影缩小。

10. E 空腔性脏器梗阻患者可因平滑肌痉挛出现阵发性绞痛，合并绞窄时常为持续性痛，阵发性加剧。胆道蛔虫病患者主要表现为突发上腹剑突下钻顶样剧痛。

11. C 胰头癌最主要的临床表现是黄疸，多是由胰头癌压迫或浸润胆总管所致，呈进行性加重。

12. B 乳腺癌分期现多采用国际抗癌协会制订的 TNM 分期，Ⅰ期乳腺癌是指 $T_1N_0M_0$，T_1 指肿瘤最大直径≤ 2cm。

13. D 老年人急性阑尾炎患者对疼痛感觉迟钝，腹肌薄，防御功能减退，所以主诉不强烈，体征不典型，临床表现轻而病理改变重，体温和白细胞升高均不明显，容易延误诊断和治疗。

14. E 弥散性血管内凝血患者早期血液处于高凝状态，表现为血液不易抽出容易凝固（选 E）。随后进入消耗性低凝期，主要表现为皮肤瘀斑、针眼出血（不选 D）；继发纤溶亢进时出血倾向更明显，常表现为严重出血和渗血（不选 A、B、C）。

15. E 甲状腺由两层被膜包裹，外层被膜是甲状腺假被膜，包绕并固定甲状腺于气管和环状软骨上，与甲状腺有关的肿瘤特点为颈部出现圆形或椭圆形结节，随吞咽上下移动。

16. D 腰椎间盘突出症早期最多见的体征是直腿抬高试验阳性。4 字试验阳性和托马斯征阳性见于髋关节结核。拾物试验阳性见于脊柱结核。

17. D 肾结核病灶在肾脏，含结核分枝杆菌的尿液流入膀胱引起膀胱症状。尿频、尿急、尿痛的膀胱刺激症状是肾结核典型症状。

18. C 急性骨髓炎早期患处剧痛及深压痛，患肢半屈曲状，因疼痛抗拒主动与被动运动。局部皮温增高，有局限性压痛和活动受限，肿胀并不明显。数天后局部出现水肿，压痛更为明显，说明该处已形成骨膜下脓肿。

19. D 结肠癌患者 Dukes 分期中，C 期为肿瘤侵犯肠壁全层或未侵犯全层，已发生淋巴结转移（选 D，不选 C）。A 期肿瘤浸润深度限于直肠壁内，未穿出深肌层，且无淋巴结转移（不选 A）。B 期肿瘤侵犯浆膜层，亦可侵入浆膜外或肠外周围组织，但尚能整块切除，无淋巴结转移（不选 B）。D 期肿瘤伴有远处器官转移、局部广泛浸润或淋巴结广泛转移不能根治性切除（不选 E）。

20. A 化疗药物可引起骨髓抑制，化疗期间，应密切注意化疗药物对骨髓的抑制作用。如白细胞＜ $3.5\times10^9/L$ 时，应暂停化疗，预防感染。白细胞＜ $1\times10^9/L$、血小板＜ $80\times10^9/L$ 时实行保护隔离。

21. C 低渗性脱水的特点是失钠多于失水，血钠＜135mmol/L。细胞外液呈低渗状态，水分可从细胞外液向渗透压相对高的细胞内转移，细胞外液进一步减少，细胞内液减少不明显，容易发生低血容量性休克。

22. A 影响创伤愈合的因素包括局部因素和全身因素。其中局部因素主要包括伤口感染、创伤范围、坏死组织、异物存留等（不选 C、D）。全身因素包括年龄（不选 B）、营养状况（不选 E）、免疫功能低下、全身性严重并发症等。

23. B 乳腺癌肿瘤转移途径包括直接浸润、淋巴转移和血行转移。淋巴转移为主要的转移方式，最易累及患侧腋窝淋巴结。

24. B 肿块是诊断肿瘤的重要依据，也是位于体表或浅表肿瘤的首要表现，相应的可见扩张或增大增粗的静脉。

25. B 高钾血症血钾≥ 5.5mmol/L，临床表现有肌肉轻度震颤、手足麻木（不选 E）、肢体软弱无力（不选 A）、腱反射减弱或消失，甚至出现弛缓性瘫痪。还可出现窦性心动过缓、房室传导阻滞或快速性心律失常，甚至出现心室颤动或心脏骤停（不选 C）。心电图表现为 T 波高尖（不选 D），QT 间期缩短，QRS 波群增宽。

26. A 最简易、有效、及时的人工呼吸法是口对口人工呼吸。施救者捏闭患者鼻孔，以口唇包紧患者口部，口对口密闭施行人工呼吸。每次吹气应持续 1 秒以上，看见患者胸廓抬起方为有效。

27. C 急性继发性化脓性腹膜炎主要的临床症状为腹痛，一般呈持续性剧烈腹痛，常难以忍受（选 C）。其他症状还包括恶心、呕吐（不选 D）、高热、脉搏细速等（不选 A）。腹部体征包括明显腹胀（不选 B）、腹式呼吸减弱或消失及腹膜刺激征等（不选 E）。

28. E 患者损伤后早期注射破伤风抗毒素（TAT）或破伤风人体免疫球蛋白（TIG）以中和游离的破伤风毒素，只在早期有效，若毒素已与神经组织结合，则难起效。

29. E 乳腺癌致病因素包括激素分泌紊乱，雌激素（雌酮和雌二醇）对乳腺癌的发病有直接关系；月经婚育史，月经初潮早、绝经期晚、不孕或初次足月产迟均与乳腺癌发病有关；乳腺良性疾病；饮食与营养，营养过剩、肥胖、高脂饮食；环境和生活方式及遗传因素等。喜吃素食者不属于乳腺癌高危人群。

30. C 颅内压增高患者通过改善毛细血管通透性降低颅内压的治疗方法是激素治疗。糖皮质激素能改善血 - 脑屏障通透性，减轻氧自由基介导的脂质过氧化反应，减少脑脊液生成，因此长期用于重型颅脑损伤等颅内压增高的治疗。脱水疗法通过限制液体入量，起到降低颅内压的作用。亚低温冬眠疗法通过降低脑的新陈代谢，减少脑组织耗氧，减轻脑水肿。

31. A 间歇无痛肉眼血尿为肾癌常见的症状，表明肿瘤已累及肾盏、肾盂。

32. A 肠瘘患者因消化液的大量丢失，可出现相应的电解质紊乱；若以胃液丢失为主，则丧失的电解质主要为 H^+、Cl^-、K^+，患者可出现低钾低氯性碱中毒；若以肠液丢失为主，则丧失的电解质主要为 Na^+、K^+、HCO_3^-，患者可出现代谢性酸中毒及低钠、低钾血症。

33. D 患者自控镇痛的优点包括镇痛效果好，镇痛用药剂量个体化（不选 B）；用药总量少，不易过量，中毒反应少（不选 A）；患者很少产生呼吸抑制（选 D）；有利于疾病康复（不选 C）；患者可根据自己的疼痛强度调节给药剂量和给药间隔时间，有主动参与感（不选 E）。

34. D 齿状线以上为单层柱状上皮，血供来源于直肠上、下动脉，回流至肝门静脉，淋巴引流至肠系膜下淋巴结和髂内淋巴结，受内脏神经支配，无疼痛感；齿状线以下为复层扁平上皮，血供来源于肛门动脉，回流至下腔静脉，淋巴引流至腹股沟浅淋巴结，受躯体神经支配，痛觉敏锐。发生在齿状线以上的痔为内痔，以下的为外痔。

35. B 神经根型颈椎病常有臂丛牵拉试验、压头试验阳性（选 B）。直腿抬高试验阳性可见于腰椎间盘突出症患者（不选 D）。“4”字试验阳性可见于髋关节结核患者（不选 E）。托马斯（Thomas）征用于检查髋关节有无屈曲畸形（不选 A）。拾物试验为阳性可见于腰椎结核患者（不选 C）。

36. E 硬膜外血肿患者伤后原发性脑损伤的意识障碍清醒后，在一段时间后颅内血肿形成并增大，脑组织受压，导致患者再度出现昏迷（继发性昏迷）。

37. A 早期发现和早期治疗是改善肝癌预后的最主要措施，早期原发性肝癌应尽量采取手术切除（选 A）。肝动脉化疗栓塞治疗是肝癌非手术疗法中的首选方法（不选 B）。其他治疗包括放疗（不选 C）、分子靶向治疗、生物和免疫治疗（不选 E）、中医治疗等。

38. A 早期食管癌 X 线检查表现为局限性食管黏膜皱襞增粗或中断，小的充盈缺损及龛影（不选 B、D）；中晚期则为不规则的充盈缺损和狭窄（不选 E），病变段食管僵硬（不选 C）。食管呈鸟嘴样改变主要见于贲门失弛缓症（选 A）。

39. B 体外循环时低灌注量和大量游离血红蛋白等因素可影响肾脏功能，甚至造成肾衰竭。体外循环术后应留置导尿管，维持尿量 1ml/（kg · h），密切监测肾功能，每小时测 1 次尿量，每 4 小时测尿 pH 及比重，观察尿色的改变，有无血红蛋白尿等，警惕肾功能不全的发生。

40. C 对患者采用格拉斯哥昏迷评分量表（GCS），对睁眼、言语和运动 3 个方面评分，用相同程度的语言和疼痛刺激，对患者的反应做动态分析。最高 15 分表示意识清醒，低于 8 分表示昏迷，分数越低意识障碍越严重。

41. B 正常人门静脉压力为 13~24cmH_2O，平均 18cmH_2O。门静脉压力大于 25cmH_2O 即诊断为门静脉高压症，多数病例的门静脉压力可增至 30~50cmH_2O。

42. D 重症胰腺炎患者出血可经腹膜后途径渗入皮下，在腰部、季肋部和下腹部皮肤形成大片青紫色瘀斑，称 Grey-Turner 征；若出现在脐周，称 Cullen 征。

43. C 急性呼吸窘迫综合征（ARDS）初期表现为呼吸加快，有呼吸窘迫感，普通供氧常不能缓解缺氧（选 C）。患者进展期有明显呼吸困难，有全身缺氧表现，需要气管插管给予机械通气支持，才能缓解缺氧症状。ARDS 早期无明显异常体征，或仅闻及少量细湿啰音。后期听诊双肺可有中、细湿啰音及管状呼吸音（不选 D）。

44. B 通常低渗性脱水补 2/3 张含钠液，等渗性脱水补 1/2 张含钠液，高渗性脱水补 1/3~1/5 张含钠液。

45. C 颅后窝骨折常累及岩骨和枕骨基底部，在乳突和枕下部可见皮下淤血，或在咽后壁发现黏膜下淤血。

46. D 原发性醛固酮增多症主要表现为高血压和低钾血症。儿茶酚胺增多症的典型特征是阵发性高血压或持续性高血压伴阵发性发作。两者主要共性表现为高血压。

47. B 急性化脓性腹膜炎常见的并发症为腹腔脓肿，因盆腔处于腹腔最低位，腹腔内炎性渗出物或脓液易积聚于此而形成脓肿。

48. D 休克代偿期患者主要表现为精神紧张、烦躁不安（选 D）、口渴（不选 C）、面色苍白、四肢湿冷、脉搏 < 100 次 / 分、呼吸急促，血压正常或稍升高（不选 A），脉压缩小（不选 E），尿量正常或减少（不选 B）。

49. D 常发生骨转移的肿瘤依次为乳腺癌、前列腺癌、肺癌和肾癌等。女性最常见的转移性骨肿瘤主要来源于乳腺癌。

50. A 急性梗阻性化脓性胆管炎又称急性重症胆管炎，在我国最常见的原因是肝内外胆管结石，其次为胆道寄生虫和胆管狭窄。

51. A 血肌酐每天生成的量相当恒定，主要由肾小球滤过排出体外，是评估肾功能的可靠指标，急性肾损伤时肌酐排出量减少，血肌酐明显增加（选 A）。血尿素氮是蛋白质代谢的终末产物，主要经肾排出，受到饮食中蛋白质摄入量、组织蛋白质分解代谢及肝功能状况的影响（不选 D）。急性肾损伤早期尿量迅速减少，但单独用尿量改变评估急性肾损伤时，须考虑其他影响尿量的因素，如尿路梗阻、血容量状态、利尿药的使用等。

52. E T 管引流一般放置 2 周左右。应妥善固定 T 管，以免翻身、活动时牵拉而脱出；保持引流通畅，避免引流管压迫、折叠、扭曲；预防感染，每天更换外接的引流袋和连接管；观察胆汁的颜色、性状和量。

53. D 关节僵硬是骨折最常见的并发症，多由患肢长时间固定（如石膏固定）导致静脉和淋巴回流不畅，关节周围组织发生纤维粘连所致。

54. D 胰腺破裂患者血、尿淀粉酶显著升高。腹部疼痛、腹膜刺激征、白细胞升高不具特异性，低钙血症多见于急性胰腺炎患者。

55. C 吻合口瘘多发生在食管癌术后 5~10 天，表现为呼吸困难、胸痛、胸腔积液和全身中毒症状，如高热、寒战，甚至休克等。

56. B 细菌性肝脓肿是由细菌入侵肝脏而形成的肝内化脓性感染疾病，起病急骤，主要表现为寒战、高热、肝区疼痛和肝大，并发胆道梗阻可出现黄疸，右下胸部和肝区可有叩击痛，CT检查呈圆形或卵圆形低密度区（选B）。原发性肝癌早期缺乏典型症状，症状明显者，大多已进入中、晚期，临床表现为肝区疼痛、肝大、黄疸等表现，CT检查多为低密度占位，部分有晕圈征（不选A）。阿米巴性肝脓肿起病缓慢，体温逐渐升高，以弛张热多见，肝穿刺液检查脓液为棕褐色或巧克力色，在脓液中找到阿米巴滋养体可明确诊断（不选C）。

57. A 切口感染是急性阑尾炎最常见的术后并发症，多表现为术后2~3天体温升高，切口胀痛或跳痛，局部红肿、压痛等。首先应查看切口，可先试行穿刺抽出脓液，或于波动处拆除缝线，排出脓液，放置引流管，定期换药，短期可治愈。

58. B 面、颈和前胸部烧伤时，应谨防吸入性损伤，此时应密切观察患儿呼吸状况，注意有无呼吸困难和窒息。

59. B 肠扭转多见于青壮年，常因饱食后剧烈运动而发病；发病急骤，主要表现为突然发作的持续性剧烈腹部绞痛，腹胀不对称，休克出现早。胃溃疡急性穿孔患者多有溃疡病史，主要表现为刀割样疼痛，腹膜刺激征等。肠套叠多见于小儿，典型症状为腹痛、血便和腹部肿块。急性胰腺炎多于暴饮暴食或酗酒后突然发作，腹痛剧烈而持续，可呈阵发性加剧，呕吐后腹痛不缓解。急性阑尾炎最重要的表现为转移性右下腹痛。

60. B 桡骨远端伸直型骨折（Colles骨折）伤后局部疼痛、肿胀，出现典型畸形姿势，侧面观呈“餐叉样”畸形，正面观呈“枪刺样”畸形。

61. C 休克代偿期患者可表现为精神紧张、烦躁不安、面色苍白、脉压缩小、尿量正常或减少，此时估计失血量＜20%（＜800ml），患者血容量相对不足。此时如处理及时、得当，休克可较快得到纠正，否则，病情继续发展，进入休克失代偿期。

62. D 休克治疗重点是恢复灌注和对组织提供足够的氧，目的是防止多器官功能障碍综合征发生，补充血容量是纠正休克引起的组织低灌注和缺氧的关键，原则为及时、快速、足量，先晶后胶。

63. A 因腹部实质性脏器损伤大出血而导致休克的患者，最根本的治疗措施是积极处理原发病，对疑有实质性脏器损伤患者应做好紧急手术的准备，力争早期手术。

64. E 急性坏死性胰腺炎患者术后需禁食3~5天，明显腹胀者行胃肠减压，禁食期间行胃肠外营养支持。待病情稳定、淀粉酶恢复正常、肠麻痹消失后，可经空肠造瘘管行肠内营养支持，并逐步过渡到全肠内营养及经口进食。

65. D 术后患者行全胃肠外营养支持时，因导管护理不当可导致静脉导管感染并发导管脓毒症。表现为寒战、高热、白细胞计数增加；呼吸道感染应伴咳嗽、咳痰等症状；尿路感染应伴有尿频、尿急、尿痛等膀胱刺激症状；切口感染切口处应有红、肿、痛等症状；急性胰腺炎复发患者应有腹痛、腹胀。

66. D 脂肪乳开始输注速度不宜过快，应从1ml/min开始，逐渐加快速度。输注20%的脂肪乳剂250ml需4~5小时。

67. E 脂肪组织是机体储存能量的主要组织，可通过测量肱三头肌皮褶厚度来估算。体重、体质指数反映机体整体状况。臂肌围、肌酐身高指数反映机体肌肉状况。

68. D 乳管内乳头状瘤多发生在大乳管近乳头的壶腹部，瘤体小、带蒂而有绒毛，且有很多壁薄的血管，易出血，患者一般无自觉症状，常因乳头溢液污染内衣而引起注意，溢液可为血性、暗棕色或黄色液体。急性乳腺炎患者以初产妇多见，往往发生在产后3~4周，表现为患侧乳房局部变硬、红肿、发热，有压痛及搏动性疼痛。乳腺囊性增生病（乳腺囊肿）主要表现为一侧或双侧乳房胀痛和肿块，肿块的大小和质地常随月经周期而变化。乳房纤维腺瘤患者常见单发肿块，表面光滑，易于推动。乳腺癌最常见表现为乳房肿块，早期为无痛、单发的小肿块，表面不光滑，皮肤可有“橘皮征”、乳头内陷、“酒窝征”等。

69. B 乳管内乳头状瘤患者治疗以手术为主，对单发的乳管内乳头状瘤应切除病变的乳管系统。

70. B 胃十二指肠溃疡瘢痕性幽门梗阻表现为进食后上腹饱胀不适并出现阵发性胃痉挛性疼痛，伴嗳气、恶心、呕吐。呕吐反复发作是最为突出的症状，多发生于傍晚，特点是呕吐量大，一次达1000~2000ml；呕吐物含大量宿食，带腐败酸臭味，不含胆汁；呕吐后患者自觉胃部舒适，故患者常自行诱发呕吐以缓解症状。长期呕吐导致营养不良，患者可有脸色苍白、消瘦、皮肤干燥、弹性消失、低氯低钾碱中毒等表现。胆汁经开口于十二指肠降部的胆总管排出，位于梗阻部位以下，呕吐物不含胆汁。

71. B 瘢痕性幽门梗阻患者术前3天每晚用300~500ml温等渗盐水洗胃，以减轻胃壁水肿和炎症，利于术后吻合口愈合。

72. A 肠梗阻的治疗措施包括禁食和胃肠减压，纠正水、电解质紊乱和酸碱失衡，使用抗生素防治感染和中毒，必要时手术治疗肠梗阻等。

73. C 肠梗阻诊断中最重要的是区分单纯性肠梗阻和绞窄性肠梗阻，这关系到治疗方法的选择和患者的预后。单纯性肠梗阻仅有肠内容物通过受阻，而肠管无血运障碍。绞窄性肠梗阻因肠系膜血管或肠壁小血管受压、血管腔栓塞或血栓形成使相应肠段急性缺血，引起肠坏死、穿孔。二者最重要的区别为肠壁有无血运障碍。

74. A 肛瘘主要表现为肛门周围外口流出少量脓性、血性或黏液性分泌物，肛围皮肤潮湿、瘙痒，常自觉有大便及气体排出。肛裂典型表现为疼痛、便秘、出血。内痔Ⅲ度患者偶有便血，排便、久站、咳嗽、劳累、负重时痔块脱出不能自行回纳，需用手托回。

75. C 大部分肛瘘由直肠肛管周围脓肿引起，于脓肿自行破溃或切开引流处形成外口。

76. D 血栓闭塞性脉管炎是一种主要累及四肢远端中小动、静脉的慢性、节段性、周期性发作的血管炎性病变，以下肢小动脉多见，又称 Buerger 病。

77. C 血栓闭塞性脉管炎局部缺血期（早期）患者主要的病理变化是血管痉挛，典型症状为间歇性跛行，当患者行走一段后患肢疼痛，被迫停下，休息后疼痛缓解。

78. C 颅脑肿瘤可出现慢性、进行性加重过程的颅内压增高的症状，CT 检查示颅内占位性病变。颅骨骨折属于颅脑损伤，多由外界暴力所致。颅内出血、脑疝表现为急性颅内压增高症状。

79. A 病变部位在额叶时，可出现神情淡漠或情绪欣快等神经障碍的表现。中央前、后回肿瘤表现出对侧肢体运动和感觉障碍。颞叶肿瘤有视野的改变和不同程度的幻觉。枕叶肿瘤可出现视觉障碍。小脑肿瘤会引起共济失调。

80. E 肺癌术后 24 小时内最常见的并发症是出血；支气管胸膜瘘多发生于术后 1 周；心律失常多发生于术后 4 天内。

81. C 一侧肺叶切除者，如呼吸功能尚可，可取健侧卧位（选 C）；但呼吸功能较差者，宜取半坐卧位，避免健侧肺受压而限制肺的通气功能（不选 D）。

82. E 股骨转子间骨折主要表现为患侧髋部疼痛、压痛及局部肿胀明显，大腿近端外侧可有瘀斑。下肢外旋、短缩较股骨颈骨折明显。股骨头骨折常合并髋关节脱位，出现屈曲、内旋、短缩畸形。髋臼骨折表现为受累髋关节疼痛和活动受限。骨盆骨折多由强大暴力挤压骨盆所致，因疼痛不敢站立和行走。

83. A X 线检查是诊断骨折最可靠的、必不可少的检查，可明确诊断并了解骨折类型及移位情况。

84. A 股骨转子间骨折时，骨折多为粉碎性，松质骨可被压缩，形成骨缺损，由于多合并小转子骨折，内侧支撑作用丧失，易发生髋内翻。表现为髋骨疼痛、压痛及局部肿胀明显，大腿近端外侧可有瘀斑，下肢外旋以及短缩畸形明显。

85. B 急性胆管炎患者典型表现为查科三联征（夏柯三联征，Charcot 三联征），即腹痛、寒战与高热、黄疸（选 B）。雷诺（Reynolds）五联征是指除查科三联征外，还有休克、中枢神经系统受抑制的表现，常见于急性梗阻性化脓性胆管炎（不选 A）。墨菲征（Murphy 征）阳性是指在右肋缘下胆囊区触诊时，嘱患者深吸气，有炎症感染的胆囊被触及，患者感到疼痛而突然吸气中止(不选 C)。腹膜刺激征指腹部压痛、反跳痛和腹肌紧张，是腹膜炎的标志性体征（不选 E）。膀胱刺激征指尿频、尿急、尿痛（不选 D）。

86. B T 管引流术后 24 小时内引流量为 300~500ml（选 B），恢复饮食后可增至 600~700ml/d（不选 C），以后逐渐减少至 200ml/d 左右。

87. C 门静脉高压症典型的病理变化包括 3 方面，即脾大、脾功能亢进（不选 A、B），门静脉交通支扩张和腹水（不选 D、E）。门静脉高压症患者可并发门静脉高压性胃病，病理改变主要为胃壁淤血、水肿及黏膜下血管扩张（选 C）。

88. D 分流术分为非选择性分流术和选择性分流术。非选择性门体分流术常用的有门静脉与下腔静脉端侧分流术、脾 - 腔静脉分流术（不选 B）、中心性脾 - 肾静脉分流术及肠系膜上、下腔静脉间桥式“H 形”分流术（不选 E)；选择性门体分流术常用的有远端脾 - 肾静脉分流术（不选 C)、限制性门 - 腔静脉分流术（不选 A）、门 - 腔静脉桥式“H 形”分流术。

89. B 开放性气胸患者胸壁伤口处空气可自由进出胸膜腔，呼吸时可闻及吸吮样嘶嘶声。急救时应立即将开放性气胸转变为闭合性气胸，可使用无菌敷料在患者用力呼气末封盖伤口，并加压包扎。

90. D 行胸膜腔闭式引流时，胸膜腔引流管与长玻璃相接为引流通路（选 D），应插入液面下 3~4cm（不选 B）。水封瓶内盛 500ml 无菌生理盐水（不选 A）。水封瓶应低于引流管出口平面 60~100cm（不选 E）。正确安装引流装置，保证衔接处密封良好（不选 C）。

91. C 胸膜腔闭式引流瓶意外被打破时，应立即将胸膜腔导管反折捏紧，并更换引流装置，通知医生，防止开放性气胸的发生。

92. C 择期手术患者术前 8~12 小时禁食，术前 4 小时开始禁饮以使胃排空，减少麻醉引起的呕吐和误吸。

93. C 在手术操作过程中，器械护士传递手术器械时正确方法是将器械柄尾端递给手术者（不选 B）；用器械柄轻击手术者手掌（不选 A）；弯钳、弯剪的弯曲部向上（不选 D）；持针器夹住弯针后 1/3 处（不选 E）；手术刀柄端传递给手术者，以防刺伤（选 C）。

94. B 切口裂开常发生于术后 1 周左右。多见于腹部及肢体邻近关节的部位，往往由腹部突然用力导致，表现为切口突发疼痛，有淡红色液体自切口流出，浸湿敷料。

95. C 单侧喉返神经损伤可引起声音嘶哑，可由健侧声带向患侧过度内收而代偿（选 C）；双侧喉返神经损伤可引起双侧声带麻痹、失声或呼吸困难，甚至窒息（不选 D）。喉上神经外支损伤可引起音调降低，内支损伤可见患者饮水呛咳或误咽（不选 B）。

96. A 手足抽搐多于甲状腺大部切除术后 1~2 天出现，与手术时甲状旁腺被误伤引起甲状旁腺功能低下、血钙下降有关。一旦发生，应适当限制肉类、乳品和蛋类等高磷食物，以免影响钙的吸收（选 A）。症状轻者口服钙剂，症状较重或长期不能恢复者加用维生素 D_3（不选 C）；双氢速甾醇为维生素 D_3 最重要的代谢活性产物，能迅速提高血钙含量（不选 E）。如出现面肌和手足伴有疼痛的持续性痉挛，可适量应用解痉、镇静药（不选 B、D）。

97. C 颅底骨折包括颅前窝骨折、颅中窝骨折、颅后窝骨折，临床表现主要有耳、鼻出血或脑脊液漏，脑神经损伤，皮下或黏膜下淤血斑。颅前窝骨折主要表现为脑脊液鼻漏，眼睑和球结膜下形成淤血斑（选 C）。颅中窝骨折主要表现为脑脊液鼻漏、耳漏（不选 E）。颅后窝骨折主要表现为乳突和枕下部、咽后壁黏膜下淤血（不选 D）。鼻骨骨折主要表现为外鼻畸形、肿胀、鼻出血等（不选 A）。

98. A 颅前窝骨折多累及额骨水平部和筛骨，最易受伤的神经为嗅神经（选 A）。颅中窝骨折累及颞骨岩部常有面神经和听神经损伤（不选 B），若骨折位于中线处，常有滑车神经（不选 E）、三叉神经（不选 C）和展神经等损伤（不选 D）。

99. B 急性胰腺炎患者多于暴饮暴食或酗酒后突发腹痛，疼痛剧烈呈持续性，腹痛多位于中、左上腹，向腰背部呈束带状放射，进食后疼痛加重，呕吐后腹痛不缓解，可伴恶心、呕吐、发热等症状；重症急性胰腺炎可有脉搏细速，血压下降，甚至休克的表现，腹部压痛明显，可伴腹肌紧张和反跳痛等。

100. D 重症急性胰腺炎病变以胰腺实质出血、坏死为特征，腹腔内可见皂化斑和脂肪坏死灶，腹膜后可出现广泛组织坏死，腹腔内或腹膜后有咖啡色或暗红色血性液体，腹腔穿刺可抽出血性渗液。

专业实践能力

1. E 减少反流性食管炎患者反流的方法包括少食多餐（不选 A），避免进食高脂、酸性饮食（不选 C），餐后取直立体位（不选 B），慎用降低食管下端括约肌压力的药物（不选 D），注意减少一切引起腹内压增高的因素如肥胖、便秘、紧束腰带等。

2. C 骨科手术需要开放骨松质和骨髓腔，如细菌侵入会导致感染，影响手术效果，骨科手术术前备皮要求严格。

3. D 颈、胸部术后多采用半坐卧位，以利于呼吸和引流。

4. E 张力性气胸患者肺内形成单向活瓣与胸膜腔相通，吸气时开启，呼气时关闭，胸膜腔内压力进行性增加，纵隔向健侧移位，患侧肺严重萎陷，患者出现极度呼吸困难，可因严重缺氧而死亡，急救应首先在患侧锁骨中线第 2 肋间穿刺排气，解除胸膜腔高压状态。

5. E 冠心病患者术前 3~5 天停用抗凝药、利尿药、洋地黄、奎尼丁等药物，以防术中出血不止、洋地黄毒性反应等。术前常规测身高、体重、计算体表面积。指导患者深呼吸、有效咳嗽、床上功能锻炼等，避免劳累，保证充足的睡眠时间。给予高维生素、粗纤维素、低脂、低盐的食物，防止便秘发生。心力衰竭者应限盐。

6. A 直肠癌根治术后 2~3 天肠蠕动恢复后开放造口，取左侧卧位（造口侧卧位），并用塑料薄膜隔开腹部切口与造口，防止流出的大便污染腹部切口。保护造口周围皮肤，造口周围皮肤涂氧化锌软膏保护，造口开放前用凡士林纱布覆盖外翻的肠黏膜，术后 3 天拆除；保持大便通畅及正确使用人工肛门袋。伤口拆线后每天进行肛门扩张 1 次。

7. A 门静脉高压症患者行分流术前 2~3 天口服肠道抗生素，预防术后肝性脑病（选 A）；术前 1 天晚用酸性溶液清洁灌肠，但禁用肥皂水等碱性溶液灌肠，以防肝性脑病（不选 D）；术前一般不放置胃管（不选 E）。严重肝功能损害者应限制蛋白质摄入量，补充支链氨基酸（不选 B），并避免应用红霉素、巴比妥类等有肝脏毒性作用的药物（不选 C）。

8. C 切开引流为治疗直肠肛管周围脓肿的主要方法，一旦诊断明确，应立即切开引流，手术方式因脓肿的部位不同而异。

9. D 手术、制动、血液高凝状态是下肢深静脉血栓发病的高危因素，鼓励患者做四肢的主动运动和早期离床活动，是预防深静脉血栓形成主要的预防措施。

10. D 术后患者如有疼痛，应遵医嘱及时为其应用镇痛药物，有助于促进器官功能恢复和提高生活质量（选 D）。对术后疼痛的健康教育包括了解患者以往疼痛的经历（不选 B），向患者介绍术后疼痛的规律、程度（不选 A、E），告知患者疼痛的评估和应对办法（不选 C），鼓励患者表达疼痛的感受等。

11. D 骨关节结核绝大部分由肺结核引起，好发于儿童和青少年，脊柱结核多见，其次为膝关节结核和髋关节结核。脊柱结核常见于胸椎，其次为腰椎，颈椎和骶椎少见。膝关节结核可出现“鹤膝”。儿童常因夜间突发疼痛出现夜啼。骨关节结核起病缓慢、隐匿，可无明显全身症状或只有轻微结核中毒症状，表现为午后低热、乏力、盗汗，典型者还可有消瘦、食欲减退、贫血等症状。

12. A 输入液体量应根据病因、尿量和血流动力学等综合分析，临床上常以平均动脉压结合中心静脉压测定指导补液。

13. B 急救的目的是挽救生命和稳定伤情，处理复杂伤情时，应优先解除危及患者生命的情况，使伤情得到初步控制，然后再进行后续处理，并尽可能稳定伤情，为转送和后续确定性治疗创造条件。必须优先抢救的急症主要包括心脏骤停、窒息、大出血、张力性气胸和休克等。

14. A 静脉补钾时应遵循“四不宜”原则：静脉补钾不宜过早，在每小时尿量＞40ml 时方可补钾（选 A）；速度不宜过快，成人静脉补钾的速度不宜超过 60 滴 / 分（不选 C），严禁静脉推注，以防造成心脏骤停（不选 E）；浓度不宜过高，静脉补钾时浓度不宜超过 0.3%（不选 D）；总量不宜过多，成人每天总量控制在 3~6g（不选 B）。

15. D 阑尾的神经由交感神经纤维经腹腔丛和内脏小神经传入，由于其传入的脊髓节段在第 10、11 胸节，所以当急性阑尾炎发病开始时，常表现为脐周牵涉痛。2 小时至 1 天后，当阑尾炎症涉及壁腹膜时，腹痛变为持续性并转移至右下腹部。

16. D 胸膜腔闭式引流管的作用包括引流胸膜腔内积气、血液和渗液；重建胸膜腔负压，保持纵隔的正常位置；促进肺复张。

17. B 乳腺癌患者术后为预防皮瓣下积液及皮瓣坏死，最主要措施为手术部位加压包扎，使皮瓣紧贴胸壁，防止积液积气，便于皮瓣建立新的血液循环，以防止皮瓣坏死，维持 7~10 天。包扎松紧度要适当，以能容纳 1 指、维持正常血运、不影响呼吸为宜。若绷带松脱，应及时重新加压包扎。引流管持续负压吸引可及时有效吸出残腔内积液、积血，是预防皮瓣漂浮、坏死最重要的措施。

18. C 穿无菌手术衣和戴无菌手套后，其无菌区为肩以下、腰以上、双手、双臂、腋中线以前的区域。

19. D 颅腔、脑组织、脑脊液和血液是颅内压形成的物质基础，由于有颅骨的限制，闭合的颅腔内保持一定的压力，称为颅内压，成人正常值为 70~200mmH_2O。脑组织很难被压缩，颅内压力主要依靠脑脊液的分布、分泌和吸收调节。颅底骨折脑脊液漏时，严禁堵塞、冲洗、滴药入鼻腔、经鼻置管等治疗护理操作，防止脑脊液逆流造成颅内感染；避免用力咳嗽、挖耳、抠鼻、用力排便等行为，防止鼻、耳腔的空气进入颅腔造成颅内感染。腰椎穿刺时脑脊液流出，在颅腔密闭的前提下，可形成颅底骨折部位的负压，使鼻漏或耳漏的脑脊液回流至颅内或空气进入颅腔，有颅内感染的风险。颅底骨折是由外界暴力造成颅骨正常结构的改变，如合并脑损伤、颅内血肿，有可能会形成脑水肿，腰椎穿刺可使颅腔与椎管内压力差加大，脑组织向下移位，诱发脑疝，但本题未提及合并其他颅脑损伤，脑疝不是最佳答案。颅内压降低可引起头痛（前额和后枕部尤为明显）、呕吐、血压下降等表现，颅底骨折常合并脑脊液漏，使颅内压降低，腰穿可使脑脊液进一步丢失，使颅内压力更低，但相比颅底骨折的原有疾病及可能导致的颅内感染，颅内压降低并不是严重的后果，不应该是本题的命题意图，且另一个选项头痛与本选项接近，会使答案不唯一。

20. B 硬膜外血肿患者伤后原发性脑损伤的意识障碍清醒后，在一段时间后颅内血肿形成，脑组织受压，导致患者再度出现昏迷。临床过程为昏迷—中间清醒或好转—再昏迷。

21. A 感染是肾移植术后最常见的致命并发症，约80% 的肾移植患者在术后 1 年内患有感染性疾病，以肺部感染多见，白细胞减少、糖尿病、氮质血症和高龄为感染高危因素。

22. D 癌胚抗原（CEA）和糖类抗原 19-9（CA19-9）主要用于预测大肠癌的预后和监测复发，缺乏对早期结肠癌、直肠癌的诊断价值。

23. C 否认期是临终患者心理反应的第一期。患者得知自己病重面临死亡，极力否认患病的事实，心存侥幸，四处求医，希望是误诊。

24. C 前列腺手术前应避免急性尿潴留的诱发因素，如受凉、过度劳累、饮酒、便秘、久坐；指导患者适当限制饮水，以缓解尿频症状，调整液体摄入时间，如夜间和社交活动前限水，但每天的摄入不应少于 1500ml。患者手术前后均宜进食易消化、富含营养与纤维的食物，以防便秘。留置导尿管期间鼓励患者多饮水，2000ml/d，以稀释尿液，预防尿路感染。前列腺术后用生理盐水持续冲洗膀胱 3~5 天。冲洗液温度控制在 25~30℃，冲洗速度可根据尿色而定，色深则快、色浅则慢。注意保持管路通畅，若血凝块堵塞管道致引流不畅，可采用挤捏尿管、加快冲洗速度、施行高压冲洗、调整导管位置等方法；若无效可用注射器吸取无菌生理盐水进行反复抽吸冲洗，直至引流通畅。

25. E 胰岛素瘤患者主要表现为低血糖对中枢神经系统的影响和低血糖引起的儿茶酚胺过度释放症状。低血糖对中枢神经系统的影响主要表现为头痛、焦虑、饥饿、复视、健忘甚至昏睡、昏迷或一过性晕厥等；儿茶酚胺的过度释放主要表现为出汗、心慌、震颤、脉速和面色苍白等。

26. E 混合痔是直肠上、下静脉丛吻合处形成的痔，由内痔静脉和外痔静脉丛相互融合而形成，位于齿状线上下，内痔和外痔的症状可同时存在。

27. D 骨肿瘤术后应抬高患肢，保持关节功能位。膝部术后，膝关节屈曲 5°~10°。髋部术后，髋关节外展中立位。必要时进行固定、制动，避免过度活动。卧床患者定时翻身、叩背，预防压疮。给予患者高蛋白、高热量、高维生素、高纤维素饮食，必要时静脉补充营养。疼痛时根据三阶梯镇痛疗法遵医嘱给药。

28. B 急性肾损伤是指由各种原因引起的短时间内肾功能急剧下降而出现的临床综合征。根据病变发生的解剖部位不同可分为肾前性、肾性和肾后性。急性肾小管坏死是最常见的急性肾损伤类型。少尿期一般持续 7~14 天，由于尿排钾减少、分解代谢释放钾离子、酸中毒时细胞内钾离子转移至细胞外等因素可出现高钾血症。行肾活检可明确诊断。

29. B 急性腹膜炎手术后，在肠蠕动恢复后当天可进流质饮食，逐步过渡到普食，少食多餐，进食富含蛋白质、热量和维生素的食物，促进机体恢复和切口愈合。

30. E 弥散性血管内凝血（DIC）肝素抗凝时，若凝血时间短于 12 分钟，提示肝素剂量不足；若超过 30 分钟提示过量；凝血时间在 20 分钟左右表示肝素剂量合适。

31. C 全麻后患者出现三凹征、鼾声，考虑患者出现上呼吸道完全梗阻，舌后坠为最常见的原因，应立即使患者头后仰或托起下颌，必要时可置入口咽通气道，使后坠的舌根和咽部软组织撑起，从而解除梗阻。喉头水肿者给予糖皮质激素；硫喷妥钠易引起喉痉挛，喉痉挛者首先去除诱因，加压给氧，无效者给予肌松药，必要时行气管内插管。

32. B 急性出血坏死性胰腺炎因大量血浆外渗、血容量减少，甚至可丧失 40% 的循环血量，出现严重的低血容量性休克。

33. B 下尿路感染的主要表现为尿频、尿急、尿痛等膀胱刺激症状。

34. D 据简化的国际勃起功能评分，勃起功能障碍可分为轻、中、重三度，阳痿属于重度勃起障碍。

35. A 骨盆各骨主要为松质骨，邻近又有许多动脉和静脉丛，血液循环丰富。骨盆骨折损伤严重伴大出血可致休克，一旦发生须积极抗休克治疗，尽早施行手术治疗。

36. B 库存血中血细胞破坏增加，细胞内 K^+ 释放到血浆中，大量输注库存血时，可使血浆 K^+ 浓度升高，出现高钾血症。

37. B 颈椎明显压缩或双侧椎间关节脱位时应持续颅骨牵引复位，牵引重量 3~5kg，复位后再牵引 2~3 周，石膏固定 3 个月。颈椎半脱位应石膏固定 3 个月。颈椎轻度压缩应采用枕颌带牵引复位，牵引重量 3kg，其后石膏固定 3 个月，石膏干固后即可下床活动。爆破型颈椎骨折有神经症状者，早期手术祛除骨片、减压、植骨及内固定；存在严重并发伤，待病情稳定后再行手术。

38. A 枕颌带牵引常用于颈椎骨折或脱位、颈椎间盘突出症等。卧床持续牵引时，牵引重量一般为 2.5~3.0kg；坐位牵引时牵引重量自 6kg 开始，可逐渐

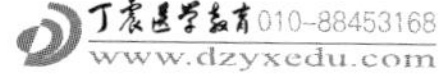

增加至 15kg，1~2 次 / 天，30 分 / 次。

39. D 食管癌早期症状不明显，表现为吞咽粗硬食物时偶有不适感，如哽噎感、胸骨后烧灼样、针刺样或牵拉摩擦样疼痛；中晚期的典型症状为进行性吞咽困难（选 D），患者逐渐消瘦、脱水、乏力。癌肿累及邻近器官或远处转移时，出现相应症状，如声音嘶哑、进食时呛咳等（不选 C）。

40. E 术前呼吸道准备无须预防性使用抗生素，仅已有肺部感染者术前应用抗生素控制感染（选 E）。择期手术前，吸烟者术前 2 周应戒烟（不选 A）。指导患者行深呼吸训练（不选 B），胸部手术患者行腹式呼吸训练，腹部手术患者进行胸式呼吸训练（不选 D）。指导患者行有效咳嗽训练，促进有效排痰（不选 C）。

41. E 葡萄糖、氨基酸和脂肪乳最好混合输注，混合输注热氮比例均衡，简化输液过程，可减少污染和降低代谢性并发症。配制好的营养液应在 24 小时内输完。肠外营养的输注途径包括经周围静脉和经中心静脉两种方式，静脉营养导管严禁输入其他液体、药物及血液，也不可在此处采集血标本或测中心静脉压。怀疑出现导管脓毒症者，应做营养液细菌培养及血培养。

42. C 肛管手术后注意保持肛门局部清洁，便后温水坐浴可清洁肛门，改善局部血液循环，促进炎症吸收，缓解括约肌痉挛，减轻疼痛。

43. D 头痛是蛛网膜下腔阻滞术后最常见的并发症，主要因脑脊液经穿刺孔漏出，引起颅内压降低、颅内血管扩张所致。

44. C 关节僵硬是骨折最常见的并发症，多由患肢长时间固定导致静脉和淋巴回流不畅，关节周围组织发生纤维粘连所致。

45. C 呼吸困难和窒息是甲状腺术后最危急的并发症，常见原因有切口内出血、喉头水肿、气管塌陷、双侧喉返神经损伤等（选 C）。单侧喉返神经损伤常表现为声音嘶哑（不选 A）。喉上神经内支损伤常表现为饮水呛咳（不选 B）；喉上神经外支损伤常表现为声带松弛、音调降低（不选 D）。甲状腺危象常表现为高热、大汗、心动过速等（不选 E）。

46. B 临床上常见的骨折移位包括成角移位、侧方移位、缩短移位、分离移位和旋转移位，常同时存在，即混合移位。

47. E 休克患者应采取中凹卧位，抬高头胸 20°~30°，抬高下肢 15°~20°，以增加回心血量。

48. C 盆腔脓肿可发生于急性阑尾炎术后，出现体温升高、典型的膀胱刺激征，表现为大便次数增多，混有黏液，伴里急后重。在直肠前壁可触及向直肠腔内膨出、有触痛、有时有波动感的肿物。脓肿较大的患者须手术切开引流（选 C）。盆腔脓肿较小或尚未形成时，采用非手术治疗，应用抗生素（不选 A），辅以温水坐浴（不选 D）、温盐水保留灌肠及物理透热等疗法（不选 E）。

49. C 毒蛇咬伤后伤肢应局部冷敷，将伤肢浸入 4~7℃冷水中 3~4 小时，随后改用冰袋冷敷，持续 24~36 小时，可减轻疼痛，减少毒素吸收，降低毒素中酶的活性。

50. B 急性胰腺炎患者主要表现为腹痛，多于暴饮暴食或酗酒后突然发作，疼痛剧烈而持久，可有阵发性加剧，腹痛多位于中、左上腹，向腰背部呈带状放射，伴腹胀、恶心呕吐、发热、腹膜刺激征等表现。急性肠胃炎临床表现主要为恶心、呕吐、腹痛、腹泻、发热等。急性绞窄性肠梗阻主要为持续性剧烈绞痛，腹部不对称，有局部隆起的肿块。肾结石可引起肾区疼痛伴肋脊角叩痛。输尿管结石的典型表现为绞痛和镜下血尿，疼痛剧烈难忍，可向下腹部和会阴部放散。胃十二指肠溃疡穿孔典型症状是突发性刀割样上腹部剧痛，可放射至肩部，很快扩散至全腹。

51. B 肾移植术后急性排斥反应多发生于术后 1~2 周，主要表现为发热，可伴全身乏力、疲劳、关节酸痛等；移植的器官功能减弱或丧失如尿量减少、血肌酐上升、体重增加、腹胀等。超急性排斥反应多发生于移植术后 24 小时之内。慢性排斥反应可能在术后几周至数年后发生。尿路梗阻患者主要表现为排尿困难，尿路感染等症状。肾动脉栓塞患者主要表现为肾绞痛、血尿和高血压。

52. B 腹部实质性脏器如肝、脾等破裂或大血管损伤主要为腹腔内出血，临床表现为面色苍白、脉搏增快，严重时脉搏微弱，血压不稳定，甚至休克。若肝、胰受损，可导致胆管、胰管断裂，胆汁、胰液漏入腹腔，可出现明显的腹痛和腹膜刺激征。脾破裂患者疼痛部位主要为左上腹。胰腺破裂可表现为板状腹，出现腹部压痛、反跳痛。空腔性脏器损伤主要表现为腹膜刺激征。

53. B 经皮肝穿刺胆管造影术常见的并发症有胆汁漏、出血及胆道感染。腹腔内出血时，可出现面色苍白、心率增快、呼吸急促、血压下降等失血性休克的表现（选 B），并发胆汁漏时可引起腹膜刺激征。胆道出血可有呕血、黑便等表现（不选 D）。感染性休克可有体温＞ 38℃或＜ 36℃、心率＞ 90 次 / 分、呼吸急促等表现（不选 A）。重症胆管炎有腹痛、寒战与高热、黄疸、休克、神经系统受抑制等表现（不选 E）。

54. C 近年来直肠阴道瘘患者因直肠手术中吻合器的高频率使用而增多，主要表现为患者常经阴道排出大便或气体。肛瘘患者主要表现为肛周皮肤上可出现单个或多个外口，流少量脓性、血性、黏液性分泌物等。

55. D 骨折的特有体征为畸形、反常活动（假关节活动）、骨擦音或骨擦感。

56. D 门静脉高压症患者给予高热量、适量蛋白、高维生素、低脂饮食，严重肝功能损害者应限制蛋白质摄入量，适量补充支链氨基酸。明显腹水者限制液体和钠的摄入，少食含钠高的食物。禁食坚硬、粗糙的食物，以免食管胃底静脉曲张破裂出血。

57. C 化疗药物可引起骨髓抑制，化疗期间，应密切观察化疗药物对骨髓的抑制作用。若白细胞＜ 3.5×10^9/L 应暂停化疗，预防感染。白细胞＜ 1×10^9/L 或血小板＜ 80×10^9/L 时实行保护性隔离。血小板＜ 20×10^9/L 时，绝对卧床休息，协助做好生活护理。

58. B 肾结石非手术治疗应鼓励患者大量饮水，保证每天饮水量 3000ml 以上，以维持每天尿量＞ 2000ml，达到稀释尿液、延缓结石生成、冲洗尿路及预防感染的目的。肾绞痛发作时遵医嘱应用解痉镇痛药，并观察疼痛缓解情况。在病情允许的情况下，适当做一些跳跃运动或经常改变体位，有助于结石的排出。注意观察体温、尿液颜色与性状、尿中白细胞数，及早发现感染征象，必要时遵医嘱使用抗生素。根据结石成分、代谢状态调整饮食，草酸钙结石限制含钙、草酸多的食物，尿酸结石患者不宜食用含嘌呤高的食物。

59. A 骨盆骨折及左股骨干开放性骨折均易合并血管损伤出现大出血，导致失血性休克。骨盆各骨主要为松质骨，邻近又有许多动脉和静脉丛，血液循环丰富，若发生骨盆骨折，可导致大出血。由于股深动脉的穿支在后方贴近股骨并穿经肌肉，股骨干骨折易合并血管损伤，穿破肌肉，造成大量出血。

60. E 腰椎间盘突出症主要表现为腰痛和坐骨神经痛，坐骨神经痛常为放射性疼痛，从臀部、大腿后外侧、小腿外侧至足跟部或足背部放射，最重要的体征是直腿抬高试验和加强试验阳性，伴感觉异常、反射异常等。对于初次发作、病程较短且经休息后症状明显缓解，影像学检查无严重突出者可行非手术治疗，一般严格卧床休息 3 周，3 周后戴腰围逐步下地活动（不选 A）；保持有效的牵引，可使椎间隙增大，减轻对椎间盘的压力和对神经的压迫（不选 C）；理疗、推拿、按摩有助于缓解肌肉痉挛（不选 B）；3 个月内避免弯腰（不选 D）。

61. B 皮质醇增多症是各种原因所致肾上腺皮质醇分泌增多引起的临床综合征，又称库欣综合征。

62. E 皮质醇增多症典型的临床表现为向心性肥胖、满月脸、水牛背、多血质、紫纹、皮肤薄、面部红润等。

63. B 按照 T（原发癌瘤）、N（区域淋巴结）、M（远处转移）分期法。T_2 为癌瘤长径＞ 2cm，≤ 5cm；N_1 为同侧Ⅰ、Ⅱ水平腋窝淋巴结转移；M_0 为无远处转移的临床或影像学证据；乳腺癌Ⅱ期包括 $T_{0\sim1}N_1M_0$，$T_2N_{0\sim1}M_0$，$T_3N_0M_0$。

64. A 乳腺癌的治疗采用的是以手术为主的综合治疗策略。常见的手术方式有乳腺癌根治术和乳腺癌扩大根治术、乳腺癌改良根治术、全乳房切除术、保留乳房的乳腺癌切除术、前哨淋巴结活检术及腋淋巴结清扫术。

65. D 对疑有腹部损伤的患者，诊断性腹腔穿刺是最有意义的检查，对于判断腹腔内脏有无损伤和哪一类脏器损伤有很大帮助。抽到不凝血，提示为实质性器官或血管破裂所致的内出血。

66. C 对于已确诊或高度怀疑腹内脏器损伤者的处理原则是做好紧急术前准备，力争早期手术。脾破裂患者有发生失血性休克可能，应禁食、胃肠减压，并立即建立静脉通路，可收集腹腔内出血行自体输血。积极准备早期手术，可行脾切除术或脾缝合修补术。

67. E 胃癌早期无明显症状，首发症状多为上腹部不适、食欲缺乏等非特异性症状，进展期胃癌最早期的临床表现是上腹部隐痛，癌肿破溃或侵犯血管时，可有呕血和黑便，患者可逐渐出现贫血、消瘦，晚期呈恶病质。胃镜检查能够直接观察胃黏膜病变的部位和范围，并可以对可疑病灶钳取小块组织做病理学检查，是诊断胃癌的最可靠、最有价值、最有意义的检查手段。

68. C 手术治疗是胃癌的首选方法，也是目前治愈胃癌的唯一方法。中、晚期胃癌辅以化疗、放疗及免疫治疗提高疗效。

69. E 结肠癌患者最典型的临床表现为排便习惯和大便性状的改变，表现为排便次数增多、血便、腹泻、便秘等，早期可有腹部持续性隐痛或不适；腹部 X 线钡剂灌肠检查示结肠肠壁僵硬，可见充盈缺损。

70. B 结肠癌患者术后病情平稳后取半坐卧位，利于呼吸和引流（不选 A）。术后早期禁食、胃肠减压，经静脉补充水、电解质及营养物质，并于禁食期间做

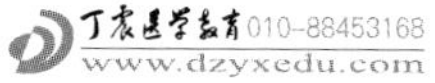

好口腔护理（选 B）。保持各种引流管通畅，避免受压、扭曲。腹腔引流管留置 5~7 天，保持局部皮肤清洁干燥，定时更换敷料（不选 E）。术后 2~3 天肛门排气或造口开放后，可拔除胃管（不选 C）。术后 1 周进半流质饮食（不选 D）。

71. E 胰头癌患者最突出的表现为黄疸，呈进行性加重，上腹饱胀不适和上腹痛是最早出现的症状，伴消化道症状、腹部肿块、消瘦乏力等表现。原发性肝癌患者最常见和最主要的症状为肝区疼痛。胃癌患者最主要症状为上腹部不适、食欲减退，可有呕吐、呕血、黑便、贫血、消瘦等表现。

72. A 胰头癌患者围术期应给予高蛋白、高热量、高维生素、低脂饮食，必要时肠内、肠外营养支持。术前应遵医嘱保肝治疗，黄疸者静脉补充维生素 K，改善凝血功能。术前 3 天口服庆大霉素或新霉素；并对症支持治疗，消化不良者应用助消化药，并维持水、电解质平衡。

73. B 颅内出血是开颅血肿清除减压术后最危险的并发症，多发生在术后 24~48 小时内。

74. E 脑出血术后脑水肿高峰期为术后 2~4 天，此期易并发癫痫。

75. C 正常脑脊液分泌为 400~500ml/d，故脑室体外引流的引流量宜＜ 500ml/d。

76. D 行脑室外引流时引流管开口应高于侧脑室平面 10~15cm，以维持正常的颅内压。

77. D 颅内压低于 120~150mmH_2O、小血块阻塞、引流管打折、引流管口吸附于脑室壁、引流瓶高度过高均可造成脑室外引流管无脑脊液流出。

78. D 食管癌的治疗以手术为主，辅以放疗、化疗等综合治疗。

79. B 食管癌患者病变侵犯喉返神经者可出现声音嘶哑。癌肿压迫上腔静脉可致上腔静脉压迫综合征，表现为面部、颈部、上肢及前胸部静脉怒张。肿瘤侵犯膈神经可引起同侧膈神经麻痹。

80. B 无痛性尿频是泌尿系统结核最为突出的症状，病变广泛或合并非特异性感染时，亦可伴有尿痛和耻骨上区痛，表现为典型的膀胱刺激症状。可见呈洗米水样的脓尿。肉眼血尿一般为晚期症状，也可以是首发甚至唯一的症状。

81. C 利福平主要不良反应为胃肠道不适、肝损害（ALT 升高和黄疸）、过敏反应。

82. A 男性节育途径包括干扰男性的性激素调节、睾丸内精子生成、附睾内精子成熟和运动，阻断精子的输出通道，干扰射精过程，阻止精子与卵子相遇，直接杀灭排出体外的精子，干扰精子的获能及受精过程，产生抗精子抗体等。

83. E 输精管结扎术后并发症包括出血和阴囊血肿、感染、输精管痛性结节、附睾淤积等。输精管结扎术本身不影响性欲、勃起、射精及高潮等性功能。

84. A 膝关节结核表现为膝关节肿胀，疼痛，有低热、盗汗等结核中毒症状，活动期可有血沉加快，膝关节积液时浮髌试验阳性。为明确诊断，应做组织学诊断，即滑膜活检病理切片检查。

85. D 膝关节结核治疗主要包括多种抗结核药物联合应用 12~18 个月，同时在整个康复过程中进行受累关节的主动非负重功能锻炼。局部治疗包括关节穿刺注射抗结核药物。非手术治疗无效、病变严重考虑行手术治疗。

86. D 结核病的药物治疗原则为早期、联合、适量、规律和全程。其中联合用药可避免患者出现耐药反应。

87. B 高渗性脱水血钠＞ 150mmol/L，失水大于失钠，补液应首选 5% 葡萄糖溶液或 0.45% 氯化钠溶液。

88. E 脱水患者静脉补液原则为先盐后糖（不选 A），先晶后胶（不选 C），先快后慢（不选 B），液种交替，见尿补钾（不选 D）。

89. D 营养疗法适用于近期体重下降超过正常体重的 10%；血白蛋白＜ 30g/L（不选 B）；连续 7 天以上不能正常进食（不选 C）；已确诊为营养不良（不选 A）；可能发生高分解代谢的应激状态患者（不选 E）。

90. A 营养液现配现用，暂不用时置于 4℃冰箱保存（选 A）。肠内营养时，患者采用半坐卧位，有助于防止反流和误吸（不选 B）。经胃行肠内营养时，每次输注营养液前及连续输注过程中（每隔 4 小时）评估胃内残留量，若超过 150ml 时，应减慢或暂停输注（不选 C）。应由较低浓度开始，逐渐增加（不选 D）。输注时保持营养液温度接近体温，室温较低时可使用恒温加热器（不选 E）。

91. D 急性化脓性腹膜炎患者无休克时取半坐卧位，利于腹腔内渗液流向盆腔，减少吸收和减轻中毒症状；且半坐卧位时腹肌松弛，有利于减轻腹肌紧张引起的腹胀等不适。

92. E 急性继发性腹膜炎临床表现为腹痛，深呼吸、咳嗽、转动身体时疼痛加剧，伴恶心、呕吐，体温升高，脉搏逐渐增快。其中体温、脉搏的变化与炎症的轻重有关，当体温下降而脉搏增快时，提示病情恶化。

93. D　全肺切除术后患者未清醒前取平卧位，头偏向一侧，以免呕吐物、分泌物吸入而致窒息或并发吸入性肺炎（不选 A）；若出现休克现象应取中凹卧位，头胸部抬高 20°~30°，下肢抬高 15°~20°（不选 B）；术后每次放液量不宜超过 100ml，避免快速多量放液引起纵隔突然移位（不选 C）；24 小时补液量＜2000ml（不选 E）；术后 24~72 小时患者病情平稳，暗红色血性引流液逐渐变淡，每天引流量＜300ml，无气体逸出，胸部 X 线检查示肺复张良好，可拔除胸膜腔引流管（选 D）。

94. A　全肺切除术者术后为避免心脏前负荷过重导致急性肺水肿，应严格控制输液量和速度，24 小时补液量＜2000ml，速度以 20~30 滴 / 分为宜。

95. C　肺癌术后患者未清醒前取平卧位，头偏向一侧，以免呕吐物、分泌物吸入而致窒息或并发吸入性肺炎（不选 A），术后清醒且血压稳定者，可改为半坐卧位，以利于呼吸和引流（不选 E）；全肺切除者应采取 1/4 患侧卧位（选 C）。

96. D　牵引术是骨科常用的治疗方法，是利用牵引力和反牵引力作用于骨折部，达到复位或维持复位固定的治疗方法。

97. B　下肢牵引应抬高床尾 15~30cm，以保持反牵引力（对抗牵引力），达到更好的牵引效果。

98. A　保持牵引针位置固定，骨牵引时若牵引针向一侧偏移，可消毒后调整牵引针的位置（不选 B）。下肢骨牵引的重量一般是体重的 1/10~1/7（选 A）。为预防牵引针眼感染可在骨牵引针两端套上软木塞或胶盖小瓶；针孔处每天滴 75% 乙醇 2 次；及时去除针眼处分泌物或痂皮，血痂可自行脱落，强行撕脱可引起出血（不选 C）。牵引时应保持肢体在功能位（不选 D），骨折复位固定后，应按循序渐进、动静结合、主动与被动运动相结合的原则行患肢功能锻炼，初期以肌肉等长舒缩运动为主（不选 E）。

99. E　腰椎间盘突出症的主要表现为腰痛和坐骨神经痛。腰痛常表现为下腰部及腰骶部的持久性钝痛。坐骨神经痛常为放射性疼痛，从臀部、大腿后外侧、小腿外侧至足跟部或足背部放射，可伴感觉迟钝或麻木。

100. A　腰椎间盘突出症行髓核摘除术后第 1 天开始股四头肌收缩和直腿抬高锻炼，防止肌肉萎缩和神经根粘连（选 A）；术后 7 天开始腰背肌锻炼（不选 B、C、D）；卧床 3 周后，戴腰围或支架下床活动（不选 E）。

答案与解析 · 模拟试卷四

基础知识

1. D 坐骨结节间径（出口横径）是孕妇两坐骨结节内缘间的距离，正常为 8.5~9.5cm。出口后矢状径是指坐骨结节间径中点至骶骨尖的距离，正常为 8~9cm。一般出口横径与出口后矢状径之和大于 15cm 者，足月胎儿可以娩出。

2. C 开放性气胸表现为明显呼吸困难、鼻翼扇动、口唇发绀、颈静脉怒张，伤侧胸壁可见伴有气体进出胸腔发出吸吮样声音的伤口，气管向健侧移位，伤侧胸部叩诊呈鼓音，呼吸音消失，严重者可发生休克。其胸膜腔压力几乎等于大气压（选 C），伤侧肺完全萎陷失去气体交换功能（不选 A），纵隔向健侧移位，健侧肺受压（不选 B），并随呼吸出现纵隔扑动（不选 D），影响腔静脉回心血流，导致回心血量减少（不选 E）。

3. B 在突发公共卫生事件的应急护理中，护士应遵循的伦理要求包括救死扶伤、甘于奉献（不选 A、D）；大局为重、先公后私（选 B）；沉着应对、科学处置（不选 E）；密切配合、团结协作（不选 C）。

4. B 主动免疫指给易感者接种特异性抗原，刺激机体产生特异性免疫抗体，从而产生主动免疫力。

5. A 结核分枝杆菌分为人型、牛型、鸟型、鼠型，对人有致病性的为人型和牛型，其中人型是主要引起结核病的病原体。

6. A 吸入性肺脓肿是肺脓肿最常见的类型，多由口、鼻、咽部病原菌吸入引起，以厌氧菌为主。

7. B 肠结核患者可呈慢性病容、消瘦、苍白。腹部肿块为增生型肠结核的主要体征，常位于右下腹，较固定，质地中等，伴有轻、中度压痛。若溃疡型肠结核并发局限性腹膜炎、局部病变肠管与周围组织粘连，或同时有肠系膜淋巴结结核时，也可出现腹部肿块。

8. D 潜伏期指从病原体侵入人体到出现临床症状为止的一段时间，是确定检疫期限的重要依据。

9. A 乳头皲裂的主要原因是婴儿含接姿势不良，与婴儿吸吮时会增加对乳头的压力有关。

10. C B 超检查是前置胎盘最安全、有效的首选检查，可清楚显示子宫壁、胎头、宫颈及胎盘的位置，确定前置胎盘的类型。

11. D 婴幼儿急性上呼吸道感染以发热等全身症状为主，局部症状较轻。

12. C 急性胰腺炎是由多种病因导致胰酶在胰腺内被激活，引起胰腺及其周围组织水肿、出血甚至坏死等炎性损伤的炎症反应。国内胆石病、胆道感染、胆道蛔虫是急性胰腺炎发病的主要原因。大量饮酒和暴饮暴食均会引起胰液分泌增加，并刺激 Oddi 括约肌痉挛，造成胰管内压增高，损伤腺泡细胞，因此，大量饮酒和暴饮暴食也是导致本病反复发作的主要原因。

13. C 胎膜早破的原因包括生殖道感染（不选 E）、羊膜腔压力增高（不选 B）、胎膜受力不均、营养素缺乏和创伤。胎膜受力不均如宫颈机能不全（宫颈内口松弛）可引起前羊膜囊受压不均而发生胎膜早破（选 C）。机械性刺激如创伤、妊娠晚期性生活频繁等均有可能引起胎膜早破（不选 A）。营养素缺乏影响胎膜的胶原纤维、弹力纤维合成，胎膜较薄脆弱，抗张能力下降，易引起胎膜早破（不选 D）。

14. D 脊柱结核 X 线检查主要表现为椎体骨质破坏和椎间隙狭窄，椎体边缘清楚或不清楚，是诊断脊柱结核的可靠依据。

15. B 血苯丙氨酸测定是苯丙酮尿症（PKU）诊断的主要依据，正常＜120μmol/L，典型 PKU＞1200μmol/L，中度 PKU 为 360~1200μmol/L，轻度 PKU 为 120~360μmol/L。

16. C 食管癌以胸中段食管癌较多见，胸下段次之，胸上段较少。

17. B 新生儿的特殊生理状态包括生理性黄疸（不选 D）、假月经（不选 E）、乳腺肿大（不选 C）、新生儿红斑及粟粒疹、“马牙”和“螳螂嘴”（不选 A）。

18. A 支配心脏的传出神经为交感神经系统的心交感神经和副交感神经系统的迷走神经。交感神经兴奋时，心率加快，心肌收缩力增强，外周血管收缩，血管阻力增加，血压升高；副交感神经兴奋时则相反。

19. D 上消化道出血常见的原因包括消化性溃疡（不选 B）、食管胃底静脉曲张（不选 E）、急性糜烂出血性胃炎和上消化道肿瘤如胃癌（不选 A、C）。

20. D 结核分枝杆菌经血行播散进入肾，主要在双侧肾皮质的肾小球周围毛细血管丛内，形成多发性微小结核病灶。

21. B 根据肌瘤与子宫肌壁的不同关系，可分为肌壁间肌瘤、浆膜下肌瘤和黏膜下肌瘤。肌壁间肌瘤占60%~70%（不选 C），肌瘤位于子宫肌壁间，周围均被肌层包围（选 B，不选 D）。浆膜下肌瘤常向子宫浆膜面生长，突出于子宫表面，由浆膜层覆盖，若浆膜下肌瘤继续向浆膜面生长，基底部形成细蒂与子宫相连时称为带蒂的浆膜下肌瘤（不选 E），营养由蒂部血管供应，若血供不足，肌瘤可变性坏死，常发生肌瘤蒂扭转并伴有腹痛（不选 A）。

22. D 风湿热是心脏瓣膜病的主要病因，与 A 组 β 溶血性链球菌反复感染有关。

23. C 大肠埃希菌是尿路感染最常见的致病菌，占60%~80%。

24. A 人体有 6 种主要涉及能量代谢的激素：胰岛素、胰高血糖素、肾上腺素、去甲肾上腺素、皮质醇和生长激素。其中唯有胰岛素是促进能量储存的激素，其余 5 种激素在饥饿状态下均可促进能量释放，称为反调节激素。胰岛素可促进细胞内葡萄糖的转运，促进糖的利用和蛋白质的合成，促进脂肪合成，抑制肝糖原和脂肪的分解。

25. A 肺位于胸腔内，在纵隔的两侧，分为左肺和右肺。左肺借斜裂分为上叶和下叶；右肺借斜裂和水平裂分为上叶、中叶和下叶。

26. A 糖尿病患者可表现为体重下降、皮肤瘙痒、餐后 2 小时血糖≥ 11.1mmol/L 等；由于机体细胞及体液免疫功能减退、血管及周围神经病变等原因易并发各种感染，其中以肾盂肾炎和膀胱炎常见，常反复发作，尿液检查可见白细胞＞ 5 个 /HPF，即白细胞尿。

27. E 孕激素能参与下丘脑 - 垂体的正负反馈调节，对体温调节中枢有兴奋作用，使得正常女性在排卵后基础体温升高 0.3~0.5℃，通过监测基础体温是否有周期性变化，以判断是否排卵、排卵日期、黄体功能、早期妊娠。

28. B 淀粉酶测定是急性胰腺炎早期最常用和最有价值的检查方法。血淀粉酶于起病后数小时开始升高，24~48 小时达高峰，持续 3~5 天后恢复正常。8~12 小时标本最有价值。尿淀粉酶于起病后 24 小时才开始升高，48 小时达高峰后缓慢下降，1~2 周后逐渐降至正常（选 B，不选 A），但尿淀粉酶受尿量与尿液浓缩、稀释的影响，结果波动较大，故对临床诊断价值不大（不选 C）。淀粉酶升高的幅度和病情严重程度不成正比（不选 D、E）。

29. D 胆碱酯酶复能药的作用机制是与磷酰化胆碱酯酶中的磷形成结合物，使其与胆碱酯酶的酶解部位分离，恢复胆碱酯酶活性，对缓解烟碱样症状作用明显，但对解除毒蕈碱样症状效果差。

30. A 尿脱落细胞学检查可以观察标本中有无恶性肿瘤细胞，阳性结果提示有泌尿系统移行细胞肿瘤。

31. D 绞窄性肠梗阻发病急骤，发展迅速，腹痛呈持续性剧烈绞痛，腹膜刺激征明显，有全身中毒症状及感染性休克；腹部 X 线检查可见孤立、胀大的肠袢，且不受体位和时间的影响。

32. B 颅底骨折以线性骨折为主，易撕裂硬脑膜，产生脑脊液漏而成为开放性骨折，易导致颅内感染。

33. D 分娩时吸入被病原体污染的羊水或母体宫颈分泌物，均可导致感染，引起新生儿肺炎，病原体以革兰阴性杆菌为主，如大肠埃希菌。

34. A 出血是消化性溃疡最常见的并发症，轻者表现为大便隐血试验阳性、黑便，重者可有呕血或暗红色血便。若大便隐血试验持续阳性，且伴疼痛节律性改变，则提示有癌变的可能。

35. B 小儿惊厥发作时，应迅速控制惊厥，抗惊厥药物首选地西泮缓慢静脉注射。同时保持呼吸道通畅，取平卧位，头偏向一侧，解开衣领，及时清除呼吸道分泌物及呕吐物。必要时给予氧气吸入。

36. C 糖尿病分为 4 型，包括 1 型糖尿病（胰岛素依赖型）、2 型糖尿病（非胰岛素依赖型）、其他特殊类型糖尿病和妊娠期糖尿病。其中 1 型糖尿病占儿童糖尿病的 98%，为多基因遗传病，胰岛 β 细胞被破坏导致胰岛素绝对缺乏，具有自发酮症倾向，须胰岛素终生治疗。

37. A 自发性气胸的典型表现是突感一侧胸痛，继之出现胸闷、气促、干咳、呼吸困难等，常继发于慢性阻塞性肺疾病、肺结核、支气管哮喘等肺部基础疾病。

38. B 丹毒是 A 组 β 溶血性链球菌感染皮肤淋巴管网所致的急性非化脓性炎症，好发于下肢和面部。

39. B 染色体异常是自然流产最常见的原因。此外，母体因素如全身性疾病、免疫因素、生殖器官异常、内分泌异常、强烈应激与不良习惯等也可导致自然流产。

40. A 股骨颈头下骨折的骨折线位于股骨头下，股骨颈支持带血管遭到损伤，血液供应中断，仅残存圆韧带动脉的少量供血，一旦错位，易发生股骨头坏死。

41. D 甲状腺危象的发病机制为大量甲状腺激素入血，多发生于较重甲状腺功能亢进症未予治疗或治疗不充分的患者。常见诱因有感染、手术、创伤、精神刺激等。临床表现有高热或超高热、大汗、心动过速（＞140 次 / 分）、烦躁、焦虑、不安、谵妄、恶心、呕吐、腹泻，严重患者可有心力衰竭、休克及昏迷等。

42. E 骨盆底由内向外分为 3 层。其中，内层为盆膈，是骨盆底最坚韧的一层，由肛提肌及其内、外面各覆一层筋膜组成，盆膈能封闭骨盆出口，承托并保持盆腔脏器（如内生殖器、膀胱及直肠等）于正常位置。

43. C 胃癌的病因尚未完全清楚，可能与地域环境（不选 B）；饮食生活因素（不选 A）；幽门螺杆菌感染；慢性疾病和癌前病变，如胃溃疡等（不选 D）；遗传因素等有关（不选 E）。

44. C 肝小叶是肝脏的基本结构单位。

45. E 颈静脉充盈、怒张是右心衰竭的主要体征，肝颈静脉反流征阳性更具特征性。

46. E 胃十二指肠溃疡急性穿孔后胃肠内容物流入腹腔，可引起化学性腹膜炎，典型临床表现为突发上腹部刀割样剧痛，查体可见全腹压痛和反跳痛，腹肌紧张呈板状腹。

47. B 子宫脱垂最主要的病因是分娩损伤，如产褥期过早参加重体力劳动或多次分娩。

48. D 支气管扩张症的诱发因素有先天性遗传疾病（如 α_1- 抗胰蛋白酶缺乏、纤毛缺陷），支气管 - 肺部感染（如小儿麻疹、支气管炎症、肺部疾病等），免疫缺陷或异常，先天性结构缺损等。

49. A 肺气肿患者行胸部 X 线检查时，可见胸廓扩张、肋骨低平、肋间隙增宽、膈低平，双肺透亮度增加。

50. C 休克时缺氧可使肺毛细血管内皮细胞和肺泡上皮细胞受损（不选 A），血管壁通透性增加（不选 B），导致肺间质水肿，肺弥散功能障碍（不选 D）。肺泡表面活性物质生成减少，肺泡表面张力升高，继发肺泡萎陷和肺不张（选 C），部分血液流经通气不良的肺泡，导致通气 / 血流失调（不选 E）。

51. C 呼吸性酸中毒的病因包括应用麻醉药或镇静药、颅脑损伤、脑血管意外等造成呼吸系统抑制；肺炎（不选 A）、肺不张（不选 B）、慢性阻塞性肺疾病、哮喘等肺部疾病（不选 E）；严重胸壁损伤、严重气胸等导致胸部活动受限（不选 D）；人工呼吸机使用不当等。通气过度可导致体内生成的 CO_2 排出过多，$PaCO_2$ 降低，pH 升高，引起呼吸性碱中毒（选 C）。

52. A 高级神经中枢功能紊乱在高血压发病过程中占主导地位，尤其是脑力劳动者，因长期精神紧张使交感神经系统活动亢进，导致血压升高。

53. E 二尖瓣狭窄特征性的心脏杂音为心尖区舒张中晚期低调的隆隆样杂音，常伴舒张期震颤，心尖区多可闻及第一心音亢进；早期可出现左心衰竭的临床表现，呼吸困难是最常见也是最早期的症状，双颧绀红、口唇轻度发绀为典型的“二尖瓣面容”；心前区收缩期抬举性搏动是右心室扩大的可靠指征。

54. C 胚胎在第 2 周开始形成原始心脏，原始心脏约第 4 周起有循环作用，至第 8 周房室间隔完全形成，成为四腔心脏。

55. B 慢性肾衰竭肾功能失代偿期也称氮质血症期，诊断的依据为内生肌酐清除率 20~50ml/min，血肌酐 178~445μmol/L，血尿素氮＞ 7.1mmol/L。

56. A 慢性失血是成人缺铁性贫血最重要、最常见的原因。反复小量失血可使体内贮存铁逐渐耗竭，如消化性溃疡出血、月经过多、肠息肉、肠道肿瘤、钩虫病、痔出血等。

57. B 胆总管结石合并感染时，表现为典型的查科三联征（夏柯三联征），即腹痛、寒战高热、黄疸，实验室检查可见白细胞增多，血清总胆红素及结合胆红素升高。

58. D 肾源性水肿的基本病理生理改变为水、钠潴留，可分为肾炎性水肿和肾病性水肿 2 种类型。肾炎性水肿的主要原因是肾小球滤过率下降。

59. A 幽门螺杆菌感染是消化性溃疡的主要病因，它一方面破坏胃、十二指肠黏膜的防御屏障功能，另一方面增强侵袭因素，引起高促胃液素血症，使胃酸和胃蛋白酶分泌增加，促使胃、十二指肠黏膜损害，形成溃疡。

60. E 非特异性外阴炎是由物理、化学等非病原体因素所致的外阴皮肤或黏膜炎症。其诱因包括阴道分泌物、经血、尿液、大便等刺激（不选 A、B）；外阴不洁（不选 C）；穿紧身化纤内裤导致局部通透性差、局部潮湿等（不选 D）。

61. A 卵泡期卵泡不分泌孕激素，排卵后，卵巢黄体开始分泌孕激素，随黄体的发育其分泌量显著增加，排卵后 7~8 天黄体成熟时孕激素分泌量达高峰。

62. E 系统性红斑狼疮的诱因可能与遗传（不选 A）、雌激素（不选 B）、理化因素（不选 D）、日光、食物、过度疲劳、药物（氯丙嗪、普鲁卡因胺、异烟肼、青霉胺、甲基多巴等）、病原微生物感染（不选 C）和精神刺激等因素有关。

63. D 自胎儿娩出脐带结扎起至出生后 28 天称新生儿期。

64. B 门静脉压力增高可导致脾静脉血回流受阻，脾组织和脾内纤维结缔组织增生，最早出现的病理改变为充血性脾大。

65. C 任何削弱产妇防御能力的因素均可诱发产褥感染，包括胎膜早破；产程延长（不选 B）；妊娠期生殖道感染如妊娠晚期性交（不选 E）；胎膜残留、产道损伤导致产后出血过多（不选 A、D）；孕妇贫血。

66. A 胃破裂患者腹腔穿刺抽出液为黄色，浑浊，无臭味，可有食物残渣。

67. D 癫痫发作时应立即让患者就地平卧，保持呼吸道通畅，吸氧，防止外伤及其他并发症，应用地西泮或苯妥英钠预防再次发作。发作症状缓解后再考虑病因治疗和抗癫痫药治疗。

68. E 疼痛感受器产生的痛觉信号经 Aδ 纤维和 C 类纤维传导到神经轴，其中 Aδ 纤维可以较快速度传导尖锐、针刺样、定位准确的疼痛。C 类纤维可以较慢速度传导烧灼性或钝性、定位不准的疼痛。

69. E 急性骨髓炎发病后 48 小时放射性核素骨显像可有阳性结果，但其只能显示病变部位，不能作出定性诊断。

70. E 病理学检查是目前确诊肿瘤最直接而可靠的方法，包括细胞病理学检查和组织病理学检查。

71. C 诊断脊髓损伤最可靠的检查方法为 MRI 检查。MRI 检查有助于观察和确定脊髓、神经及椎间盘损伤的程度和范围。

72. B 脑血管疾病的诊断早期首选 CT 检查，能作出准确的鉴别诊断，并能直接显示出病变部位、范围和出血量。

73. B 丹毒是 A 组 β 溶血性链球菌感染皮肤淋巴管网所致的急性非化脓性炎症，好发于下肢和面部。

74. B 急性呼吸窘迫综合征（ARDS）是指由各种肺内和肺外致病因素所导致的急性弥漫性肺损伤和进而发展的急性呼吸衰竭。感染为 ARDS 的常见原因，典型血气分析改变为 PaO_2 降低（＜ 60mmHg）、$PaCO_2$（＜ 35mmHg）降低，pH 升高。

75. A 因大脑对缺血缺氧耐受力最差，最先受到损害，3 分钟开始出现脑水肿；超过 4~6 分钟大脑即可发生不可逆的损害。

76. B 6~7 个月时婴儿能听懂自己的名字。

77. A 第三产程又称胎盘娩出期，指从胎儿娩出到胎盘娩出，一般 5~15 分钟，不应超过 30 分钟。

78. B 新鲜尿沉渣中红细胞＞ 3 个 /HPF 或尿红细胞计数＞ 10 万个 /L，称镜下血尿。尿液外观为洗肉水样或血样即为肉眼血尿，提示 1L 尿液中含有 1ml 以上血液。

79. D 肾部分切除术后患者应绝对卧床休息 1~2 周，根治性肾切除术后卧床 3~5 天，以防发生继发性出血。

80. D 病毒性脑炎患儿病毒学检查包括脑脊液病毒培养与血清检测，其中恢复期血清特异性抗体滴度高于急性期 4 倍以上有诊断价值。

81. B 出生时新生儿的身长平均为 50cm，3~12 个月平均身长为 75cm。2~6 岁时身高的计算公式为：身高（cm）= 年龄（岁）×7 ＋ 75；7~10 岁时身高的计算公式为：身高（cm）= 年龄（岁）×6 ＋ 80。

82. A 生理性腹泻多见于 6 个月以内的婴儿，表现为出生后不久即出现腹泻，但除大便次数增多外，无其他症状，食欲好，不影响生长发育。

83. C 成人的细胞外液约占体重的 20%，其中血浆约占体重 5%，组织间液约占体重 15%。

84. E 大面积烧伤早期毛细血管通透性增加，大量体液渗出，引起有效循环血容量锐减，伤后 48 小时内易发生低血容量性休克，是导致患者死亡最主要的原因。

85. E 输卵管为精子与卵子的结合场所，也是运送受精卵的管道，其中正常受精多发生在输卵管的壶腹部。

86. D 子宫是产生月经、孕育胚胎及胎儿的空腔器官，晚期囊胚着床于子宫内膜后，由子宫内膜滋养胎儿的生长发育。

87. C 高血压合并细小动脉粥样硬化为脑出血最常

见的病因，其次是颅内动脉瘤、脑动静脉畸形，其他如脑淀粉样血管病、血液病、抗凝及溶栓治疗等。

88. A 脑血栓形成是脑梗死最常见的类型。脑动脉粥样硬化是脑血栓形成最常见和基本的病因，造成该动脉供血区血流中断而发生脑组织缺血、缺氧性坏死，引起相应的神经症状和体征。

89. C 脑电图的演变与肝性脑病的严重程度一致，可帮助判断肝性脑病分期。正常脑电图呈 α 波。肝性脑病患者的脑电图表现为节律变慢，2 至 3 期患者出现普遍性 θ 波或三相波；昏迷时表现为高波幅的 δ 波。脑电图异常提示较为明显的脑功能改变，对肝性脑病预后判断有一定价值。

90. E CT 和 MRI 检查可显示椎管形态、椎间盘突出的程度和突出的部位，MRI 检查还能显示脊髓、髓核、脊神经根和马尾神经情况。

91. C 嵌顿性疝疝囊颈较小且腹内压力突然增高时，疝内容物可强行扩张疝囊颈而进入疝囊，随后因疝囊颈的弹性收缩，又将内容物卡住，使其不能回纳，此时可因血流受阻和疝块不能回纳，出现触痛等表现。

92. A 易复性疝疝内容物在患者站立、行走、咳嗽等腹内压增高时可突出进入疝囊，平卧休息或用手轻推即可回纳腹腔。

93. A 甲状腺癌组织学分型主要包括乳头状癌、滤泡状癌、未分化癌及髓样癌 4 类。乳头状癌分化好，恶性程度较低，早期可出现颈部淋巴结转移，但预后较好。

94. C 甲状腺癌中未分化癌恶性程度最高，早期便可有颈淋巴结转移，侵犯气管、喉返神经、食管或发生远处转移，预后最差。

95. A CO 经呼吸道进入血液，与红细胞内血红蛋白结合形成稳定的碳氧血红蛋白（COHb）。由于 CO 与血红蛋白的亲和力比氧和血红蛋白的亲和力大 240 倍，而 COHb 的解离较氧合血红蛋白的解离速度慢 3600 倍，故易造成碳氧血红蛋白在体内的蓄积。COHb 不能携氧，而且还影响氧合血红蛋白正常解离，即氧不易释放到组织，从而导致组织和细胞缺氧。此外，CO 还可抑制细胞色素氧化酶，直接抑制组织细胞内呼吸，这些因素更加重了组织、细胞缺氧。

96. D 有机磷农药能与体内胆碱酯酶迅速结合成稳定的磷酰化胆碱酯酶，使胆碱酯酶丧失分解能力，导致大量乙酰胆碱蓄积，引起毒蕈碱样、烟碱样和中枢神经系统症状和体征，严重者可因呼吸衰竭而死亡。

97. B 贫血按红细胞形态分大细胞性贫血、正细胞性贫血和小细胞低色素性贫血。大细胞性贫血的常见疾病有巨幼细胞贫血、骨髓增生异常综合征、肝疾病等。

98. A 营养性缺铁性贫血属小细胞低色素性贫血。血涂片中可见红细胞体积小、中央淡染区扩大。

99. A 膀胱镜检查是诊断膀胱癌最直接、重要的方法，可显示肿瘤的数目、大小、形态和部位等，并可对肿瘤和可疑病变行活组织检查。

100. D 尿流率检查可确定良性前列腺增生患者排尿的梗阻程度。检查时要求排尿量在 150~400ml，如最大尿流率＜ 15ml/s 提示排尿不畅；如＜ 10ml/s 则提示梗阻较为严重。

相关专业知识

1. C 静脉滴注抗菌药物的溶液，原则上选择 0.9% 氯化钠溶液，必要时才选择 5% 葡萄糖氯化钠溶液或 5% 葡萄糖溶液，以免溶液 pH 对抗生素的破坏。

2. C 不寐，即失眠，每因情志、饮食失常或多种引起气血亏虚的因素，导致阳盛阴衰、阴阳失交，心神不安，神不守舍。

3. E 炭疽芽孢杆菌芽孢抵抗力强，能耐受煮沸 10 分钟，在水中可生存几年，在泥土中可生存 10 年以上。

4. B 静脉导管留置时间一般不超过 3 天，检查透明敷贴，若有卷边、浸湿应给予更换，在新的敷贴上应标注原穿刺日期。

5. B 淫邪因素通常是指风、寒、暑、湿、燥、火六种病邪，因妇女正常的生理功能以血为本，以血为用，与气血关系密切，故其中的寒、热、湿邪更易与血相结导致妇科疾病。

6. B 臭氧主要用于空气、水及物体表面的消毒。空气消毒时，封闭空间内无人状态下，至少作用 30 分钟。空气消毒后开窗通风 20~30 分钟，人员方可进入室内。

7. C 无明确潜伏期的感染，规定入院 48 小时后发生的感染为医院感染；有明确潜伏期的感染，自入院时起超过平均潜伏期后发生的感染为医院感染。

8. A 致病性行为模式指可导致特异性疾病的行为模式，国内外研究较多的是 A 型行为模式和 C 型行为模式。A 型行为模式与冠心病的发生密切相关，不耐烦和敌意是其核心行为，多表现为做事动作快、大声讲话、喜欢竞争、对人怀有敌意和戒心（选 A）。C 型行为模式是一种与肿瘤发生有关的行为模式，其核心行为表现是情绪过分压抑和自我克制（不选 C）。

9. D 控制是指监视各项活动以保证它们按计划进行（不选 A、C）、纠正各种重要偏差的过程（不选 B）。在护理管理中，控制就是护理管理者对下属的工作进行检查，了解目前工作是否按既定的计划、标准和方向运行，若有偏差就要分析原因采取改进措施，以确保组织目标的实现（不选 E）。

10. C 健康教育是旨在帮助对象人群或个体改善健康相关行为的系统的社会活动，采用健康信息传播等干预措施，促使人群或个体自觉采纳有利于健康的行为和生活方式。

11. D 接触隔离适用于病原体经体表或感染部位排出，他人直接或间接接触而感染的疾病，如多重耐药菌感染、破伤风、丹毒等。

12. C 对甲型肝炎患者应采取消化道隔离。患者的餐具、便器严格消毒处理，排泄物、呕吐物及吃剩的食物经消毒处理后方可倒掉，使用过的被服也应先消毒再送洗（选 C）。患者出院时应洗澡、换清洁衣裤（不选 A），个人用物经消毒后带出病区（不选 B）。室内空气喷雾消毒或紫外线灯照射消毒（不选 D），病床、桌椅用消毒剂擦拭（不选 E）。

13. C 隔离衣应无破损，系带领扣齐全，长短以遮住工作服为宜（选 C）。隔离衣外面为污染面，内面及衣领为清洁面（不选 B）。隔离衣挂在半污染区时清洁面朝外；挂在污染区（如病室）时污染面向外（不选 E）。隔离衣须每天更换（不选 A），如有潮湿或污染，应立即更换（不选 D）。

14. A 组织小组讨论时，讨论时间一般控制在 1 小时左右（不选 B），人数以 6~10 人为宜（选 A）。座位的排列同样是保证小组讨论成功的重要因素，座位应围成圆圈式或马蹄形，以利于参与者面对面地交谈（不选 C）。开场白后，主持人可请每一位参会人员自我介绍，以增强参会人员之间的相互了解，建立和谐、融洽的关系（不选 D）。当出现讨论偏离主题、争论激烈或因某个人健谈而形成“一言堂”时，主持人应以及时提醒、婉转引导、礼貌插话等方式控制讨论的局面（不选 E）。

15. A 胆居六腑之首，形态似腑，但因胆能藏精汁，而无传化水谷的功能，又称为奇恒之腑。

16. E 排菌的开放性肺结核患者是结核病的主要传染源。

17. D 有效沟通的策略包括使用恰当的沟通方式（不选 B）、考虑接收者的观点和立场（不选 A）、充分利用反馈机制（不选 C）、以行动强化语言（选 D）、避免一味说教（不选 E）。

18. E 传播关系是指人们通过信息交流、分享而在传播活动中建立起来的相互关系。建立传播关系必须依靠共同经验域（共同经验范围）、契约关系和反馈 3 个基本传播条件。

19. E 组织沟通的作用包括联系与协调（不选 A）、激励（不选 B）、改善人际关系、创新（不选 C）、控制（不选 D）。

20. B 协调是为了解决问题，消除隔阂，推动工作，因此，能否调动起当事者的积极性，是协调成功与否的一个检验标准。

21. C 医院健康教育是指以患者为中心，针对到医院接受医疗保健服务的患者个体及其家属所实施的有目的、有计划、有系统的健康教育活动，其最终目的是防治疾病，促进身心康复。

22. C 接触隔离适用于病原体经体表或感染部位排出，他人直接或间接接触而感染的疾病，如破伤风（不选 A）、皮肤白喉（不选 B）、多重耐药菌感染等（不选 E）。保护性隔离适用于抵抗力特别低下的易感者，如血液病患者、大面积烧伤患者（选 C）、器官移植患者、早产儿等。

23. D 护理质量评价结果分析常用的方法有定性分析法和定量分析法 2 种。定性分析法包括调查表法、分层法、水平对比法、流程图法、亲和图法、头脑风暴法、因果分析图法、树图法和对策图法等。定量分析法包括排列图法、直方图法和散点图的相关分析等。因果分析图又称特性因素图、树枝图、鱼刺图。因果分析图运用系统分析方法，以结果出发，首先找出影响质量问题的大原因，然后再从影响质量的大原因中找出中原因，再进一步找出影响质量的小原因。以此类推，步步深入，一直找到能够采取改进措施为止。

24. C 定植指各种微生物（细菌）从不同环境落到人体，并能在一定部位定居和不断生长、繁殖的现象（选 C）。移位菌群失调又称定位转移或易位，指正常菌群由原籍生境转移到外籍生境或本来无菌的部位定植或定居（不选 B、E）。

25. C 出现不良事件，首先应安抚家属情绪，问清缘由，调查事件（不选 E），若调查结果属实，对事件责任人进行处理（不选 D），对患者及家属赔礼道歉，公开事件调查的结果及对事件的处理措施（不选 A、

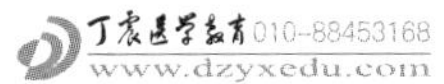

B）。不可对调查结果及处理情况保密，否则可能引发纠纷（选 C）。医院及护士要吸取教训，在今后的工作中避免类似事件的发生。

26. A 医疗机构发现疑似医院感染暴发时，应遵循“边救治、边调查、边控制、妥善处置”的基本原则，分析感染源、感染途径，及时采取有效的控制措施，积极实施医疗救治，控制传染源，切断传播途径，并及时开展或协助相关部门开展现场流行病学调查、环境卫生学检测以及有关标本采集、病原学检测等工作。

27. B 能达到灭菌效果的化学消毒剂包括环氧乙烷、甲醛、戊二醛等，可以杀灭一切微生物包括芽孢。

28. B 环境、病床、床头柜的消毒处理原则为湿式清扫，避免灰尘飞扬，一床一套（巾），一桌一抹布，用后消毒晾干备用。

29. C 高度危险性物品指进入人体无菌组织、器官、脉管系统，或有无菌液体从中流过的物品，或接触破损皮肤、破损黏膜的物品，如手术器械、穿刺针、腹腔镜、活检钳、脏器移植物等（选 C）。中度危险性物品指和完整黏膜相接触，而不进入无菌组织内的物品（不选 E）。低度危险性物品指与完整皮肤接触而不与黏膜接触的器材（不选 D）。

30. B 咨询是指针对前来咨询者的健康问题，答疑解难，帮助其澄清观念，做出决策，但不可替咨询者做出决策或诱导咨询者做出决策。

31. B 质量标准是对产品、过程或服务质量特性的规定要求。质量控制的基础是各类质量标准，主要采取数理统计方法将各种统计资料汇总、加工、整理，得出供控制用的有关统计指标、数据，衡量工作进展情况和计划完成情况，然后经过对比分析，找出偏差及其发生的原因，采取措施达到控制的目的。

32. B 预防 ICU 医院感染的原则是提倡非介入性监护方法，尽量减少介入性血流动力学监护的使用频率。

33. A 动态原理认为管理是一个动态过程，是管理人员与被管理人员共同达到既定目标的活动过程，要求管理者要不断更新观念，及时根据环境、条件的变化调整管理的策略与手段，不能僵化、教条。

34. C 规格化是物质性质量标准的主要形式，其实质是将物质技术质量定型化和定量化。

35. B 木乘土指正常情况下木克土，如木气过于亢盛，对土克制太过，土本无不足，但亦难以承受木的过度克制，导致土的不足。根据五行母子相及规律，可以判断五脏疾病的发展趋势，即一脏有病，可以传及其他四脏，临床治疗时，除治疗所病本脏外，还要依据传变规律调整其他脏的太过与不及，防止其传变，如肝气太过，肝木旺则乘脾土，此时宜在柔肝的基础上赔补脾气，使肝气得平、脾气得健，则肝病不传于脾，即《难经 · 七十七难》所说“见肝之病，则知肝当传之于脾，故先实其脾气”。

36. B 反护法又称从护法，是顺从疾病假象而护的一种护理法则，究其实质，是在“治病求本”法则的指导下，针对疾病本质进行护理的方法。主要有热因热用、寒因寒用、塞因塞用、通因通用的护理方法，适用于疾病的本质与现象相反的病症。

37. C 用寒远寒指在冬季应该顺应寒冷收藏之气，同时又要避免用寒药以免加剧寒气。

38. A 广义的医院感染指任何人在医院活动期间由于遭受病原体侵袭而引起的感染。由于门、急诊患者，陪护人员（不选 E），探视人员（不选 D），以及其他流动人员在医院内停留时间相对短暂，常难以确定其感染是否来自医院，因此医院感染的对象主要为住院患者（选 A）。

39. E 授权是指领导者在不影响个人原来工作责任的情形下，将某些特定的任务改派给另一个人，并给予执行过程中需要的权力。授权者对被授权者有指挥权、监督权，被授权者对授权者有汇报情况及完成任务的责任。

40. A 健康教育的基本策略是信息传播、行为干预和社会组织。正确的信息是行为转变的基础（选 A），行为干预是实现健康教育目标的手段（不选 D），而只有把人们组织起来才能发挥群体教育的作用。

41. B 门诊教育是指在门诊治疗过程中对患者进行的健康教育，由于门诊患者流动性、差异性大，不可能针对每个患者的需求开展健康教育，因此门诊教育常根据不同季节、地域，侧重于常见病的防治教育。

42. C 空气消毒采用的方法包括紫外线灯照射消毒（不选 A）、臭氧消毒（不选 B）、过氧乙酸熏蒸消毒（不选 D）、过氧化氢喷雾消毒法（不选 E）、层流通风法等。甲醛对人体有一定毒性和刺激性，消毒后应去除残留的甲醛气体，须设置专用排气系统，不适用于空气消毒（选 C）。

43. C 护理管理者适当授权可以减轻领导的工作负担，使其从日常事务中解脱出来，集中精力总揽全局和聚焦战略性重大问题；也可以弥补领导者才能、知识和信息的短板，得到下属更多支持。

44. E 查阅病历的重点应放在细菌及真菌培养阳性

的患者（不选 A），长期使用免疫抑制药或抗菌药物的患者（不选 B），以及发热和接受过手术或侵入性操作（不选 C）、器官移植、恶性肿瘤、长期卧床（不选 D）、免疫功能低下等患者或易感者。

45. B 心悸分为以下七个证型：心虚胆怯，治以镇惊定志，养心安神；心脾两虚，治以补血养心，益气安神（不选 A、C）；阴虚火旺，治以滋阴清火，养心安神（不选 D）；心阳不振，治以温补心阳，安神定悸；水饮凌心，治以振奋心阳，化气利水；心血瘀阻，治以活血化瘀，理气通络（不选 E）；痰火扰心，治以清热化痰，宁心安神。

46. C 人类的行为由其生物性和社会性所决定可分为本能行为和社会行为两大类。人类的本能行为由人的生物性所决定，是人类的最基本行为，如摄食行为（不选 A）、性行为（不选 B）、躲避行为（不选 D）、睡眠等（不选 E）。劳动行为属于社会行为（选 C）。

47. D 选择因素是指在健康教育评价阶段，如果干预组和对照组选择不均衡，可引起选择偏倚，从而影响观察结果的正确性。可通过随机化或配对选择的方法防止或减少选择偏倚对评价结果正确性的影响。

48. E 发生原位菌群三度失调的原因常为大量应用广谱抗菌药物使大部分正常菌群消失，代之以暂居菌或外袭菌，并大量繁殖而成为该部位的优势菌。

49. A 出现晕针时立即停止针刺，将已经刺入的针迅速取出（不选 B），扶患者平卧（选 A，不选 C），头部放低，松衣宽带，注意保暖。轻者静卧片刻，给饮热茶，即可恢复。若未能缓解者，用指掐或针刺急救穴，如水沟、合谷等穴，也可灸百会、气海、神阙等穴，必要时配合急救措施。

50. E 社会状况评估内容包括与亲友的关系、经济状况、工作环境等（选 E）。一般资料包括姓名、性别、年龄（不选 B）、民族、职业、入院方式（不选 C）、既往史、过敏史等（不选 A）。心理评估为自我感知与自我概念型态，如有无焦虑、恐惧、沮丧、愤怒等情绪反应；有无负罪感、无用感、自我否定等心理感受（不选 D）。

51. E 影响人类行为的因素包括遗传因素、环境因素和学习因素。环境因素指自然环境和社会环境，是人类行为发展的外在大环境，如生态环境（不选 A）、人文地理、医疗卫生（不选 D）、风俗信仰、教育环境、制度与法规、事物发展的规律及意外事件（不选 B）、经济基础等，对人类行为的影响可以是间接的或潜在的。学习是行为发展的促进条件，第一种学习方式是模仿（不选 C）。

52. A 压力蒸汽灭菌生物监测通常是将含有对热耐受力较强的非致病性嗜热脂肪杆菌芽孢的菌片制成标准生物测试包或生物挑战装置，或使用一次性标准生物测试包，放入标准实验包的中心部位或待灭菌容器内最难灭菌的部位，并设阳性对照和阴性对照，灭菌后取出培养，如无指示菌生长则表明达到灭菌效果。

53. D 有效训导的方法包括以平等、客观、严肃的态度对待下属（不选 A）；具体指明问题所在（不选 B）；批评对事不对人（不选 C）；允许下属表达自己对问题的看法和理解；控制讨论；对今后如何防范错误提出建议，达成共识（不选 E）；对于反复发生的错误，逐步加重处罚。

54. E 受者在接触信息时，普遍存在“四求”的心理，即求近，信息在生活、地域、情感、认识、知识等方面贴近受者（选 E）；求真，信息真实可信（不选 A）；求新，信息新颖引人（不选 B）；求短，信息短小精悍、简单明了（不选 C）。

55. B 产后血晕气虚证的治法为益气固脱，代表方剂为独参汤。

56. A 梅毒的病原体为苍白螺旋体，对外界抵抗力弱，离开人体不易存活，对干燥和温度特别敏感，离体后干燥 1~2 小时或 50℃加热 5 分钟即死亡（选 A，不选 B）；对消毒剂抵抗力差，低效消毒剂即可将其杀灭，但对冷抵抗力较强（不选 D）。

57. B 从临床思维的表面上看，医护人员是临床思维的主体，患者是思维的客体。沟通过程中沟通者需要保持内容与关系的统一，以保证沟通的有效性。

58. D 在采取某种促进健康行为或戒除某种危害健康行为时，必须具备的基本条件包括：认识到某种疾病或危险因素的严重性和易感性（不选 A）；认识到采纳或戒除某种行为的困难（不选 C）、益处（不选 B）；对自身采纳或戒除某种行为能力的自信（不选 E）。

59. B 医务人员接触污染物品或感染患者后，应先洗手，再行卫生手消毒。具体操作步骤如下：洗手前取下手表、饰物，卷袖过肘（不选 A）；打开水龙头，使双手充分淋湿；取适量清洁剂均匀涂抹至整个手掌、手背、手指和指缝（选 B）；认真揉搓双手至少 15 秒，注意清洗双手所有皮肤，包括指背、指尖和指缝（不选 D）；必要时增加手腕的清洗，要求握住手腕回旋揉搓手腕部及腕上 10cm（不选 C）；洗完手后不可直接用手关闭水龙头（不选 E）。

60. C 肾阴亏虚是消渴病机中最为关键的因素，先天禀赋不足，阴虚体质者最易罹患该病。

61. A　表浅手术切口感染属医院感染，指切口涉及皮肤及皮下组织，感染发生于术后30天内，表现为表浅切口有红、肿、热、痛，或有脓性分泌物。

62. C　有效沟通的策略包括使用恰当的沟通方式、考虑接收者的观点和立场、充分利用反馈机制、以行动强化语言、避免一味说教。“条条大道通罗马”说的是达成目标有多种途径，面对不同的沟通对象，或面临不同的情形，应该采取恰当的沟通方式，这样方能事半功倍，即使用恰当的沟通方式。

63. D　高可变性行为是正处在发展时期或刚刚形成（选D，不选A）、与文化传统或传统生活方式关系不大（不选B、C）、在其他计划中已有成功改变实例（不选E）、社会不赞成的行为。

64. E　《医疗事故处理条例》规定了6种情形不属于医疗事故：在紧急情况下为抢救垂危患者生命而采取紧急医学措施造成不良后果的；在医疗活动中由于患者病情异常或者患者体质特殊而发生医疗意外的；在现有医学科学技术条件下，发生无法预料或者不能防范的不良后果的；无过错输血感染造成不良后果的；因患方原因延误诊疗导致不良后果的；因不可抗力造成不良后果的。

65. B　对高危的剖宫产手术，应于脐带钳夹后立即预防性应用抗生素。

66. E　双因素理论是引起人们工作动机的因素，有保健因素和激励因素。保健因素又称为维持因素，属于外在因素，包括员工的薪酬（不选C）、工作条件（不选D）、工作环境（不选A）、人际关系（不选B）、组织管理政策、稳定与保障等；良好的保健因素能安抚员工，消除员工的不满、怠工与对抗，但不会对员工产生激励作用。激励因素为内在因素，包括工作富有成就感、工作业绩得到认可、工作具有挑战性、负有较大责任、职业上能得到发展等；良好的激励因素能激励员工的工作热情，调动工作积极性，如设立岗位明星，可提高护士对护理工作的满意度，激发正性情绪（选E）。

67. C　促成因素指改变行为所需要的外部条件。促成因素是指使行为动机和意愿得以实现的因素，即实现或形成某行为所必需的技能、资源和社会条件。包括保健设施、医务人员、诊所、医疗费用、交通工具、个人保健技术及相应的政策法规等。

68. B　受者是指信息通过传播途径所到达并被接受的个人或群体，大量的受者也称为受众。健康传播的受众是社会人群，他们因不同的生理、心理特点，对健康信息、传播途径的要求也不同。健康传播者在制订传播信息、选择传播途径时，应重点考虑受者的心理特点和动机。

69. C　由病毒、细菌、真菌、衣原体、支原体、立克次体、螺旋体、原虫、蠕虫等引起的疾病均可称为感染性疾病，有传染性的感染性疾病称为传染病。细菌性痢疾是由痢疾杆菌引起的肠道传染病。

70. A　发送者障碍中目的不明，导致信息内容的不准确要求发送者在信息交流之前必须有一个明确的目的，即“我要通过什么通道，向谁传递什么信息，并达到什么目的”。

71. D　灭菌剂能杀灭一切微生物包括细菌芽孢，如甲醛、戊二醛、环氧乙烷等（选D）。碘伏、乙醇属中效类消毒剂，能杀灭分枝杆菌、细菌繁殖体、真菌、病毒等，无法杀灭细菌芽孢（不选B、C）。氯己定（洗必泰）、苯扎溴铵（新洁尔灭）属低效消毒剂，能杀灭细菌繁殖体（分枝杆菌除外）和亲脂病毒，无法杀灭细菌芽孢（不选A、E）。

72. E　健康传播的特点包括健康传播活动具有公共性和公益性，传递的是健康信息，具有明确的目的性，过程具有复合性，对传播者有特殊素质要求。其中健康传播具有明确的目的性，是以健康为中心，力图达到改变个体和群体的知识、态度、行为，使之向有利于健康方向转化的目的。

73. D　主持会议具体要把握紧扣议题（不选A）、激发思维（不选B）、引导合作（不选C）、恪守时间（不选E）4个要点。

74. E　健康教育是由教学者把健康相关信息借教学活动传达给学习者，从而把人类有关医学或健康科学的知识和技术转化为有益于人们健康的行为，其目标在于培养既有健康知识又有健康行为的人。

75. B　计划目的是健康教育项目最终利益的阐述。计划目标是在计划目的的基础上，进一步回答对象、时间、什么或多少等问题，如“社区55岁以上的老年人高血压的控制率在3年内提高30%”。

76. C　根据对患者人身造成的损害程度，医疗事故分为四级。一级医疗事故是指造成患者死亡、重度残疾（不选D）。二级医疗事故是指造成患者中度残疾（不选B）、器官组织损伤导致严重功能障碍（不选E）。三级医疗事故是指造成患者轻度残疾、器官组织损伤导致一般功能障碍（选C）。四级医疗事故是指造成患者明显人身损害的其他后果（不选A）。

77. C　健康促进实质上是政治和社会运动，通过健康共治，制订和实施健康的公共政策和动员全社会的参与，来营造健康的支持性环境，使健康选择成为每个人既方便又实惠的选择。

78. A 病房教育指医护人员在患者住院期间进行的健康教育，内容应较系统、深入，主要包括患者所患疾病的病因、发病机制（不选 B）、症状、并发症（不选 C）、治疗原则（不选 D）、生活起居、饮食知识等（不选 E）。

79. A 主动 - 被动型模式是传统的、单向性的、以生物医学模式及疾病护理为主导思想的护患关系模式，其特征是“护士为患者做什么”。在此模式下护士处于主导地位，将自身的意见施加于患者，患者处于被动接受护理的从属地位，绝对服从护士的处置与安排，只适用于昏迷、休克、精神病、智力严重低下的患者及婴幼儿等。

80. B 有效控制系统必须注意客观性，客观性要求在控制工作中要实事求是，对组织实际情况及变化进行客观的了解和评价，而不是仅凭主观直觉办事。在控制过程中，最容易受主观因素影响的是对人的绩效评价。

81. B 处理冲突的传统方法中，和平共处是冲突各方采取求同存异、和平共处的方式，避免把意见分歧公开化，虽不能消除分歧，但可以避免冲突的激化。领导者对于一些无原则的纠纷，可劝导双方大事讲原则，小事讲风格。

82. E 门诊教育主要包括候诊教育、随诊教育、咨询教育和健康教育处方。其中健康教育处方指在诊疗过程中，以医嘱的形式对患者的行为和生活方式给予指导。

83. D 涂擦消毒手时，用消毒剂依次涂擦双手，即手掌对手掌、手背对手掌、指尖对手掌、两手指缝相对互擦，每个步骤重复 3 次，注意指甲、指缝、拇指、指关节等处，涂擦时间不少于 2 分钟，自然干燥，即达到消毒手的目的。

84. A 洗手应使用清洁剂认真揉搓掌心、指缝、手背、手指关节、指腹、指尖、拇指、腕部，至少 15 秒。

85. B 含氯消毒剂适用于医疗卫生机构、公共场所等的消毒。对被血渍污染的环境，可使用 0.5% 含氯消毒剂初步处理。

86. A 2% 戊二醛适用于不耐热的诊疗器械和精密仪器的消毒与灭菌，如内镜等。

87. C 脓毒症抗菌药物一般用至体温正常、病情好转后 7~10 天。

88. E 心内膜炎抗菌药物一般用至体温正常，病情好转后 4~8 周。

89. A 人类传播活动类型分为人际传播、群体传播、大众传播、组织传播、自我传播（不选 D）。人际传播又称亲身传播，是指人与人之间面对面直接的信息交流，是个体之间相互沟通；人际传播是建立人际关系的基础，是共享信息的最基本传播形式（选 A）。群体传播是指组织以外的小群体（非组织群体）的传播活动（不选 B）。组织传播是指组织之间、组织内部成员之间的信息交流活动，是有组织、有领导进行的有一定规模的信息传播。自我传播又称人内传播，是指个体接收外界信息后，在头脑中进行信息加工处理的过程（不选 E）。

90. C 大众传播是指职业性传播机构通过广播、电视、报刊、书籍等大众传播媒介向范围广泛、为数众多的社会人群间接性传递信息的过程。

91. D 稳定性与适应性相结合的原则是管理者必须在稳定与动态变化之间寻求一种平衡，既保证组织结构有一定的稳定性，又使组织有一定的发展弹性和适应性（选 D）。集权与分权相结合的原则是指在组织工作中必须要正确处理好集权与分权的关系，以保证组织的有效运行（不选 C）。目标统一原则是指在建立组织结构时，要有明确的目标，并使各部门、员工的目标与组织的总体目标相一致（不选 E）。

92. B 有效管理幅度原则是指组织中主管人员直接管辖下属的人数应适当，才能保证组织的有效运行。

93. A 责权一致的原则是指为保证组织结构的完善和组织工作的有效进行，在组织结构的设计过程中，职位的职权和职责要对等一致。

94. A 临床护理活动的质量评价包括基础质量评价、环节质量评价和终末质量评价。基础质量评价即要素质量评价，主要着眼于评价执行护理工作的基本条件，包括组织机构、设施、仪器设备以及护理人员素质等，常用指标有仪器设备完好率、急救物品完好率等（选 A）。环节质量评价是护理工作活动过程的质量评价，常用指标有护理技术操作合格率（不选 C）、基础护理合格率、运行病历合格率（不选 B）、各种护理表格书写合格率、一人一针一管执行率（不选 D）、常规器械消毒灭菌合格率。

95. E 终末质量评价是评价护理活动的最终效果，常用指标有皮肤压疮发生率、护理差错发生率、出院患者满意度等。

96. E 医院用品按照危险性分类，高度危险性物品指进入人体无菌组织、器官、脉管系统，有无菌体液从中流过的物品或接触破损皮肤和破损黏膜的物品，一旦被微生物污染，具有极高感染风险，如手术器械、穿刺针、注射器、腹腔镜、直肠镜、活检钳、心脏导管、植入物等。

97. C 中度危险性物品指仅与皮肤、黏膜相接触，而不进入无菌组织内部的物品，如血压计袖带、体温表、鼻镜、耳镜、压舌板等。

98. B 呼吸道隔离适用于由患者的飞沫和鼻咽分泌物经呼吸道传播的疾病，如肺结核、流行性脑脊髓膜炎、麻疹等。

99. C 消化道隔离适用于由患者的排泄物直接或间接污染食物、食具而传播的传染病，如伤寒、甲型肝炎、戊型肝炎等。

100. A 血液 - 体液隔离适用于直接或间接接触感染的血及体液而传播的传染病，如乙型肝炎、丙型肝炎、艾滋病等。

专业知识

1. C 胃出血多发生于术后 24 小时内，为胃大部切除术后最早出现的并发症（选 C）。吻合口瘘多发生于术后 5~7 天（不选 B）。十二指肠残端破裂多发生于术后 24~48 小时（不选 E）。倾倒综合征为术后远期并发症（不选 A），包括早期倾倒综合征和晚期倾倒综合征，其中晚期倾倒综合征又称低血糖综合征（不选 D）。

2. C 急性呼吸窘迫综合征（ARDS）胸部 X 线检查早期可无异常，或表现为肺纹理增多；进展期出现广泛斑片状以至融合成大片状的磨玻璃或实变浸润影；末期可出现肺间质纤维化改变（选 C）。主要表现为进行性呼吸困难（不选 A）、动脉血氧分压进行性下降，普通供氧常不能缓解缺氧，须气管插管给予机械通气支持（不选 B）。ARDS 早期由于过度通气出现呼吸性碱中毒，后期可因通气障碍，CO_2 在体内积聚而导致高碳酸血症，组织灌注不足又可引起乳酸性酸中毒，血生化检查可为呼吸性酸中毒合并代谢性酸中毒(不选 D)。动脉血气分析典型表现为 PaO_2 降低（$<$ 60mmHg）、$PaCO_2$ 降低（$<$ 35mmHg）、pH 升高（不选 E）。

3. D 休克患者代偿期主要表现为精神紧张、烦躁不安、口渴、面色苍白、四肢湿冷、脉搏$<$ 100 次 / 分、呼吸急促，血压正常或稍升高，脉压缩小，尿量正常或减少。

4. D 心内手术后一般需连续监测心功能 48 小时。连续监测及记录生命体征，每 15 分钟 1 次，病情平稳后改为 30 分钟 1 次。监测左房压、右房压、肺动脉压和肺动脉楔压，为术后维持和恢复正常的血流动力学提供客观依据。

5. C 破伤风发作期的典型症状是肌紧张性收缩及阵发性强烈痉挛，咀嚼肌最先受累（不选 A），随后依次为面部表情肌、颈、背、腹、四肢肌，最后为膈肌，出现相应的表现如不能咀嚼、张口困难，苦笑面容，颈强直，角弓反张，膀胱括约肌痉挛可引起尿潴留（不选 D），累及膈肌可致呼吸困难，甚至呼吸暂停。轻微的刺激（声、光、疼痛、接触、饮水等）均可诱发强烈的阵发性痉挛(不选 B)。发作时患者神志清楚(选 C)，表情痛苦，可持续数秒至数分钟；一般不伴有高热（不选 E)。

6. C 静脉注射化疗药时，一旦发生药物外渗，应立即停止输注药液（不选 A)，保留针头接注射器回抽后（不选 E)，皮下注入解毒药再拔针（不选 B)，局部涂氢化可的松（不选 D)。根据药物特性，相应选择冷敷、热敷、局部封闭治疗等措施（选 C)。

7. E 急性化脓性骨髓炎早期经抗生素治疗 48~72 小时仍不能控制局部症状时即应手术，目的是引流脓液，防止演变为慢性骨髓炎。常用手术方式有钻孔引流术和开窗减压 2 种。

8. C 尿频是良性前列腺增生最常见的早期症状，夜间更为明显（选 C)。进行性排尿困难是良性前列腺增生的典型症状（不选 B)。梗阻加重或由久坐、劳累等因素诱发可发生尿失禁、尿潴留（不选 E)。良性前列腺增生合并感染或结石可有尿频、尿急、尿痛等症状（不选 A)。增生的腺体表面黏膜血管破裂时，可发生不同程度的无痛性肉眼血尿（不选 D)。

9. B 骨肉瘤是最常见的原发恶性骨肿瘤，好发年龄为 10~20 岁，好发部位为长骨干骺端和椎体，特别是股骨远端和胫骨近端（膝关节上下端)。肿瘤生长破坏骨质，轻微外力可引发病理性骨折。骨肉瘤采用以手术为主、化疗为辅的综合治疗方式。

10. E 由于胸廓成形术中切除肋骨会造成一定程度的胸壁软化，术后需加压包扎胸部，以避免反常呼吸。

11. E 给急腹症患者行直肠指诊时，指套带黏液及血液可能为肠套叠、直肠癌和肠绞窄。触痛明显或有波动感提示盆腔积脓或积血。

12. A 肾结核的常见症状是脓尿，患者均有不同程度的脓尿，严重者尿如洗米水样，内含有干酪样碎屑或絮状物，也可出现脓血尿或脓尿中混有血丝。

13. B　男性生殖系统结核大多继发于肾结核，一般来自后尿道结核分枝杆菌感染，少数由血行直接播散所致，包括附睾结核、前列腺、精囊结核，均多见于 20~40 岁青壮年。

14. D　早期发现和早期治疗是改善肝癌预后的最主要措施，早期原发性肝癌应尽量采取手术切除（选 D）。肝动脉化疗栓塞是肝癌非手术疗法中的首选方法（不选 B）。其他治疗包括放疗（不选 C）、分子靶向治疗、生物和免疫治疗（不选 A）、中医治疗等（不选 E）。

15. D　脊髓型颈椎病早期表现为上肢或下肢麻木无力、僵硬、双足踩棉花感，双手精细动作障碍；后期常有大小便功能障碍（不选 A、B、C）。查体可见四肢腱反射亢进，肌力减退，肌张力增高，躯体有感觉障碍平面（不选 E）；霍夫曼征（Hoffmann 征）、巴宾斯基征（Babinski 征）等病理征可呈阳性。压头试验及臂丛牵拉试验阳性为神经根型颈椎病的表现（选 D）。

16. B　深Ⅱ度烧伤伤及真皮乳头层以下，痛觉迟钝，创面苍白与潮红相间，水疱较小，疱壁较厚。浅Ⅱ度烧伤伤及真皮浅层，产生大小不一的水疱，疱壁薄，含黄色液体，基底潮红，疼痛剧烈（不选 D、E）。根据中国新九分法，成人各部位体表面积占总体表面积百分比：双臀 5%、双足 7%、双小腿 13%、双大腿 21%。烧伤面积为（13% + 7%）/2=10%（选 B，不选 A、C）。

17. B　门静脉高压症患者脾功能亢进时，脾巨噬细胞吞噬功能增强，吞噬大量血细胞，导致外周血白细胞、血小板和红细胞减少，并出现贫血。

18. C　限制区（洁净区）包括手术间、洗（刷）手间（选 C）、无菌物品间、药品室、麻醉准备室等。非限制区（非洁净区）包括办公室（不选 B）、会议室、实验室、值班室（不选 D）、休息室（不选 A）等。半限制区（准洁净区）包括器械室、敷料室（不选 E）、消毒室等。

19. C　外科急腹症“四禁”原则包括禁食、禁忌灌肠（选 C）、禁用泻药、禁用吗啡等镇痛药物。腹部急诊手术术前需要禁食，必要时留置胃肠减压管（不选 A），手术区做好备皮（不选 E），行交叉配血试验及麻醉药物过敏试验（不选 B、D）。

20. D　眩晕为椎动脉型颈椎病最常见的症状，转头和姿势改变时眩晕加重，常伴有头痛、视物模糊、耳鸣、听力下降、发音不清、共济失调，甚至猝倒。

21. B　闭合性多根多处肋骨骨折患者胸壁软化可出现反常呼吸运动，若软化范围较大，呼吸时两侧胸膜腔的压力发生变化，导致纵隔扑动，影响肺通气和静脉血回流，导致体内缺氧和二氧化碳潴留，严重者可发生呼吸和循环衰竭。

22. D　胆源性胰腺炎的治疗原则为治疗胆道疾病。取出胆管结石，解除梗阻，通畅引流。

23. E　脓液稠厚不易抽出，或经治疗脓液不见减少，患者症状不见明显改善，或发现有大量气体，疑伴有气管、食管瘘或腐败性脓胸等，均宜及早施行胸膜腔闭式引流。

24. A　阑尾切除术后鼓励患者在床上活动肢体，待麻醉反应消失后早期下床活动，可促进肠蠕动恢复，预防肠粘连。

25. A　对大多数早期和较早期实体肿瘤来说，手术仍然是首选的治疗方法。良性肿瘤经完整切除后，可获得治愈。即使恶性实体瘤，只要癌细胞尚未扩散，手术治疗仍有较大的治愈机会。

26. E　关节脱位早期常合并关节内外骨折、周围血管神经损伤、休克等。晚期可发生骨化性肌炎、骨缺血性坏死和创伤性关节炎等。骨 - 筋膜室综合征不会发生于关节脱位。

27. D　外科治疗门静脉高压症主要是预防和控制食管胃底静脉曲张破裂出血。食管胃底曲张静脉一旦破裂引起出血，就会反复出血，而每次出血必将给肝带来损害，积极采取手术止血，可防止上消化道再出血，预防肝昏迷的发生。

28. E　术前需要预防性应用抗生素的情况包括涉及感染病灶或接近感染区域的手术；胃肠道手术；操作时间长、创面大的手术；开放性创伤，创面已经污染或软组织有广泛损伤、创伤至实施清创的间隔时间长或清创所需的时间较长及难以彻底清创者；癌肿手术；涉及大血管的手术；需要植入人工制品的手术；器官移植术。

29. B　股骨开放性骨折伴活动性出血患者抢救时，应立即压迫止血以防患者出现低血容量性休克，再行后续治疗。

30. E　排便习惯和大便性状改变是结肠癌患者最早出现的症状，可表现为大便次数增多、腹泻、便秘、便中带血、脓液或黏液等。

31. A　胃大部切除术是消化性溃疡的主要术式，适用于非手术治疗无效或并发穿孔、出血、幽门梗阻、癌变者。切除范围为胃的远端 2/3~3/4 并包括幽门和近胃侧部分十二指肠球部。毕Ⅰ式多用于胃溃疡，残胃与十二指肠直接吻合，重建后的结构接近于生理状态，避免胆汁、胰液反流入胃，减少残胃炎和残胃癌的发生。

32. C 压力性尿失禁是膀胱逼尿肌功能正常，但由于尿道括约肌张力减低或骨盆底部尿道周围肌肉和韧带松弛，导致尿道阻力下降，患者平时尚能控制排尿，但当腹压突然增加（如咳嗽、喷嚏、大笑、举重等）时，使膀胱内压超过尿道阻力，少量尿液不自主地由尿道口溢出。常见于多次分娩或绝经后的妇女。

33. A 颈髓损伤时，由于肋间神经支配的肋间肌完全麻痹，胸式呼吸消失，患者能否生存，取决于腹式呼吸。任何阻碍膈肌活动和呼吸道通畅的原因均可导致呼吸衰竭。为防止发生呼吸衰竭，应保持呼吸道通畅，必要时行气管切开。

34. D 急性阑尾炎一经确诊，应尽早手术。早期手术既安全、简单，又可减少近期或远期并发症的发生。非手术治疗适用于客观条件不允许手术的单纯性阑尾炎、急性阑尾炎诊断尚未确定、病程已超过 72 小时、炎性肿块和（或）阑尾周围脓肿已形成等有手术禁忌证者。急性阑尾炎患者如阑尾穿孔已被包裹形成阑尾周围脓肿，病情较稳定则可用抗生素，同时联合中药治疗促进脓肿吸收消退，也可在超声引导下穿刺抽脓或置管引流。

35. B 心包积液时患者最突出的症状是呼吸困难，心音低而遥远，脉搏可减弱或出现奇脉。短期大量心包积液可致心脏压塞，表现为血压下降、脉压变小，静脉压增高（中心静脉压≥ $25cmH_2O$，颈静脉怒张），心率增快，脉搏细弱，四肢发冷、尿量减少。

36. C 破伤风患者前驱期症状无特异性，以张口不便为主要特征，可出现乏力、头痛、头晕、咀嚼无力、反射亢进等前驱症状。发作期首先出现张口困难，之后出现苦笑面容，颈强直，角弓反张，累及膈肌可致呼吸困难，甚至呼吸暂停。发作时患者神志清楚，表情痛苦，可持续数秒至数分钟。

37. B 外科感染是指需要外科干预治疗的感染，包括组织损伤、手术、空腔性器官梗阻、器械检查等并发的感染。

38. A 全脊椎麻醉是硬膜外阻滞最危险的并发症。因穿刺针或导管误入蛛网膜下腔而未被及时发现，将超量局部麻醉药注入而产生异常广泛的脊神经阻滞。患者在注药后迅速出现呼吸困难、血压下降、意识模糊或丧失，甚至出现心脏骤停。

39. C 急性胆囊炎患者表现为典型的查科三联征即腹痛、寒战与高热、黄疸，还可有恶心、呕吐、腹膜炎等全身症状。

40. D 脑转移性肿瘤多来自肺、乳腺、甲状腺、消化道等部位的恶性肿瘤。

41. A 急性呼吸窘迫综合征（ARDS）患者由于毛细血管通透性增加，胶体物质可渗至肺间质，所以在 ARDS 早期，除非有低白蛋白血症，不宜输注过多胶体液（不选 B）。有低血压和重要脏器低灌注的患者应以输入晶体液为主，首先保证充足的血容量（选 A）。

42. C 托马斯征（Thomas 征）又称髋关节屈曲挛缩试验，可检查髋关节有无屈曲畸形。患者仰卧于检查床上，检查者将其健侧髋骨、膝关节完全屈曲，使膝部尽可能贴近前胸，患肢保持伸直状态，此时腰椎前凸完全消失而腰背平贴于床面，即为阴性；若患髋存在屈曲畸形，患肢随之翘起不能伸直平放于床面上，即为阳性。

43. A 腹部压痛、腹肌紧张和反跳痛（腹膜刺激征）是腹膜炎的典型体征，尤以原发病灶所在部位最为明显。

44. C 定期乳房自我检查有助于早期发现乳房病变，20 岁以上妇女特别是高危人群及术后患者一般每个月进行 1 次乳房自我检查。

45. B 骨盆悬吊牵引属于兜带牵引，常用于骨盆骨折的复位与固定。直接牵引又称骨牵引，将牵引钢针穿入骨骼的坚硬部位，通过钢针直接牵引骨折。颅骨骨板牵引、尺骨鹰嘴牵引、胫骨结节牵引和跟骨牵引都属于直接牵引。

46. E 回肠代膀胱术后为引流尿液及代新膀胱冲洗需要留置代膀胱造口管。为预防肠黏液分泌过多引起管道阻塞，术后应注意观察回肠引流管的尿液情况。

47. C 小脑幕切迹疝发生时，同侧的大脑受到挤压而造成病变对侧偏瘫，同侧动眼神经受到挤压产生动眼神经麻痹症状。左侧小脑幕切迹疝相应的典型临床表现是进行性意识障碍，可出现昏迷；右侧肢体肌力减弱或瘫痪；左侧瞳孔进行性散大。

48. A 吻合口瘘是食管癌术后最严重的并发症，表现为呼吸困难、胸痛、胸腔积液和全身中毒症状，如高热、寒战，甚至休克等。

49. D 引起骨折移位的因素包括暴力的大小、作用方向及性质；骨折远侧段肢体的重量；肌肉收缩牵拉力；不恰当的搬运及治疗。其中肌肉收缩牵拉力的作用是最根本而又持续存在的因素。

50. E 停止使用胃肠减压拔除胃管时，将胃管末端用夹子夹紧。嘱患者做深呼吸，在患者呼气时拔管，边拔边擦，到咽喉部时迅速拔出（不选 C、D）。拔管后帮助患者清洁口、鼻、面部，擦拭胶布痕迹（选 E）。

51. C 使用镇痛药前应了解药物作用、用药途径、剂量、不良反应、适应证和禁忌证等（不选 A）。未能明确诊断前，勿随意给药，以防掩盖病情（不选 B）。诊断明确或术后患者主诉疼痛应积极控制，最好在疼痛发作前遵医嘱给予药物（选 C）。给予镇痛药物后，注意评估和记录镇痛效果（不选 D）。麻醉性镇痛药具有成瘾性，非麻醉性药物能达镇痛效果，就不用麻醉性镇痛药（不选 E）。

52. D 评估肢体血液循环是石膏固定或夹板外固定护理中最重要的内容，应注意加强观察，若发现包扎过紧应及时处理，出现“5P”征（疼痛、苍白、感觉异常、麻痹及脉搏消失），应警惕骨 - 筋膜室综合征。

53. D 脑震荡是最轻的脑损伤，患者主要表现为伤后立即出现短暂的意识丧失，持续时间一般不超过半小时，出现颅内压增高如头痛、恶心呕吐等表现，意识恢复后，出现逆行性遗忘，神经系统检查多无明显阳性体征。

54. B 成人血胸量 ≤ 500ml 为少量血胸，500~1000ml 为中量血胸，> 1000ml 为大量血胸。

55. B 脑疝患者的主要表现为颅内压增高症状，进行性加重的剧烈头痛，躁动不安，喷射性呕吐等；进行性意识障碍；患侧瞳孔进行性散大；脑干受压后生命中枢功能紊乱等表现。蛛网膜下腔出血主要表现为突发异常剧烈全头痛，患者常描述为“一生中经历的最严重的头痛”，可出现脑膜刺激征。

56. D 肱骨髁上骨折分为伸直型和屈曲型，以伸直型多见。伸直型肱骨髁上骨折的近端向前下方移位，远端向后上方移位。最易合并肱动、静脉损伤，也可合并正中神经、桡神经、尺神经损伤。屈曲型近折端向后移位，远折端向前移位，骨折线呈由前上斜向后下，少有合并神经血管损伤。

57. B 非甾体抗炎药可抑制环氧合酶 -1（COX-1），致维持黏膜正常再生的前列腺素 E 不足，黏膜修复障碍，导致胃十二指肠溃疡，发生糜烂和出血，表现为黑便及呕血。

58. E 乳腺癌多发于 40~60 岁的女性，乳房肿块为最常见的症状，早期为无痛、单发的小肿块，癌细胞累及 Cooper 韧带，使其缩短而致皮肤表面凹陷，出现“酒窝征”，是乳腺癌的特征性体征。癌细胞阻塞乳房皮下、皮内淋巴管可使皮肤产生“橘皮样”改变。癌细胞侵犯乳管可引起乳头内陷。晚期癌肿侵及皮肤可引起皮肤破溃。

59. C 髋关节脱位按股骨头的移位方向，分为后脱位、前脱位和中心脱位，其中以后脱位最常见。除患侧髋关节疼痛，主动活动功能丧失外，后脱位髋关节呈屈曲、内收、内旋及短缩畸形（选 C）；前脱位髋关节呈明显外旋、轻度屈曲和外展畸形，患肢很少短缩（不选 D）。

60. D 血钾的正常值范围为 3.5~5.5 mmol/L。低渗性脱水时血 Na^+ 浓度 < 135mmol/L，根据缺钠程度，低渗性脱水可分为三度：轻度缺钠者血钠浓度 < 135 mmol/L，中度缺钠者血钠浓度 < 130mmol/L，重度缺钠者血钠浓度 < 120mmol/L。

61. E 休克重度抑制期患者可出现面色苍白、四肢厥冷、收缩压小于 70mmHg 等临床表现。此时估计出血量在 40% 以上（1600ml 以上）。

62. B 休克重度抑制期收缩压 < 70mmHg 或测不到，脉搏细速或摸不清，尿量极少或无尿。此时患者血容量严重不足，应迅速扩充血容量。

63. D 休克补液遵循先晶后胶的原则，一般先补充扩容迅速的晶体液，首选平衡盐溶液；再补充扩容作用持久的胶体液，如低分子右旋糖酐溶液。

64. C 吸入氧浓度（%）=21 + 4× 氧流量（L/min）。患者氧流量为 3L/min，则吸入氧浓度 =21 + 4×3=33%。

65. E 终末期肿瘤患者不应收入 ICU。ICU 主要收治经过严密监测、积极治疗和加强护理后有可能恢复的各类重危患者，主要包括严重创伤、大手术及器官移植术后需要监测器官功能的患者；各种原因引起的循环功能失代偿，需要以药物或特殊设备支持的患者；有可能发生呼吸衰竭，需要严密监测呼吸功能，或须用呼吸机治疗的患者；严重水、电解质紊乱及酸碱平衡失调的患者；麻醉意外、心脏停搏复苏后需要继续治疗和护理的患者等。

66. A 空腔性脏器损伤的主要表现是弥漫性腹膜炎，多出现持续性剧烈腹痛、恶心、呕吐，伴全身性感染症状，最突出的体征是腹膜刺激征，腹部压痛、反跳痛、腹肌紧张。X 线检查显示腹腔内游离气体是胃肠道破裂的最主要证据。

67. B 腹部空腔性脏器如胃肠道、胆道、膀胱等破裂的主要临床表现是局限性或弥漫性腹膜炎。除胃肠道症状（恶心、呕吐、便血、呕血等）及稍后出现的全身性感染的表现外，最为突出的是腹膜刺激征。结肠破裂造成的腹膜炎出现时间较晚。

68. B 对于腹部损伤患者，最主要的护理措施是禁饮禁食，胃肠减压。

69. B 内痔发生于齿状线以上，表面覆盖直肠黏膜，外痔发生于齿状线以下，表面覆盖肛管皮肤。

70. B 肛管上界为直肠穿过盆膈的平面，下界为肛门缘，长约 4cm，被肛提肌和肛门括约肌包绕，肛门括约肌分为内括约肌和外括约肌，有控制排便的作用。肛柱是肛管内面纵行的黏膜皱襞，其基底之间有半月形皱襞。肛垫位于直肠、肛管结合处，也称直肠肛管移行区（痔区）。

71. B 硬膜外血肿典型的意识障碍是伤后昏迷有中间清醒期，临床过程为昏迷→中间清醒或好转→昏迷。

72. D 硬膜外血肿典型的意识障碍是伤后昏迷有中间清醒期，即原发脑损伤后昏迷，随后完全清醒或好转，经过一段时间因颅内血肿形成，颅内压增高使患者再度出现昏迷并呈进行性加重。中间清醒期的长短主要取决于血肿形成的速度。

73. A 蛛网膜下腔出血最常见的病因为颅内动脉瘤，病变血管可自发破裂，或情绪激动、重体力劳动等因素引起血压突然升高而导致破裂，血液进入蛛网膜下腔，引起颅内压增高、化学性脑膜炎等，临床表现为头痛、呕吐、意识障碍，脑膜刺激征（如颈强直、凯尔尼格征等）阳性，动眼神经受累引起患侧上睑下垂、眼球外斜，瞳孔逐渐散大，直接和间接对光反射消失等。

74. E 脑血管造影是确诊蛛网膜下腔出血病因（特别是颅内动脉瘤）最有价值和最具定位意义的检查，可明确动脉瘤的大小、位置、有无血管痉挛等解剖学特点。

75. D 蛛网膜下腔出血时，腰椎穿刺脑脊液成分通常以大量红细胞为主。

76. A 冠状动脉造影是临床诊断冠心病的“金标准”，有助于选择最佳治疗方案及判断预后。可准确了解粥样硬化的病变部位、血管狭窄程度和狭窄远端冠状动脉血流通畅情况。超声心动图可提供冠状动脉、心肌、心腔的结构及血管、心脏的血流动力学检查结果。

77. C 冠状动脉旁路移植术（冠状动脉搭桥术）的手术适应证为药物治疗不能缓解的心绞痛，经冠状动脉造影显示冠状动脉两支或两支以上的狭窄病变＞70%；左冠状动脉主干狭窄和前降支狭窄；出现心肌梗死并发症；介入治疗术后狭窄复发。

78. B 冠状动脉旁路移植术术前 3~5 天停用抗凝药、利尿药、洋地黄、奎尼丁等药物，以防术中出血不止、洋地黄毒性反应等。

79. D 良性前列腺增生是造成老年男性急性尿潴留最常见的原因。进行性排尿困难是良性前列腺增生最主要的症状。在良性前列腺增生的任何阶段，可因气候变化、劳累、饮酒、便秘、久坐等因素，使前列腺突然充血、水肿导致急性尿潴留。患者因不能排尿，膀胱胀满，常需到医院急诊导尿。

80. B 急性尿潴留的病因可分为机械性和动力性。机械性梗阻包括任何导致膀胱颈部及尿路梗阻的病变，如良性前列腺增生、尿道损伤、尿道狭窄、膀胱尿道结石、异物和泌尿系统肿瘤等；动力性梗阻指膀胱出口、尿道无器质性梗阻病变，尿潴留是排尿动力障碍所致，最常见的原因为中枢或周围神经系统病变，如外伤性高位截瘫、神经系统肿瘤、糖尿病等。

81. E 导尿是解除尿潴留最直接和最有效的方法。若尿潴留时间较长或导出尿液过多，排尿功能一时难以恢复时，应留置导尿管。导尿管插入困难时，可行耻骨上膀胱穿刺造口术。

82. E 在髋关节置换术后 3 个月内，若关节周围软组织没有充分愈合，为避免关节脱位，应尽量避免过度内收、外旋和屈髋（不超过 90°）。禁止下蹲、坐矮凳（不选 B）、坐软沙发、盘腿、跷二郎腿或过度弯腰拾物等动作（不选 A）。此段时间内可行抗阻力的髋关节主动训练，如静态自行车练习，上车时患肢支撑，健侧先跨上车（选 E）。此外，嘱患者尽量不做或少做有损人工关节的活动，如爬山（不选 C）、爬楼梯和跑步等（不选 D）。

83. B 髋关节置换术后易发生关节脱位。术后关节周围软组织没有充分愈合，体位摆放不当或锻炼方法不当等均可引起关节脱位。

84. E 行人工全髋关节置换术后为预防关节脱位，应避免屈髋大于 90°（如上身向前弯腰超过 90°，或患侧膝关节抬高超过髋关节），避免下肢内收超过身体中线。禁止坐软沙发（不选 D）。侧卧时应健肢在下，患肢在上（不选 C），两腿间夹枕头。使用单拐时拐杖要握在健侧手中（不选 B），上楼时健肢先上，下楼时患肢先下（选 E）。避免在负重状态下反复做髋关节伸屈动作（不选 A），或做剧烈跳跃和急停急转运动。

85. C 腰椎间盘突出症主要表现为腰痛和坐骨神经痛。腰痛是腰椎间盘突出症最早出现的症状，常表现为下腰部及腰骶部的持久性钝痛。弯腰负重、咳嗽、喷嚏、长时间强迫体位可加重，休息后症状缓解。坐骨神经痛常为单侧放射性疼痛，从腰骶部、臀部向大腿后外侧、小腿外侧、足跟部或足背部放射，可伴感觉迟钝或麻木。查体可见腰椎侧凸、腰部活动受限、压痛，直腿抬高试验和加强试验阳性。腰椎管狭窄症患者最典型的症状为腰腿痛和神经源性间歇性跛行，还可出现神经根受压症状。腰椎结核表现为较长期的腰部钝痛，可放射至腰部，查体有拾物试验阳性，伴有乏力、盗汗、低热等结核中毒症状。

86. D 腰椎间盘退行性变是腰椎间盘突出症的基本病因。积累损伤是椎间盘退行性变的主要原因，最易由反复弯腰、扭转等动作引起。此外也与长期震动、过度负荷、外伤、遗传、妊娠、发育异常、吸烟和糖尿病等有关。

87. E 腰椎间盘突出症患者查体有直腿抬高试验阳性。神经根型颈椎病查体可见臂丛牵拉试验阳性、压头试验阳性。

88. B 当中心静脉压（CVP）低于正常（CVP 正常值 5~12cmH_2O）且血压明显下降时，提示患者血容量严重不足。

89. B 迅速补充血容量是纠正组织低灌注和缺氧的关键，是纠正休克的基础。应迅速建立2条以上静脉通道。在纠正休克的同时，应积极处理原发病，纠正酸碱平衡失调。

90. A 急性肾损伤少尿期体内水分大量蓄积会出现水中毒（不选B），由于肾排钾减少可出现高钾血症（选A）。由于肾小管泌酸和重吸收HCO_3^-下降，酸性代谢产物排出减少；且常合并高分解代谢状态，使酸性代谢产物明显增多，可致代谢性酸中毒（不选D）。由于血小板质量下降、多种凝血因子减少及毛细血管脆性增加，患者可有出血倾向（不选E）。少尿期患者还可出现高磷血症、高镁血症、低钠血症、低氯血症和低钙血症等（不选C）。

91. D 急性肾损伤少尿期或无尿期，液体不能排出，水分大量蓄积可引起高血压、肺水肿、脑水肿等，应严格限制液体入量，坚持“量出为入，宁少勿多”的补液原则。

92. A 血肌酐每天生成的量相当恒定，主要由肾小球滤过排出体外，是评估肾功能的可靠指标，急性肾损伤时肌酐排出量减少，血肌酐明显增加（选A）。血尿素氮是蛋白质代谢的终末产物，主要经肾排出，受到饮食中蛋白质摄入量、组织蛋白质分解代谢及肝功能状况的影响（不选D）。急性肾损伤早期尿量迅速减少，但单独用尿量改变评估急性肾损伤时，须考虑其他影响尿量的因素，如尿路梗阻、血容量状态、利尿药的使用等（不选E）。

93. D 留置T管引流的患者，胆道远端通畅的表现为食欲好转，黄疸消退，引流量减少。T管阻塞或肝衰竭可表现为引流量过少；胆总管下段梗阻可表现为引流量过多。

94. B T管一般放置2周左右，术后10~14天试行夹闭T管1~2天。若无腹胀、腹痛、发热及黄疸等症状，可行T管造影，造影后继续引流24小时以上。如胆道通畅，无结石和其他病变，再次夹闭T管24~48小时，无不适症状方可拔管。

95. D 胸膜腔闭式引流用于引流液体时，引流管放置在患侧腋中线与腋后线间第6~8肋间；引流气体时放置在患侧锁骨中线第2肋间；引流脓液时应放置在脓液积聚的最低位置。

96. A 更换胸膜腔闭式引流瓶或患者移动时，应先用两把止血钳平行向夹闭胸膜腔闭式引流管，以防空气进入。

97. B 若引流管自胸部伤口脱出，应立即用手捏闭胸壁伤口处皮肤，消毒处理后，以凡士林纱布封闭伤口，并协助医师进一步处理。

98. A X线检查是诊断骨折最可靠的、必不可少的检查，可明确诊断并了解骨折类型及移位情况。

99. D 伸直型肱骨内上髁骨折的骨折线从前下斜向后上，易因向前下方移位的骨折近端压迫、挫伤或刺破肱动脉而致血液循环障碍，导致前臂骨 - 筋膜室综合征，如治疗不及时，会导致缺血性肌挛缩（选D）。正中神经损伤（不选A）、尺神经损伤（不选B）、肱动脉损伤（不选C）属于近期并发症。

100. A 受伤时间短、肿胀轻、无血液循环障碍者行手法复位外固定，用后侧石膏托在屈肘位固定4~5周。伤后时间较长、肿胀严重可先行尺骨鹰嘴悬吊牵引，待肿胀消退后行手法复位（选A）。手法复位困难、复位失败或有神经血管损伤者行切开复位内固定（不选C）。

专业实践能力

1. C 检查胸膜腔闭式引流管是否通畅的最简单方法是观察水封瓶长玻璃管中水柱波动的情况。在肺未

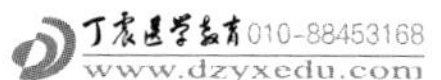

完全复张的情况下，长玻璃管内的水柱会随着呼吸运动过程中胸膜腔内压力的变化而上下波动。

2. E 导尿是解除尿潴留最直接和最有效的方法。若尿潴留时间较长或导出尿液过多，排尿功能一时难以恢复时，应留置导尿管。导尿管插入困难时，可行耻骨上膀胱穿刺造口术。

3. D 便秘患者用力排便可使颅内压升高，诱发脑疝。对于能进食者，应鼓励其多吃蔬菜和水果等粗纤维素类食物，勿用力屏气排便，可进行腹部按摩、使用开塞露，或使用缓泻药或低压小剂量灌肠通便，必要时用手指掏出粪块。肥皂水灌肠可增加循环血量，加重颅内压增高症状，诱发脑疝。

4. B 关节脱位固定期间进行等长肌肉舒缩活动，非固定关节进行关节的主动锻炼。固定结束后循序渐进地开始肢体的全范围功能活动。

5. C 腰椎间盘突出症状初次发作绝对卧硬板床3周，以减轻负重和体重对椎间盘的压力，症状缓解后戴腰围逐步下床活动。

6. C 膀胱破裂按腹膜的完整性分为腹膜内型和腹膜外型。腹膜内型膀胱破裂时，尿液流入腹腔常引起腹部压痛、反跳痛和肌紧张的急性腹膜炎症状，叩诊有移动性浊音。腹膜外型膀胱破裂时，可引起下腹部疼痛，压痛及肌紧张；有尿意但不能排出或仅排出少量血尿；若有血块堵塞则无尿液排出。导尿试验是确定膀胱破裂简单有效的检查方法。膀胱外伤时，导尿管可顺利插入膀胱（尿道损伤常不易插入），但仅流出少量血尿或无尿液流出。

7. B 行肠内营养时，每次输注营养液前及连续输注过程中（每隔4小时）评估胃内残留量，若超过150ml，应减慢或暂停输注，适当调整喂养量，以防胃潴留引起反流和误吸。

8. D 急性尿潴留发病突然，膀胱内充满尿液不能排出，胀痛难忍，辗转不安，有时从尿道溢出部分尿液，但不能减轻下腹部疼痛。查体耻骨上方常可见半球形膨隆，用手按压有明显尿意，叩诊呈浊音。

9. E 直肠癌Miles术后早期应禁食、胃肠减压，经静脉补充水、电解质及营养物质。术后48~72小时肠造口开放后，若无腹胀、恶心、呕吐等不良反应，即可拔除胃管（选E），饮水无不适后可进流质饮食（不选C），避免过多进食易引起胀气的食物，如牛奶、豆制品等（不选B）；术后1周进少渣半流质饮食（不选A，D），2周左右可进普通饮食，注意补充高热量、高蛋白、低脂、维生素丰富的食品，如蛋、鱼等。

10. E 要素膳是人工配制的、化学组成明确的、各种分子水平的、无须经消化即可吸收的营养成分。匀浆膳是将多种天然食物混合研碎后制成的半液体状膳食。

11. B 疼痛是患者的主观感受，疼痛刺激相同，但个体反应程度可能不同，应相信疼痛存在的事实，且患者可以要求免除疼痛，并根据个体差异采取镇痛措施。未明确诊断前，勿随意使用镇痛药，以免掩盖或延误病情；诊断明确或术后患者主诉疼痛应积极控制，最好在疼痛发作前，遵医嘱给予镇痛药物。术前镇痛有助于提高患者的器官功能和生活质量，促进患者迅速恢复。如果非麻醉性药物能够达到镇痛效果，应避免使用麻醉性药物。

12. C 肾上腺素可使局部血管收缩，延缓局部麻醉药吸收，从而延长局部麻醉药的作用时间并减少毒性作用（选C）。但手指、足趾和阴茎等处的局麻手术或、甲状腺功能亢进症（不选A）、心律失常、高血压（不选D）、心脏病及周围血管疾病等患者（不选E），不应加肾上腺素。甲状腺功能减退症患者须使用甲状腺激素治疗，肾上腺素与甲状腺激素合用易发生心律失常（不选B）。

13. D 牵引术是骨科常用的治疗方法，是利用牵引力和反牵引力作用于骨折部，达到复位或维持复位固定的治疗方法。

14. A 输尿管切开取石术前1小时需行腹部X线检查进行结石定位，定位后需保持定位时的体位，以免结石因活动再次移位。

15. B 肛周神经末梢丰富，大多直肠肛管疾病患者术后疼痛剧烈，术后1~2天遵医嘱应用镇痛药，必要时去除多余敷料。

16. D 急性阑尾炎患者早期阑尾腔内梗阻引起的腹痛较轻，为上腹部或脐部隐痛，梗阻严重时，可为较明显的阵发性绞痛，并逐渐加重，有时可伴恶心、呕吐。当阑尾炎症涉及壁腹膜时，腹痛变为持续性并转移至右下腹部，疼痛加剧，可有全身症状。

17. C 脓胸患者术前取半坐卧位，以利呼吸和引流。

18. B 急性腹膜炎术后患者取半坐卧位，利于腹腔渗液流入盆腔，防止并发膈下脓肿，减少吸收，减轻中毒症状，若形成残余盆腔脓肿，可便于引流。

19. D 疼痛评定的资料来源应为患者而不是家属。疼痛强度的评定方法最简单可靠的是患者的主诉。常用的疼痛评定方法有口述分级评分法、行为疼痛测定法、数字评分法、视觉模拟评分法、面部表情测量法。

20. E 胆总管结石合并感染时，表现为典型的查科三联征（夏柯三联征），即腹痛、寒战高热和黄疸；腹痛发生于剑突下或右上腹，呈阵发性绞痛或持续性疼痛阵发性加剧。

21. A 腓总神经损伤时导致小腿前、外侧伸肌群麻痹，出现踝背伸、外翻功能障碍，呈足内翻下垂畸形。

22. C 乳腺癌根治术后预防皮瓣坏死的主要措施是手术部位加压包扎及引流管负压吸引，及时、有效地吸出残腔内的积液、积血；使皮瓣紧贴胸壁，便于皮瓣建立新的血液循环，是预防皮瓣漂浮、坏死最重要的措施。若出现皮瓣下积液，应及时穿刺或引流，加压包扎。若皮瓣边缘发黑坏死，应及时报告医生将其切除，后期植皮。

23. D 急性化脓性腹膜炎术后，鼓励患者卧床期间进行床上翻身活动，视患者体力和病情可早期下床走动，促进肠功能恢复，防止术后肠粘连，促进术后康复。

24. D 石膏固定可造成的主要并发症包括骨 - 筋膜室综合征、压疮、化脓性皮炎（不选 E）、石膏综合征、肌肉萎缩、关节僵硬（不选 C）、骨质疏松（不选 B）等失用综合征的表现；如长期卧床还可出现坠积性肺炎、尿路感染、压疮等（不选 A）。接触性皮炎常发生于皮牵引（选 D）。

25. D 感染患者全身治疗内容包括合理应用抗生素，对症及支持疗法（选 D）。患部制动（不选 A）、物理治疗（不选 B）、手术切开引流治疗（不选 C）、局部用药为局部治疗的内容（不选 E）。

26. D 刷洗法外科手消毒的范围为自手指开始至肘关节以上 10cm。

27. E 高钾血症患者出现心律失常时，静脉缓慢推注 10% 葡萄糖酸钙或 5% 氯化钙，可对抗钾离子对心肌的抑制作用，缓解心律失常。

28. D 皮质醇增多症患者易出现向心性肥胖，四肢无力及肌肉萎缩，导致活动无耐力；皮肤较薄，毛细血管脆性增加，易出现瘀斑、骨质疏松、病理性骨折等导致受伤；易出现高血压；严重时亦可出现焦虑、抑郁等精神症状；不影响呼吸道功能。

29. B 心脏恢复跳动是实现复苏处理的首要目标，此外还应保护肾功能，维持呼吸功能，维持脑组织血流，加强基础护理。

30. D 尿量是反映组织灌注情况最佳的定量指标，也是判断血容量是否补足简单而有效的指标。尿量＜25ml/h、尿比重增高，提示肾血管收缩或血容量不足；若血压正常，尿量仍少且尿比重低提示急性肾损伤；尿量＞30ml/h 提示休克好转。

31. C 急性蜂窝织炎常见的致病菌为溶血性链球菌，为革兰阳性球菌，首选青霉素或磺胺类药物，合并厌氧菌感染时用甲硝唑。

32. A 下肢深静脉血栓形成患者应卧床休息 1~2 周，患肢禁止热敷、按摩，避免活动幅度过大、用力排便，以免血栓脱落。休息时患肢高于心脏平面 20~30cm，改善静脉回流，减轻水肿和疼痛。病情允许下床活动时，穿医用弹力袜或用弹力绷带。并遵医嘱应用抗凝、溶栓、祛聚等药物。

33. B 肺癌术后患者未清醒前取平卧位，头偏向一侧，以免呕吐物、分泌物吸入而致窒息或并发吸入性肺炎（不选 A），术后清醒且血压稳定者，可改为半坐卧位，以利于呼吸和引流（不选 E）；一侧肺叶切除者，呼吸功能尚可，采取健侧卧位（选 B），但呼吸功能较差者，宜取半坐卧位，避免健侧肺受压而影响通气。

34. A 如使用抗生素预防手术部位感染，通常于手术前 1 小时给予第 1 剂，使血中抗生素浓度在手术时已达到最低抑菌浓度。

35. D 严重挤压伤或溶血后产生的肌红蛋白、血红蛋白可堵塞肾小管，造成肾性急性肾损伤。

36. D 输精管结扎术可阻断精子的输出通道，使精子不能排出，是一种永久性节育方法。

37. A 腰椎间盘突出症行髓核摘除术后第 1 天开始股四头肌收缩和直腿抬高锻炼，防止肌肉萎缩和神经根粘连（选 A）；术后 7 天开始腰背肌锻炼（不选 B、C、D）；卧床 3 周后，戴腰围或支架下床活动（不选 E）。

38. E 破伤风梭菌具有传染性，应严格执行接触隔离制度（不选 A），患者换下的被服包好送环氧乙烷室灭菌后，再送洗衣房清洗、消毒（选 E）。破伤风患者受到轻微的刺激即可诱发强烈的痉挛，应置于单人病室，保持安静；设专人护理（不选 D），护理措施应尽量集中进行，以减少对患者的刺激（不选 B）。注意保持患者呼吸道通畅，床旁备气管切开包，如发生窒息应及时行气管切开术抢救患者（不选 C）。

39. E 门静脉高压症患者分流术后应给予高热量、高维生素的无渣软质饮食，限制蛋白质的摄入（选 E）。术后 48 小时内，需要取平卧位或低半坐卧位（不选 A）。一般术后需要卧床 1 周（不选 B），防止血管吻合口破裂出血。术后 2 周内每天或隔天监测血小板（不选 C），若血小板＞ 600×10⁹/L 时，立即通知医生并遵医嘱应用肝素抗凝，以防静脉血栓形成。禁用肥皂水灌肠，以免引起肝性脑病（不选 D）。

40. B 胰腺癌并发糖尿病，术前尿糖应控制在（－）~（＋）。

41. D 对抗肝素过量使用鱼精蛋白治疗时，注射鱼精蛋白速度不宜太快，以免抑制心肌引起血压下降（不选 A）、心动过缓（选 D，不选 C）、呼吸困难（不选 E）。快速输注时还可引起短暂面部潮红及温热感、肺动脉高压等（不选 B）。

42. B 浅Ⅱ度烧伤伤及真皮浅层（乳头层），产生大小不一的水疱，疱壁薄，基底潮红，疼痛剧烈，2 周左右愈合，有色素沉着，不留瘢痕（不选 A）；深Ⅱ度烧伤伤及真皮乳头层以下，痛觉迟钝，有拔毛痛，创面苍白与潮红相间（不选 E），有水疱，疱壁较厚，3~4 周愈合（不选 D），留有瘢痕。二者的共同点为有疼痛和水疱（选 B）。

43. D 引流管被小凝血块或破碎的脑组织阻塞，可在严格消毒管口后，用无菌注射器轻轻向外抽吸，切不可注入生理盐水冲洗，以免管内阻塞物被冲至脑室系统，引起脑脊液循环受阻。患者脑室外引流管开口应高于侧脑室平面 10~15cm，以维持正常的颅内压。正常脑脊液每天分泌 400~500ml，故每天引流量不宜超过 500ml。颅内压低于 120~150mmH_2O，引流管无引流液流出时，可缓慢降低引流瓶至有脑脊液流出。注意观察脑脊液的颜色、量和性状，脑脊液浑浊，呈毛玻璃或有絮状沉淀时，提示有颅内感染。

44. C 肾移植术后机体消耗较大而且抵抗力低，肾功能恢复较好者能够正常进食后应给予高蛋白、高热量、高维生素、低脂肪、低盐、易消化的饮食，以保证营养供应，提高机体免疫力；必要时可给予要素饮食或肠外营养，并记录饮食和饮水量。

45. D 乳腺癌术后应注意保护患侧上肢，避免测血压、抽血或输液(不选 A)。垫枕抬高 10°~15°(不选 E)，肘关节轻度屈曲，半坐卧位时屈肘 90° 放于胸腹部（选 D)；下床活动时用吊带托或用健侧手将患肢抬高于胸前（不选 C）。需要他人扶持时只能扶健侧，以防腋窝皮瓣滑动而影响愈合（不选 B）。

46. D 浅昏迷患者意识完全丧失，可有较少的无意识自发动作，对声、光刺激无反应，对压迫眶上缘等疼痛刺激可有痛苦表情及躲避反应。深昏迷患者对各种刺激均无反应。

47. C 空腔性脏器如胃肠道、胆道等破裂的主要临床表现为弥漫性腹膜炎，除胃肠道症状（恶心、呕吐、便血、呕血等）及稍后出现的全身性感染的表现外，最为突出的是腹膜刺激征，其程度因空腔器官内容物不同而异。

48. B 行肾实质切开取石术或肾部分切除术后应绝对卧床休息 2 周，防止出血。

49. E 肠外营养时不可经中心静脉导管给予抗生素、输血、给药等（不选 B、C），也不可在此处做穿刺采集血标本或测中心静脉压（不选 D）。暂停中心静脉输液时，为防止血液凝集在输液管内，可用 0.4% 枸橼酸钠生理盐水或肝素稀释液注入硅胶管封管（选 E），用无菌静脉帽塞住针栓孔，再用安全别针固定在敷料上。每天更换穿刺点敷料，用 0.9% 过氧乙酸溶液擦拭消毒硅胶管，常规消毒局部穿刺皮肤（不选 A）。

50. A 气胸可表现为呼吸活动度降低、气管向健侧移动、患侧胸部呈鼓音、呼吸音降低、患侧呈针尖样刺痛。中心静脉置管时，可因患者体位不当、穿刺方向不正确等原因引起气胸。血胸患者会出现血压下降等失血表现。空气栓塞患者表现为胸部异常不适或有胸骨后疼痛，随即发生呼吸困难和严重的发绀，并伴有濒死感。脓毒症患者会出现寒战、发热。

51. A 血栓闭塞性脉管炎患者应绝对戒烟（不选 E），防止受寒，注意保暖但患肢不可局部热敷（选 A，不选 B），原因是一方面可增加组织需氧量，加重病情；另一方面由于患者对热的敏感性降低，患肢用热水袋加温易导致烫伤。伯格运动是使患者平卧，先抬高患肢，再在床边下垂 2~3 分钟，并做足部旋转、伸屈活动，可促进患肢循环建立（不选 D）。疼痛严重者可遵医嘱给予镇痛药（不选 C）。

52. B 经皮肝穿刺胆管造影（PTC）是在 X 线检查或 B 超监视下，经皮肤穿刺将导管送入肝内胆管，注入造影剂使肝内、外胆管迅速显影，可诱发胆汁漏、出血、胆道感染等并发症。行 PTC 术后 3 小时出现头晕、大汗、心率加快、血压下降等失血性休克表现，最可能的并发症为大出血。

53. A 胃十二指肠溃疡急性穿孔表现为突发上腹部剧痛并迅速波及全腹，伴全腹压痛、反跳痛、腹肌紧张等。当患者合并休克时，可表现为四肢冰凉、血压下降。此时应建立2条以上静脉通道，迅速补充血容量。

54. A 甲亢手术时甲状旁腺被误伤可引起甲状旁腺功能低下、血钙浓度下降，临床表现为面部、唇部或手足部的针刺感、麻木感或强直感，经 2~3 周后症状可消失。严重者可出现面肌和手足持续性痉挛，甚至窒息死亡。喉上神经损伤外支可使环甲肌瘫痪，引起声带松弛、声调降低；若损伤内支，则使喉部黏膜感觉丧失，患者饮水时易发生误咽或呛咳。单侧喉返神经损伤引起声音嘶哑，可由健侧声带向患侧过度内收而代偿；双侧喉返神经损伤可引起两侧声带麻痹、失声或呼吸困难，甚至窒息，须立即行气管切开。

55. D 休克患者补液时应根据血压及中心静脉压进行综合分析，合理安排及调整补液的速度和量。当患者血压低而中心静脉压高时（中心静脉压正常值为5~12cmH_2O），提示血容量相对较多或心力衰竭。

56. D 皮质醇增多症患者血皮质醇浓度异常升高，使脂肪重新分布出现满月脸、水牛背等向心性肥胖表现。皮质醇还可促进蛋白质分解，抑制蛋白质合成，分泌过多可出现皮肤轻薄、紫纹等蛋白质过度消耗现象。原发性醛固酮增多症主要表现为高血压和低钾血症。阵发性高血压或持续性高血压伴阵发性发作是嗜铬细胞瘤的典型表现。单纯性肥胖患者全身脂肪分布比较均匀，没有内分泌紊乱现象，也无代谢障碍性疾病。

57. D 食管癌患者中晚期的典型症状为进行性吞咽困难。吞咽困难导致患者进食减少，考虑存在“营养失调：低于机体需要量”和“体液不足”。患者出于对病情及预后的担忧可能会出现焦虑。食管 X 线钡剂检查显示食管中段管壁僵硬，有充盈缺损，考虑有“潜在并发症：出血、食管气管瘘等”。

58. D 参照格拉斯哥昏迷评分（GCS），呼之可睁眼 3 分，躲避刺痛反应 4 分，回答问题语无伦次（胡言乱语）3 分。GCS 为 3 ＋ 4 ＋ 3=10 分。

59. E 在肱骨髁内前方有肱动脉、正中神经经过；在肱骨髁的内侧有尺神经，外侧有桡神经。当发生伸直型肱骨髁上骨折时，近端向前下方移位，远端向后上方移位，骨折近端极易压迫或刺破肱动脉而致血液循环障碍。

60. D 结肠癌的典型首发症状为排便习惯和大便性状改变，可表现为大便次数增多、血便等，行结肠镜检查，镜下发现病灶取病理活检可明确诊断。

61. B 全麻术后患者出现呼吸困难、鼾声，考虑患者出现上呼吸道梗阻，舌后坠为最常见的原因，应立即使患者头后仰或托起下颌，必要时可置入口咽通气道，使后坠的舌根和咽部软组织撑起，从而解除梗阻。

62. D 患者全麻术后未清醒时应采取去枕平卧位，头转向一侧，以防止误吸。

63. D 全麻后患者完全清醒的可靠指征是能准确地回答问题。

64. D 无菌环境下配制的要素饮食，其有效时间应不超过 24 小时。

65. A 经鼻胃管或胃造口灌注营养液的患者灌注时宜取半坐卧位，防止反流和误吸。

66. E 十二指肠溃疡并发幽门梗阻最典型的临床表现为反复呕吐，呕吐物为宿食，有腐败酸臭味，不含胆汁。

67. C 幽门梗阻患者若保守治疗症状未能缓解，可考虑手术治疗。手术目的是解除梗阻、消除病因，因此首选胃大部切除术。

68. E 患者腹部切口处反复有黄绿色消化液样液体流出，每天约 500ml，皮肤完整性受损，可有焦虑心理；大量失液可致体液不足，加之患者消瘦，存在营养失调，低于机体需要量。患者安有空肠造瘘管，可能存在的护理问题不包括消化道梗阻。

69. D 肠瘘的发生发展按其病理变化分为腹膜炎期、局限性脓肿期、瘘管形成期、瘘管闭合期 4 期。瘘管形成期脓肿在没有及时引流的情况下，可发生破溃，使脓腔通向体表或周围器官，从肠壁瘘口至其他器官瘘口，形成固定的异常通路，脓液和肠液经此通道流出。腹膜炎期患者对瘘口周围组织产生刺激，可引起腹膜炎反应。局限性脓肿期多发生于肠瘘发病后 7~10 天，腹腔内纤维素渗出，形成局限性脓肿。瘘管闭合期瘘管内容物引流通畅，周围组织炎症反应消退及纤维组织增生，最终瘘管被肉芽组织充填并形成纤维瘢痕而愈合。

70. C 外痔位于齿状线下方，表面覆盖肛管皮肤，主要表现为肛门不适、潮湿，有时伴局部瘙痒。若发生血栓形成及皮下血肿则有剧痛，肛周可见暗紫色椭圆形肿物，触痛明显，排便、咳嗽时疼痛加剧。内痔主要表现为无痛性、间歇性便后出鲜血和痔块脱出。直肠肛管癌主要表现为排便习惯和大便性状改变。

71. E 血栓性外痔患者术后 1~2 天应以无渣或少渣流质、半流质饮食为主，术后 3 天内尽量避免排便，以利于切口愈合。肛周末梢神经丰富，术后因括约肌痉挛、排便时大便对伤口的刺激、敷料堵塞过多可导致疼痛剧烈，术后 1~2 天应给予相应处理，遵医嘱使用镇痛药。观察患者有无肛门狭窄及松弛，指导患者进行相应的扩肛或肛门收缩舒张运动。术后如有尿潴留，可用热敷按摩、诱导排尿等方法。

72. A 胰岛素瘤诊断确定后应尽早手术治疗。并根据肿瘤所在位置及其和胰管的关系确定手术方式。

73. E 低血糖可因长期饥饿不能进食、持续运动或剧烈活动及精神刺激引起。低血糖症状的诱因不包括听音乐。

74. C 胸廓成形术会切除覆盖在脓腔上的肋骨，术后根据肋骨切除范围，在胸廓下垫一硬枕或用 1~3kg

沙袋压迫，以控制反常呼吸。

75. B 胸部手术后应注意观察患者的呼吸频率、幅度，有无呼吸困难、发绀等征象；胸廓成形术后患者为控制反常呼吸取患侧卧位，用厚棉垫、胸带加压包扎并在胸廓下垫一硬枕或用1~3kg沙袋，应经常检查患者的呼吸情况，确定包扎松紧是否适宜，随时调整。

76. A 二尖瓣狭窄的典型体征为“二尖瓣面容”，双颧绀红，口唇轻度发绀，其特征性的心脏杂音为心尖区舒张中晚期低调的隆隆样杂音，伴舒张期震颤。二尖瓣关闭不全的典型体征是心尖区全收缩期吹风样杂音。主动脉瓣狭窄，胸骨右缘第2肋间（主动脉瓣听诊区）可闻及粗糙、响亮的收缩期吹风样杂音。主动脉瓣关闭不全，主动脉瓣第二听诊区（胸骨左缘第3、4肋间）可闻及高调叹气样舒张期杂音。

77. C 风湿热最常侵犯的心脏瓣膜是二尖瓣，其次为主动脉瓣。最常见的联合瓣膜病是二尖瓣狭窄合并主动脉瓣关闭不全。

78. B 体外循环术后常见的电解质失衡主要为低钾血症，多见于术前长期服用强心、利尿药物而转流过程中尿量多者。术后应尤其注意监测血钾浓度。

79. C 体外循环后病理生理变化包括凝血机制紊乱，主要为红细胞破坏、血红蛋白下降、溶酶激活、纤维蛋白原和血小板减少（不选D、E）；酸碱失衡主要为代谢性酸中毒和呼吸性碱中毒（不选B），电解质紊乱主要为低钾血症；体外循环可对心肌细胞产生损害；长时间的低血压、低灌注和酸中毒等可造成脑功能的损害（不选A）；低灌注和大量游离血红蛋白可影响肾功能；微栓子、氧自由基等毒性物质的释放、炎性反应引起的肺间质水肿、出血等可导致呼吸功能不全。

80. A 膀胱移行细胞癌Ⅰ级，分化较好，不足5%的病例侵犯黏膜固有层，根据TNM分期，T_a为非浸润性乳头状癌，T_1为肿瘤浸润黏膜固有层，Tis、T_a、T_1期的肿瘤称为非肌层浸润性膀胱癌。经尿道膀胱肿瘤切除术是非肌层浸润性膀胱癌的主要治疗方法，切除范围包括肿瘤基底部分周边2cm的膀胱黏膜。

81. C 尽管经尿道膀胱肿瘤切除术可完全切除非肌层浸润性膀胱癌，但术后仍存在复发或进展为肌层浸润性膀胱癌的风险，术后应辅助膀胱灌注化疗或免疫治疗，且在术后24小时内即刻膀胱灌注化疗药物（选C）。应教会术后留置导尿患者有关集尿袋的护理（不选E）；患者术后应注意加强营养、进食清淡食物（不选A）；指导患者戒烟（不选B）；定期复查，每3个月行1次膀胱镜检查，2年无复发者，改为每半年1次（不选D）。

82. B 骨盆骨折有髋部肿胀、疼痛、活动障碍等症状。查体可见骨盆分离试验与挤压试验阳性。有大出血或严重内脏损伤者常有低血压和休克早期表现，应立即给予抗休克治疗，但骨盆骨折可伴有盆腔内血管损伤，补液通道不宜建立于下肢，应建立于上肢或颈部，存在尿潴留时，应立即导尿，并注意观察尿量，及时发现有无尿道及膀胱损伤。

83. D 骨盆骨折合并尿道断裂时可见导尿管插入一定深度未引流尿液，导尿管尖端见血迹。导尿可检查尿道是否连续、完整。严格无菌操作下轻缓插入导尿管，若能顺利插入至膀胱，说明尿道连续而完整。若一次插入困难，不应勉强反复试插，以免加重局部损伤、导致感染。

84. E 抗纤溶治疗适用于继发性纤溶亢进为主的弥散性血管内凝血（DIC）晚期（选E）。DIC抗凝治疗应在有效治疗原发病的前提下，与补充凝血因子同步进行（不选D）。肝素是DIC首选的抗凝治疗药物。使用肝素前应测凝血时间（不选A），注意患者有无出血倾向（不选B）。肝素过量可用鱼精蛋白拮抗（不选C）。

85. E 弥散性血管内凝血（DIC）肝素抗凝时，若凝血时间短于12分钟，提示肝素剂量不足；若超过30分钟提示过量；凝血时间在20分钟左右表示肝素剂量合适。

86. C 局部麻醉药的不良反应包括毒性反应（不选A）和变态反应（不选B）。毒性反应表现为中枢神经毒性反应（不选E）和心脏毒性反应（不选D）。

87. C 肾上腺素可使局部血管收缩，延缓局部麻醉药吸收，从而延长局部麻醉药的作用时间并减少毒性作用（选C）。但手指、足趾和阴茎等处的局麻手术或、甲状腺功能亢进症（不选A）、心律失常、高血压（不选D）、心脏病（不选E）及周围血管疾病等患者，不应加肾上腺素。甲状腺功能减退症患者须使用甲状腺激素治疗，肾上腺素与甲状腺激素合用易发生心律失常（不选B）。

88. C 通过药物降低基础代谢率是甲亢患者手术准备的重要环节，可提高患者对手术的耐受性，预防术后并发症。用药后测定基础代谢率降至＋20%以下，方可考虑手术。

89. A 甲状腺功能亢进症患者术前碘剂准备常用复方氯化碘溶液，3次/天，从3滴/次开始，逐天增加1滴/次，至16滴/次为止，以后维持该剂量，共2周左右为宜。碘剂可抑制蛋白水解酶的作用，抑制甲状腺激素释放，但不能持续抑制甲状腺激素合成，故必须严格掌握手术时机，不准备施行手术治疗的甲亢患者不宜服用碘剂。

90. E 甲状腺术后患者48小时内有可能因切口内出血、喉头水肿、气管塌陷、双侧喉返神经损伤等并发呼吸困难和窒息，须在床旁准备拆线缝合包和气管切开包。一旦出现呼吸困难或窒息，应剪开缝线，敞开切口，迅速除去血肿，结扎出血的血管，必要时行气管切开。

91. D 甲状腺危象的发生与术前准备不足、甲亢症状未能很好控制及手术应激有关，多数发生于术后12~36小时。

92. B 结肠癌的首发症状为排便习惯和大便性状改变，表现为大便次数增多、血便、腹泻、便秘等。

93. C 结肠癌手术前3天口服新霉素或甲硝唑（选C），同时加服维生素K，给予少渣半流质饮食，每晚口服缓泻药如液状石蜡或硫酸镁（不选E）。术前2天给予无渣流质饮食，有肠梗阻者应禁食、补液。术前1天禁食（不选A），以减少大便，术前1天晚及术晨清洁灌肠（不选B、D）。

94. D 急性胰腺炎是指胰腺消化酶被异常激活，对胰腺自身及其周围脏器产生消化作用而引起的炎症性疾病（不选A、E），胰腺和胰周组织可出现充血、水肿，有时可发生局限性脂肪坏死（不选C），严重时可引发多器官功能障碍综合征（不选B）。急性胰腺炎患者胰酶外溢，脂肪酶在组织内被激活，将脂肪分解为脂肪酸，脂肪酸与钙离子结合形成脂肪酸钙，造成血钙降低（选D）。

95. C 急性胰腺炎患者腹腔穿刺可见血性穿刺液、脂肪小滴，并发感染时呈脓性。

96. E 急性胰腺炎患者应防治低血容量性休克，禁食期间保证每天超过3000ml的液体摄入量，以维持有效循环血容量。

97. A 食管癌早期症状不明显，吞咽粗硬食物时可偶有不适，如胸骨后烧灼样、针刺样或牵拉摩擦样疼痛，食物通过缓慢，并有停滞感或异物感。进展期食管癌的典型症状为进行性吞咽困难，即先是难咽固体食物，继而半流质食物，最后液体也不能咽下。

98. B 吻合口瘘是食管癌术后最严重的并发症，表现为呼吸困难、胸痛、胸腔积液和全身中毒症状，如高热、寒战，甚至休克等。

99. C 小腿的肌筋膜与胫骨、腓骨和胫腓骨间隙一起构成4个筋膜室，骨折后骨髓腔出血，或肌肉损伤出血，或血管损伤出血，均可引起骨-筋膜室综合征。患肢肢端的典型表现为出现“5P”征，即疼痛、苍白、感觉异常、麻痹及脉搏消失。

100. D 出现骨-筋膜室综合征时，应紧急手术，充分减压，以防缺血性肌挛缩的发生。

答案与解析 · 模拟试卷五

基础知识

1. D 在基础代谢状态下，儿童脑耗氧量占机体总耗氧量的 50%，而成人为 20%，故儿童对缺氧的耐受性较成人差。

2. B 新鲜尿沉渣中红细胞＞3 个 /HPF 或尿红细胞计数＞10 万个 /L，称镜下血尿。尿液外观为洗肉水样或血样即为肉眼血尿，提示 1L 尿液中含有 1ml 以上血液。

3. D 阴道毛滴虫适宜在温度 25~40 ℃、pH 为 5.2~6.6 的潮湿环境中生长，在 pH 5.0 以下或 7.5 以上的环境中则不生长。

4. C 外科感染按病程长短可分为急性感染、亚急性感染与慢性感染 3 种。病程在 3 周之内为急性感染，超过 2 个月为慢性感染，介于两者之间为亚急性感染。

5. B 营养不良又称蛋白质 - 能量营养不良，是由各种原因引起的蛋白质和（或）能量摄入不足或消耗增多引起的营养缺乏病，多见于 3 岁以下婴幼儿。

6. E 肝脏的血液供应 25%~30% 来自肝动脉，70%~75% 来自门静脉。

7. E 儿童 6~7 岁时脊柱生理性弯曲被韧带固定。

8. B 潮气量指每次呼吸时吸入或呼出的气体量，正常成人平静呼吸时潮气量为 400~600ml，平均为 500ml。

9. E 泌尿系 X 线检查能发现 90% 以上的结石，且操作简便，为明确诊断应做 X 线检查。

10. B 细胞外液的 pH 主要依靠血液中最重要的一对缓冲物质 HCO_3^-/H_2CO_3 调节，两者正常比值为 20∶1，对于维持细胞外液的 pH 起决定作用。

11. B 癌胚抗原（CEA）和糖类抗原 19-9（CA19-9）主要用于预测大肠癌的预后和监测复发，缺乏对早期结肠癌、直肠癌的诊断价值。

12. C 护士的基本任务包括促进健康（不选 A）、预防疾病（不选 B）、恢复健康（不选 D）和减轻痛苦（不选 E）。

13. D 传染病的流行病学特征包括流行性、地方性、季节性和外来性。

14. B 急性水肿型胰腺炎胰周渗出液可自行吸收，通常无须手术治疗。

15. B 自出生至 12 个月之前为婴儿期。

16. A 导致十二指肠溃疡的关键因素是胃酸，可能与十二指肠溃疡患者壁细胞总数增多、壁细胞对刺激物反应性高、胃酸分泌的正常反馈抑制机制失灵和迷走神经长期兴奋而释放乙酰胆碱，刺激壁细胞分泌盐酸和刺激 G 细胞分泌促胃液素有关。

17. E 金黄色葡萄球菌能产生多种毒素和酶，使肺部发生广泛性出血、坏死和多发性小脓肿，肺炎病变发展迅速，组织破坏严重，易形成肺脓肿、脓胸、脓气胸等。

18. A 单纯胆囊结石患者多无症状，当结石嵌顿于胆囊颈部，胆囊强烈收缩而引发胆绞痛。

19. B 癫痫是一组反复发作的神经元异常放电而引起的暂时性中枢神经系统功能障碍的临床综合征。

20. C 大面积烧伤早期毛细血管通透性增加，大量体液渗出，引起有效循环血容量锐减而发生低血容量性休克，是导致患者死亡最主要的原因。

21. D 血栓闭塞性脉管炎患者发病的外在因素主要包括吸烟、寒冷潮湿、慢性损伤及感染等；内在因素主要包括自身免疫功能紊乱，性激素和前列腺素失调及遗传等。其中，吸烟是其发生的重要诱因。

22. C 胎头围绕骨盆纵轴向前旋转，使矢状缝与中骨盆及骨盆出口平面前后径相一致的动作称为内旋转。内旋转动作一般在第一产程末完成。

23. A 窦房结是心脏正常起搏点，窦房结产生的节律性兴奋依次传至结间束、房室结区、房室束、左右束支和浦肯野纤维，调节心脏的舒缩活动。

24. A 麻疹病毒为 RNA 病毒（选 A），只有 1 个血清型（不选 B）；麻疹病毒对热、紫外线及一般消毒剂敏感（不选 C），在日光下 30 分钟即可灭活（不选 D），耐干燥和寒冷，在 0℃下可存活 1 个月左右（不选 E）。

25. B 食管癌早期症状不明显，表现为吞咽粗硬食物时偶有不适感；中晚期的典型症状为进行性吞咽困难；患者随病情发展逐渐出现消瘦、贫血、乏力等表现。食管镜检查可直视病变的部位、形态，并可钳取活组织做病理学检查，是诊断食管癌最可靠、最有价值的检查方法。

26. B 二尖瓣狭窄时左心房的血液不能顺利进入左心室，左心房压力增高，肺静脉回流至左心房的血液受阻，导致肺静脉压和肺毛细血管压增高，出现肺淤血、肺水肿等左心衰竭表现。

27. C 腹部实质性脏器如肝、脾等破裂或大血管损伤主要表现为腹腔内或腹膜后出血，临床表现为面色苍白、脉搏增快，严重时脉搏微弱，血压不稳定，甚至休克。

28. D 交替脉指脉搏节律正常但强弱交替出现，由于心室收缩强弱交替出现所致，为心肌受损的表现，也是左心衰竭的重要体征，还可见于高血压性心脏病、急性心肌梗死等。

29. A 脑血管疾病的危险因素包括年龄、血管壁病变、血液流变学、血液成分异常、心脏病和血流动力学异常等，其中，患者年龄无法人为干预。

30. A 子痫前期表现为妊娠 20 周后出现收缩压 ≥ 140 和（或）舒张压 ≥ 90mmHg，伴尿蛋白 ≥ 0.3g/24h 或随机尿蛋白（+）。此时应积极处理，首先给予硫酸镁预防和控制子痫发作，护士应明确硫酸镁的用药方法、毒性反应及注意事项。

31. D 血胆碱酯酶活力测定是诊断有机磷农药中毒的特异性指标，对判断中毒程度、疗效和预后极为重要。胆碱酯酶活力降至正常人的 70% 以下即可诊断（不选 E）。有机磷农药中毒患者通常有接触史（不选 A），表现为毒蕈碱样症状和烟碱样症状（不选 B），呼吸有大蒜气味（不选 C）。

32. B 产后 3~4 天会出现乳房血管、淋巴管极度充盈，乳房胀大，伴体温升高，称为泌乳热，乳汁不能正常排空可出现乳汁淤积，导致乳房胀痛及硬结形成。

33. D 继发性腹膜炎是继发于腹腔内脏器的炎症、破裂、穿孔、腹部创伤或手术等引起的大量消化液及细菌进入腹膜腔引起的急性炎症。原发性腹膜炎又称自发性腹膜炎，腹腔内或邻近组织没有原发病灶，由细菌通过血行播散、上行性感染、直接扩散等途径进入腹膜腔引起。二者最主要的区别点为腹腔内有无原发病灶。

34. C 患者患维生素 D 缺乏性佝偻病时，因长期严重维生素 D 缺乏造成肠道吸收钙、磷减少，血钙水平降低，使甲状旁腺激素（PTH）分泌增加；PTH 可动员骨钙释放，使血钙浓度维持正常或接近正常。维生素 D 缺乏性手足搐搦症是维生素 D 缺乏性佝偻病的伴发症状之一；维生素 D 继续缺乏，血钙持续下降而甲状旁腺不能代偿性分泌增加，以致血钙继续降低，当血清总钙＜ 1.75~1.88mmol/L，或游离钙＜ 1.0mmol/L 时可引起神经肌肉兴奋性增高，出现手足抽搐、喉痉挛和惊厥。

35. D 溃疡性结肠炎病变主要位于大肠，呈连续性、弥漫性分布，多数在直肠和乙状结肠，可扩展到降结肠和横结肠，也可累及全结肠，甚至回肠末段。

36. A 原发性下肢静脉曲张的患者，最关键的检查为大隐静脉瓣膜功能试验。嘱患者平卧，抬高患肢使静脉排空，在大腿根部扎止血带，阻断大隐静脉，然后让患者站立，释放止血带，如迅速出现自上而下的静脉逆向充盈，提示大隐静脉瓣膜功能不全。

37. B 吸烟是原发性支气管肺癌最重要的危险因素。开始吸烟年龄越早，吸烟时间越长，吸烟量越大，肺癌的发病率越高。原发性支气管肺癌的病因还包括职业因素（长期接触石棉、砷、煤烟等）、空气污染（室内污染、汽车废气、工业废气等）、电离辐射、饮食与营养（较少食用含 β 胡萝卜素的蔬菜和水果）、遗传因素、病毒感染、真菌感染、某些慢性肺部疾病等。

38. C 在颅内压增高的发生发展过程中，机体通过减少颅内血容量和脑脊液量来代偿。由于脑组织需要保持一定的血流量以维持其正常功能，因此脑脊液量的减少为颅内压增高时调节颅内压的主要方式。

39. A 卵巢瘤样病变属卵巢非赘生性囊肿，是卵巢增大的常见原因，有时表现为下腹压迫感、盆腔一侧胀痛、月经不规则等。症状不严重一般无须特殊治疗，囊肿会自行消失。包括滤泡囊肿（不选 C）、黄体囊肿（不选 D）、黄素囊肿（不选 B）、多囊卵巢、卵巢子宫内膜异位囊肿又称卵巢巧克力囊肿（不选 E）。成熟畸胎瘤又称皮样囊肿，属于卵巢良性肿瘤（选 A）。

40. C 支气管扩张症因受慢性炎症及化脓性炎性渗出物的刺激，主要表现为持续或反复咳嗽、咳痰或咳脓痰。

41. B 原发免疫性血小板减少症是一种复杂的多种机制共同参与的获得性自身免疫性疾病。由于患者对自身血小板抗原免疫失耐受，产生体液免疫和细胞免疫介导的血小板过度破坏与血小板生成受抑制，导致血小板减少，可表现为皮肤、黏膜出血。

42. B 脾大是肝硬化门静脉高压症较早出现的体征。

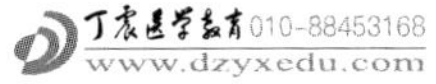

脾静脉回流阻力增加及门静脉压力逆传到脾，使脾脏被动淤血性肿大，脾组织和脾内纤维结缔组织增生。此外，肠道抗原物质经门体侧支循环进入体循环，被脾脏摄取，抗原刺激脾脏单核巨噬细胞增生，脾功能亢进，外周血呈不同程度的血小板及白细胞减少，增生性贫血，易并发感染及出血。

43. D 内生肌酐清除率是评价肾小球滤过功能最常用的指标。

44. E 导尿试验是确诊膀胱破裂简单有效的检查方法。如导尿管可顺利插入膀胱(尿道外伤常不易插入)，但仅流出少量血尿或无尿液流出，则膀胱破裂的可能性大。此时可经导尿管注入无菌生理盐水200~300ml至膀胱，片刻后再吸出。液体外漏时，吸出量会减少；腹腔液体回流时，吸出量会增多。若引流出的液体量明显少于或多于注入量，提示膀胱破裂。

45. D 阿司匹林属非甾体抗炎药，通过抑制体内前列腺素的合成，使局部痛觉感受器对致痛因子的敏感性降低，并且降低前列腺素本身的致痛作用，为非麻醉性镇痛药。可待因、吗啡、哌替啶（杜冷丁）、美沙酮属阿片类镇痛药，为麻醉性镇痛药。

46. A 骨盆骨折患者若低血压经快速输血后仍未好转，血压不能维持时，可行急诊介入治疗，如单侧或双侧髂内动脉栓塞术。

47. E 蹲踞是法洛四联症患儿活动后常见的症状，蹲踞时下肢屈曲受压，可使静脉回心血量减少，减轻心脏负荷；下肢动脉受压，体循环阻力增加，使右向左分流减少，缺氧症状暂时得以缓解。

48. A 肺炎链球菌肺炎患者肺实变期X线检查可见斑片状或大片状均匀一致的浸润阴影。一旦确诊即用抗生素治疗，首选的抗生素为青霉素，用药剂量和途径视病情、有无并发症而定。

49. E 产褥病率是指分娩24小时以后的10天之内，每天测量体温4次，间隔4小时，有2次≥38℃。产褥病率常由产褥感染引起，也可由生殖道以外感染如尿路感染、呼吸系统感染及乳腺炎等引起。

50. A 孕激素能使增殖期子宫内膜转化为分泌期内膜，有利于受精卵着床。

51. E 幽门螺杆菌（Hp）感染是慢性胃炎最主要的病因，主要机制是Hp有鞭毛结构，可在胃内黏液层中自由活动并直接侵袭胃黏膜；Hp分泌的尿素酶能分解尿素产生NH_3，中和胃酸，既有利于自身定居和繁殖，又损伤了胃黏膜上皮细胞膜；Hp产生的毒素直接损伤胃黏膜上皮细胞，诱发炎症及免疫反应。

52. D 输卵管妊娠的主要原因是输卵管炎症。输卵管黏膜炎症可以使输卵管管腔黏膜粘连，管腔变窄，或使纤毛功能缺损，从而导致受精卵在输卵管内运行受阻而于该处着床；输卵管周围炎症常使输卵管与周围粘连，输卵管扭曲，管腔狭窄，蠕动减弱，妨碍受精卵运行。

53. B 吉兰-巴雷综合征脑脊液检查可见细胞数正常而蛋白质明显增高，称蛋白-细胞分离现象。

54. C 微血管病变是糖尿病的特异性并发症，以肾脏和视网膜病变最为严重。糖尿病肾病表现为蛋白尿，眼睑或下肢水肿，高血压，肾功能减退甚至肾衰竭，血尿素氮和肌酐升高等；糖尿病视网膜病变多见于病程超过10年者，是糖尿病患者失明的主要原因之一。

55. E 脂肪是人体能量的主要贮存形式，体脂是人体最大的能源仓库。

56. D 骨髓增生低下，造血组织减少，脂肪组织和（或）非造血细胞增多，是确诊再生障碍性贫血的有力依据。

57. C 维生素C缺乏病又称坏血病。维生素C的作用是参与人体的羟化和还原过程，对胶原蛋白、细胞间黏合质、神经递质（去甲肾上腺素等）的合成和类固醇羟化、氨基酸代谢及抗体、红细胞的生成等均有重要作用。

58. C 呕血与黑便是上消化道出血的特征性表现。呕血呈鲜红色或血块提示出血量大且速度快，血液在胃内停留时间短，未经胃酸充分混合即呕出；呕血呈棕褐色咖啡渣样，则表明血液在胃内停留时间长，经胃酸作用形成酸性血红蛋白所致。胃镜检查是诊断上消化道出血病因、部位和出血情况的首选方法，可以直接观察病灶情况、明确出血病因，同时对出血灶进行止血治疗。

59. B 尿路感染最主要的感染途径是上行感染。

60. A 胃液丢失过多是外科代谢性碱中毒最常见的原因，幽门梗阻可因严重呕吐丢失大量含H^+和Cl^-的胃液，导致肠液中的HCO_3^-未被中和而吸收过多，造成代谢性碱中毒。

61. B 心脏骤停以快速型室性心律失常常见，如心室颤动（不选A）、心室扑动、室性心动过速，其中心室颤动最常见；其次为缓慢型心律失常或心室停搏（不选D），心搏停顿时心脏完全停止收缩活动（不选C）；较少见的为无脉性电活动，又称心脏电-机械分离（不选E）。

62. D 小儿原发型肺结核的病理转归包括吸收好

转、进展、恶化。吸收好转指病变完全吸收、钙化或硬结（潜伏或痊愈），为最常见的病理转归。

63. C 自发性气胸典型的临床表现是突感一侧胸痛，继之出现胸闷、气促、干咳、呼吸困难等，常继发于慢性阻塞性肺疾病、肺结核、支气管哮喘等肺部基础疾病。胸部 X 线检查是诊断气胸的重要方法，可显示肺受压程度、肺内病变情况以及有无胸膜粘连、胸腔积液、纵隔移位等。

64. B 术后肺不张常见于老年、肥胖、长期吸烟和有呼吸系统疾病史的上腹部手术患者，表现为术后出现发热、呼吸急促等，查体肺部叩诊浊音，患侧呼吸音消失，气管可向患侧移位。

65. D 咳嗽是原发性支气管肺癌最早出现的症状，多为刺激性干咳或咳少量黏液痰；肿瘤引起支气管狭窄时，咳嗽加重，为持续性高调金属音或刺激性呛咳。中央型肺癌多见痰中带血或间断血痰，胸部 X 线检查可有不规则的肺门增大阴影；支气管镜检查是诊断中央型肺癌最可靠的手段。

66. E 急性肾小球肾炎的并发症主要包括高血压脑病、严重循环充血和急性肾损伤。高血压脑病多由脑血管痉挛，导致缺血、缺氧、血管渗透性增高或脑血管扩张所致。严重循环充血由水、钠潴留及血容量增加导致。急性肾损伤表现为少尿、无尿、暂时性氮质血症、电解质紊乱和代谢性酸中毒。

67. C 心肌缺血损伤时的生化指标变化较多，如心肌酶和心肌蛋白等，检测敏感的心肌坏死标志物（如肌红蛋白、肌钙蛋白、肌酸激酶同工酶）有助于发现无心电图改变的小梗死灶。

68. B 人工心脏瓣膜包括机械瓣膜和生物瓣膜，机械瓣膜置入术后须终生抗凝治疗。

69. E 恶性肿瘤易发生转移，转移途径包括直接蔓延、淋巴转移、血行转移、种植性转移，其中最常见的转移方式为淋巴转移。

70. B 齿状线以下肛管由外胚层的原肛演化而来，其内表面为皮肤（不选 A），被覆上皮为复层扁平上皮；血供来源于肛门动脉（不选 E），血液回流至下腔静脉（不选 C），淋巴引流至腹股沟浅淋巴结；受躯体神经支配（不选 D），痛觉敏锐（选 B）。

71. A 伤寒杆菌随患者或带菌者的大便、尿排出，通过污染的水、食物、日常生活接触及苍蝇、蟑螂等经消化道传播，水源被污染是本病最重要的传播途径，可引起暴发流行。

72. E 吗啡可引起 Oddi 括约肌痉挛性收缩，使胆囊内压增高，加重患者症状，因此缓解胆绞痛禁用吗啡。

73. E 脑干损伤时初期两侧瞳孔不等大，伤侧瞳孔散大，对光反射消失，眼球向下外倾斜；两侧损伤时，两侧瞳孔散大，眼球固定。

74. A 腹泻患儿因大便次数增多，可刺激臀部皮肤，导致臀部皮肤发红、糜烂或溃疡，皮肤完整性受损。应选用吸水性强、柔软布质或纸质尿布，勤更换，避免使用不透气塑料布或橡皮布。

75. B 轻度窒息表现为躯干红、四肢青紫，呼吸浅表或不规律，心搏规则有力，心率减慢，多为 80~120 次 / 分，对外界刺激有反应，肌张力好，四肢稍屈（选 B，不选 A）。

76. A 入口前后径又称真结合径，是指耻骨联合上缘中点至骶岬前缘正中的距离，正常平均为 11cm，其长短与胎先露衔接关系密切。

77. B 尿瘘的常见病因为产伤、盆腔手术损伤、外伤、放射治疗后、膀胱结核、子宫托安放不当等，其中最主要原因是产伤，约占 90%。

78. C 子宫主韧带的作用是固定宫颈，防止子宫脱垂。

79. B 缺铁性贫血的临床表现为皮肤、黏膜苍白（无发绀）、乏力、头晕、心悸、气短等。铁吸收障碍，常见于胃大部切除后，胃酸分泌不足且食物快速进入空肠，绕过铁的主要吸收部位，因此出现贫血。

80. C 腰椎管狭窄症有先天性和后天性 2 种病因。先天性椎管狭窄病多因骨发育不良所致，后天性椎管狭窄常由椎管退行性变所致。

81. E 甲状腺危象患者可应用 β 受体阻滞剂治疗，其机制是阻断甲状腺激素对心脏的刺激作用和抑制外周组织 T_4 向 T_3 转化，可较快控制甲状腺危象的临床症状。

82. C 产后出血指胎儿娩出后 24 小时内，阴道分娩者出血 ≥ 500ml，剖宫产者 ≥ 1000ml。产后出血的原因主要包括子宫收缩乏力、胎盘因素、软产道裂伤和凝血功能障碍。产程延长使体力消耗过多可发生子宫收缩乏力性产后出血，表现为胎盘娩出后阴道流血较多，查体子宫质软、轮廓不清，若有宫腔积血可见宫底升高。

83. C 新生儿缺乏寒战反应等物理产热方式，寒冷

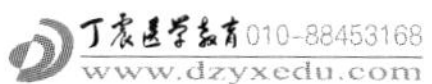

时主要靠棕色脂肪代谢产热。早产儿棕色脂肪含量少，产热能力差，易发生低体温。

84. D 妊娠滋养细胞肿瘤 60% 继发于葡萄胎，30% 继发于流产，10% 继发于足月妊娠或异位妊娠。其中侵蚀性葡萄胎全部继发于葡萄胎妊娠；绒毛膜癌可继发于葡萄胎妊娠，也可继发于非葡萄胎妊娠。

85. C 摄入过多含氮物质（高蛋白饮食）或药物，在肠道内会转化为氨，使血氨生成增多，诱发肝性脑病。

86. A 急性胃肠炎常因食用被细菌或细菌毒素污染的食物而引起，患者常有不洁饮食史。

87. B 食管胃底静脉曲张破裂是上消化道大出血的常见病因。应避免食用粗纤维、坚硬和粗糙的食物，以免曲张静脉破裂出血。

88. B 妊娠满 20 周时手测宫底高度在脐下 1 横指，尺测耻骨联合上子宫长度平均为 18cm。

89. E 妊娠满 28 周手测宫底高度在脐上 3 横指，尺测耻骨联合上子宫长度平均为 26cm。

90. B 结核分枝杆菌经血行播散进入肾，主要在双侧肾皮质的肾小球周围毛细血管丛内，形成多发性微小结核病灶。由于该处血液循环丰富，修复力较强，患者免疫状况良好，感染细菌的数量少或毒力较小，这种早期微小结核病变可全部自行愈合，临床上常不出现症状，但尿中可检测到结核分枝杆菌，称为病理肾结核（不选 A）。患者免疫力低下，细菌数量大或毒力较强，肾皮质内的病灶不愈合逐渐扩大，易发展为肾髓质结核。病变继续发展，穿破肾乳头到达肾盏、肾盂，发生结核性肾盂肾炎，出现临床症状及影像学改变，称为临床肾结核（选 B）。

91. E 病变由肾蔓延至膀胱，散在结核结节形成，并相互融合形成溃疡，愈合后膀胱壁广泛纤维化和瘢痕收缩，使膀胱壁失去伸张能力，膀胱容量显著减少，称为膀胱挛缩。

92. D 少数患者全肾广泛钙化时，肾功能完全丧失，输尿管常完全闭塞，含有结核分枝杆菌的尿液不能流入膀胱，膀胱继发性结核病变逐渐好转和愈合，膀胱刺激症状也逐渐缓解甚至消失，尿液检查趋于正常，这种情况称为肾自截。

93. A 抗 Sm 抗体特异性高达 99%，敏感性低仅为 25%，是系统性红斑狼疮的标志抗体之一，与活动性无关，有助于早期和不典型患者的诊断或回顾性诊断。

94. B 抗双链 DNA 抗体特异性高达 95%，也是系统性红斑狼疮的标志抗体之一，多见于活动期。其滴度与疾病活动性密切相关，与疾病预后有关。

95. E 典型的腹外疝由疝环（不选 A）、疝囊（不选 B）、疝内容物（不选 D）和疝外被盖（不选 C）等组成。疝囊由疝囊颈（疝门）和疝囊体组成（选 E）。

96. D 疝内容物是进入疝囊的腹内脏器或组织，以小肠最多见，其次是大网膜。

97. B 疝囊是壁腹膜经疝环向外突出的憩室样或囊袋状物。

98. C 疝外被盖是覆盖在疝囊外的各层组织，多由筋膜、皮下组织和皮肤等组成。

99. C 心脏后负荷（压力负荷），即心脏收缩时遇到的大动脉压力。长期血压升高使全身小动脉痉挛、硬化、管腔狭窄，外周阻力增加，导致心脏收缩时阻力增大，即左心室后负荷加重。

100. A 心脏前负荷（容量负荷）即心室舒张末期容积。主动脉瓣关闭不全在舒张期时左心室内压力大大低于主动脉内压力，大量血流反流入左心室，使左心室舒张末期容量负荷增加，即左心室前负荷增加。

相关专业知识

1. A 人类行为的发展过程主要包括被动发展阶段、主动发展阶段、自主发展阶段、巩固发展阶段（不选 E）。主动发展阶段一般在 3~12 岁，此阶段的行为有明显的主动性，主要表现为爱探究、好攻击、易激惹、喜欢自我表现等(选 A)。被动发展阶段一般在 0~3 岁，此阶段的行为主要依靠遗传和本能的力量发展而成，如婴儿的吸吮、抓握、啼哭等行为（不选 B)。自主发展阶段一般自 12~13 岁起延续至成年，此阶段人们开始通过对自己、他人、环境、社会的综合认识，调整自己的行为(不选 C)。巩固发展阶段一般在成年后，持续终生，此阶段的行为已基本定型，但由于环境、社会及个人状况均在不断变化，人们必须对自己的行为不断地调整、完善和充实（不选 D)。

2. A 便秘的主要病机为积热、气滞、寒凝、气血阴阳亏虚引起肠道传导失司。泄泻的主要病机为脾病湿盛，肠道功能失司。痢疾的主要病机是邪蕴肠腑，气血壅滞，传导失司，脂膜血络受伤而成痢。

3. D 不寐病位主要在心，涉及肝、胆、脾、胃、肾，病性有虚有实，且虚多实少。

4. C 根据格林模式，健康教育诊断主要从社会（不选A）、流行病学（不选B）、行为（不选E）、环境（不选D）、教育、管理与政策6个方面进行诊断。

5. D 控制按业务范围不同，可分为技术控制（不选A）、质量控制（不选B）、资金控制（不选C）、人力资源控制等（不选E）。按控制的时间不同可分为日常控制（选D）、定期控制。

6. C PDCA循环就是计划（plan）、执行（do）、检查（check）、处理（action）4个阶段的循环反复过程，是一种程序化、标准化、科学化的管理方式。

7. C 根据“知—信—行模式”，“知”为知识、学习，“信”为信念、态度，“行”为行为、行动；知识是基础（不选D、E），信念是动力，行为的产生和改变是目标。为了达到行为改变的目标，必须有知识作为基础，还要有正确的信念和态度作为动力（不选B），但在行为转变过程中有很多因素可能影响知识到行为的顺利转化，任何一个因素都有可能导致行为形成或改变的失败（选C，不选A）。

8. C 协调的原则中，整体优化原则是通过协调可使整个组织系统的运行达到整体优化状态。

9. D 护理组织文化是在一定的社会文化基础上形成的具有护理专业自身特征的一种群体文化，护理价值观是组织文化的核心。

10. B 计划目的是健康教育项目最终利益的阐述。计划目标是在计划目的的基础上，进一步回答对象、时间、什么或多少等问题。如“55岁以上老年人高血压的控制率在3年内提高30%”。

11. A 健康教育的目的包括消除或降低影响健康的危险因素（不选B）、预防疾病（不选C）、促进健康（不选D）、提高生活质量（不选E）。

12. D 预算又称“数字化的计划”，是用具体数字表示预期结果的报表。

13. B 功能制护理的优点包括节省人力、经费、设备、时间，护士长便于组织工作（不选A）；有利于提高护理技能操作的熟练程度，工作效率较高（不选C）；分工明确，有利于按护士的能力分工（选B）。缺点包括忽视患者的心理和社会因素（不选D）；护患之间缺乏沟通和理解，易发生冲突（不选E）；护理工作被视为机械性和重复性的劳动，护理人员不能发挥主动性和创造性，易产生疲劳、厌烦情绪，工作满意度降低。

14. E 经络是经脉和络脉的总称，其生理功能包括联系脏腑，沟通表里；运行气血，濡养周身；抗御外邪，保卫机体。

15. C 血液污染后的地面应采用含氯消毒剂浸泡消毒，再用拖把清洁，以免经血液-体液传播病原体的扩散。

16. E 构成传染病流行过程的三个基本条件为传染源、传播途径和易感人群，这三个条件相互联系、同时存在，组成感染链，使传染病不断传播蔓延。

17. A 医院内耐药菌株的耐药特点为耐药性形成快、耐药谱广、耐药性传播速度快、耐药强度高。

18. D 社区健康教育是以社区为基本单位，以社区人群为教育对象，以促进居民健康为目标，有计划、有组织、有评价的健康教育活动。

19. D 急性肾小球肾炎是由风邪、湿热、疮毒内侵引起的，影响肺、脾、肾的气化功能。

20. C 压力蒸汽灭菌适用于耐高温、耐高压、耐潮湿物品的灭菌，如各类器械、敷料、搪瓷、玻璃制品、橡胶及溶液等（选C）。环氧乙烷熏蒸适用于不耐热、不耐湿的诊疗器械和物品的灭菌，如光学仪器、电子仪器、纸质等（不选A）。紫外线照射主要适用于空气、物品表面和液体的消毒（不选B）。乳酸熏蒸常用于空气消毒（不选D）。2%戊二醛浸泡适用于不耐热的诊疗器械与物品的消毒与灭菌（不选E）。

21. A 白苔多主表证、寒证。苔薄白为病邪在表，病情轻浅；苔薄白而滑，主外感风寒；苔白而厚，主湿浊内盛，或寒湿痰饮，苔白滑腻多主痰湿；若舌苔白如积粉，是舌质红赤，则主湿遏热伏，或瘟疫初期；苔白厚燥裂，可见于湿温病邪热炽盛，暴伤津液。

22. C 健康教育评价的种类包括形成评价（不选A）、过程评价（不选B）、效应评价、结局评价（不选D）、总结评价（不选E）。

23. A 期望理论认为某一活动对某人的激励力取决于他所能得到的成果的全部期望价值与他认为达到该成果的期望概率。激励水平的高低取决于期望值、关联性、效价3个变量，用公式表示为激励水平（M）= 期望值（E）× 关联性（I）× 效价（V）。期望值指个体认为自己的行为和努力达到特定结果的主观概率。关联性是工作绩效与所得报酬之间的联系。效价反映了奖励对一个人的吸引程度。因此将效价与期望概率优化组合，才能达到高激励水平。

24. C 抗菌药物的作用机制包括：抑制细胞壁的合成，如β-内酰胺类、万古霉素等（不选B）；抑制细菌核酸合成，如喹诺酮类（不选A）；影响细菌蛋白质合成，如氨基糖苷类（不选D）；损伤细菌细胞膜，如多黏菌素E、两性霉素B（不选E）。

25. D 按照操作常规，更换引流袋前必须洗手，然后戴手套操作，完毕后脱手套并洗手，再次操作重复以上流程。

26. E 评估教育需求主要从 4 个方面考虑，包括患者对疾病或健康问题的知识水平（不选 A）、患者对健康教育的态度（不选 B）、患者的学习能力（如文化水平、阅读能力等，不选 C）、患者的环境因素（如学习条件、医疗卫生服务资源等，不选 D）。

27. E 社会诊断的重点内容包括社会环境和生活质量。社会环境诊断指标包括经济（人均国民生产总值、人均年收入水平、人均住房面积、人均绿化面积等，不选 B）、文化指标（入学率、文盲率等，不选 A）、卫生服务指标（医疗卫生服务机构的分布、人员的组成等，不选 D）、社会政策（卫生法规、政策的建立、执行情况，不选 C）、社区资源（健康教育机构的专业人员组成、设备条件等）。生活质量诊断指标包括主观指标和客观指标 2 个方面。其中，客观指标包括目标人群生活环境的物理、经济、文化和疾病等状况（选 E）。

28. B 人际传播又称亲身传播，谈话技巧包括内容明确，一次谈话围绕一个主题，避免涉及内容过广（不选 A）；重点突出，重点内容可适当重复，以加强对方的理解和记忆（选 B）；谈话过程中语速适中，可适当停顿，给对方思考、提问的时间（不选 E）。交谈中要注意观察对象的表情、动作等非语言表达形式，以及时了解对象的理解程度（不选 C、D）。

29. C 人际传播的谈话技巧包括内容明确，一次谈话围绕一个主题，避免涉及内容过广（不选 A）；重点突出，重点内容应适当重复，以加强对象的理解和记忆（不选 B）；语速适当，谈话的速度要适中，适当停顿，给对象思考、提问的机会（选 C）；注意及时反馈（不选 E），交谈中注意观察对象的表情、动作等非语言表现形式，以及时了解对象的理解程度（不选 D）。

30. D 预防性使用抗菌药物一般于术前 0.5~1 小时通过静脉途径给予一次足量抗菌药物，使手术开始时组织和血清内药物达到杀菌浓度。

31. C 生物监测通常是将含有对热耐受力较强的非致病性嗜热脂肪杆菌芽孢的菌片制成标准生物测试包或生物挑战装置，或使用一次性标准生物测试包，放入标准实验包的中心部位或待灭菌容器内最难灭菌的部位，并设阳性对照和阴性对照，灭菌后取出培养，如无指示菌生长则表明达到灭菌效果，是监测压力蒸汽灭菌效果最可靠的方法。

32. C 影响健康的因素大致包括生物因素、社会环境因素、卫生服务因素、心理因素、行为与生活方式因素，其中行为与生活方式是影响健康最主要的因素；健康教育以改善健康教育对象的健康相关行为为目标。

33. B 影响护理人员编设的因素包括工作量和工作质量（不选 E）、人员素质、人员比例和管理水平（不选 D）、工作条件、政策法规（不选 A）、社会因素（不选 C）。

34. A 组织设计应遵循等级和统一指挥的原则、专业化分工与协作的原则、管理层次的原则、有效管理幅度的原则、职责与权限一致的原则、集权分权结合原则、任务和目标一致的原则、稳定适应的原则、精干高效原则、执行与监督分设原则。职责与权限一致的原则是指职位和权利是相对等的，为了实现职、责、权、利的对应，要做到职务实在、责任明确、权利恰当、利益合理。

35. E 决策按决策重要性分为战略决策和战术决策。战术决策是为完成战略决策所规定的目标而制定的组织在未来一段较短的时间内的具体行动方案，解决的是“如何做”的问题（选 E）。战略决策指与确定组织发展方向和长远目标有关的重大问题的决策，具有全局性、长期性与战略性，解决的是“干什么”的问题（不选 D）。

36. B 计划的步骤分为 8 个阶段，依次为评估形势、确定目标、考虑制定计划的前提条件、发展可选方案、比较各种方案、选定方案、制定辅助计划、编制预算。

37. C 炭疽患者使用过的治疗废弃物和有机垃圾应全部焚烧。

38. C 闭经血虚证的治法为补血养血、活血调经，可食用牛膝参归酒。

39. B 受者在接触信息时，普遍存在“四求”的心理，即求真，信息真实可信（不选 A）；求新，信息新颖引人（不选 C）；求短，信息短小精悍、简单明了（不选 D）；求近，信息在生活、地域、情感、认识、知识等方面贴近受者（不选 E）。

40. C 泻南补北（泻火补水）是泻心火、补肾水的治法，适用于心肾不交证。对以心火偏亢为主，不能下交于肾之证，以泻心火为主，兼补肾水；对以肾阴亏虚为主，不能上济于心之证，当以补肾水为主，兼泻心火。

41. C 痰饮是机体水液代谢障碍所形成的病理产物。其致病特点包括阻碍气血运行（不选 B），影响水液代谢，易扰心神（不选 A），致病广泛、变化多端（不选 D），病势缠绵、病程较长（不选 E）。

42. D 管理的5项职能包括计划、组织、人力资源管理（人员管理）、领导和控制。

43. C 护理质量评价结果的直接表现形式主要是各种数据，但这些数据必须经过统计分析后才能用于护理质量评价结果的判断。护理质量评价结果的分析方法较多，可根据收集数据的特性采用不同的方法。常用的方法有定性分析法和定量分析法2种。定性分析法包括调查表法（不选B）、分层法（不选A）、水平对比法、流程图法、亲和图法、头脑风暴法（不选E）、因果分析图法（不选D）、树图法和对策图法等。定量分析法包括排列图法（选C）、直方图法和散点图的相关分析等。

44. A 原位菌群二度失调多表现为慢性腹泻（不选B）、肠功能紊乱（不选E）、慢性咽喉炎（不选C）、阴道炎（不选D）、口腔炎等。

45. B 结核分枝杆菌对热、紫外线和乙醇等较敏感，60℃作用15分钟（不选D），煮沸、曝晒2小时（选B），75%乙醇内数分钟即死亡。氯己定属低效消毒剂，可杀灭细菌繁殖体、亲脂病毒等，但不可杀灭芽孢和结核分枝杆菌（不选C）。

46. A 医务人员在执业过程中发生锐器伤后应立即挤出污血并冲洗伤口，再清创、消毒、包扎、报告和记录、跟踪监测，尽量找到可能感染的病原体种类证据，以便根据病原学的特点阻断感染。

47. E 痿证的发生主要因温热邪毒内侵（不选A）、湿热浸淫（不选B）、饮食毒物所伤（不选C）、久病房劳（不选D）、跌仆瘀阻等，引起五脏受损、精津不足、气血亏耗，进而肌肉筋脉失养，发为痿证。

48. C 按沟通的组织系统分类，可以分为正式沟通和非正式沟通。正式沟通效果好，比较严肃，有较强的约束力，易于保密，可以使信息沟通保持权威性；非正式沟通是在正式沟通渠道之外的信息交流和传递，是以社会关系为基础的沟通方式，它不受组织的监督，自由选择沟通渠道（选C）。正式沟通依靠组织层层传递，速度较慢，比较刻板，不够灵活，组织为顺利进行工作，管理者不能滥用正式沟通，必须要依赖非正式沟通以弥补正式沟通的不足（不选D）。非正式沟通的优点包括沟通方便、方式灵活、速度快；容易表露思想、情感和动机（不选A），能够提供一些正式沟通难以获得的信息。管理者合理利用非正式沟通的正向功能，可以了解员工真实的心理倾向（不选B），减轻沟通压力（不选E）。

49. D 人员管理的基本原则包括职务要求明确原则、责权利一致原则、公平竞争原则、用人之长原则、系统管理原则。

50. B 菌尘指物体表面的传染性物质干燥后形成带菌尘埃，通过空气传播降落在伤口上或被吸入呼吸道，引起直接或间接传播。

51. C 治疗过程中不合理使用抗菌药物，如无适应证的预防性用药、术前用药时间过早、术后停药过晚等，均易破坏体内正常菌群，导致医院感染的发生。

52. D 有效沟通应遵循组织结构完整性原则，在进行管理沟通时，要注意沟通的完整性。根据统一指挥原则，组织内各部门必须服从于它的上一级部门领导的命令和指挥，并且强调只能服从一个上级的命令和指挥。

53. D 过氧乙酸为强氧化剂，遇有机物产生新生态氧而起氧化作用，可迅速杀灭各种微生物，包括病毒、细菌、真菌及其孢子，属高效消毒剂。

54. A 有效洗手可清除手上99%以上暂居菌，是医院感染最简单有效的预防措施。洗手可以清除医务人员手上的污垢和致病微生物，切断经手传播感染的途径。

55. D 护理健康教育学的产生，在护理工作中实现的重要突破包括领域（不选B）、理念（不选A）、模式（不选C）、工作性质（不选E）。

56. D 在真菌引起的医院感染中，其中最常见的是假丝酵母菌属，其中白假丝酵母菌约占80%。

57. D 沟通障碍的原因主要包括发送者的障碍、接收者的障碍、沟通通道的障碍。发送者的障碍包括目的不明（不选C）、表达模糊、选择失误、言行不当。接受者的障碍包括过度加工、知觉偏差（不选B）、心理障碍、思想观念上的差异（不选A）。沟通通道的障碍包括选择不适当的沟通渠道、几种媒介互相冲突（不选E）、沟通渠道过长、不合理的组织结构。

58. C 常见的护理缺陷有违反护理规范、常规，执行医嘱不当，工作不认真、缺乏责任感，护理管理不善。工作不认真、缺乏责任感的护理缺陷包括语言不严谨，如在患者及家属面前说话不考虑后果，不注意语气与形象，不体谅患者感受等；护士责任心不强；护理记录缺乏。

59. C “知—信—行模式”是改变人类健康相关行为的模式之一，它将人类行为的改变分为获取知识、产生信念和形成行为3个连续过程，“知”为知识、学习，“信”为信念、态度，“行”为行为、行动。

60. E 中医护理基本原则包括：预防为主（不选A），

护病求本（不选 B），同病异护、异病同护（不选 D），标本缓急（不选 C），因时、因地、因人制宜等。

61. A 正常菌群存在于人体的皮肤和黏膜与外界相通的各种腔道如口腔、鼻咽腔、肠道、泌尿生殖道等部位。

62. A 医院感染的高危人群包括：老年患者、新生儿、早产儿、大面积烧伤或创伤患者、ICU 住院患者，接受免疫抑制治疗、各种侵入性操作、长期使用广谱抗生素或接受污染手术的患者等。

63. D 人际关系观点认为对于所有组织来说，冲突都是与生俱来的。由于冲突不可能彻底消除，有时它还会对组织的工作绩效有益，组织应当接纳冲突，使之合理化。

64. D 健康相关行为可分为促进健康行为和危害健康行为 2 大类。促进健康行为包括日常健康行为（如合理营养、充足睡眠、适量运动等，不选 A、B、E）、避开有害环境行为、戒除不良嗜好行为、预警行为、保健行为（定期体检、预防接种、患病后及时就医等，不选 C）。危害健康行为包括日常危害健康行为、致病性行为模式、不良疾病行为（如瞒病、讳疾忌医等，选 D）、违规行为。

65. D 预防血管相关性感染，应严格遵守无菌操作原则（不选 A），尽可能缩短导管留置的时间（不选 B）。导管入口应选用透明敷料，以便随时观察（不选 C），一旦发现局部感染或全身感染征象应立即拔除导管（选 D，不选 E）。

66. E 日常健康行为指日常生活中有益于健康的行为，如合理营养（不选 B）、充足睡眠（不选 C）、规律作息（不选 A）、适量运动等（不选 D）。保健行为如定期体检（选 E）、预防接种、患病后及时就医、遵医嘱等行为。

67. E 全面质量管理是一种由顾客需要和期望驱动的管理哲学，目标是建立组织对持续改进的承诺。

68. C 门诊教育是指在门诊治疗过程中对患者进行的健康教育，由于门诊患者流动性、差异性大，不可能针对每个患者的需求开展健康教育，因此门诊教育常根据不同季节、地域，侧重于常见病的防治教育。

69. A 隔离指将处于传染期内的患者、疑似传染病患者和病原携带者同其他患者分开，或将感染者置于不能传染给他人的条件下。乙型肝炎可经血液 - 体液传播，须将乙型肝炎患者安置在隔离室。

70. D 整分合原则即管理必须在整体规划下，进行明确的分工，又在分工的基础上进行有效综合的原则，概括起来就是整体把握、科学分解、组织综合（选 D）。能级原则的基本内容包括建立合理稳定的能级结构；不同的能级主体应授予不同的权力，完成不同的职责；不同能级的主体应给予与之相应的岗位（不选 A）。动力原则包括物质动力、精神动力、信息动力（不选B）。参与管理原则指管理者要为员工创造提供机会，鼓励员工参与管理，以增强员工的责任感，发挥他们的主观能动性（不选 C）。反馈是控制论中的一个重要概念，是指系统的输出反过来作用于输入，从而影响再输出（不选 E）。

71. A 手持无针帽的注射器时，行动应特别小心，不能将针尖指向身体的任何部位，以免刺伤自己或他人（不选 B）。抽吸药液后须单手套上针帽（不选 C），掰安瓿前应垫棉花或纱布。使用后的采血针、注射器针头或锐器置入耐刺、无渗漏的锐器收集器或毁形器内（不选 D）。禁止对使用后的一次性针头复帽，双手复帽更容易造成针刺伤（选 A）。切不可用手将污染针头折断或毁坏（不选 E）。

72. D 制约授权指当管理者的管理跨度大、任务繁重、精力不足时，将某项任务的授权分解成若干部分，分别授权不同的个人或部门，并使之互相制约，可以有效地防止工作中的疏漏。

73. E 对梅毒患者的内衣、内裤、被褥、床单、浴巾、毛巾等的消毒，可使用含氯消毒剂浸泡（250~500mg/L）或采取煮沸法（不选 A、B）。患者用过的便器用 0.2% 过氧乙酸或 500mg/L 含氯消毒剂溶液擦拭即可（不选 C）。使用 75% 乙醇消毒皮肤及物体表面（不选 D）。治疗期间禁止性生活（选 E）。

74. B 隔离是采用各种方法、技术，防止病原体从患者及携带者传播给他人的措施。通过隔离可以切断传播途径（不选 A），保护易感人群免受感染（不选 C），最终控制或消灭感染源（不选 D、E）。

75. D 美国的麦格雷戈于 1957 年提出 X-Y 理论。X 理论认为人是懒惰的，尽可能逃避工作（不选 B）；人不求上进，尽可能地避免承担责任（不选 A）；个人目标与组织目标相矛盾，必须用强迫、控制等手段使其做出适当努力来实现组织目标；人缺乏理智很容易受到别人的影响。而 Y 理论认为人并非天生懒惰（选 D），而是喜欢工作的（不选 E），能够自我控制和管理；在适当的鼓励下，不但能接受责任而且愿意负担责任后果（不选 C）。

76. B 群体传播时，应根据讨论的主题选择相关的人员组成小组，小组讨论的人数一般以 6~10 人为宜。根据讨论小组人员的特点及讨论时间的长短选择讨论的时间和地点，讨论时间一般控制在 1 小时左右。

77. E 管理幅度又称管理宽度，是指 1 个主管人员直接有效指挥下属人员的数量，一般基层管理者的管理幅度是 8~15 人。

78. A 供应室包装后的物品，应于 2 小时内灭菌。

79. E 煮沸法适用于金属器械、玻璃制品及橡胶类物品的消毒灭菌。在水中煮沸至 100℃并持续 15~20 分钟，一般细菌即可被杀灭，但有芽孢的细菌至少煮沸 1 小时才能被杀灭。

80. D 浸泡在盛有消毒剂的消毒容器内的持物镊，消毒液面应浸没至无菌持物镊的 1/2 处。无菌持物镊长 25cm，则镊子前部浸泡于液面下部分的长度应为 12.5cm。

81. D 急性细菌感染评价抗菌药物的治疗效果应在 2~3 天后。

82. A 压力蒸汽灭菌适用于耐高温、耐高压、耐潮湿物品的灭菌，如各类器械、敷料、搪瓷、玻璃制品、橡胶及溶液等（选 A）。煮沸法适用于金属、搪瓷、玻璃和餐饮具或其他耐湿、耐热物品的消毒（不选 B）。紫外线照射适用于室内空气和物品表面的消毒（不选 C）。流动蒸汽适用于医疗器械、器具和物品手工清洗后的初步消毒，以及餐（饮）具和部分卫生用品等耐热、耐湿物品的消毒（不选 D）。戊二醛浸泡法适用于不耐热的金属器械和精密仪器，如内镜等（不选 E）。

83. A 压力蒸汽灭菌适用于耐高温、耐高压、耐潮湿物品的灭菌，如各类器械、敷料、搪瓷、玻璃制品、橡胶及溶液等。

84. E 总结评价是指形成评价、过程评价、效应评价和结局评价的综合以及对各方面资料做出总结性的概括，能全面反映健康教育项目的成功与不足，为今后的计划制定和项目决策提供依据。

85. A 形成评价是对项目计划进行的评价活动，是一个完善项目计划、避免工作失误的过程，包括评价计划设计阶段进行目标人群选择、策略确定、方法设计等，其目的在于使计划符合实际情况。

86. D 器官（或腔隙）感染指无植入物手术后 30 天内，有植入物（如人工心脏瓣膜、人造血管、机械心脏、人工关节等）术后 1 年内发生的与手术有关的器官或腔隙感染。

87. B 深部手术切口感染指无植入物手术后 30 天内，有植入物（如人工心脏瓣膜、人造血管、机械心脏、人工关节等）术后 1 年内发生的与手术有关并涉及切口深部软组织（深筋膜和肌肉）的感染。

88. D 在健康教育中，常用的人际传播形式包括咨询、交谈或个别访谈、劝服和指导 4 种（不选 E）。指导是通过向健康教育对象传授相关的知识和技术，使其学习、掌握自我保健的技能（选 D）。咨询是针对前来咨询者的健康问题，答疑解难，帮助其澄清观念，做出决策（不选 A）。劝服是针对教育对象存在的健康问题，说服其改变不正确的健康态度、信念和行为习惯（不选 C）。

89. B 个别访谈是通过与教育对象面对面地直接交流，传递健康信息和健康知识，帮助其改变相关态度。

90. B 职能型组织结构又称多线型组织结构，其特点是采用按职能分工实行专业化的管理办法代替直线型的全能管理者，各职能部门在分管业务范围内直接指挥下属（选 B）。矩阵型组织结构是一种按组织目标管理与专业分工管理相结合的组织结构，直线部门管理者有纵向指挥权，按职能分工的管理者有横向指挥权（不选 C）。委员会是由来自不同部门的专业人员和相关人员组成的、研究各种管理问题的组织结构（不选 E）。直线 - 职能型组织结构的特点是吸收了直线型和职能型组织结构的优点，下级成员除接受一位直接上级的命令外，又可以接受职能部门管理者指导的组织结构（不选 D）。

91. A 直线型组织结构又称单线型组织结构，是最古老、最简单的一种组织结构类型。其特点是组织系统职权从组织上层“流向”组织基层；上下级关系是直线关系，即命令和服从的关系；组织内部不设参谋部门。

92. C 临床护理活动的质量评价包括基础质量评价、环节质量评价和终末质量评价（不选 B、D）。环节质量评价是护理工作活动过程的质量评价，常用指标有护理技术操作合格率、基础护理合格率、一级护理合格率、各种护理表格书写合格率、一人一针一管执行率、常规器械消毒灭菌合格率（选 C）。基础质量评价即要素质量评价，主要着眼于评价执行护理工作的基本条件，包括组织机构、设施、仪器设备以及护理人员素质等，常用指标有仪器设备完好率、急救物品完好率等（不选 A）。终末质量评价是评价护理活动的最终效果，常用指标有皮肤压疮发生率、护理差错发生率、出院患者满意度等（不选 E）。

93. C 环节质量评价是护理工作活动过程的质量评价，常用指标有护理技术操作合格率、基础护理合格率、一级护理合格率、各种护理表格书写合格率、一人一针一管执行率、常规器械消毒灭菌合格率。

94. C 呼吸道隔离适用于由患者的飞沫和鼻咽分泌物经呼吸道传播的疾病，如肺结核、流行性脑脊髓膜炎、麻疹等（选 C）。接触隔离适用于病原体经体表或感染部位排出，他人直接或间接接触而感染的疾病，如破伤风、丹毒等（不选 B）。血液 - 体液隔离适用于直接或间接接触感染血液及体液而传播的传染病，如乙型肝炎、丙型肝炎、艾滋病等（不选 D）。消化道隔离适用于由患者的排泄物直接或间接污染食物、食具而传播的传染病，如伤寒、甲型肝炎、戊型肝炎等（不选 E）。

95. A 严密隔离适用于经飞沫、空气、分泌物、排泄物直接或间接传播的甲类传染病或传染性极强的乙类传染病。

96. A 压力蒸汽灭菌是物理灭菌法中应用最广、效果最可靠的首选灭菌方法，适用于耐高温、耐高压、耐潮湿物品的灭菌，如各类器械、敷料、橡胶及溶液等（选 A）。煮沸法适用于耐高温、耐潮湿物品，如金属、搪瓷、玻璃、橡胶等（不选 B）。干热法适用于耐热、不耐湿，蒸汽或气体不能穿透物品的灭菌，如粉剂、油剂、玻璃器皿及金属制品的灭菌（不选 C）。喷雾法常用于地面、墙壁、空气的消毒（不选 D）。浸泡法用于耐湿、不耐热物品、器械的消毒与灭菌，如锐利器械、精密仪器及化学纤维制品（不选 E）。

97. A 压力蒸汽灭菌是物理灭菌法中应用最广、效果最可靠的首选灭菌方法，适用于耐高温、耐高压、耐潮湿物品的灭菌，如各类器械、敷料、搪瓷、玻璃制品、橡胶及溶液等。

98. B Ⅰ类环境包括层流洁净手术室、层流洁净病房和无菌药物制剂室等，要求空气中的菌落总数 ≤ 10CFU/m³，且不得检出致病菌。

99. E Ⅳ类环境包括普通门、急诊及其检查、治疗室，感染性疾病科门诊及病区要求物体表面的细菌总数≤ 15CFU/cm²，且不得检出致病菌。

100. A Ⅱ类环境包括非洁净手术室、产房、导管室、血液病病区、烧伤病区等保护性隔离病区，重症监护室，新生儿室等，要求物体表面的细菌总数≤ 5CFU/cm²，且不得检出致病菌。

专业知识

1. A 直肠指诊是简单易行的检查方法。盆腔脓肿者可发现肛管括约肌松弛，在直肠前壁可触及向直肠腔内膨起、有触痛，有时可触及有波动感的肿物，疑为盆腔脓肿时，直肠指诊可作为首选检查方法。

2. D 根据国际抗癌联盟提出的 TNM 分期法，T 指原发肿瘤，N 指区域淋巴结，M 指远处转移。

3. D 我国中低位直肠癌在直肠癌中所占的比例高，绝大多数直肠癌可在直肠指诊时触及。

4. A 影响破伤风发病的主要因素是伤口内的缺氧环境。清洗伤口时使用 3% 过氧化氢（H_2O_2）溶液，可产生大量氧，消除缺氧环境，抑制破伤风梭菌的生长繁殖。

5. D 在肱骨干中下 1/3 段后外侧有桡神经沟，桡神经经内后方紧贴骨面斜向外前方进入前臂，此处骨折容易发生桡神经损伤，出现垂腕畸形，掌指关节不能背伸，拇指不能伸直，前臂旋后障碍，手背桡侧皮肤感觉减退或消失等。

6. A 毕Ⅱ式手术后发生急性完全性输入袢梗阻表现为上腹部剧烈腹痛伴频繁呕吐，量少不含胆汁，呕吐后症状不缓解。

7. B 急性胰腺炎的腹痛与进食和体位有一定关系，屈曲位疼痛减轻，进食后疼痛加重；恶心、呕吐发生早而频繁，呕吐后腹痛不缓解。

8. B 甲状腺手术患者术前应做颈部放松运动和头颈过伸位训练，将头放低、肩垫高，使患者能够适应术时颈过伸的体位。

9. C 胃肠减压可抽出肠腔内积存的气体和液体，降低肠腔压力（不选 E）；有利于减轻肠壁水肿，促进肠壁血液循环恢复（不选 A）、胃肠功能恢复及胃肠吻合口的愈合（不选 B、D）。长期胃肠减压可导致水、电解质紊乱（选 C）。

10. B 分流术是将肝门静脉系和腔静脉系的主要血管进行手术吻合，使肝门静脉血转流入腔静脉，降低门静脉压力，防止出血，但术后肠道吸收的部分或全部氨不通过肝解毒，直接影响大脑的能量代谢，故肝性脑病发生率高，易引起肝衰竭。

11. D 全下肢深静脉血栓形成（混合型）的主要临床表现为全下肢明显肿胀、剧痛，股三角区、腘窝、小腿肌肉都可有压痛，常伴有体温升高和脉率加速（股白肿），如病程继续进展，肢体极度肿胀，对下肢动脉造成压迫以及动脉痉挛，导致下肢动脉血供障碍，出现足背动脉和胫后动脉搏动消失，进而小腿和足背出现水泡，皮肤温度明显降低并呈青紫色（股青肿），出现股青肿者应紧急手术取栓，术后辅以抗凝、祛聚治疗，如不及时处理，可发生静脉性坏疽。

12. B 围术期是指从确定手术治疗时起，至与本次手术有关的治疗基本结束为止的一段时间。

13. B　胰岛素瘤患者主要表现为肿瘤释放过量胰岛素所致的低血糖综合征，可有低血糖对中枢神经系统的影响和低血糖引起儿茶酚胺过度释放症状，低血糖对中枢神经系统的影响主要表现为头痛、焦虑、饥饿、复视、健忘甚至昏睡、昏迷或一过性晕厥等；儿茶酚胺的过度释放主要表现为出汗、心慌、震颤、脉速和面色苍白等。

14. D　腹部 X 线检查对诊断肠梗阻有很大价值，梗阻 4~6 小时后，可见多个气液平面及胀气肠袢；空肠梗阻时，空肠黏膜环状皱襞可有“鱼肋骨刺”状改变。

15. C　全身麻醉包括吸入麻醉（选 C）、静脉麻醉和复合全身麻醉。局部麻醉包括表面麻醉（不选 A）、局部浸润麻醉（不选 B）、区域阻滞麻醉（不选 E）和神经阻滞麻醉（不选 D）。

16. D　关节脱位的特征性表现为畸形、弹性固定和关节盂空虚。骨擦音或骨摩擦感为骨折的特征性体征。

17. E　急性阑尾炎最典型的症状为转移性右下腹疼痛，腹痛发作始于上腹，逐渐移向脐周，数小时后转移并局限于右下腹。

18. E　低钾血症最早、最主要的临床表现是肌无力。先是四肢软弱无力，后累及躯干和呼吸肌，严重时可出现腱反射减弱或消失。

19. B　甲状舌管囊肿是与甲状腺发育有关的先天性畸形，多见于 15 岁以下儿童，男性为女性的 2 倍，表现为在颈前区中线、舌骨下方有直径 1~2cm 的圆形肿块。

20. C　腹股沟斜疝的临床表现为患者站立位时疝内容物经腹股沟管突出，回纳疝块后压住深环（内环），疝块不再突出。腹股沟直疝疝内容物由直疝三角突出，回纳疝块后压住深环疝块仍可突出。

21. D　早期发现、早期诊断和早期治疗是提高胃癌疗效的关键。手术是首选的方法，辅以化疗、放疗及免疫治疗等以提高疗效。

22. A　体外循环指将回心的静脉血引出体外，经人工心肺机氧合并排出 CO_2，经过调节温度和过滤后，再由人工心泵输回体内动脉继续血液循环的生命支持技术。

23. C　在手术操作过程中，器械护士传递手术器械时的正确方法是将器械柄尾端递给手术者（不选 B）；用器械柄轻击手术者手掌（不选 A）；弯钳、弯剪的弯曲部向上（不选 D）；持针器夹住弯针后 1/3 处（不选 E）；手术刀柄端传递给手术者，以防刺伤（选 C）。

24. C　切开引流是治疗直肠肛管周围脓肿的主要方法，一旦诊断明确，即应切开引流，手术方式因脓肿的部位不同而异。

25. B　胰腺癌常见的临床症状是上腹部疼痛、饱胀不适、黄疸、食欲减退和消瘦等。上腹疼痛、不适常为首发症状，由肿块压迫胰管，使胰管不同程度的梗阻、扩张、扭曲及压力增高导致。

26. B　原发性醛固酮增多症是肾上腺皮质分泌过量的醛固酮引起以高血压、低钾血症、高钠血症、低血浆肾素水平和碱中毒为主要表现的临床综合征。醛固酮分泌增多，导致肾小管对 Na^+ 的重吸收增多，对 K^+ 的重吸收减少，尿钾排出增多，血钾浓度降低，出现低钾血症。

27. E　多器官功能障碍综合征防治的目标主要是控制感染（不选 B）、提供合适的组织供氧量、尽快恢复血容量（不选 A）、维持各组织器官的正常功能（不选 D）、加强营养支持等（不选 C）。呼吸兴奋药适用于中枢神经抑制导致通气不足的情况（选 E）。

28. A　烧伤患者现场急救最重要的是尽快去除致伤原因（迅速脱离热源），脱离现场和对危及生命的情况采取救治措施。

29. B　麻醉前使用的抗胆碱药常用药物为东莨菪碱和阿托品，可阻断 M 胆碱受体，抑制腺体分泌，解除平滑肌痉挛及副交感神经兴奋对心脏的抑制作用。

30. C　体外冲击波碎石成功率高，若需重复治疗，2 次治疗间隔时间应≥ 7 天。本题数据有争议，虽然近年已有更新的数据：体外冲击波碎石再次治疗间隔时间以 10~14 天或以上为宜（九版外科学 P560），但考试不采用。

31. B　抗结核治疗是泌尿生殖系统结核的基本治疗手段，手术治疗必须在药物治疗的基础上进行。肾结核患者肾切除术前抗结核药物治疗至少 2 周，肾部分切除术前抗结核药物治疗至少 4 周。

32. A　呼吸困难和窒息是甲状腺大部切除术后最危急的并发症，多发生于术后 48 小时内。常见原因有切口内出血，喉头水肿，气管塌陷，双侧喉返神经损伤等。

33. B　超急性排斥反应多发生于肾移植术后 24 小时之内，体温突然升高且持续高热，伴有血压升高、尿量减少、血肌酐升高及移植肾区闷胀感、肿胀、压痛等表现。急性排斥反应多发生于术后1~2周，体温37.5~38.5℃，较少病例体温达39℃以上，一般不畏寒，无寒战，尿量逐渐减少并有突然血压升高表现。慢性排斥反应的临床表现为移植器官功能缓慢减退，可能在术后几周至数年后发生。

34. D 休克严重、酸中毒明显、经扩容后效果不佳者，需要给予碱性药物，常用5%碳酸氢钠。

35. A 轻度代谢性酸中毒时酸中毒症状不明显，呼吸代偿因素反应迅速，呼吸深快最先出现。典型表现为精神萎靡或烦躁不安，呼吸深快，呼气带酮味，面红或口唇呈樱桃红色等。

36. B 小脑幕切迹疝发生时，同侧的大脑受到挤压而造成病变对侧偏瘫，同侧动眼神经受到挤压麻痹。其相应的典型临床表现是病变对侧肢体肌力减弱或瘫痪，患侧瞳孔进行性散大。

37. A 机械通气包括预防性机械通气和治疗性机械通气。预防性机械通气适用于长时间休克（选A）、严重感染、慢性阻塞性肺疾病患者行胸腹部手术、明显代谢紊乱、酸性物质误吸综合征、恶病质等。治疗性机械通气适用于心肺复苏后期治疗（不选B）、换气功能衰竭（不选D）、通气功能障碍或衰竭（不选C）、呼吸功能失调或丧失等（不选E）。

38. B 挫伤为钝性暴力或重物打击所致的皮下软组织损伤，主要表现为伤部肿胀、皮下淤血、压痛，严重者可有肌纤维撕裂和深部血肿。

39. B 胰腺癌患者在病程的早期即可直接浸润门静脉、肠系膜上动静脉、腹腔动脉、肝动脉、下腔静脉，脾动、静脉等腹腔重要血管，胃窦部、十二指肠、胆总管、横结肠及周围腹膜组织和神经丛，也可经血行转移至肝、肺及椎骨等，导致手术切除率低，预后很差。

40. B 妊娠合并阑尾炎时易发生穿孔，若炎症刺激子宫，易诱发流产、早产，甚至胎儿窒息。因此，妊娠期急性阑尾炎不主张保守治疗，一经确诊，应在积极抗感染治疗的同时立即行阑尾切除术；临产期的急性阑尾炎并发阑尾穿孔可考虑经腹剖宫产，同时行阑尾切除术。

41. C 疼痛可引起应激反应，使促进分解代谢的激素分泌增加，合成代谢激素分泌减少，会造成水、钠潴留及血糖升高、酮体和乳酸生成增加，机体呈负氮平衡。

42. B 破伤风发作期的典型症状是肌紧张性收缩及阵发性强烈痉挛，咀嚼肌最先受累，随后依次为面部表情肌、颈、背、腹、四肢肌，最后为膈肌。

43. A 乳腺癌患者癌肿侵犯Cooper韧带，可使其缩短而致皮肤凹陷，引起“酒窝征”，是乳腺癌的特征性表现（选A）。癌肿侵入乳管使之缩短，把乳头牵向癌肿方向，可造成乳头内陷（不选C）。癌细胞堵塞皮内或皮下淋巴管，可导致局部淋巴回流障碍，出现真皮水肿，皮肤呈“橘皮样”改变（不选B）。

44. E 碳水化合物是食物中供给机体热量最主要的营养素，也是人体供能的主要物质。蛋白质是构成人体的主要成分，是生命的物质基础。

45. C 根据中国新九分法，成人各部位体表面积占总体表面积百分比：双手5%、双前臂6%、双上臂7%。烧伤面积为（5%＋6%）/2=5.5%（不选D、E）。浅Ⅱ度烧伤伤及真皮浅层，产生大小不一的水疱，疱壁薄，含黄色液体，基底潮红，疼痛剧烈（选C）。深Ⅱ度烧伤伤及真皮乳头层以下，但仍残留部分网状层，可有较小的水疱，痛觉较迟钝（不选B）。Ⅰ度烧伤仅伤及表皮浅层，表现为红斑性烧伤，痛觉过敏，无水疱（不选A）。

46. D 神经根型颈椎病最常见，典型表现为臂丛牵拉试验阳性、压头试验阳性。脊髓型颈椎病最严重，早期表现为上肢或下肢麻木无力、僵硬、双足踩棉花感，双手精细动作障碍；后期常有大小便功能障碍；查体可见四肢腱反射亢进，肌力减退，躯体有感觉障碍平面，可出现髌阵挛或踝阵挛，霍夫曼征（Hoffmann征）、巴宾斯基征（Babinski征）等病理征可呈阳性。混合型兼有两型的表现。

47. D 桡骨远端伸直型骨折（Colles骨折）伤后局部疼痛、肿胀，出现典型畸形姿势，侧面观呈“餐叉样”畸形，正面观呈“枪刺样”畸形。

48. C 直肠癌最常见的症状为黏液血便，癌肿刺激直肠时便意频繁，便前常有肛门下坠、里急后重和排便不尽感。直肠指诊是诊断直肠癌最重要、最简单有效的方法，可了解癌肿的部位，距肛缘的距离，癌肿的大小、范围、固定程度及与周围脏器的关系等。

49. E 休克患者应定时监测生命体征，行心电监护；观察意识、面色、肢端温度及色泽变化；监测中心静脉压（CVP）、尿量及尿比重等指标，以判断补液效果。若患者从烦躁转为平静、淡漠迟钝转为对答如流、口唇红润、肢体温暖、血压升高、脉压增大、CVP恢复正常、尿量＞30ml/h，提示血容量已基本补足，休克好转。

50. E 高渗性脱水血钠＞150mmol/L（不选A、B、

C），轻度脱水患者仅有口渴（不选 D）；中度脱水患者极度口渴、乏力、烦躁、口舌干燥、皮肤弹性差、眼窝凹陷、尿量减少（选 E）；重度脱水患者除以上症状还可出现脑功能障碍表现，如躁狂、幻觉等。

51. D 手术切除是治疗乳房纤维腺瘤唯一有效的方法。常规送病理，大多数纤维腺瘤在完全切除后不再复发，青春期发生的纤维腺瘤有多灶性或在靠近手术部位再发的倾向。

52. D 实质性脏器如肝、脾、胰、肾等破裂或大血管损伤主要为腹腔内（或腹膜后）出血，临床表现包括面色苍白、脉率加快，严重时脉搏微弱、血压不稳，甚至休克。若肝、脾受损导致胆管、胰管断裂，胆汁、胰液溢入腹腔，可出现明显的腹痛和腹膜刺激征。

53. A 开放性气胸是指外界空气经胸壁伤口或软组织缺损处，随呼吸自由进出胸膜腔。应紧急封闭伤口，立即变开放性气胸为闭合性气胸，赢得抢救时间，并迅速转送。

54. C 肺癌最常见的症状是咳嗽，多为刺激性咳嗽，痰中带血，胸部 X 线检查可出现肺气肿、肺不张等征象。痰脱落细胞学检查是简易有效的普查和早期诊断方法，胸部 CT 检查可发现 X 线检查隐藏区的早期肺癌病变，支气管镜检查是诊断肺癌最可靠的手段。疑似肺癌时，应先通过痰脱落细胞学检查进行简易的普查，再通过胸部 CT 检查发现肺内病灶，最后通过支气管镜检查明确诊断。

55. A 低渗性脱水的特点是失钠多于失水，血钠＜135mmol/L，细胞外液明显减少，外周循环衰竭症状出现较早；除脱水表现外，还可有恶心、呕吐、脉搏细速、血压下降、尿量减少、尿比重降低等临床表现。

56. D 内镜逆行胰胆管造影术检查应于当天禁食、静脉补液，根据病情逐步恢复饮食。术后患者应卧床休息，观察生命体征、腹部体征及有无呕血、黑便等消化道出血症状，术后 3 小时及第 2 天晨检查血常规、血淀粉酶、血脂肪酶，根据病情应用抗生素；鼻胆管引流者，观察引流液的颜色、性状和量。

57. C 痔切除术后 24 小时内，嘱患者每 4~6 小时排尿 1 次（选 C），避免因手术、麻醉、疼痛等原因造成尿潴留。术后 24 小时内可在床上活动四肢、翻身等，24 小时后可适当下床活动（不选 A）；术后 1~2 天应以无渣或少渣流质饮食、半流质饮食为主（不选 B）。术后 3 天内尽量避免排便，以利于切口愈合；3 天后如有便秘，可口服缓泻药物，但切忌灌肠（不选 D）。术后观察患者有无排便困难及大便变细，如发生肛门狭窄，应在手术切口愈后及早行扩肛治疗（不选 E）。

58. A 颅内出血是颅脑手术后当天最危险的并发症，多发生于术后 24~48 小时内，患者表现为意识清醒后又逐渐嗜睡、反应迟钝甚至昏迷。术后应密切观察，一旦发现有颅内出血征象，应及时报告医师，并做好再次手术止血的准备。

59. B 当中心静脉压（CVP）正常（CVP 正常值 5~12cmH₂O）但血压下降时，应行补液试验。取等渗盐水 250ml，于 5~10 分钟经静脉注入，如血压增高而中心静脉压不变，提示血容量不足。

60. B 胆道 T 管拔管前，应常规行 T 管造影，造影后继续引流 24 小时以上。若胆道通畅、无结石和其他病变，再次夹闭 T 管 24~48 小时，无不适症状方可拔管。

61. B 腹腔内感染患者典型的临床表现是发热、呕吐、腹痛、腹泻及腹部压痛、反跳痛和腹肌紧张，腹腔引流物为脓性。

62. E 腹腔内感染患者确诊应做的检查为 B 超，可以探测脓肿，也便于床旁检查，引导脓肿的穿刺引流。

63. C 肺癌患者早期淋巴转移最常见，常转移至同侧颈部、右锁骨上淋巴结。肺结核患者主要表现有长期午后低热，可伴乏力。甲状腺腺瘤常表现为颈部肿块，为甲状腺孤立性结节。

64. C 大多数肺癌可以经胸部 X 线检查和 CT 检查获得临床诊断。CT 检查可显示薄层横断面结构图像，避免病变与正常组织互相重叠，密度分辨率很高，可发现一般 X 线检查隐藏区的早期肺癌病变，对中央型肺癌的诊断有重要价值。

65. E 否认期是临终患者心理反应的第一期。患者得知自己病重面临死亡，极力否认患病的事实，心存侥幸，四处求医，希望是误诊。

66. D 由于化疗药物对正常细胞尤其增殖状态的正常细胞也有一定的影响，所以用药后可能出现各种不良反应，常见的有骨髓抑制，如白细胞、血小板减少，后期尚可出现贫血；消化道反应，如恶心、呕吐、腹泻、口腔溃疡等；毛发脱落；肝、肾功能损害；免疫功能降低，容易并发细菌或真菌感染；组织坏死和血栓性静脉炎。皮肤二度反应（湿反应）为放疗后的皮肤反应。

67. A 腹部压痛、腹肌紧张和反跳痛的腹膜刺激征表现是腹膜炎的标志性体征，尤以原发病灶所在部位最为明显。

68. D 胃十二指肠溃疡急性穿孔患者的典型表现为突发上腹部刀割样剧痛，迅速扩散至全腹，可有明显的腹膜刺激征，查体可见肝浊音界消失、肠鸣音消失。

69. C 腹膜炎的标志性体征是腹部压痛、反跳痛、腹肌紧张。疼痛呈持续性，腹膜炎患者面容痛苦，喜取仰卧位，双下肢屈曲。

70. C 早期倾倒综合征多发生于进食后半小时内，患者出现心悸、出冷汗、乏力、面色苍白等短暂血容量不足的表现，并伴有恶心、呕吐、腹部绞痛和腹泻等。

71. A 早期倾倒综合征多因餐后大量高渗性食物快速进入肠道，刺激肠道内分泌细胞大量分泌血管活性物质，加上渗透压作用使大量细胞外液渗入肠腔，从而引起血管舒缩功能紊乱和胃肠道症状。预防其发生应少食多餐，避免过甜（不选 D）、过咸（不选 E）、过浓的流质饮食；宜进低碳水化合物、高蛋白饮食；餐时限制饮水；进餐后平卧 10~20 分钟（选 A）。

72. D 乙状结肠造口开放前，及时更换渗湿的敷料，温水清洗并消毒造口周围皮肤，用复方氧化锌软膏涂抹，防止浸渍糜烂（选 D）。术后 2~3 天肠蠕动恢复后开放，取左侧卧位，并用塑料薄膜隔开腹部切口与造口，防止流出的大便污染腹部切口（不选 A）。选择袋口合适的造口袋，造口袋内充满 1/3~1/2 的排泄物时，应及时更换（不选 E）。人工造口袋不宜长期持续使用，大便成形及养成定时排便的习惯后，可不佩戴人工造口袋（不选 B）。若造口狭窄，应在造口处拆线愈合后定期扩肛（不选 C）。

73. D 大肠癌患者术后为预防切口感染，应保持切口清洁、干燥和引流管通畅，术后 4~7 天以 1∶5000 高锰酸钾（百分比浓度为 0.02%）温水坐浴，2 次 / 天。

74. A 急性胆管炎表现为典型的查科三联征即腹痛、寒战与高热、黄疸。首选 B 超检查，可发现胆总管增粗，内有结石影像。

75. B 急性胆管炎最常见的病因是胆总管结石，其他原因还有胆道蛔虫、胆道良性狭窄、吻合口狭窄或肿瘤。

76. D 查科三联征是急性胆管炎的基本表现和早期症状，当胆管梗阻和感染进一步加重时，其临床表现将继续发展，出现低血压和神志改变，如血压下降、脉速、神志淡漠、嗜睡、昏迷等症状时，应诊断为急性梗阻性化脓性胆管炎，应紧急解除胆道梗阻，通畅引流胆道，控制感染，抗休克。

77. E 碘过敏试验方法有 4 种：口服法、皮内注射法、静脉注射法、结膜试验法。

78. E 脑血管造影术后穿刺部位压迫止血 30 分钟，沙袋压迫 6~8 小时，保持穿刺侧肢体伸直 2~4 小时，并观察穿刺部位和肢体远端皮肤情况。

79. A 放疗适应证为直径小于 3cm、病灶位于手术不能达到的部位、手术或栓塞后残存的病灶，常用方法为 γ 刀治疗。

80. C 慢性硬膜下血肿好发于老年人，有轻微或无明显外伤史，其血肿形成完整包膜，缓慢增大，进而出现颅内压增高症状如呕吐、头痛等，CT 检查示颅骨内板下新月形或半月形高密度、等密度或混合密度影。硬膜外血肿多为急性，患者的主要表现为进行性意识障碍，可有昏迷—中间清醒或好转—昏迷的意识变化过程。急性硬膜下血肿主要表现为意识障碍、伤后立即出现偏瘫等征象。颅内血肿 CT 检查可表现为脑挫裂伤区附近或脑深部白质内圆形或不规则高密度影。

81. D 慢性硬膜下血肿立即给予药物治疗，应用高渗脱水药如 20% 甘露醇，以降低颅内压，减轻脑水肿症状。

82. E 硬膜下出血多见于脑挫裂伤处的皮层动脉或静脉破裂，少数可因颅内血肿穿破皮层至硬膜下腔而形成。

83. E 慢性硬膜下血肿禁行腰椎穿刺，穿刺放液后因椎管内压力急剧下降，颅腔与椎管内压力差加大，可使脑组织向下移位，可引起枕骨大孔疝或加重颅内压增高症状。应给予 20% 甘露醇快速静脉滴注以降低颅内压，减轻脑水肿症状，并准备手术治疗，开颅探查，首选钻孔置管引流术。

84. D 小剂量地塞米松抑制试验是库欣综合征的定性诊断试验。各型库欣综合征都不能被小剂量地塞米松抑制。

85. C 库欣综合征（皮质醇增多症）最常见的病因是腺垂体分泌过多的促肾上腺皮质激素（ACTH），即库欣病，约占 70%。

86. E 大剂量地塞米松抑制试验可区分肾上腺皮质肿瘤引起的库欣综合征与库欣病。23:00~24:00 顿服地塞米松 8mg，第二天 8:00 抽血，测定血浆游离皮质醇值，与试验前相比，下降（或抑制）超过 50%，则提示为垂体性皮质醇增多症，而肾上腺皮质肿瘤或异位 ACTH 综合征不被抑制。

87. C 骨肉瘤是最常见的原发恶性骨肿瘤，好发部位为长骨干骺端和椎体，特别是股骨远端和胫骨近端。

88. B 肺是骨肉瘤最常见的转移部位，其次是骨骼。

89. E 骨肉瘤采用以手术为主、化疗为辅的综合治疗方式。

90. D 腹股沟斜疝表现为站立位时疝内容物经腹股沟管突出，可进阴囊，回纳疝块后按压内环（深环），疝块不再突出。腹股沟直疝疝内容物由直疝三角突出，不进阴囊，回纳疝块后按压内环（深环），疝块仍可突出。股疝是腹内脏器或组织自股环、经股管向股部卵圆窝突出形成的疝，多见于40岁以上的妇女。

91. D 对腹股沟斜疝的患者应给予相关活动、饮食、预防复发等方面的健康指导，其中最重要的是指导患者减少和消除引起腹外疝复发的因素，并注意避免增高腹内压的动作如剧烈咳嗽、用力排便等（选D）；对于疝块较大、年老体弱者，应减少活动，多卧床休息（不选B），离床活动时佩戴医用疝带，避免重体力劳动或举重物等（不选A）；调整饮食习惯，保持排便通畅。

92. E 肠套叠多见于婴幼儿，典型表现为腹痛、果酱样血便、腊肠形光滑有压痛的腹部肿块，肿块常位于脐右上方（选E）。急性肠炎主要表现为急性腹痛、腹胀、呕吐、腹泻、便血及全身中毒症状（不选A）。肠扭转时，腹胀不对称，可触及扩张的肠袢（不选B）。肠麻痹的主要表现为肠鸣音减弱或消失（不选C）。阑尾炎的典型症状为转移性右下腹痛（不选D）。

93. B X线钡剂灌肠检查对肠套叠的诊断最有意义，可见“杯口状”或“弹簧状”阴影。

94. C 全身麻醉期间可因反流和误吸引起肺水肿和肺不张（不选D）；麻醉药物引起的呼吸抑制导致通气量不足（不选A）；手术引起的应激可导致高血压（不选E）。肺脂肪栓塞主要由骨折导致脂肪滴经破裂的静脉窦进入血液循环引起（选C）。

95. E 麻醉前禁食、禁饮，以保证胃排空，预防术中呕吐和误吸。

96. C 全麻术后肺不张常发生在胸部、腹部大手术后，特别是老年人、有长期吸烟史、术前合并呼吸道感染者。患者主要表现为持续性低氧血症（选C），听诊有局限性湿啰音（不选B），呼吸音减弱，X线检查可见肺影缩小。

97. B 全身性外科感染包括脓毒症和菌血症。主要表现为起病急骤、发展迅速。菌血症热型多呈稽留热，血细菌培养为阳性（选B）。脓毒症热型多呈弛张热、间歇热，可有转移性脓肿（不选A）。

98. C 全身性外科感染在用药前应行细菌培养，在未获得细菌培养结果之前，可先根据原发感染灶的性质，尽早、足量、联合应用抗生素（选C，不选B、D），以后再根据细菌培养及药物敏感试验结果予以调整。真菌性脓毒症患者，应尽量停用广谱抗生素（不选E），或改用必需的窄谱抗生素，并全身应用抗真菌药物（不选A）。

99. B 脊髓型颈椎病早期表现为上肢或下肢麻木无力、僵硬，双足踩棉花感，双手精细动作障碍；查体可见四肢腱反射亢进，肌力减退，躯体有感觉障碍平面，霍夫曼征、巴宾斯基征等病理征可呈阳性；MRI检查可显示椎间盘向椎管内突出等。

100. B 呼吸困难是颈椎前路手术最危急的并发症，患者表现为张口状急迫呼吸、应答迟缓、口唇发绀等。其发生的原因包括切口内出血、血肿压迫气管，喉头水肿压迫气管，术中损伤脊髓等。当血肿形成压迫气管时，可见颈部明显肿胀。

专业实践能力

1. A 转移性肿瘤约占颈部恶性肿瘤的3/4，在颈部肿块中，发病率仅次于慢性淋巴结炎和甲状腺疾病，原发灶绝大部分（85%）在头颈部，尤以鼻咽癌和甲状腺癌转移最多见。锁骨上窝转移性淋巴结的原发灶，多在胸腹部（肺、纵隔、乳房等）；胃肠道、胰腺、妇科恶性肿瘤多经胸导管转移至左锁骨上淋巴结。

2. A 代谢性酸中毒时，血液中H^+增多，可反射性引起呼吸中枢兴奋，增加呼吸的深度和频率，表现为呼吸加深加快，典型者称为库斯莫尔（Kussmaul）呼吸。二氧化碳结合力（CO_2CP）正常值为22~31mmol/L，受代谢性和呼吸性两方面因素的影响，代谢性酸中毒时CO_2CP下降。

3. C 嵌顿性疝手法复位后密切观察腹部体征变化，一旦出现腹膜炎或肠梗阻的表现，应尽早手术探查。

4. D 急性呼吸窘迫综合征（ARDS）常于原发病起病后72小时内发生，表现为进行性加重的呼吸困难，且不能用通常的吸氧疗法改善。肺功能不全产生呼吸衰竭时，经氧疗后症状可缓解。急性肺水肿时，患者会出现呼吸困难、咳粉红色泡沫痰。下呼吸道梗阻轻者出现肺部湿啰音，重者出现呼吸困难、发绀、心率增快等。

5. B 术后早期活动有利于增加肺活量，减少肺部并发症；改善全身血液循环，促进切口愈合；防止深静脉血栓形成等。

6. B 胃大部切除术后拔除胃管前禁食，拔除胃管当天可饮少量水或米汤；若无不适，第2天进半量流质饮食；第3天进全量流质饮食；第4天可进半流质饮食（选B）。其他护理措施包括术后取去枕平卧位，头偏一侧，待患者麻醉清醒、血压平稳后改为半坐卧位（不选A）；持续胃肠减压（不选E）；遵医嘱补液，纠正水、电解质失衡（不选C）；鼓励患者早期下床活动（不选D）。

7. B 尿路结石患者应大量饮水，保证每天饮水量2500~3000ml，以维持每天尿量＞2000ml，达到稀释尿液、延缓结石生成速度、冲洗尿路及预防感染的目的。

8. E 破伤风患者的并发症包括窒息、肺不张、肺部感染等；应做好呼吸道管理，定时协助患者翻身、叩背（不选B），以利于排痰，避免呛咳、误吸（不选D），必要时行气道雾化、湿化、冲洗等（不选C）。对抽搐频繁、药物又不易控制的严重患者，应尽早进行气管切开（选E），以便改善通气，清除呼吸道分泌物，必要时可行人工辅助呼吸（不选A）。

9. E 主动或被动吸烟是血栓闭塞性脉管炎发生和发展的重要环节，烟碱可使血管收缩，戒烟有助于改善患者血液循环（不选D）。肢体保暖、使用血管扩张药均可促进血液循环（不选A、C）。伯格运动使患者平卧，先抬高患肢，再在床边下垂2~3分钟，并做足部旋转、伸屈活动，可促进患肢侧支循环建立（不选B）。吗啡有助于减轻患者疼痛，但不能改善肢体血液循环（选E）。

10. A 牵引术是利用牵引力和反牵引力作用于骨折部，达到复位或维持复位固定的治疗方法。石膏固定、小夹板固定和骨折内固定均仅有固定效果。

11. C 骨巨细胞瘤的X线检查表现特点是长骨骨骺处偏心性、溶骨性破坏，骨皮质膨胀变薄，边界较清晰，周围无骨膜反应。溶骨性破坏可呈肥皂泡样改变。

12. E 口服染料（亚甲蓝）或药用炭是证明肠瘘最简便实用的方法；口服或胃管滴入亚甲蓝后，观察瘘管的分泌物有无染色，阳性结果能肯定肠瘘的诊断，但阴性结果不能排除肠瘘的存在。

13. A 低位肠梗阻患者由于大量肠液积存于肠道，呕吐时可丢失大量碱性液体，导致代谢性酸中毒的发生。高位肠梗阻患者的呕吐物中含大量胃液，丢失大量 H^+，可出现代谢性碱中毒。

14. E 直肠肛管疾病术后注意保持肛门局部清洁，先排便，排便后坐浴，清洁会阴部，最后换药，促进伤口愈合，坐浴可使用0.02%高锰酸钾溶液。

15. C 胸廓成形术会切除覆盖于脓腔表面的肋骨，术后根据肋骨切除范围，在胸廓下垫一硬枕或用1~3kg沙袋压迫，以控制反常呼吸。

16. C 镇咳药不利于患者有效咳嗽和呼吸道分泌物的排出，可加重肺不张。为预防全麻术后肺不张，术前应戒烟2周，指导患者进行呼吸功能锻炼；术后鼓励患者深呼吸、有效咳嗽，协助患者翻身、叩背，促进痰液排出，痰液黏稠时给予雾化吸入治疗，疼痛时给予有效镇痛，以免患者因疼痛而畏惧咳嗽、咳痰。

17. D 胸外按压是心脏骤停后急救处理的第一个步骤。在心肺复苏期间的组织灌注主要依赖胸外按压，有效的胸外按压可产生60~80mmHg的动脉压，对复苏成功极为关键。

18. D 急性肾损伤患者在少尿期或无尿期应采用无蛋白饮食或低蛋白饮食，供给足量碳水化合物、高维生素的清淡流质饮食或半流质饮食（选D）。严禁进食含钾食物及服用含钾药物（不选A、B）。避免输注库存血（不选C），注意观察患者有无心律失常（不选E），警惕心脏骤停的发生。

19. D 偏瘫患者平卧时患侧肩下垫软枕，使肩上抬，肩关节外展、外旋，上肢伸展；患侧髋部及股外侧垫枕，膝部稍垫起微曲，踝背曲。

20. A 胸膜腔闭式引流时水柱波动的幅度能反映呼吸道无效腔的大小及胸腔内负压的情况，一般水柱上下波动的范围为4~6cm。若水柱波动幅度过大，提示可能存在肺不张（选A）；若水柱无波动，提示引流管不通畅或肺已经完全复张（不选B、D）。

21. B 腹膜炎术后患者取半坐卧位，利于腹腔渗液流入盆腔，防止并发膈下脓肿，并减少吸收，减轻中毒症状，若形成残余盆腔脓肿，可便于引流。

22. C 经皮肝穿刺胆管造影前应做凝血酶原时间测定，如延长应给予注射维生素K以纠正。维生素K可促使凝血因子Ⅱ、Ⅶ、Ⅸ、Ⅹ的合成，促进血液凝固，预防出血。

23. C 甲状腺功能亢进症患者应给予高热量、高蛋白、高维生素及矿物质丰富的饮食。避免进食含碘丰富的食物，应食用无碘盐，禁食海带、紫菜等海产品，慎食卷心菜、甘蓝等易致甲状腺肿的食物。注意保护眼睛，避免用眼过度。遵医嘱服药，不可随意减量或停药。每天清晨起床前自测脉搏及定期测量体重。

24. E 膈下脓肿切开后，鼓励患者做深呼吸运动，可促进脓液排出，促进脓腔早日闭合。

25. B 长期便秘、大便干结引起的排便时肛管皮肤层损伤是肛裂形成的直接原因，以肛管后正中线的肛裂最多见。

26. C 单个癌结节＜ 3cm 或相邻两个癌结节直径之和小于 3cm 者称为小肝癌。九轮外科学 P418：传统上以 5cm 为界，将肝细胞癌分为小肝癌（≤ 5cm）和大肝癌（＞ 5cm）两类，但考试未采用。

27. C 使用避孕套可阻止精子进入宫腔进而阻止精子与卵子相遇。

28. C 外伤性截瘫 2 周内应持续导尿。在脊髓休克期应留置导尿，持续引流尿液并记录尿量，以防膀胱过度膨胀。2~3 周后改为每 4~6 小时开放 1 次导尿管，或白天每 4 小时导尿 1 次，晚间 6 小时导尿 1 次，以防膀胱萎缩，并训练自律性膀胱。

29. D 甲状腺由两层被膜包裹，内层被膜称甲状腺固有被膜，很薄，紧贴腺体；外层被膜是甲状腺假被膜，又称甲状腺外科被膜，包绕并固定甲状腺于气管和环状软骨上。成人甲状腺约 30g，分左、右两叶。两叶的背面，在两层被膜间的间隙内，一般附有 4 个甲状旁腺。甲状腺的血液供应十分丰富，主要由两侧的甲状腺上动脉（颈外动脉的分支）和甲状腺下动脉（锁骨下动脉的分支）供应。

30. E 急性血源性骨髓炎好发部位为胫骨、股骨、肱骨等长骨的干骺端，感染途径以血源性播散为主。

31. D 乳腺癌根治术后 24 小时内开始做手指和腕部的屈曲和伸展运动；术后 1~3 天，可用健侧上肢或由他人协助患侧上肢进行屈肘、伸臂等锻炼；乳腺癌根治术后生命体征平稳后取半坐卧位，以利呼吸和引流。手术部位加压包扎，使皮瓣紧贴胸壁，便于皮瓣建立新的血液循环，包扎松紧要适当，并观察患侧上肢远端血液循环情况。

32. C 颅内压增高患者应控制液体摄入量，不能进食者，每天静脉入量在 1500~2000ml，每天尿量不少于 600ml，控制输液速度，防止输液过快加重脑水肿。

33. B 胆绞痛患者禁用吗啡，以免引起胆道 Oddi 括约肌痉挛性收缩，使胆囊内压提高，致上腹部不适甚至疼痛加重。

34. C 破伤风患者若能有效控制痉挛发作，可明显减少并发症而获治愈，最重要的措施是使用镇静解痉药，解除因持续肌肉收缩导致的剧痛，减少痉挛发作频率与严重程度，并降低患者对外界刺激的敏感性，控制或减轻痉挛。

35. C 热缺血时间是指器官从供者血液循环停止或局部血供中止到冷灌洗开始所间隔的时间，这一期间的常温下缺血对器官的损害最为严重，一般不超过 10 分钟。超过 30 分钟器官可发生不可逆损害，甚至出现移植术后器官暂时甚至长期无功能状态。

36. E 氮平衡可判断体内蛋白质代谢情况，可反映摄入氮能否满足体内需要及体内蛋白质合成与分解代谢情况（选 E）。肌酐身高指数是测定肌蛋白消耗的指标，可以了解体内骨骼肌含量（不选 C）。血清转铁蛋白可反映内脏蛋白质的急剧变化，以及营养治疗后营养状态与免疫功能的恢复率（不选 D）。上臂围可反映营养不良程度（不选 B）。肱三头肌皮褶厚度可以反映人体皮下脂肪的含量，可用于判断营养状况（不选 A）。

37. E 留置胸膜腔闭式引流时，若引流管从胸腔滑脱，应立即用手捏闭伤口处皮肤，以防空气进入，消毒处理后，以无菌凡士林纱布封闭伤口，并协助医师进一步处理。

38. B 吻合口瘘是食管癌术后最严重的并发症，表现为呼吸困难、胸痛、胸腔积液和全身中毒症状，如高热、寒战，甚至休克等。

39. E 必须优先抢救的急症主要包括心脏骤停（不选 A）、窒息（不选 B）、大出血（不选 C）、开放性或张力性气胸（不选 D）、休克等。

40. E 关节融合术仅适用于关节不稳定者。骨关节结核应给予早期、联合、适量、规律和全程抗结核治疗，2~3 种抗结核药联合应用；可使用夹板、石膏绷带等方法使病变关节局部制动，预防、矫正患肢畸形；关节穿刺抽液及注入抗结核药物；全身状况差，不能耐受病灶清除者，合并寒性脓肿者可施行脓肿切开引流。

41. E 骨折早期并发症包括休克、脂肪栓塞综合征、重要周围组织损伤（如脊髓损伤）、骨 - 筋膜室综合征等；骨折晚期并发症包括坠积性肺炎、压疮、下肢深静脉血栓形成、感染、骨化性肌炎、创伤性关节炎、关节僵硬、急性骨萎缩、缺血性骨坏死、缺血性肌挛缩。

42. D 暴露疗法是将创面暴露于空气中，使创面的渗液及坏死组织干燥成痂，以暂时保护创面。要求环境清洁、温暖、干燥，室温 28~32℃。

43. B 肾外伤非手术治疗患者出院后 3 个月内不宜从事重体力劳动，以防止继发损伤。

44. C 肝动脉插管化疗术后应妥善固定和维护导管

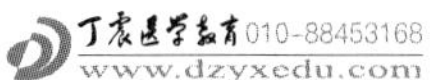

（不选 A），注药后用肝素稀释液 2~3ml（25U/ml）冲洗导管以防导管堵塞（选 C）。穿刺处拔管后压迫 15 分钟（不选 E），再局部加压包扎，沙袋压迫 6~8 小时，穿刺侧肢体伸直制动 6 小时，绝对卧床 24 小时防止穿刺处出血（不选 D）。密切观察患者的生命体征和腹部体征（不选 B），出现上消化道出血及胆囊坏死等并发症时，应及时通知医师并协助处理。

45. E 全脊椎麻醉是硬膜外阻滞中最危险的并发症，因穿刺针或导管误入蛛网膜下腔而未被及时发现，将超量局部麻醉药注入而产生异常广泛的脊神经阻滞。

46. C 原发性醛固酮增多症出现高血压的原因是醛固酮分泌过多使肾脏对钠的重吸收作用加强，水、钠潴留使血容量增加，出现高血压等一系列症状。

47. A 门静脉高压症患者门静脉系压力增高，加之本身无静脉瓣，门静脉血流受阻，血流淤滞，最早出现的病理改变为淤血性脾大。长期的充血可引起脾内纤维组织增生和脾组织再生，继而发生不同程度的脾功能亢进。

48. A 无痛间歇性肉眼血尿是肾癌典型的症状，B 超可见右肾占位性病变。CT 对肾癌的诊断有重要价值，可发现较小的肾癌并准确分期，也可用以鉴别其他肾实质疾病。

49. E 呕吐、未进食的患者为预防出现水、电解质代谢紊乱，可输入 5% 的葡萄糖盐溶液，在补充能量和血容量的同时，可预防患者出现低钠血症。

50. E 休克患者补液时应根据动脉血压及中心静脉压（CVP）进行综合分析，合理安排及调整补液的速度和量。当患者血压低于正常但 CVP 高于正常时（CVP 正常值为 5~12cmH₂O），提示容量血管过度收缩，应减慢输液速度、给强心药、纠正酸中毒、舒张血管。

51. C 骨折后，血液中出现大量非脂化脂肪栓子，这些栓子通过血液循环进入各组织器官，引起毛细血管的栓塞，称为脂肪栓塞综合征。表现为急性呼吸功能不全、肺通气障碍和进行性低氧血症，神志不清、昏迷、抽搐，肺部 X 线检查呈“暴风雪”样改变。

52. B 脊髓型颈椎病早期表现为四肢麻木无力，步态不稳，足尖拖地，踩棉花感，双手握力减弱，精细动作笨拙。查体可见四肢反射亢进，肌张力增高，肌力减弱，躯体有感觉障碍平面。髌阵挛、踝阵挛及霍夫曼征（Hoffmann 征）、巴宾斯基征（Babinski 征）等病理征可呈阳性。神经根型颈椎病的主要表现为颈部疼痛及僵硬，颈部和肩关节活动不同程度受限；查体可见上肢腱反射减弱或消失，上肢牵拉试验、压头试验阳性。椎动脉型颈椎病以头晕、猝倒、头痛为主要症状。脊髓肿瘤的主要表现为疼痛、脊髓和马尾神经受压表现。脊髓空洞症主要表现为节段性分离性感觉障碍、支配区肌萎缩和传导束性运动障碍、营养障碍等。

53. A 脑震荡主要表现为伤后立即出现短暂的意识丧失，持续时间一般不超过半小时，同时伴有面色苍白、出冷汗、呼吸浅慢等自主神经和脑干功能紊乱的表现，意识恢复后，出现逆行性遗忘，神经系统检查多无明显阳性体征。

54. A 心肺复苏（CPR）是基础生命支持的关键，胸外按压是心脏骤停后急救处理的第一个步骤，在 CPR 期间的组织灌注主要依赖胸外按压，有效的胸外按压可产生 60~80mmHg 的动脉压，对成功复苏极为关键。

55. D 胰岛素瘤患者突发心慌无力、大汗、面色苍白、呼之不应等低血糖症状，可通过摄取葡萄糖后迅速缓解，应立即静脉注射葡萄糖。

56. C 乙状结肠扭转多见于乙状结肠冗长、有便秘的老年人，以往可有多次腹痛发作经排气、排便后缓解的病史，患者腹部持续胀痛，左腹部明显膨胀，可见肠型，腹部压痛及肌紧张不明显。蛔虫性肠梗阻多见于小儿，常表现为脐周阵发性疼痛，腹部柔软，可触及条索状包块。肠套叠的三大典型症状为腹痛、血便和腹部肿块。结肠癌的主要表现为排便习惯、大便性状改变和腹痛等。肠粘连患者多因腹腔手术引起，可有肠梗阻症状。

57. B Miles 手术为腹会阴联合直肠癌根治术，不保留肛门，于左下腹行永久性结肠造口（人工肛门）。其术后护理的重点为结肠造口护理，正确指导患者应用肛门袋。

58. B 巨大肾结石体外冲击波碎石（ESWL）后可因短时间内大量碎石突然积聚于输尿管而发生堵塞，引起“石街”和继发感染，严重者引起肾功能改变。因此，巨大肾结石行 ESWL 后，应采取患侧卧位 48~72 小时，以后逐渐间断起立，以防碎石屑快速排出形成“石街”。

59. D 评估肢体血液循环是石膏固定护理中最重要的内容，出现“5P”征（疼痛、苍白、感觉异常、麻痹及脉搏消失），应警惕骨 - 筋膜室综合征。骨 - 筋膜室综合征多由骨 - 筋膜内压力增高和包扎过紧所致。在石膏绷带固定术后，首先考虑为石膏绷带包扎过紧所致。

60. E 外伤致颅内血肿，出现昏迷、呕吐等颅内压增高的症状，手术前应降低颅内压以预防脑疝形成。主要措施为脱水治疗，静脉滴注 20% 的甘露醇 250ml，并于 15~30 分钟静脉滴注完毕。

61. C 测定基础代谢率要在清晨、空腹静卧时进行。常用计算公式为：基础代谢率（%）=（脉压＋脉率）－ 111。

62. E 呼吸困难和窒息是甲亢术后最危急的并发症，多发生于术后 48 小时内。常见原因有切口内出血，喉头水肿，气管塌陷，双侧喉返神经损伤等。喉上神经损伤外支表现为声带松弛、声调降低，损伤内支表现为饮水呛咳或误咽。

63. D 胃十二指肠溃疡穿孔后酸性胃内容物流入腹腔，引起化学性腹膜炎，腹膜受到刺激产生剧烈腹痛和渗出。大量液体的丢失加上细菌毒素的吸收，可造成休克，应在抗休克的同时手术治疗。

64. E 胃肠减压可抽出胃肠道内容物和气体，减少消化道内容物继续流入腹腔，减少胃肠内积液、积气，减少胃液、胰液等消化液分泌，可减轻腹胀，改善肠壁血运，促进胃肠功能恢复。

65. E 腹部空腔性脏器损伤后，患者可出现体温升高、呼吸急促等全身感染症状，严重者可出现感染性休克（选 E）。出血量一般不大，不会导致失血性休克（不选 A）。创伤性休克的患者更常发生多器官功能障碍综合征（不选 B）。

66. A 腹部损伤患者为预防休克，应取休克卧位，即中凹卧位，以增加回心血量（选 A）。同时予禁食（不选 B）、胃肠减压（不选 D），遵医嘱补液以纠正酸碱平衡紊乱（不选 C），合理应用抗生素以预防或治疗感染（不选 E）。

67. B 胃癌的转移途径包括直接浸润、淋巴转移、血行转移和腹腔种植。淋巴转移是主要的转移途径。

68. E 胃癌患者直肠指诊触及质地坚硬结节，考虑为直肠前凹的转移癌，提示已发生腹膜种植性转移，此时手术切除原发灶的意义已不大。

69. E 墨菲（Murphy）征阳性是急性胆囊炎的典型体征。胆囊触诊的部位在右侧腹直肌外缘与肋弓交接处。

70. B 胆绞痛是急性胆囊炎患者的典型症状，在饱餐、进食油腻食物或睡眠中体位改变时发生右上腹或上腹阵发性绞痛，向右肩背部放射。最重要的护理措施为解痉、抗感染治疗。

71. A 急性出血坏死性胰腺炎多于暴饮暴食或酗酒后突然腹痛，腹部剧痛且持续时间较长，可有呼吸急促、血压下降等表现。急性胃溃疡穿孔的典型表现为骤发刀割样剧烈腹痛，持续性或阵发性加痛。急性胆囊炎典型表现为胆绞痛、墨菲（Murphy）征阳性。急性阑尾炎的主要表现为转移性右下腹痛，麦氏点压痛。急性梗阻性化脓性胆管炎主要表现为雷诺（Reynolds）五联征，即腹痛、寒战与高热、黄疸以及休克、神经中枢系统受抑制表现。

72. C 淀粉酶测定是急性胰腺炎早期最常用和最有价值的检查方法。血清淀粉酶于起病后数小时开始升高，8~12 小时标本最有价值，24~48 小时达高峰，持续 3~5 天后恢复正常，血清淀粉酶超过正常值 3 倍即可诊断。

73. D 术后应绝对卧床休息，协助患者取弯腰屈膝侧卧位，以减轻疼痛。护士应分清每条引流管的名称，做好标记，分别记录引流量。禁食 3~5 天，明显腹胀者禁食、胃肠减压，禁食期间保证 ≥ 3000ml/d 的液体摄入量。若患者出现血压下降、神志不清、尿量减少、面色苍白、皮肤湿冷等低血容量性休克的表现，立即配合医生进行抢救。

74. A 胰头癌的转移途径主要是局部浸润和淋巴转移。胰腺淋巴管丰富，交织如网，胰腺癌淋巴结转移出现较早，最早可能出现的转移部位是邻近区域淋巴结，晚期可累及锁骨上淋巴结。

75. C CA19-9 对胰腺癌的敏感性和特异性较好，常用于辅助诊断和术后随访。

76. E 胸腹部联合损伤患者应绝对卧床休息，不可随便搬动，病情稳定者取半坐卧位，有利于引流和呼吸。病情不稳定时取平卧或休克卧位。立即给予氧气吸入，静脉补液，必要时遵医嘱输血，可使用抗生素预防感染。诊断未明确的患者绝对禁食禁饮，禁用镇痛药，以免掩盖病情、延误诊断。

77. B 对于休克患者，应密切监测其生命体征，包括血压、脉搏、意识等，并根据血压、尿量、中心静脉压等监测指标，估算输液量及判断补液效果。

78. E 肝破裂大出血合并多根多处肋骨骨折时，应权衡疾病轻重，立即处理休克并准备紧急手术，在抗休克同时行开腹探查。

79. C 气胸表现为呼吸困难、听诊患侧呼吸音消失、叩诊呈鼓音。出血时患者会出现血压下降，胸腔引流血性液体增多。尿潴留患者耻骨上叩诊呈浊音。肺不张患者胸部叩诊可呈浊音或实音。

80. D　发生气胸时，应立即放置胸膜腔闭式引流，引流胸腔内积气。

81. A　乳糜胸多发生在食管癌术后 2~10 天，少数患者可在 2~3 周后出现。

82. D　乳糜胸多发生在食管癌术后 2~10 天，出现乳糜胸的患者的护理措施包括禁食，给予肠外营养支持。明确诊断后迅速放置胸膜腔闭式引流，必要时持续负压吸引以引流乳糜液促进肺膨胀。需行胸导管结扎术者，积极配合医师完善术前准备。

83. D　良性前列腺增生是老年男性排尿障碍原因中最为常见的一种良性疾病。进行性排尿困难是良性前列腺增生最主要的症状。在良性前列腺增生的任何阶段，可因气候变化、劳累、饮酒、便秘、久坐等因素，使前列腺突然充血、水肿而导致急性尿潴留。

84. C　良性前列腺增生术后应指导包括患者进食易消化、富含营养与含纤维的食物，以防便秘；留置导尿管期间鼓励患者多饮水，2000ml/d，以稀释尿液，预防尿路感染。前列腺切除术后 1~2 个月内避免久坐、提重物，避免剧烈活动，如跑步、骑自行车等，防止继发性出血。若有溢尿现象，指导患者继续做肛提肌训练，以尽快恢复尿道括约肌功能。定期做尿流动力学、前列腺超声检查，复查尿流率及残余尿量。经尿道前列腺切除术后患者可能发生尿道狭窄，术后若尿线逐渐变细，甚至出现排尿困难者，应及时到医院检查和处理。

85. B　全麻未清醒患者应去枕平卧，使头偏向一侧至清醒，防止口腔分泌物和呕吐物误吸。

86. D　结肠癌术后早期最常见的胃肠道反应是腹胀，由胃肠蠕动受抑制所致，胃肠蠕动恢复即可自行缓解；若多日仍未缓解，可能出现肠麻痹。应鼓励患者活动；行胃肠减压、肛管排气等；遵医嘱使用促进胃肠蠕动的药物，如新斯的明；重者应手术治疗。

87. A　手术后患者因伤口疼痛，不愿配合有效咳嗽和排痰，容易引起肺不张和肺炎。因此，应做好术前呼吸道准备。术前 1~2 周戒烟，肺部已有感染者术前 3~5 天起应用抗生素，痰液黏稠者给予超声雾化吸入。胸部手术者训练腹式呼吸，腹部手术者训练胸式呼吸，促进有效排痰。肺部无感染时，无须预防性应用抗生素。

88. B　结肠癌术后整个肠道恢复蠕动的时间一般为 2~3 天，以肛门排气为标志。

89. E　术前呼吸道准备无须预防性使用抗生素，仅已有肺部感染者术前应用抗生素控制感染（选 E）。择期手术前，吸烟者术前 2 周应戒烟（不选 A）。指导患者行深呼吸训练（不选 B），胸部手术患者行腹式呼吸训练，腹部手术患者进行胸式呼吸训练（不选 D）。指导患者行有效咳嗽训练，促进有效排痰（不选 C）。

90. C　穿无菌手术衣和戴无菌手套后，其无菌区为肩以下、腰以上、双手、双臂、腋中线以前的区域，双手应保持在腰以上、胸前及视线范围内。

91. B　术后切口裂开时应稳定患者情绪，避免惊慌（不选 A）；告知患者勿咳嗽和进食饮水；有肠管、内脏脱出者，切勿将其直接回纳至腹腔，以免引起腹腔感染（选 B）；应用无菌生理盐水纱布覆盖切口（不选 C），用腹带轻轻包扎（不选 D），立即送往手术室重新缝合（不选 E）。

92. C　腹部损伤的严重程度以及是否有内脏损伤取决于暴力的强度、速度、着力部位和力的作用方向等因素，肠道的固定部分比活动部分更易受损（不选 E）。实质性脏器或大血管损伤时腹痛呈持续性，一般不剧烈（不选 B），腹膜刺激征也不明显（不选 D）；因腹膜的去纤维作用使血液不凝固，腹腔穿刺抽出不凝血，提示实质性脏器损伤或大血管破裂（选 C）。空腔性脏器破裂主要表现为局限性或弥漫性腹膜炎。腹部损伤如伴有腹腔内脏器或组织自腹壁伤口突出，可用消毒碗覆盖保护，切勿强行回纳（不选 A）。

93. D　对疑有腹部损伤的患者，诊断性腹腔穿刺术是最有意义的检查，对判断有无腹腔脏器损伤和脏器损伤的类型有重要的意义。

94. D　腹腔游离气体为胃肠道破裂的证据，腹部立位 X 线检查可见膈下新月形阴影，腹膜后十二指肠或结肠、直肠穿孔可见腹膜后积气。

95. C　颅底骨折包括颅前窝骨折、颅中窝骨折、颅后窝骨折，临床表现主要有耳、鼻出血或脑脊液漏，脑神经损伤，皮下或黏膜下淤血斑。颅中窝骨折可出现脑脊液耳漏，若骨折累及颞骨岩部常发生面神经和听神经损伤，可表现为听力下降、耳鸣等（选 C）。颅前窝骨折主要表现为“熊猫眼征”或“眼镜征”，可出现鼻漏（不选 B）。颅后窝骨折主要表现为乳突和枕下部、咽后壁黏膜下淤血，伴舌咽神经、迷走神经等损伤（不选 D）。脑挫裂伤最突出的表现是意识障碍，伤后立即出现（不选 E）。

96. D　颅中窝骨折患者应绝对卧床并取患侧卧位，直至脑脊液漏停止 3~5 天后改为平卧位，目的是借重力作用使脑组织移向颅底，促进漏口封闭。

97. D　颅中窝骨折出现脑脊液漏表现时，应积极预防颅内继发感染，禁止经鼻腔或耳道冲洗、滴药（选D）；禁止经鼻腔吸痰、放置胃管及鼻导管给氧等护理操作（不选B）。将患者抬高床头15°~30°（不选A），借重力作用使脑组织移向颅底，促进漏口封闭；遵医嘱应用抗生素和破伤风抗毒素（不选E）。右外耳道口放置干棉球，记录24小时浸湿的棉球数，估计脑脊液外漏量（不选C）。

98. A 硬膜外血肿患者多由颅盖部特别是颞部的直接暴力导致，主要症状为进行性意识障碍，可出现中间清醒期即昏迷→中间清醒或好转→昏迷，伴颅内压增高，当颅内压增高到一定程度，可形成脑疝。小脑幕上血肿大多先形成小脑幕切迹疝，早期因动眼神经受到刺激，患侧瞳孔缩小，随即由于动眼神经受压，患侧瞳孔散大，伴病变对侧肢体瘫痪（选A）。脑挫裂伤最突出的表现为伤后立即出现意识障碍（不选D）。急性硬膜下血肿表现为进行性加深的意识障碍，无中间清醒期（不选B）。脑干损伤时双侧瞳孔时大时小，对光反射消失（不选E）。

99. E 肾结核的典型表现为尿频、尿急、尿痛，还可出现洗米水样脓尿、终末血尿，腰痛等症状（选E）。肾结核对普通抗炎治疗无效。肾癌典型表现为间歇无痛性肉眼血尿（不选B）。肾结石的典型症状为与活动有关的疼痛和血尿（不选A）。肾小球肾炎临床表现为蛋白尿、血尿、水肿、高血压以及肾功能异常（不选D）。肾积水可出现腰痛、血尿、排尿困难和膀胱排空障碍等表现（不选C）。

100. A 肾结核患者术后应继续抗结核药物治疗6~9个月（选A）。按时、足量、足疗程服用抗结核药物，不可随意减药、减量（不选B）；告知并指导患者观察药物不良反应，服药后需要定期复查肾功能，检查听力和视力（不选C）。患者一旦出现恶心、呕吐、听力下降等不良反应，应立即就诊（不选D）。同时应指导患者勿用或慎用有肾脏毒性的药物，如氨基糖苷类、磺胺类药物（不选E）。

答案与解析 · 模拟试卷六

基础知识

1. C 若卵子未受精，黄体在排卵后9~10天开始萎缩变小，成为白体。若卵子受精，黄体则转变为妊娠黄体，至妊娠3个月末才退化。

2. D 1岁至青春前期胸围超过头围的厘米数约等于小儿岁数减1。

3. D 营养不良早期往往缺乏特异、敏感的诊断指标，血白蛋白浓度降低为其特征性改变。氮平衡可判断体内蛋白质代谢情况，摄入大于排出为正氮平衡，相反，排出大于摄入为负氮平衡，正常24小时氮平衡是0±1的范围。

4. E 急性一氧化碳中毒程度依据血液中碳氧血红蛋白（COHb）浓度分为3级，轻度中毒10%~20%，中度中毒30%~40%，重度中毒达40%~60%。本题命题本意是50%更严重；但作为判断依据，达到40%即可作出重度中毒的诊断，故本题命题逻辑不清，答案选50%。

5. C 妊娠32周末时胎儿身长约40cm，体重1700g。妊娠20周前估算胎儿身长（cm）=（妊娠月数）^{2}，妊娠20周后估算胎儿身长（cm）= 妊娠月数 ×5。

6. C 3~4个月婴儿唾液分泌开始增加，5~6个月时明显增多，但由于口底浅，不能及时吞咽所分泌的全部唾液，常可发生生理性流涎。

7. E 水痘传染性强，人群对其普遍易感，易感儿童接触水痘患者后发病率约为90%。

8. E 宫缩强度会随产程进展逐渐增强，间歇期的宫腔内压力仅为6~12mmHg，临产初期升至25~30mmHg，于第一产程末可增至40~60mmHg，第二产程末可高达100~150mmHg。

9. C 肾功能正常时尿液浓缩后可含溶质1200mmol/L，要排出全部溶质每天至少需要排尿500ml。

10. B 食管拉网脱落细胞学检查为我国首创，适用于食管癌的普查。

11. B 休克中期为微循环扩张期，毛细血管前括约肌舒张，后括约肌收缩，血液滞留，进一步减少回心血量。

12. E 高钾血症典型的心电图改变为T波高尖，PR间期延长，P波下降或消失，QRS波群增宽，ST段升高。

13. E 结肠镜检查可观察到肠内典型病变，取活组织行病理检查可确诊。

14. E 尿瘘的常见病因为产伤（不选A）、盆腔手术损伤、外伤、放疗后（不选B）、膀胱结核（不选D）、子宫托安放不当等（不选C）。阑尾炎手术在右下腹，较少伤及膀胱和输尿管（选E）。

15. C 肝硬化最严重的并发症是肝性脑病。肝硬化患者发生上消化道出血后，停留在肠道内的血液会分解为氨，血氨能通过血-脑屏障进入脑组织，影响大脑的能量代谢而诱发肝性脑病。

16. A 神经根型颈椎病常有臂丛牵拉试验、压头试验阳性。

17. B 血培养标本使用血培养瓶，主要是检测血液中的致病菌。

18. B 静脉营养导管严禁输入其他液体、药物及血液，也不可在此处采集血标本或测中心静脉压。

19. B 肘关节脱位表现为肘关节局部疼痛、肿胀，功能受限（不选A），肘部弹性固定在半屈曲位（不选C），肘后三角关系失常（不选E），鹰嘴突高出内外髁（不选D），可触及肱骨下端等。

20. B 肺鳞状细胞癌（鳞癌）常见于老年男性，与吸烟关系密切。

21. C 阿托品属M胆碱受体阻断剂，可引起心率增快，增加心肌耗氧量，并有引发心室颤动的危险，甲状腺功能亢进症患者禁用。

22. E 新生儿硬肿病的主要病因包括寒冷（不选A）、早产（不选B）、感染和窒息（不选C）。此外，低出生体重儿能量贮备少、产热少，也是新生儿硬肿病的病因之一（不选D）。

23. C 胸腔积血后，随胸腔内血液积聚和压力增高，患侧肺受压萎陷，纵隔被推向健侧。

24. C 二尖瓣关闭不全的典型体征是心尖区全收缩期吹风样杂音，前叶损害为主者杂音向左腋下或左肩胛下传导。

25. B 消化性溃疡的主要发病机制为胃酸、胃蛋白酶对胃黏膜的侵袭作用与黏膜屏障的防御功能失衡。高浓度胃酸和能水解蛋白质的胃蛋白酶是主要的侵袭因素。

26. C 原发性肝癌肝内转移发生最早、最常见。

27. D 骨与关节结核原发病灶多源于肺结核。

28. C 小儿原发型肺结核的原发病灶多位于右侧，肺上叶底部和下叶的上部或近胸膜处。

29. A 急性上呼吸道感染由各种病毒和细菌引起，其中，成人 70%~80%、儿童 90% 以上由病毒感染所致。

30. E 尿三杯试验是用 3 个清洁玻璃杯分别留起始段、中段和终末段尿观察，如起始段血尿提示病变在前尿道。

31. D 常见的免疫抑制药包括环孢素、他克莫司、糖皮质激素、抗代谢药、烷化剂等。因抑制免疫，此类药物可造成机会感染或感染性疾病复发（不选 A、B），增加患新生肿瘤的风险（不选 C）。烷化剂和抗代谢药可导致骨髓抑制（不选 E）。

32. D 吉兰 - 巴雷综合征患儿若以髓鞘脱失为病理改变，肌电图主要表现为运动和感觉神经传导速度减慢、远端潜伏期延长和反应电位时程增宽，波幅减低不明显。若以轴索变性为病理改变，肌电图主要表现为运动神经反应电位波幅显著减低。

33. D 肌钙蛋白 T（cTnT）或肌钙蛋白 I（cTnI）增高是诊断心肌坏死最特异和最敏感的指标。

34. E 强化护士的质量意识，是提高护理质量的关键。护理质量管理是应用质量管理的基本原理和方法，对构成护理质量的各要素进行计划、组织、控制与持续改进，以保证护理工作达到既定的标准，满足并超越服务对象需要。参加社会保险是医务人员的执业权利。

35. B 脊髓震荡是指脊髓神经细胞遭受强烈刺激而发生超限抑制，脊髓功能处于生理停滞状态，脊髓实质无损伤，是最轻的脊髓损伤类型。

36. A 继发性化脓性腹膜炎的致病菌主要为胃肠道内的常驻菌群，其中以大肠埃希菌最多见，其次为厌氧拟杆菌、链球菌、变形杆菌等。

37. A 严密隔离的患者设专用隔离病室，患者住单间病室，不得同住一室（选 A）；关闭门窗（不选 B），病室采用单向负压通风，病室外挂有明显标志；禁止患者离开病室（不选 C）；禁止陪伴和探视（不选 D）；室内空气、地面及 2m 以下的墙壁、家具采用喷洒消毒剂或紫外线照射消毒，1 次 / 天（不选 E）。

38. C 再生障碍性贫血患者主要表现为进行性贫血、出血、反复感染而肝、脾、淋巴结不大；血象检查呈正细胞正色素性贫血，全血细胞减少，但“三系”细胞减少的程度不同；网织红细胞绝对值低于正常。白细胞计数降低，以中性粒细胞减少为主；血小板减少。骨髓象检查为确诊再生障碍性贫血的主要依据，骨髓增生低下，骨髓颗粒极少，脂肪滴增多。

39. B 病原菌入侵肝脏的常见途径为胆道、门静脉、肝动脉、淋巴系统等。其中最主要的途径为胆道和门静脉。

40. B 急性胰腺炎有多种致病因素，机制为胰酶在胰腺内被激活而发生的胰腺炎症损伤，在我国以胆道疾病为主（不选 A），其次是大量饮酒。引起急性胰腺炎的因素还包括高甘油三酯血症（不选 D），胰管阻塞，手术与创伤，某些药物如噻嗪类利尿药、硫唑嘌呤、糖皮质激素等（不选 C），某些感染性疾病如流行性腮腺炎、甲型流感等及全身炎症反应（选 B）。重症胰腺炎会导致血钙下降，发生在病程的第 2~3 天以后，与脂肪组织坏死和组织内钙皂形成有关（不选 E）。

41. C 腰椎结核患者从地上拾物时，不能弯腰，需要挺腰屈膝屈髋下蹲，称拾物试验阳性。

42. B 股骨颈骨折多数情况下是在走路时跌倒，身体发生扭转倒地，间接暴力传导致股骨颈发生骨折。

43. A 骨髓为成人造血的主要器官。

44. E 普鲁卡因属于酯类局部麻醉药，在血浆中被胆碱酯酶分解。

45. D 原发免疫性血小板减少症的主要病因是免疫反应致血小板破坏。

46. D 新生儿颅内出血的病因包括早产；产伤性颅内出血，如使用高位产钳（不选 C）、产程延长（不选 B）、急产等均可导致大脑镰、小脑幕撕裂而致硬膜下出血；缺氧，凡能引起缺氧的因素均可导致颅内出血；其他因素如高渗液体输入不当、频繁吸引等（不选 E）。孕母患有全身性疾病如糖尿病、心脏病等可导致新生儿窒息，也可引起新生儿颅内出血（不选 A）。

47. A 抗核抗体可见于几乎所有的系统性红斑狼疮（SLE）患者，是 SLE 首选的标准筛选检查。

48. B 妊娠期高血压疾病的危险因素包括初产妇，年轻孕、产妇（年龄≤ 18 岁）或高龄孕、产妇（年龄

≥ 35 岁）（不选 D），精神过度紧张或受刺激致使中枢神经系统功能紊乱者，寒冷季节或气温变化过大（不选 C），有慢性高血压、慢性肾小球肾炎、糖尿病等病史的孕妇（不选 E），营养不良，体重指数＞ 24，子宫张力过高如羊水过多（选 B，不选 A）、双胎妊娠、巨大儿等。

49. D 碱性尿中易形成磷酸钙及磷酸镁铵沉淀，酸性尿中易形成尿酸和胱氨酸结晶。碱化尿液能预防尿酸和胱氨酸结石。

50. A 口服葡萄糖耐量试验（OGTT）适用于血糖高于正常范围而又未达到诊断糖尿病标准者，OGTT 在无任何热量摄入 8 小时后，清晨空腹进行。成人口服 75g 葡萄糖，溶于水，5~10 分钟饮完，2 小时后测静脉血浆葡萄糖，注意 OGTT 受试者不饮茶及咖啡，不吸烟，不做剧烈运动，以免影响测定的准确性。

51. C 80% 的重症肌无力患者胸腺肥大，淋巴滤泡增生，10%~20% 患者有胸腺瘤，胸腺切除后 70% 患者的临床症状可得到改善或痊愈。

52. C 气道慢性炎症作为哮喘的本质，存在于所有的哮喘患者，是由多种炎症细胞、炎症介质和细胞因子参与、相互作用的结果。

53. C 慢性原发免疫性血小板减少症多见于 40 岁以下育龄期女性，起病缓慢，一般出血症状轻，常表现为反复发作的皮肤和黏膜瘀点、瘀斑及月经过多。

54. B 颅底骨折以线性骨折为主，易撕裂硬脑膜，产生脑脊液漏而成为开放性骨折。

55. C 妊娠 8 周末时胚胎初具人形，各器官正在分化发育，心脏已形成，B 超下可见胎心搏动。

56. B 吉兰 - 巴雷综合征的病因尚未完全明确，最可能与空肠弯曲菌感染有关，也可能与病毒感染有关。

57. B 规律月经的建立是生殖功能成熟的重要标志，此时机体能建立规律的周期性排卵。

58. B 原发性下肢静脉曲张的患者，最关键的检查为大隐静脉瓣膜功能试验即浅静脉瓣膜功能试验。

59. B 女性内生殖器包括阴道、子宫、输卵管及卵巢，后两者合称为子宫附件。阴蒂属于外生殖器。

60. C 等渗性脱水的特点是水和钠成比例丧失，血容量减少但血钠维持在正常范围内（135~150mmol/L）。

61. D 甲状腺由 2 层包膜包裹，外层包膜是甲状腺假包膜，包绕并固定甲状腺于气管和环状软骨上，与甲状腺有关的肿瘤多表现为颈部出现圆形或椭圆形结节，随吞咽上下移动。可与其他颈部肿物鉴别。

62. B 妊娠中晚期采用腹部四步触诊法可直接检查子宫大小（不选 A）、胎产式、胎方位（不选 C）、胎先露及胎先露部是否衔接（不选 D、E）。触诊第一步了解子宫外形并测得宫底高度，间接目的是估计胎儿大小与妊娠周数是否相符，临床上主要通过超声检查并结合宫高测量估计胎儿体重，以了解胎儿大小（选 B）。本题仅从教科书中的某段表述中机械地命题，没有考虑到试题包含的全面含义。

63. D 糖尿病酮症酸中毒（DKA）为最常见的糖尿病急症，实验室检查可见血糖增高，一般 16.7~33.3mmol/L，尿酮阳性，伴有酸中毒。早期“三多一少”症状加重，酸中毒失代偿后出现疲乏、恶心、呕吐、头痛、嗜睡、深大呼吸（库斯莫尔呼吸），呼气中有烂苹果味（酮味）。后期严重失水，尿量减少、眼窝凹陷、皮肤和黏膜干燥，血压下降、心率增快，四肢厥冷；晚期出现不同程度的意识障碍及昏迷。

64. A 胃十二指肠溃疡穿孔患者早期因强烈的化学刺激可突发上腹部刀割样剧痛，腹痛可迅速波及全腹，患者面色苍白、出冷汗，常伴有恶心、呕吐，严重时可伴有血压下降、休克等表现。

65. A 心脏病变较轻、心功能Ⅰ~Ⅱ级、无心力衰竭病史且无其他并发症者，在密切监护下可以妊娠。

66. B 碳水化合物包括单糖和多糖，为供能的主要来源。

67. C 急性坏死性小肠结肠炎发病须具备细菌及其所产的毒素和患儿胰蛋白酶活性降低 2 个条件。营养不良的患儿由于消化液和消化酶的分泌减少，胰蛋白酶活性降低，肠蠕动减弱，菌群失调，导致消化功能低下，易发生腹泻，引起急性坏死性小肠结肠炎。

68. D 觅食反射、拥抱反射、握持反射、吸吮反射等出生时存在，以后逐渐消失。

69. D 开放性气胸呼吸时两侧胸膜腔的压力发生变化，可出现吸气时纵隔向健侧移位，呼气时又移回患侧，导致纵隔位置随呼吸而左右摆动，称为纵隔扑动。

70. C 幼儿期体格生长发育速度较前稍减慢，而智能发育迅速，同时活动范围渐广，接触社会事物渐多，但对危险的识别和自我保护能力都有限，因此意外伤害发生率非常高，应格外注意防护。

71. C 感染性心内膜炎多发生于心脏瓣膜病或先天性心脏病患者。最常见的症状是发热，体温一般＜ 39℃；心脏杂音可由基础心脏病和（或）心内膜炎导致瓣膜损害所致；可出现感染的非特异性症状如脾大、贫血等。血培养是诊断感染性心内膜炎的最重要方法，近期未接受过抗生素治疗的患者血培养阳性率可高达 95% 以上。

72. D 急性肾小球肾炎的患儿由于水、钠潴留，血容量增加而出现循环充血。轻者仅有呼吸增快和肺部湿啰音，严重者可出现心力衰竭。

73. B 血流缓慢（不选 A）、静脉壁损伤（不选 C）和血液高凝状态是引起下肢深静脉血栓的 3 个主要因素（不选 D、E）。

74. C Ⅱ型呼吸衰竭多由肺泡通气不足导致，常见诱因有感染、医源性因素（高浓度吸氧、使用麻醉药等）、脑外伤、消化道出血、精神紧张、创伤等，其中以感染最为常见，尤其是呼吸道感染。

75. C 儿茶酚胺症是嗜铬细胞瘤和肾上腺髓质增生 2 种疾病共有的症状，其共同特点由肿瘤或肾上腺髓质的嗜铬细胞分泌过量的儿茶酚胺（不选 D、E），引起高血压、高代谢、高血糖等临床症状（选 C）。嗜铬细胞瘤多见于青壮年，高发年龄为 30~50 岁（不选 A）。

76. E 外阴阴道假丝酵母菌病是由假丝酵母菌引起的常见外阴阴道炎症，假丝酵母菌为条件致病菌，适宜在酸性环境中生长，在宿主全身及阴道局部免疫力下降或阴道酸度增高时，易使假丝酵母菌大量繁殖，引发疾病。其常见诱因有妊娠（不选 A）、大量雌激素治疗（不选 B）、肥胖、糖尿病（不选 C）、大量应用免疫抑制药、长期使用广谱抗生素等（不选 D）。维生素 C 可提高机体免疫力（选 E）。

77. A 吸烟是引起膀胱癌最常见的因素。其他致病因素还包括长期接触工业化学产品、膀胱慢性感染与异物长期刺激、长期大量服用含非那西汀的镇痛药、盆腔放疗等。

78. A 手部急性化脓性感染包括甲沟炎、脓性指头炎、腱鞘炎、滑囊炎和掌深间隙感染等，致病菌多为金黄色葡萄球菌。

79. E 在结肠镜直视下获取活组织行病理学检查，是诊断直肠癌最有效、可靠的方法。

80. D 肝硬化门静脉高压可致脾功能亢进，进而引起全血细胞减少，特别是中性粒细胞显著减少，机体抵抗力下降，易引发尿路感染。

81. E 癫痫患者药物治疗原则包括从小剂量开始，单一用药为主（不选 B），尽量避免联合用药，坚持长期服药，定时服用，不可随意增减药物剂量（不选 C）、停药或换药；停药应遵医嘱缓慢、逐渐减量，不少于 1~1.5 年（选 E）；撤换药物时应遵循一增一减的原则，不宜过快，需要有 5~10 天的过渡期；根据癫痫发作类型和药物的不良反应选择药物（不选 A），注意用药的个体差异（不选 D）。

82. D 妊娠滋养细胞疾病是一组来源于胎盘滋养细胞的增生性疾病，病理变化特点是滋养细胞不同程度的增生。葡萄胎病变局限于宫腔内，不侵袭肌层，无远处转移，镜下为滋养细胞不同程度增生，绒毛间质水肿，间质内血管稀少或消失。绒毛膜癌易早期血行转移，镜下表现为滋养细胞不形成绒毛或水泡状结构，极度不规则增生，排列紊乱，广泛侵入子宫肌层及血管，周围大片出血、坏死。侵蚀性葡萄胎侵入子宫肌层或转移至子宫外，镜下可见水泡状组织，绒毛结构及滋养细胞增生和分化不良，绒毛结构也可退化，仅见绒毛阴影。

83. B 产后出血指胎儿娩出后 24 小时内，阴道分娩者出血≥ 500ml，剖宫产者出血≥ 1000ml，是分娩严重并发症，也是我国产妇死亡的首要原因。

84. A 慢性阻塞性肺疾病的主要特征是持续气流受限导致肺通气功能障碍。随着病情进展，肺组织弹性日益减退，肺泡持续扩大、回缩障碍，导致残气量及残气量占肺总量的百分比增加。

85. A 中骨盆平面为骨盆最小平面，呈纵椭圆形，其有 2 条径线，中骨盆前后径的正常均值为 11.5cm。中骨盆横径也称坐骨棘间径，其正常均值为 10.0cm。

86. E 骨盆出口平面为骨盆腔下口，由 2 个不在同一平面的三角形组成，其共同的底边称为坐骨结节间径（出口横径），正常均值为 9.0cm，此径线与分娩关系密切。

87. D 每 1 个窦性搏动后出现 1 个室性期前收缩，称室性期前收缩二联律。每 2 个窦性搏动后出现 1 个室性期前收缩为室性期前收缩三联律。

88. C 室性心动过速指连续 3 个或以上的室性期前收缩。心室率一般为 150~250 次 / 分，QRS 波群宽大畸形，＞ 0.12 秒；ST-T 波常与 QRS 波群主波方向相反；心律规则或轻度不规则，P 波与 QRS 波群无固定关系。

89. E 心室颤动的波形、振幅和频率均极不规则，无法辨认 QRS 波群与 T 波，是最严重的心律失常。

90. A PR间期为心房除极并经房室结、希氏束、左右束支传导至心室开始除极的时间。正常成人PR间期为0.12~0.20秒。一度房室传导阻滞PR间期＞0.20秒，每个P波之后都有1个下传的QRS波群，无QRS波群脱落。

91. D 肾小管的功能主要是对小管液的重吸收和排泄分泌，判断肾小管功能的检查是尿量及其比重测定。

92. A 最常用并且可以早期反映肾小球滤过率功能异常的检查是内生肌酐清除率测定。因为血肌酐主要由肾小球滤过排出体外，肾小管基本不重吸收且排泌量也较少，机体内生肌酐的清除率接近肾小球滤过率。

93. D 肾后性急性肾损伤是由肾以下尿路梗阻引起，多见于输尿管结石、良性前列腺增生、盆腔肿瘤压迫输尿管等。

94. A 蛇咬伤可造成肾中毒，引起肾实质损伤，是导致肾性急性肾损伤常见的原因。

95. C 后尿道外伤多发生于尿道膜部，多由骨盆骨折造成。

96. D 肾脏位于腹膜后脊柱两侧，解剖部位隐蔽，受到较好保护，不易受损，但肾实质脆弱，遭受来自背部、腰部、下胸或上腹部暴力打击（腰部撞击伤）后，可导致肾外伤。

97. A 二尖瓣狭窄时，舒张期血液流入左心室受阻而导致左心房压力升高，随着病程延长逐渐出现左心房扩张。

98. C 主动脉瓣关闭不全时，舒张期左心室内压力低于主动脉内压力，大量血液反流入左心室，左心室舒张末容量负荷增加，导致左心室肥厚、扩张。

99. B 吸烟是慢性支气管炎最重要的环境发病因素，病毒、细菌和支原体等病原体感染是本病发生及加重的重要因素之一。咳嗽一般以晨间咳嗽为主，睡眠时有阵咳或排痰，冬春季加重；咳痰一般为白色黏液或浆液泡沫性痰，偶带血；X线检查早期无异常，反复发作者表现为肺纹理增粗、紊乱，双下肺较明显。

100. C 咳嗽是原发性支气管肺癌患者最早出现的症状，多为刺激性干咳或少量黏液痰；癌肿引起支气管狭窄时，咳嗽加重，为持续性高调金属音或刺激性呛咳，常表现为痰中带血或间断血痰。癌肿侵犯大血管时可引起大咯血。中央型肺癌X线检查可有不规则的肺门增大阴影，周围型肺癌可见边缘不清或呈分叶状。

相关专业知识

1. E 百日咳又称“顿咳”，是小儿时期常见的急性呼吸道传染病。典型百日咳分为初咳期、顿咳期和恢复期3期。顿咳期顿咳频作，夜间尤甚，咳嗽可连续十几声以至数十声，憋气面赤，吸气时出现高音调吼声，反复顿咳后，吐出多量痰涎或食物，咳暂告停止。

2. B 控制按管理者控制和改进工作的方式不同，可分为间接控制和直接控制。

3. B 人本原理就是在管理中坚持以人为本，注意发挥被管理者的积极性、主动性，使被管理者在工作中充分发挥自己的潜能，创造性地完成任务。人本原理强调以人的管理为核心，以激励人的行为、调动人的积极性为根本。

4. E 护理人才群体结构包括专业结构（不选A）、能级结构（不选B）、年龄结构（不选C）、智能结构（不选D）。个体结构包括品德结构、知识结构（选E）、智能结构。

5. D 健康教育绝不仅限于传播卫生知识，而应更积极地教育人们提高自我保健意识和能力。提供消除有害健康的因素或降低其影响的必要知识、方法、技能及服务，帮助个体和群体实现行为的转变。

6. A 不寐肝火扰心症状为不寐多梦，甚则彻夜不眠，急躁易怒，伴头晕头胀、目赤耳鸣、口干而苦、不思饮食、便秘溲赤、舌红苔黄、脉弦而数。

7. D 计划按规模划分为战略性计划和战术性计划。战术性计划指针对组织内部具体工作问题，在较小范围内和较短时间内实施的计划，如护理仪器设备的维护计划等（选D）；战略性计划指着眼于组织整体目标和方向的计划，是组织较长时期内的宏伟蓝图，如医院整体发展计划（不选C）。计划按约束程度分为指令性计划和指导性计划。指令性计划是由主管部门制定，以指令的形式下达给执行单位，要求严格按照计划的方法和步骤执行，具有强制性（不选A）；指导性计划是由上层管理层下达下级单位，按照计划完成任务、目标和指标，对完成计划的具体方法不做强制性规定（不选B）。

8. A 金黄色葡萄球菌可引起全身各系统感染性疾病，其耐药菌株耐甲氧西林金黄色葡萄球菌（MRSA）引起感染所占比例增加（不选B）。有活动性金黄色葡萄球菌感染的患者是主要感染源（不选D）。MRSA对万古霉素以外的所有抗金黄色葡萄球菌的抗菌药物形成多重耐药（不选C），治疗首选万古霉素（选A）。

9. D 医院感染罹患率用于统计处于危险人群中新发生医院感染的频率，常用于表示较短时间和小范围内感染的暴发或流行情况（选D）。医院感染部位发生率用于统计特定部位感染危险人群中，新发生该部位医院感染的频率（不选B）。医院感染发病率指在一定时间和一定人群（通常指住院患者）中新发生的医院感染的频率（不选C）。医院感染患病率指一定的时间内，在一定的危险人群（住院病例）中实际感染（新、老医院感染）例数所占的百分比（不选E）。相对危险度是反映暴露与发病关联强度的指标，是暴露组和非暴露组的发病率之比（不选A）。

10. B 灭菌指杀灭物体上的所有微生物，包括细菌芽孢。

11. A 发生针刺伤的原因包括医护人员自我防护意识薄弱、身心疲劳，防护用品因素、环境不符合要求、患者不合作、操作行为因素等。规范护理操作行为，如禁止对使用后的一次性针头复帽，属针刺伤预防措施的其中一方面，不能完全避免针刺伤的发生。

12. E 原位菌群三度失调表现为急性重病症状，如难辨梭菌引起的假膜性肠炎（选E）。二度失调表现为慢性腹泻（不选A）、肠功能紊乱（不选B）、慢性口腔炎（不选C）、阴道炎（不选D）、咽喉炎等。

13. A 医院一般环境以清洁为主（选A），如被患者血液、呕吐物或排泄物等污染时，应根据具体情况选择中水平以上的消毒方法（不选B、C）。清除医疗垃圾、清除传染源属于清洁的一部分（不选D、E）。

14. A 倾向因素是指产生某种行为的动机、愿望，或是诱发某行为的因素，包括知识、信念、态度和价值观。

15. D 防止交叉感染，具有针对性的措施是在操作过程中注意无菌原则，必须做到一份无菌物品仅供一位患者使用。

16. A 预防无菌手术切口感染的措施包括：缩短患者在监护室滞留的时间（选A）；选用吸附性很强的切口敷料，敷料一旦被液体浸透要立即更换，防止细菌穿透，避免皮肤浸渍（不选B）；尽量采用封闭式重力引流（不选C）；严格执行无菌操作（不选D）；保持室内空气清洁；尽量减少人员流动，避免室内污染等（不选E）。

17. B 预防ICU患者发生医院感染的措施包括提高患者抵抗力（不选A）、采用保护性医疗措施（不选C）、选择非介入性监护方法（不选D），减少介入性监护等（不选E），不主张预防性使用抗生素特别是广谱抗生素（选B）。

18. E 高可变性行为是正处在发展时期或刚刚形成（选E，不选D）、与文化传统或传统生活方式关系不大（不选A、C）、在其他计划中已有成功改变的实例（不选B）、社会不赞成的行为。

19. C 目标管理的实施分为制定目标、实施目标、考核目标3个阶段。制定目标阶段可以细分为4个步骤，依次为制定高层管理目标、重新审议组织结构和职责分工、确定下级和个人的分目标、协议授权。其中，制定高层管理目标指根据组织的计划和客观环境条件，高层管理者与下级充分讨论研究后制定出组织整体目标，为目标管理的第一步。

20. B 功能制护理是指将工作以岗位分工，以各项护理活动为中心的护理模式。每个护士从事相对固定的护理活动，如处理医嘱的主班护士、治疗护士、药疗护士、生活护理护士等。

21. D 伤寒是由伤寒杆菌引起的急性肠道传染病，食用被污染的食物是其主要传播途径，感染后病程的第1周，最早出现的症状是发热，可伴全身不适；病程的第2~3周出现伤寒特征性表现，如玫瑰疹、神经系统中毒症状等。伤寒主要经消化道传播，应采取消化道隔离。

22. D 病毒性肝炎属于传染病，对传染病患者换下的衣服，应消毒后存放在住院处。

23. C 全面质量管理是一种由顾客需要和期望驱动的管理哲学，目标是建立组织对持续改进的承诺。内容包括强烈地关注顾客、持续不断地改进、改进组织中每项工作的质量、精确地度量、向员工授权。持续质量改进是全面质量管理的重要组成部分。

24. A “知—信—行模式”是改变人类健康相关行为的模式之一，它将人类行为的改变分为获取知识、产生信念和形成行为3个连续过程。其中，知识是基础，信念是动力，行为的产生和改变是目标。

25. A 一级预防又称病因预防，是采取各种措施消除或控制致病因素，从而防止疾病的发生（选A）。二级预防又称临床前期预防，指在疾病的临床前期早期发现、早期诊断和早期治疗，也称“三早”预防（不选B）。三级预防又称临床期预防，主要是对症治疗、防止伤残和积极康复（不选C）。

26. D 人类行为的主要适应形式包括反射、自我控制、调适、顺应、应对和应激。顺应指个体与群体不断接受新的经验、改变自己的行为方式，以适应客观环境的变化。

27. A 大环内酯类抗生素（红霉素等）应采用连续

给药方案，避免毒性反应（选A）。青霉素类抗生素如青霉素G（不选B）、氨苄西林（不选C）、双氯西林（不选D）、青霉素V等，以及头孢菌素类抗生素均属β-内酰胺类抗生素（不选E），应采用间歇给药方案。

28. A 健康教育的学习目标是认知目标。健康教育不仅是简单地传授健康知识，还要使人们树立健康观念，并逐渐形成一种健康的行为习惯。

29. E 危害健康行为的特点包括危害性、明显和稳定性、习得性（选E）。促进健康行为的特点为有利性、规律性（不选A）、和谐性（不选B）、一致性（不选C）、适宜性（不选D）。

30. E 组织文化是指一个组织在长期发展过程中所形成的价值观、群体意识、道德规范、行为准则、特色、管理风格以及传统习惯的总和（选E，不选A、D），属于管理的软件范围，其核心是价值观（不选B），是一种隐藏的价值因素和精神源泉（不选C）。

31. D 授权的原则包括视能授权、合理合法、监督控制、权责对等。其中视能授权是授权最根本的准则，一切以被授权者的才能大小和知识水平的高低为依据。

32. E 非语言传播技巧包括动态体语如手势、触摸等（不选A、B），仪表形象，同类语言（不选C），时空语（不选D）。

33. D 时间管理是指在时间消耗相等的情况下，为提高时间利用率和有效性而进行的一系列活动，包括对时间进行有效的计划和分配，以保证重要工作的顺利完成，并能及时处理突发事件或紧急变化。

34. E 环境因素包括自然环境和社会环境，是人类行为发展的外在大环境，如生态环境、人文地理、医疗卫生、风俗信仰、教育环境、制度与法规、经济基础、事物发展的规律及意外事件等。

35. D 原位菌群失调指正常菌群虽仍生活在原来部位，亦无外来菌入侵，但发生了数量或结构上的变化。根据失调程度不同可分为3度。一度失调指某些部位正常菌群的结构和数量发生暂时性的变动（不选B）。二度失调指正常菌群的结构、比例失调呈相持状态，菌群内由生理波动转变为病理波动（不选C）。三度失调是原正常菌群大部分被抑制，只有少数菌种占决定性优势（选D）。

36. C 无明确潜伏期的感染，规定入院48小时后发生的感染为医院感染；有明确潜伏期的感染，自入院时起超过平均潜伏期后发生的感染为医院感染。

37. C 人体之气可分为元气、宗气、营气、卫气。宗气是积于胸中之气，又称“气海”（选C）。元气是人体生命活动原动力，又称“真气”（不选A）。营气是运行于脉中，具有营养作用的气，又称“荣气”（不选D）。卫气是运行于脉外，具有护卫功能的气，又称“卫阳”（不选E）。

38. D 目标管理的特点包括员工参与管理（不选E）、以自我管理为中心（不选A）、强调自我评价（不选B）、重视成果（不选C）、目标管理具有整体性。

39. E 复合式提问的问题为2种或2种以上类型的问题结合在一起的问题，易使回答者感到困惑，不知如何回答，应避免使用。

40. B 动脉血气分析是自动脉抽取血标本的方法，有出血倾向者慎用动脉穿刺法采集动脉血标本。

41. C 肝气郁结证是指肝失疏泄、气机郁滞所表现的证候，临床表现为情志抑郁或易怒，善太息，胸胁或少腹胀痛，或咽喉部有梗塞感，或胁下痞块；妇女可见乳房胀痛、痛经、月经不调，甚则闭经；苔薄，脉弦。

42. D 潜在污染区又称半污染区，是指位于清洁区与污染区之间，有可能被患者血液、体液和病原微生物等物质污染的区域，包括检验室、内走廊、医务人员的办公室、治疗室、护士站、患者用后的物品和医疗器械等的处理室等（选D）。医务人员的更衣室、库房、配餐间属清洁区（不选A、C）。患者的病室、浴室、厕所、洗涤间属污染区（不选B、E）。

43. E 有效沟通的要求包括沟通及时、信息准确、信息完整。

44. C 护理排班应遵循结构合理原则，根据患者情况、护理人员的数量、水平等进行有效组合，做到新老搭配、优势互补，保证患者安全，防范护理纠纷。

45. C 质量观的发展阶段有符合性质量阶段（不选A）、适用性质量阶段（不选B）、满意性质量阶段（不选D）、卓越性质量阶段（不选E）。

46. A 幼儿处于生长发育阶段，免疫系统发育尚不成熟，对微生物的易感性较高，尤其是葡萄球菌、克雷伯菌、鼠伤寒沙门菌、致病性大肠埃希菌和柯萨奇病毒等。

47. C 消渴病分上、中、下三消。上消以肺燥为主，主要表现为口渴多饮（选C）；中消以胃热为主，主要表现为多食善饥（不选A）；下消以肾虚为主，主要表现为小便频数而量多（不选D）。

48. E　治疗感染性疾病时，考虑使用抗生素的同时要考虑病原体对抗生素的敏感性。

49. B　牙齿干燥如枯骨指齿面枯燥而无光泽，为肾阴枯竭，多见于温病后期真阴耗损之证，预后不良。

50. C　原发性血小板减少性紫癜的证候包括阴虚火旺、气虚不摄、瘀血阻络、湿热蕴蒸。银耳百合粥适合阴虚火旺的体质饮用。

51. A　行政干预是推动健康教育工作的重要环节，通过行政部门的组织领导、经济支持、部门协调、考核、评估、政策法规、行政命令等多种手段支持、加强和推动健康教育计划的实施。

52. D　对有机物污染严重的器具消毒应加大消毒剂的使用剂量，延长消毒作用时间。

53. B　心主血脉，是指心具有主持全身血液和脉管，推动血液在脉中运行的功能。脾主统血，是指脾具有统摄血液在脉中正常运行而不逸出脉外的功能。心与脾的关系，主要体现在血液的生成和运行方面。

54. B　霍桑效应是指人们在得知自己正在被研究和观察而表现出的行为异乎寻常的现象，可能导致测量结果与项目干预的真实结果出现差异。

55. E　燃烧法是一种简单、迅速、彻底的灭菌方法，常用于破伤风、气性坏疽等特殊感染的敷料处理；也适用于无保留价值的物品，如污染纸张、医用垃圾等的处理。

56. B　燃烧法是一种简单、迅速、彻底的灭菌方法，适用于破伤风等特殊感染的敷料、无保留价值的物品、搪瓷类物品等的灭菌。破伤风具有传染性，应严格执行接触隔离制度，所有器械、敷料均须专用，使用后严格灭菌处理，使用过的敷料应焚烧。

57. D　伪胎，又称鬼胎，指妊娠数月，腹部异常增大，隐隐作痛，阴道反复流血或下水泡如虾蟆子者。本病相当于西医学的葡萄胎、侵蚀性葡萄胎。

58. A　人际关系是指在社会实践中，个体为了满足自身生存与发展的需要，通过一定的交往媒介与他人建立并发展起来、以心理关系为主的一种显性的社会关系。

59. D　胃镜、气管镜、肠镜等属中度危险性物品，对消毒后的中度危险性物品应每季度监测（不选 A），菌落总数≤ 20CFU/ 件（不选 B、C），且不得检出致病微生物。腹腔镜、关节镜、胆道镜等属高度危险性物品，使用前必须灭菌，灭菌后的物品必须每月监测（选 D），不得检出任何微生物（不选 E）。

60. B　评估教育需求的方法主要包括直接评估和间接评估。间接评估通过阅读患者的病历、分析病史及其健康影响因素获得（选 B）。直接评估通过与患者的接触、谈话直接获得（不选 A）。

61. C　组织设计应遵循等级和统一指挥的原则、专业化分工与协作的原则、管理层次的原则、有效管理幅度的原则、职责与权限一致的原则、集权分权结合原则、任务和目标一致的原则、稳定适应的原则、精干高效原则、执行与监督分设原则。其中任务和目标一致的原则强调各部门的目标与组织的总目标保持一致，各部门或科室的分目标必须服从组织的总目标，只有目标一致才能同心协力完成工作。

62. D　预防血管相关性感染发生的措施包括：选择合适的导管，如口径适宜、质地柔软光滑等（不选 A）；置管时严格遵守无菌操作原则（不选 B）；加强置管部位的护理及监测（不选 C），留置导管的时间不宜过长（选 D）；一旦发生局部感染或全身感染征象应立即拔除导管（不选 E）。

63. B　流行性出血热是由汉坦病毒属的各型病毒引起的，以鼠类为主要传染源的一种自然疫源性疾病。

64. A　健康教育的程序是评估、设立目标、制定计划、实施计划、效果评价。健康教育是教育者与学习者双方的互动过程，首先需要评估学习者的需求及能力、学习资源、教育者的准备情况，评估的过程即是调查研究的过程。

65. E　行为受多种因素的影响，主要包括遗传因素、环境因素和学习因素。在格林模式中，将这些因素划分为倾向因素、强化因素和促成因素 3 类（不选 A、B）。强化因素是指激励行为维持、发展或减弱的因素，主要来自社会的支持，同伴的影响，领导、亲属以及保健人员的劝告等（选 E）。倾向因素是指产生某种行为的动机、愿望，或是诱发某行为的因素（不选 C）。促成因素是指使行为动机和意愿得以实现的因素，即实现或形成某行为所必需的技能、资源和社会条件（不选 D）。

66. C　医院感染的发生包括 3 个环节，即感染源、传播途径和易感人群，三者同时存在并互相联系，构成感染链，缺少或切断任一要素将不会发生感染。

67. C　PDCA 循环就是计划（plan）、执行（do）、检查（check）、处理（action）4 个阶段的循环反复过程，是一种程序化、标准化、科学化的管理方式。

68. C　《渥太华宣言》明确了健康促进的三个基本策略，即倡导、赋权与协调。

69. B　压力蒸汽灭菌是物理灭菌法中应用最广、效果最可靠的首选灭菌方法，适用于耐高温、耐高压、耐潮湿物品的灭菌，如各类器械（不选 A）、敷料（不选 C）、搪瓷（不选 E）、玻璃制品（不选 D）、橡胶及溶液等。腹腔镜应使用浸泡法或等离子法灭菌，不宜用压力蒸汽灭菌（选 B）。

70. B 克雷伯菌属革兰阴性杆菌（选 B）。金黄色葡萄球菌属革兰阳性球菌(不选 C)。曲霉菌(不选 A)、白假丝酵母菌属真菌（不选 D）。

71. B 艾滋病病原体为人类免疫缺陷病毒（HIV），传染源是 HIV 感染者和艾滋病患者（不选 A）。急性期可出现发热、腹泻、关节及全身痛等症状（选 B）。HIV-1/HIV-2 抗体检测是 HIV 感染诊断的金标准，经筛查试验和确证试验 2 步（不选 E）。离体后的 HIV 抵抗力很弱，几乎所有消毒剂均可在短时间内将其灭活（不选 C）。艾滋病防治工作的方针为预防为主，防治结合（不选 D）。

72. A 在临床护理的质量标准中，无菌物品灭菌合格率为 100%。

73. A 常用手消毒剂包括乙醇（不选 D）、异丙醇、碘伏（不选 C）、含醇类复合制剂（不选 B）、氯己定等。氧化电位水适用于手、皮肤和黏膜的消毒（不选 E）。液体皂液为洗手用的清洁剂（选 A）。

74. B 管理层次是组织结构中纵向管理系统所划分的等级数量。管理最少层次原则是指在保证组织合理有效运转的前提下，应尽量减少管理层次，一般情况下，组织越大、层次越多，但从高层领导到基层领导以 2~4 个层次为宜。

75. C 出现医院感染散发病例时，经治医师应及时向本科室医院感染监控小组负责人报告，并于 24 小时内填表报告医院感染管理科，并按规定报告当地卫生行政部门。

76. C 压力蒸汽灭菌器分为下排气式和预真空式。使用下排气式压力蒸汽灭菌器的灭菌包体积不超过 30cm×30cm×25cm；使用预真空压力蒸汽灭菌器的灭菌包体积不超过 30cm×30cm×50cm。

77. D 医院感染中与不恰当的医疗护理操作有关的百分比是 30%~50%。

78. C 继续护理学教育实行学分制，护理技术人员每年参加继续护理学教育的最低学分为 25 分。

79. B 压力蒸汽灭菌适用于耐高温、耐高压、耐潮湿物品的灭菌，如各类器械、敷料、搪瓷、橡胶、玻璃制品等（选 B）。等离子体灭菌适用于不耐热、不耐湿的诊疗器械如电子仪器、光学仪器等的灭菌（不选 A）。电离辐射灭菌适用于不耐热的物品如一次性医用塑料制品、食品等在常温下的灭菌（不选 C）。戊二醛适用于不耐热的诊疗器械、器具与物品的浸泡消毒与灭菌（不选 D）。紫外线消毒适用于室内空气和物体表面的消毒（不选 E）。

80. D 使用戊二醛溶液灭菌的常用灭菌浓度为 2%~2.5%，浸泡时间为 10 小时。

81. C 按照《中国护理事业发展规划纲要（2011~2015 年）》，到 2015 年，全国三级综合医院、部分三级专科医院全院护士总数与实际开放床位比不低于 0.6∶1，病区护士总数与实际开放床位比不低于 0.4∶1。按照《全国护理事业发展规划（2016~2020 年）》，到 2020 年，全国三级综合医院、部分三级专科医院全院护士总数与实际开放床位比不低于 0.8∶1，病区护士总数与实际开放床位比不低于 0.6∶1。

82. C Ⅱ类环境包括非洁净手术室、产房、导管室、血液病病区、烧伤病区等保护性隔离病区，重症监护室，新生儿室等，要求空气中的菌落总数≤ 200CFU/m³，且不得检出致病菌。

83. B 人类的传播活动按照传播的规模可分为人际传播（不选 A）、群体传播、大众传播（不选 C）、组织传播（不选 D）、自我传播（不选 E）。

84. A 人际传播又称亲身传播，是指人与人之间面对面直接的信息交流，是个体之间相互沟通；人际传播是建立人际关系的基础，是共享信息的最基本传播形式(选 A)。大众传播是指职业性传播机构通过广播、电视、电影、报刊、书籍等大众传播媒介向范围广泛、为数众多的社会人群传递信息的过程（不选 C）。

85. E 自我传播又称人内传播，是指个体接收外界信息后，在头脑中信息加工处理的过程。

86. D 组织传播是指组织之间、组织内部成员之间的信息交流活动，是有组织、有领导进行的有一定规模的信息传播。现代社会中，组织传播已发展成为一个独立的研究领域，即公共关系学。

87. B 高效消毒剂指能杀灭一切细菌繁殖体（包括分枝杆菌）、病毒、真菌及其孢子等，对细菌芽孢也有一定杀灭作用的化学制剂，如过氧化氢、过氧乙酸、碘酊。七轮基础护理学中过氧乙酸既是灭菌剂又是高效消毒剂，但考试中灭菌剂常指戊二醛、环氧乙烷、甲醛（不选 C），过氧乙酸作为高效消毒剂（选 B）。

88. E 低效消毒剂指能杀灭细菌繁殖体和亲脂病毒的化学制剂，如酚类、胍类、季铵盐类（如苯扎溴铵）消毒剂等。

89. D 中效消毒剂指能杀灭分枝杆菌、真菌、病毒及细菌繁殖体等微生物的化学制剂，如碘伏、乙醇等。

90. A 根据对患者人身造成的损害程度，医疗事故分为4级。一级医疗事故是指造成患者死亡、重度残疾（不选B）。三级医疗事故是指造成患者轻度残疾、器官组织损伤导致一般功能障碍（不选E）。

91. D 二级医疗事故是指造成患者中度残疾、器官组织损伤导致严重功能障碍。

92. C 四级医疗事故是指造成患者明显人身损害的其他后果。

93. D 克雷伯菌属革兰阴性杆菌，广泛存于自然界的水和土壤中，也是人与动物肠道和上呼吸道正常菌群的组成部分，是ICU最常见的条件致病菌。

94. B 铜绿假单胞菌属革兰阴性杆菌，是医院感染主要的病原菌之一，广泛分布于医院的各种潮湿地方、物品上，对外界环境的抵抗力较其他细菌更强。

95. C 健康教育通过改变目标人群的健康相关行为来实现其目的。效应评价正是对目标人群因健康教育项目所导致的相关行为及其影响因素的变化进行评价。

96. B 过程评价的主要方法包括查阅档案资料、目标人群调查和现场观察3种。

97. D 强化因素是指激励行为维持、发展或减弱的因素，主要来自社会的支持，同伴的影响，领导、亲属以及保健人员的劝告等。

98. A 倾向因素是指产生某种行为的动机、愿望，或是诱发某行为的因素，包括知识、信念、态度和价值观。

99. C ABC时间管理法将其各阶段目标分为ABC 3个等级，A级为最重要且必须完成的目标（不选A、E）、最优先的目标（不选B）；B级为较重要、很想完成的目标（选C）。

100. D ABC时间管理方法中，C级目标为不太重要可以暂时搁置的目标。

专业知识

1. B 桡骨远端伸直型骨折（Colles骨折）治疗以手法复位外固定为主，小夹板或石膏托固定在屈腕、尺偏、旋前位。

2. A 腰椎管狭窄症的典型表现为下腰痛、坐骨神经痛和反复出现的神经源性间歇性跛行。间歇性跛行表现为平地活动行走后出现下肢疼痛、麻木、无力，下蹲休息数分钟后可继续行走。

3. E 手术间温度应保持在22~25℃；手术间内只允许放置必需的器具和物品，各种物品应有固定的放置地点；手术间内应无反射光线。除手术室人员和当天手术者外，与手术无关人员不得擅自进入。

4. A CO_2是维持和调节呼吸运动最重要的化学因素。血液中维持一定浓度的CO_2，是呼吸中枢兴奋性保持正常的必要条件。呼吸性酸中毒患者CO_2潴留，呼吸中枢对CO_2刺激作用产生适应，缺氧成为外周化学感受器驱动呼吸运动的主要刺激因素。此时若给予较高浓度O_2吸入，会消除缺氧的刺激，反而使通气量降低、CO_2潴留加重。呼吸性酸中毒患者吸氧的氧流量应该控制在1~2L/min，以免减弱呼吸中枢对缺氧的敏感性而导致呼吸抑制。

5. B 铺好备用的无菌桌、无菌盘、采用干燥法保存的无菌持物钳的使用有效时限均不超过4小时。

6. C 乳管内乳头状瘤多发生在大乳管近乳头的壶腹部，瘤体小、带蒂而有绒毛，且有很多壁薄的血管，故易出血，患者一般无自觉症状，常因乳头溢液污染内衣而引起注意，溢液可为血性、暗棕色或黄色液体。乳腺癌早期为无痛、单发的小肿块，质硬，表面不光滑，与周围组织分界不清，活动度差，以乳房外上象限最常见。乳房纤维腺瘤患者常见单发肿块，表面光滑，易于推动。乳腺囊性增生病主要表现为一侧或双侧乳房胀痛和肿块，肿块的大小和质地常随月经周期而变化。急性乳腺炎患者以初产妇多见，往往发生在产后3~4周，表现为患侧乳房局部变硬、红肿、发热，有压痛及搏动性疼痛。

7. E 肠梗阻共同的表现为腹痛（不选C）、呕吐（不选B）、腹胀（不选D）及停止排气排便。完全性肠梗阻多不再排便排气，不完全性肠梗阻可有多次少量排便排气（选E）。

8. E 急性胃穿孔的腹腔穿刺液为黄色浑浊液体，有食物残渣。

9. B 破伤风患者对于轻微的刺激（声、光、疼痛、接触、饮水等）均可诱发强烈的阵发性痉挛。各项护理操作尽量集中在使用镇静药30分钟内，避免不必要的操作，以减少对患者的刺激。

10. B 强刺激性药物宜静脉冲入，以保护皮肤黏膜。一般刺激性药物宜静脉推注。抗代谢药宜静脉滴注。

肌内注射适用于对组织无刺激性的药物。动脉注射适于某些晚期不宜手术或复发的局限性肿瘤。

11. B 脾是腹腔脏器中最容易受损的器官。脾脏损伤的发生率在腹部创伤中可高达40%~50%，在闭合性损伤中占20%~40%，在开放性损伤中占10%。

12. A 乳腺癌患者癌细胞堵塞皮下淋巴管，导致局部淋巴回流障碍，出现真皮水肿，皮肤呈“橘皮样”改变。“酒窝征”是癌细胞累及Cooper韧带产生。癌细胞侵入大片皮肤，可出现多个小结节，呈卫星样围绕原发病灶，称“卫星样”结节。晚期结节彼此融合，弥漫成片，延伸至背部和对侧胸壁，使胸壁紧缩，呈铠甲状，限制呼吸，形成“铠甲胸”。

13. A 肠外营养输注时应注意控制输液速度，避免输注过快引起并发症，葡萄糖输注速度应控制在5mg/(kg · min）以下。

14. B 进行性排尿困难是良性前列腺增生的典型症状，表现为排尿迟缓、断续，尿流细而无力，射程短，终末滴沥，排尿时间延长。

15. B 等渗性脱水补液量包括生理需要量、累积损失量、继续损失量3部分。补液可选用平衡盐溶液或等渗盐水。平衡盐溶液更合理，因生理盐水中Cl^-含量高于血清Cl^-含量，大量补充有导致高氯性酸中毒的危险。不可输入高渗氯化钠溶液，因其可使细胞内液进一步外移而出现更严重的细胞内脱水。

16. E 急性腹膜炎患者手术原则为处理原发病，先明确病因，后决定处理方法；彻底清洁腹腔；充分引流。

17. B 术后早期腹胀是由于胃肠功能受抑制所致，胃肠蠕动恢复即可自行缓解（选B）。若术后多天仍未缓解，可能出现肠麻痹（不选C）。

18. D 常用脉率 / 收缩压（mmHg）计算休克指数，帮助判定有无休克及轻重程度。休克指数≥1.0提示休克，＞2.0提示严重休克。

19. C 门-腔静脉分流术可显著地降低门静脉压力，治疗急性出血和预防复发出血，特别对顽固性腹水的消除有较好效果。

20. E 机械通气患者气道峰压增高除提示疾病外，还可能有呼吸道分泌物过多、呼吸机管道堵塞或扭曲、气管插管的斜面贴壁或滑向一侧支气管等情况。

21. B 股疝因股管几乎垂直，疝块在隐静脉裂孔处向前转折时形成一锐角，且股环本身较小，周围又多坚韧的韧带，致股疝容易嵌顿，一旦嵌顿可迅速发展为绞窄性疝。

22. D 使用镇痛药前应了解药物作用、用药途径、剂量、不良反应、适应证和禁忌证等（不选A）。未能明确诊断前，勿随意给药，以防掩盖病情（不选B）。诊断明确或术后患者主诉疼痛应积极控制，最好在疼痛发作前遵医嘱给予药物（不选C）。麻醉性镇痛药具有成瘾性，非麻醉性药物能达镇痛效果，就不用麻醉性镇痛药（选D）。个体化用药，应根据患者的情况和疗效用药（不选E）。

23. D 甲状腺功能亢进症术前用药以降低基础代谢率，提高患者对手术的耐受性，预防术后并发症，用药期间应严密观察药物的不良反应与效果（不选E）。术前禁用阿托品，以免引起心动过速（选D）；通常用碘剂进行术前准备，3次 / 天，从3滴 / 次开始，依此逐日每次增加1滴至每次16滴为止（不选B）。碘剂具有刺激性，可在餐后经凉开水稀释后服用，以减少对口腔和胃黏膜的刺激（不选A）。由于普萘洛尔在体内半衰期不到8小时，故于术前1~2小时必须再口服1次（不选C）。

24. B 单纯性耻骨联合分离且较轻者可用骨盆兜带悬吊固定。骨盆水平牵引常用于腰椎间盘突出症的治疗。

25. D 神经上皮组织肿瘤，又称胶质瘤，是颅内最常见的恶性肿瘤。

26. B 成人血胸量≤500ml为小量血胸，500~1000ml为中量血胸，＞1000ml为大量血胸。

27. D 乳腺是多种内分泌激素的靶器官，如雌激素、孕激素及催乳素等，雌酮及雌二醇与乳腺癌的发病有直接关系。乳腺癌患者术后5年内应避免妊娠，以减轻激素作用，减少乳腺癌复发。

28. A 肛裂患者常表现为典型的周期性剧烈疼痛，有两次高峰，排便时疼痛多因干硬大便刺激裂口内神经末梢，排便后疼痛由肛门括约肌反射性痉挛所致。

29. D 烧伤临床分期可分为体液渗出期、急性感染期、创面修复期和康复期。因深度烧伤形成的凝固性坏死及焦痂，在伤后2~3周可进入广泛组织溶解阶段，此期细菌极易通过创面侵入机体引起脓毒症等全身性感染。

30. C 放疗皮肤反应可分为3度。三度反应表现为皮肤溃疡形成或坏死，难以愈合（选C）。一度反应（干反应）表现为皮肤红斑（不选A），烧灼和刺痒感，继续照射变为暗红色，有脱屑（不选E）；二度反应（湿反应）表现为皮肤高度充血、水肿（不选B），水疱形成（不选 D），有渗出液，糜烂。

31. C 肾外伤会出现不同程度的血尿，但血尿与损伤程度不成比例。随血液、尿液的外渗可出现患侧腰腹部疼痛或全腹痛、腹膜刺激征、肾绞痛等；血液、尿液渗入肾周围组织可形成腰腹部包块，可有触痛和肌强直。血液、尿液外渗易继发感染，或出现发热并伴全身中毒症状；严重的肾裂伤、肾蒂外伤常引起休克，危及生命。

32. E 胃大部切除术后的远期并发症主要包括倾倒综合征、碱性反流性胃炎、溃疡复发、残胃癌及营养性并发症（如营养不良）。胃大部切除术后的早期并发症包括胃出血、十二指肠残端破裂、术后肠梗阻等。

33. E 蛔虫成虫有钻孔的习性，喜碱性环境，常寄生于小肠中、下段。胆道蛔虫病表现为突发上腹剑突下钻顶样绞痛，阵发性加剧，向右肩胛或背部放射，常伴恶心、呕吐，甚至吐出蛔虫。

34. D 寒战、高热，膝关节红、肿、热、痛呈半屈曲位，浮髌试验阳性为化脓性膝关节炎的典型表现。急性骨髓炎多发于长骨干骺端，可见患处剧痛，局部皮温增高，有局限性压痛和活动受限。膝关节结核局部红、肿、热、痛不明显。恶性骨肿瘤不并发感染时一般无高热、寒战症状，晚期可出现贫血、消瘦、低热等全身症状。

35. D 视神经乳头水肿是颅内压增高的重要客观体征，表现为视神经乳头充血，边缘模糊不清，中央凹陷消失，静脉怒张。

36. E 脓胸是指胸膜腔内的化脓性感染，不伴肺部感染时，不会出现咳脓痰。慢性脓胸患者可见胸廓内陷，呼吸运动减弱，壁胸膜变厚导致肋间肌萎缩、肋间隙变窄；支气管及纵隔偏向患侧；听诊呼吸音减弱或消失；可有杵状指（趾）；严重者有脊椎侧凸等体征。

37. B 急性出血坏死性胰腺炎因大量血浆外渗、血容量减少，可丧失 40% 的循环血量，出现严重的低血容量性休克。如继发感染则使休克原因复杂化且难以纠正。

38. C 胃肠减压期间禁食、禁饮，必须口服药物时，可舌下含化或研碎调水后注入，注入后夹管 30 分钟，以免将药物吸出，影响疗效。

39. E 急性呼吸窘迫综合征（ARDS）的病理表现为累及血管内皮和肺泡上皮的弥漫性肺泡损伤。肺泡Ⅱ型细胞受损，表面活性物质减少，肺泡表面张力增加，肺顺应性降低（不选 B），继发肺泡萎陷而引起局限性肺不张及肺弥散功能障碍，通气 / 血流失调（不选 C）。ARDS 临床表现为进行性呼吸困难、PaO_2 进行性下降（＜ 60mmHg，不选 A、D），不能用通常的吸氧疗法改善（选 E），需要气管插管给予机械通气支持。

40. E 急性胰腺炎患者胰酶外溢，脂肪酶在组织内被激活，将脂肪分解为脂肪酸，脂肪酸与钙离子结合形成皂化斑，降低血钙，血钙降低程度与病情严重程度成正比，当血钙＜ 2mmol/L 时，常提示病情严重、预后不良。

41. D 盆腔脓肿患者常表现为急性腹膜炎治疗过程中、腹内脏器炎症或穿孔、结直肠手术后等，出现体温升高、典型的直肠或膀胱刺激症状，如里急后重、大便频而量少、有黏液便、尿频、排尿困难等。直肠指检可发现肛管括约肌松弛，在直肠前壁触及向直肠腔内膨出、有触痛、偶有波动感的肿物。盆腔处于腹腔的最低位，盆腔脓肿不出现腹部肿块。

42. D 异丙嗪、苯海拉明属于抗组胺药（选 D）。地西泮属于镇静、抗惊厥药（不选 A）。阿托品属于抗胆碱药（不选 B）。芬太尼属于麻醉性镇痛药（不选 C）。吗啡属于阿片类镇痛药（不选 E）。

43. B 感染是急性肾损伤最常见的并发症。多为肺部、尿路、胆道等部位感染和脓毒症，应尽早根据细菌培养和药物敏感试验合理应用对肾脏无毒性作用的抗生素治疗，并注意调整药物剂量。

44. B 手术中的无菌操作是预防切口感染、保证患者安全的关键，是影响手术成功的重要因素。手术中术者的手套污染后，应立即更换无菌手套。

45. A 更换胸膜腔闭式引流瓶或患者移动时，应先用两把止血钳平行向夹闭胸膜腔闭式引流管，以防空气进入。

46. C 肠扭转是一段肠管甚至全部小肠及其系膜沿系膜轴扭转 360°~720° 而造成的闭袢性肠梗阻；其既有肠管梗阻，更有肠系膜血液循环受阻，极易引起绞窄性肠梗阻，应及时手术治疗。

47. E 中心静脉压代表右心房或胸腔段腔静脉内的压力变化，是评估血容量、右心前负荷及右心功能的重要指标。

48. B 肾结核的典型症状是尿频、尿急、尿痛。无痛性尿频是肾结核最为突出的症状，呈进行性加重，出现时间最早，持续时间也最长。当结核病变侵及膀胱壁，尿频加剧，并伴有尿急、尿痛，表现为典型的膀胱刺激症状。

49. C 大面积烧伤早期毛细血管通透性增加，大量体液渗出，引起有效循环血容量锐减，伤后24小时的补液量 = 体重 × 烧伤面积 ×1.5 + 2000ml，其补液量 > 1500ml，伤后48小时内补液不足时易发生低血容量性休克（选C）。吗啡镇痛、抗生素抗感染等处理后，疼痛及感染并非导致休克的主要因素（不选A、B）。

50. B 高钾血症表现为神志淡漠、感觉异常、乏力、心律不齐。其心电图改变为早期T波高而尖，QT间期延长，随后出现QRS波增宽。

51. D 当酸碱平衡失调的患者pH处于正常范围（7.35~7.45）内时，考虑其正处于代偿期。二氧化碳分压（$PaCO_2$）为判断酸碱失衡的呼吸性指标，$PaCO_2$ 正常值为35~45mmHg，$PaCO_2$ < 35mmHg 为呼吸性碱中毒，$PaCO_2$ > 45mmHg 为呼吸性酸中毒。HCO_3^- 为判断酸碱失衡的代谢性指标，HCO_3^- 正常值为22~27mmol/L，HCO_3^- < 22mmol/L 为代谢性酸中毒，HCO_3^- > 27mmol/L 为代谢性碱中毒。

52. D 小脑幕切迹疝发生时，移位的脑组织在小脑幕切迹挤压脑干，脑干移位，严重者可有脑干内部出血；同侧大脑脚受到挤压而造成病变对侧偏瘫，同侧动眼神经受到挤压产生动眼神经麻痹症状。其相应的典型临床表现是进行性意识障碍；病变对侧肢体肌力减弱或瘫痪；患侧瞳孔进行性散大。

53. E 急性胰腺炎患者非手术期间应禁食、禁饮、胃肠减压，禁食时给予肠外营养支持，从而减少胃酸分泌，减少胰液分泌及其对胰腺和周围组织的刺激。

54. E 在儿童期，肱骨下端有骨骺，若骨折线穿过骺板，有可能影响骨骺的发育，易出现“肘内翻或外翻”畸形（选E）。“枪刺样”畸形见于桡骨远端伸直型骨折（不选D）。“爪形手”畸形见于前臂缺血性肌挛缩（不选C）。“天鹅颈样”畸形和“纽扣花样”畸形均见于类风湿关节炎（不选A、B）。

55. E 正常血钾浓度为3.5~5.5mmol/L，若出现高钾血症，应注意避免给予含钾药物和含钾食物。高钾血症患者可出现心动过缓、心律不齐，甚至心脏骤停，应积极防治和处理心律失常，可静脉输注5%碳酸氢钠溶液60~100ml，以碱化细胞外液，促进 K^+ 转入细胞内。严重挤压伤可引起急性肾损伤，导致挤压综合征，应积极恢复肾脏功能。

56. C 甲状腺大部切除术后喉上神经损伤者，若损伤外支，可使环甲肌瘫痪，引起声带松弛、声调降低。若损伤内支，则喉部黏膜感觉丧失，饮水时易发生误咽或呛咳。单侧喉返神经损伤主要表现为声音嘶哑，双侧喉返神经损伤主要表现为失声或呼吸困难。喉头水肿严重者可有呼吸困难和窒息。

57. E 恶性骨肿瘤中以骨肉瘤发病率最高，骨肉瘤的临床表现为早期间歇性隐痛，逐渐发展为持续性剧痛，肿胀和肿块，病理性骨折。体征可见关节活动受限和功能障碍，跛行和肿块表面皮温升高，局部静脉怒张等。X线检查有骨膜反应，称Codman三角。骨瘤为良性肿瘤，患者无症状，X线检查边缘清晰。骨软骨瘤为良性肿瘤，疼痛轻微。骨髓瘤一般以背痛为首发症状。

58. B 大面积烧伤创面感染可导致全身性外科感染，包括脓毒症和菌血症。表现为起病急骤、发展迅速，体温高达40~41℃。菌血症热型多呈稽留热，血细菌培养为阳性（选B）。脓毒症热型多呈弛张热、间歇热，可有转移性脓肿（不选A）。

59. B 阑尾周围脓肿是阑尾炎未经及时治疗的后果，其非手术疗法治愈后复发率很高，应在治愈后3个月左右择期手术切除阑尾。

60. B 消化性溃疡穿孔表现为突发上腹部“刀割样”剧烈疼痛，腹痛迅速波及全腹，患者面色苍白、出冷汗，常伴恶心、呕吐；查体可见全腹压痛，腹肌紧张呈“板状腹”，肠鸣音减弱或消失，叩诊肝浊音界缩小或消失，可闻及移动性浊音。急性阑尾炎表现为麦氏点固定压痛，多无全腹肌紧张。急性胰腺炎腹痛发作一般不如溃疡急性穿孔者急骤，腹痛多位于左上腹并向背部放射，血、尿淀粉酶升高。胆总管结石主要表现为腹痛、寒战与高热、黄疸。急性胆囊炎主要表现为右上腹绞痛或持续性疼痛伴阵发加剧，墨菲（Murphy）征阳性。

61. C 乳腺癌按照T（原发癌瘤）、N（区域淋巴结）、M（远处转移）分期法，T_2 为癌瘤长径 > 2cm，≤ 5cm；N_1 为同侧Ⅰ、Ⅱ水平腋窝淋巴结转移；M_0 为无远处转移的临床或影像学证据；乳腺癌Ⅱ期包括 $T_{0\sim1}N_1M_0$，$T_2N_{0\sim1}M_0$，$T_3N_0M_0$。

62. C 胸部手术备皮范围为上自锁骨上及肩上，下至脐水平，包括患侧上臂和腋下，胸背均超过中线5cm以上。

63. A 腹部损伤患者术后血压平稳者平卧6小时后改为半坐卧位，有利于引流和改善呼吸。

64. A 脾是腹腔脏器中最容易受损的器官。脾脏损伤的发生率在腹部创伤中可高达40%~50%，其在闭合性损伤中占20%~40%，在开放性损伤中占10%。

65. C 腹部损伤患者观察期间应做到随时掌握伤情变化，并做到不随便搬动伤者，以免加重伤情；不注射镇痛药，以免掩盖伤情；禁饮禁食，避免胃肠道穿孔加重腹腔污染。还应积极补充血容量并防治休克；注射广谱抗生素以预防或治疗可能存在的腹腔感染；疑有空腔性脏器破裂或有明显腹胀时，还应禁食、胃肠减压。

66. D 急性阑尾炎常见病理类型为急性单纯性阑尾炎、急性化脓性阑尾炎、坏疽性及穿孔性阑尾炎和阑尾周围脓肿。

67. B 急性阑尾炎最常见的病因为阑尾管腔阻塞，包括淋巴滤泡的明显增生、粪石阻塞阑尾管腔等；细菌入侵；其他原因包括阑尾先天畸形如阑尾过长、过度扭曲、管腔细小、血运不佳等。

68. B 切口感染是阑尾切除术后最常见的并发症，其他并发症包括出血、腹腔脓肿、粘连性肠梗阻、肠瘘等。

69. D 结肠癌患者主要表现为排便习惯和大便性状改变等，其中右半结肠癌患者主要表现为腹痛、腹部包块、贫血、消瘦乏力；可出现肠梗阻，X 线见气液平面。

70. D 结、直肠癌患者通过结肠镜，在直视下获取活组织行病理学检查，是诊断结、直肠癌最有效、可靠的方法。

71. C 手术切除是结、直肠癌的主要治疗方法。可同时配合化疗、放疗等综合治疗，可在一定程度上提高疗效。

72. E 急性梗阻性化脓性胆管炎患者除查科三联征（腹痛、高热寒战、黄疸）外，还有休克、神经中枢系统受抑制表现，称为雷诺五联征。神经系统症状常有神情淡漠、嗜睡、神志不清，甚至昏迷；合并休克可出现躁动、谵妄等。实验室检查可见白细胞计数及中性粒细胞比例增高。

73. D 发生急性梗阻性化脓性胆管炎时，应边抗休克边紧急手术，解除胆道梗阻并引流，最关键的治疗措施为紧急手术解除胆道梗阻并引流，以去除病因。

74. C 吗啡可引起 Oddi 括约肌痉挛而致胆道梗阻加重，胆绞痛患者禁用吗啡。

75. A 头颅 CT 或 MRI 检查是诊断颅内占位性病变的首选方法，结合二者的检查结果，不仅能明确诊断，而且能确定肿瘤的位置、大小及周围组织情况（选 A）。头颅 X 线检查主要用于诊断颅骨骨折（不选 B）。脑血管造影检查常用于诊断脑血管疾病，可明确脑缺血、脑出血的部位及程度（不选 D）。

76. D 常用于降低颅内压的药物有 20% 甘露醇溶液、呋塞米等。甘露醇溶液性质稳定，脱水作用强，反跳现象轻，是当前应用最广泛的渗透性脱水药。

77. C 颅底骨折包括颅前窝骨折、颅中窝骨折、颅后窝骨折，临床表现主要有耳、鼻出血或脑脊液漏，脑神经损伤，皮下或黏膜下淤血斑。颅前窝骨折主要表现为脑脊液鼻漏，眼睑和球结膜下形成淤血斑（选 C）。颅中窝骨折主要表现为脑脊液鼻漏、耳漏（不选 E）。颅后窝骨折主要表现为乳突和枕下部、咽后壁黏膜下淤血（不选 D）。鼻骨骨折主要表现为外鼻畸形、肿胀、鼻出血等（不选 A）。

78. A 颅前窝骨折多累及额骨水平部和筛骨，最易受伤的神经为嗅神经（选 A）。颅中窝骨折累及颞骨岩部常有面神经和听神经损伤（不选 B），若骨折位于中线处，常有滑车神经（不选 E）、三叉神经（不选 C）和展神经等损伤（不选 D）。

79. A 颅前窝骨折患者意识清醒者，应绝对卧床，取半坐卧位，直至脑脊液漏停止 3~5 天后改为平卧位，目的是借重力作用使脑组织移向颅底，促进漏口封闭。

80. E 心脏外伤若心包与心脏裂口较小，心包裂口易被血凝块阻塞而引流不畅，导致心脏压塞，表现为颈静脉怒张、心音遥远、动脉压降低的贝克（Beck）三体征；当心包和心脏裂口较大时，心包裂口不易被血凝块阻塞，大部分出血流入胸腔，表现为失血性休克。开放性气胸胸壁存在开放性伤口，空气自由进入胸膜腔，胸膜腔内负压消失，肺组织萎陷，表现为明显的呼吸困难、口唇发绀。患者伤口处有不凝血流出，不符合闭合性气胸与张力性气胸的解剖形成条件。

81. E 由于心包缺乏弹性，心包腔内急性少量积血（0.1~0.2L）可使心包腔内压力急剧升高并压迫心脏，阻碍心室舒张，导致心脏压塞，继而回心血量和心排量降低，静脉压升高、动脉压下降，发生急性循环衰竭。

82. E 已有心脏压塞或失血性休克者，应立即在急诊手术室施行开胸手术。在气管插管全身麻醉下，切开心包缓解压塞，控制出血，迅速补充血容量。

83. E 膀胱破裂按腹膜的完整性分为腹膜内型和腹膜外型。腹膜内型膀胱破裂时，尿液流入腹腔常引起腹部压痛、反跳痛和腹肌紧张的急性腹膜炎症状，叩诊有移动性浊音。腹膜外型膀胱破裂时，可引起下腹部疼痛、压痛及肌紧张；有尿意但不能排出或仅排出少量血尿；若有血块堵塞则无尿液排出。导尿试验是确定膀胱破裂简单有效的检查方法。膀胱损伤时，导尿管可顺利插入膀胱（尿道损伤常不易插入），但仅流出少量血尿或无尿液流出。输尿管损伤极少发生，多见于贯穿性腹部损伤或医源性损伤。

84. D 导尿试验是确定膀胱破裂简单有效的检查方法。若导尿管可顺利插入膀胱(尿道损伤常不易插入)，但仅流出少量血尿或无尿液流出，则膀胱破裂的可能性大。此时可经导尿管注入无菌生理盐水 200~300ml 至膀胱，片刻后再吸出。液体外漏时，吸出量会减少；腹腔液体回流时，吸出量会增多。若引流出的液体量明显少于或多于注入量，提示膀胱破裂。

85. B 根据中国新九分法，成人各部位体表面积占总体表面积百分比：双手 5%、双前臂 6%。烧伤面积为 5% ＋ 6%/2=8%（选 B）。

86. C 浅Ⅱ度烧伤伤及真皮浅层，产生大小不一的水疱，疱壁薄，含黄色液体，基底潮红，疼痛剧烈（选 C）。深Ⅱ度烧伤伤及真皮乳头层以下，但仍残留部分网状层，可有较小的水疱，痛觉较迟钝（不选 B）。Ⅰ度烧伤仅伤及表皮浅层，表现为红斑性烧伤，痛觉过敏，无水疱（不选 A）。

87. B 肺癌的肺外表现指肺癌非转移性的肺外表现，可出现于肺癌发现前、后。肺癌常见的肺外表现主要包括霍纳（Horner）综合征（不选 D），男性乳房发育（不选 A），骨关节综合征表现为杵状指（不选 E）、骨膜增生（不选 C）、骨关节痛等。

88. D 阿托品可抑制呼吸道腺体和唾液腺分泌，保持呼吸道通畅（选 D）。巴比妥类药物有镇静、催眠、抗惊厥作用，并可减少局麻药的毒性反应（不选 A、E）。吗啡、哌替啶为镇痛药，可提高痛阈，与全身麻醉药起协同作用，减少全身麻醉药的用量（不选 B、C）。

89. C 轻度高渗性脱水患者失水量占体重的 2%~4%（不选 A），患者仅有口渴（选 C）；中度脱水者失水量占体重的 4%~6%（不选 B），患者极度口渴、乏力、烦躁、口舌干燥、皮肤弹性差、眼窝凹陷、尿量减少(不选 E)；重度脱水者失水量大于体重的 6%(不选 D)，患者除以上症状外，还出现脑功能障碍表现，如躁狂、幻觉等。

90. D 高渗性脱水的治疗原则是尽早去除原发疾病，防止体液继续丢失，鼓励患者饮水或静脉补液。补液选用 5% 葡萄糖溶液或 0.45% 氯化钠溶液。

91. D 局部麻醉药毒性反应早期可出现眩晕、嗜睡、惊恐不安、定向障碍（不选 A）、血压升高（不选 B）、心率增快等；继续发展可出现肌肉抽搐、惊厥，导致呼吸困难（不选 C）；最终表现为全面抑制，出现严重低血压、心律失常（不选 E），甚至心脏骤停等。

92. E 局部麻醉药中加肾上腺素，可使局部血管收缩，延长局部麻醉药吸收，减少局部麻醉药用量。局部麻醉药中含肾上腺素的浓度一般为 1∶200 000。

93. A 幽门梗阻患者的典型临床表现为反复呕吐，呕吐物为宿食，有腐败酸臭味，不含胆汁（选 A）。幽门梗阻患者初期表现也可有上腹胀痛，但特异性不强（不选 B）。

94. B 幽门梗阻患者术前 3 天每晚用 300~500ml 温等渗盐水洗胃，以减轻胃壁水肿和炎症，利于术后吻合口愈合。

95. D 胃大部切除术后，可有少许暗红色或咖啡样胃液自胃管抽出，抽出量逐渐减少、变淡至自行停止。若 24 小时后仍未停止，甚至出现呕血和黑便，应考虑术后出血。

96. A 早期血栓闭塞性脉管炎即局部缺血期，典型表现为间歇性跛行（选 A）。中期特征性表现为出现静息痛（不选 B），患肢足背动脉搏动消失（不选 D）。晚期主要以溃疡和坏疽为主。

97. E 血栓闭塞性脉管炎的辅助检查是肢体抬高试验。患者平卧，患肢抬高 45°，3 分钟后如出现麻木、疼痛，足部皮肤苍白、蜡黄为阳性，提示动脉供血不足。再让患者坐起，患肢自然下垂于床沿下，正常人皮肤色泽可以 10 秒内恢复，若超过 45 秒足部皮肤色泽仍不均匀、出现潮红或斑片状发绀，提示患肢有严重的血供障碍（选 E）。波氏试验是检查深静脉是否通畅的方法（不选 A）。屈氏试验Ⅰ用于检查大隐静脉瓣膜功能（不选 B），屈氏试验Ⅱ主要用于检查交通静脉瓣膜功能（不选 C）。直腿抬高试验在一定意义上可反映坐骨神经痛、腰椎间盘突出症病情轻重和神经根受压程度（不选 D）。

98. B 主动或被动吸烟是血栓闭塞性脉管炎发生和发展的重要环节，烟碱可使血管收缩，加重患者病情，应告知患者若能及早绝对禁烟，多数患者可避免截肢。

99. B 腹股沟斜疝主要表现为腹股沟区有一突出的肿块，常在站立、行走、咳嗽或劳动时出现，多呈带蒂柄的梨形，并可降至阴囊；患者平卧休息或用手将肿块向腹腔推送，肿块可向腹腔回纳而消失；回纳后紧压腹股沟管深环（内环），让患者起立并咳嗽，疝块不再出现。

100. C 对腹股沟斜疝的患者应给予相关活动、饮食、预防复发等方面的健康指导，其中最重要的是指导患者减少和消除引起腹外疝复发的因素，并注意避免增高腹内压的动作如剧烈咳嗽、用力排便等（选 C）；

对于疝块较大、年老体弱者，应减少活动，多卧床休息（不选 A），离床活动时佩戴医用疝带，避免重体力劳动或举重物等（不选 E）；调整饮食习惯，保持排便通畅。

专业实践能力

1. D 关节腔灌洗适用于浅表大关节，如膝关节。在关节部位两侧穿刺，经穿刺套管插入两根塑料管或硅胶管留置在关节腔内，一根为冲洗管，另一根为引流管。每天经冲洗管滴入抗生素溶液 2000~3000ml，直至引流液清亮，细菌培养阴性后停止灌流。再引流数天至无引流液吸出、局部症状和体征消退，即可拔管。

2. D 腰椎间盘突出症术后平卧 2 小时，禁翻身，主要为了对背部伤口压迫止血，2 小时后可通过轴线翻身侧卧。

3. D 支链氨基酸制剂可竞争性抑制芳香族氨基酸进入大脑，从而减少假性神经递质的形成。对合并有肝功能不全的患者，应用的氨基酸制剂宜在平衡的基础上增加支链氨基酸的比例。

4. D 急性胰腺炎手术后需要进行腹腔灌洗，术中放置的引流管是双套引流管，目的是冲洗脱落坏死组织、黏稠的脓液或血块。

5. B 门静脉高压分流术患者预防肝性脑病应限制蛋白质和肉类的摄入，术前 2~3 天口服肠道抗菌药，术前 1 天晚用酸性溶液清洁灌肠，禁用肥皂水等碱性溶液灌肠；术后严密观察并记录生命体征、神志等，定时检测肝功能和血氨浓度，及时发现肝性脑病。

6. D 动力性尿潴留指膀胱出口、尿道无器质性梗阻病变，尿潴留是排尿动力障碍所致。最常见的原因为中枢或周围神经系统病变，如脊髓或马尾损伤、肿瘤、糖尿病等。术后出现动力性尿潴留，一般可恢复，应稳定患者情绪，采用诱导排尿法，如变换体位、下腹部热敷或听流水声等，可遵医嘱采用药物、针灸治疗。上述措施无效时在无菌操作下导尿，放尿≤ 1000ml/ 次，尿潴留时间过长或导尿时尿量＞ 500ml 者，留置导尿管 1~2 天。膀胱穿刺排尿在可留置导尿的情况下不采用。

7. B 血栓闭塞性脉管炎早期（局部缺血期）患者主要的病理变化是血管痉挛，典型症状为间歇性跛行，当患者行走一段后患肢疼痛，被迫停下，休息后疼痛缓解。营养障碍期（中期）主要表现为静息痛。组织坏死期（晚期）主要表现为肢体由远端向近端逐渐发生干性坏疽，肢端发黑，形成经久不愈的溃疡。

8. D 胆总管结石继发感染的患者，胆管梗阻和感染进一步加重时，出现休克和神经系统症状，如血压下降、脉搏细速、神志淡漠、嗜睡、昏迷等症状时，提示进展为急性梗阻性化脓性胆管炎。在非手术治疗期间应重点观察意识、血压。

9. B 重症颅脑损伤患者应采取头高足低位，床头抬高 15~30cm，以预防脑水肿。

10. B 勤翻身叩背可能会引起患者颅内压增高，在急性高血压脑出血术前应避免。急性高血压脑出血患者应绝对卧床休息，抬高床头 15°~30°，给予控制血压、止血、脱水降颅压等治疗。

11. E 肾移植术后患者发生急性排斥反应表现为体温升高且持续高热，伴血压升高、尿量减少、血肌酐升高、移植肾区闷胀感、压痛等，应观察患者生命体征、尿量、肾功能及移植肾区的情况，及早发现排斥反应。有关肾移植术后出血的观察项目中包括引流液量，若引流管引流出血性液体＞ 100ml/h，提示有活动性出血的可能。

12. E 小脑幕切迹疝同侧的大脑受到挤压而造成病变对侧偏瘫，临床表现为对侧肢体瘫痪、肌张力增加、腱反射亢进、病理征阳性。如脑疝继续发展，则出现深度昏迷，双侧眼球固定及瞳孔散大、对光反射消失，四肢全瘫，去大脑强直，生命体征严重紊乱，最后呼吸、心跳停止而死亡。

13. D 直肠肛管疾病伤口未愈合或局部有炎症者应坚持便后坐浴，注意保持肛门局部清洁，并指导患者多饮水，多吃水果、蔬菜等粗纤维食物，戒酒，避免刺激性食物，养成每天定时排便的良好习惯；肛门狭窄者坚持行肛门扩张，括约肌松弛者坚持做提肛运动，若出现排便困难，应及时就诊。

14. E 再植肢体吻合动静脉未完全修复，禁忌从再植肢体静脉输注液体。再植术后应注意观察皮肤温度及颜色、毛细血管回流情况，应每 1~2 小时观察 1 次。同时应严密观察患者尿量，测定尿比重，详细记录出入水量以便及时发现急性肾损伤征象。术后应抬高患肢，使之处于略高于心脏水平，以利静脉回流。在肢体成活、骨折愈合拆除外固定后，进行主动或被动功能锻炼，并适当辅以物理治疗，促进功能恢复。

15. E 男性性功能障碍是一组疾病，包括性欲减退或亢进、阴茎勃起功能障碍或异常勃起、早泄、不射精或逆行射精、性高潮障碍等。

16. D 下肢静脉手术后及早活动下肢可促进血液回

流，防止深静脉血栓形成。

17. E 一侧全肺切除后由于两侧胸膜腔内压力不平衡，纵隔易向手术侧移位。术后留置胸膜腔闭式引流以调节胸腔压力，胸膜腔引流管一般呈全钳闭或半钳闭状态，以保证术后患侧胸壁有一定的渗液，维持双侧胸腔内压力平衡，防止纵隔过度摆动。术后应随时观察患者气管位置，有无呼吸或循环功能障碍。鼓励患者深呼吸、有效咳嗽，预防肺炎和肺不张情况的发生。全肺切除术后，限制钠盐摄入量，24 小时补液量＜ 2000ml，速度以 20~30 滴 / 分为宜。术后应早期下床活动，鼓励取直立的功能位，以恢复正常姿势。

18. C 石膏从硬固到完全干固常需要 24~72 小时，可通过提高室温（不选 A），用灯泡烘烤（不选 B）、热风机吹干或红外线照射等方法加快干固（不选 D、E），注意温度不宜过高，以免灼伤。使用棉被包裹可导致石膏受压变形，不宜采用（选 C）。

19. C 脊髓断裂损伤重，脊髓的连续性中断，可为不完全断裂和完全断裂，脊髓断裂恢复无望，预后极差。脊髓震荡是脊髓损伤最轻的一种。

20. A 腹部实质性脏器如肝、脾等破裂或大血管损伤主要为腹腔内出血，临床表现为面色苍白、脉搏增快，严重时脉搏微弱，血压不稳定，甚至休克。早期可代偿表现为心率增快，收缩压下降。

21. E 心肺复苏时，成人心脏按压与人工呼吸次数之比为 30∶2，按压频率 100~120 次 / 分，使胸骨下陷 5~6cm。

22. B 气管插管留置时间一般不超过 72 小时，留置期间气管插管气囊内充气要适度，定时（推荐 4 小时）监测气囊压，维持其在 20~30cmH_2O 范围内，避免压力过高，造成黏膜受压坏死等。

23. E 若胸膜腔闭式引流管自胸部伤口脱出，应立即用手捏闭胸壁伤口处皮肤，消毒处理后，以凡士林纱布封闭伤口，并协助医师进一步处理。

24. C 局部麻醉药的不良反应包括毒性反应（不选 A）和变态反应（不选 B）。毒性反应表现为中枢神经毒性反应（不选 E）和心脏毒性反应（不选 D）。

25. B 蛋白质是构成人体的主要成分，也是生命的物质基础（选 B）。碳水化合物是食物中供给机体最主要的营养素，也是人体供能的主要物质（不选 A）。脂肪是人体能量的主要贮存形式，体脂是人体最大的能源仓库（不选 C）。维生素在体内含量少，但在机体生长、发育、代谢等过程中起重要作用（不选 E）。

26. C 目前同种异体移植的最大障碍是免疫排斥反应。为防止排斥反应的发生，器官移植选择供者时，必须进行相关免疫学检测，主要包括 ABO 血型相容试验，要求供、受者相同或相容；预存抗体的检测，主要包括淋巴细胞毒交叉试验、群体反应性抗体（PRA）检测和人类白细胞抗原（HLA）配型。混合淋巴细胞培养用于测定受体和供体主要组织相容性抗原相容的程度。

27. C 血栓闭塞性脉管炎患者应绝对戒烟，防止受寒，注意保暖但患肢不可局部热疗，一方面可增加组织需氧量，加重病情，另一方面由于患肢对热的敏感性降低，患肢热水袋保暖易导致烫伤。伯格（Buerger）运动是使患者平卧，抬高患肢 45° 以上，维持 2~3 分钟，然后坐起，自然下垂双腿 2~5 分钟，并做足背的伸屈及旋转运动，然后将患肢放平休息，可促进患肢局部血液循环。保持皮肤清洁干燥，防止受伤及感染。应观察术后患者的皮温、动脉搏动情况等，观察疗效。

28. E 幽门梗阻不完全者术前可给予无渣半流质饮食，完全梗阻者术前禁食（选 E，不选 C），持续胃肠减压（不选 B）。给予输液和营养支持，纠正低钾、低氯性碱中毒（不选 A）。术前 3 天每晚用 300~500ml 温生理盐水洗胃，以减轻胃壁水肿和炎症，利于术后吻合口愈合（不选 D）。

29. C 肱骨中段或中、下 1/3 交界处骨折容易合并桡神经的损伤，导致前臂伸肌群的瘫痪，典型表现为患肢垂腕畸形。查体时应特别注意有无伸腕功能障碍。

30. C 新生儿及 1 岁左右儿童，考虑还未接受免疫规划或已接受但可能仍未建立免疫力，在意外受伤时，视伤口大小深浅和污染情况，要注射破伤风抗毒素，剂量与成人相同。

31. E 常用脉率 / 收缩压（mmHg）计算休克指数，帮助判定有无休克及轻重程度。休克指数≥ 1.0 提示休克，＞ 2.0 提示严重休克。

32. D 眩晕为椎动脉型颈椎病最常见的症状，转头和姿势改变时眩晕加重。常伴有头痛，视物模糊，耳鸣，听力下降，发音不清，共济失调，甚至猝倒。

33. E 静脉注射化疗药时，一旦发生药物外渗，应立即停止药物输注，保留针头接注射器回抽外渗药液（选 E，不选 A），以保护皮肤黏膜。随后皮下注入解毒药再拔针（不选 D），局部涂氢化可的松（不选 B）。根据药物特性，相应选择冰袋冷敷、热敷、局部封闭治疗等措施（不选 C）。

34. D 直肠癌术后第 1 天患者应于病情平稳后取半

坐卧位，有利于腹腔引流，并定时测血压、脉搏、呼吸。禁食禁饮，胃肠减压，补充静脉营养。保持各种引流管通畅，妥善固定，避免受压、扭曲。直肠癌术后患者严禁灌肠，以免发生吻合口瘘，不利于伤口愈合。

35. B　主动运动是功能锻炼的主要方法，适用于有活动能力的患者，患者依靠自身力量进行锻炼；注意鼓励和指导患者，充分发挥其主观能动性。被动运动患者完全靠自身以外的力量进行运动，适用于严重瘫痪的患者。助力运动适用于自身力量不足，需要外力协助，尤其在起动时需要帮助的患者。手法治疗适用于关节内粘连已完全机化，关节僵硬已定型的患者。骨科患者康复锻炼遵循循序渐进、动静结合、主动与被动运动相结合的原则。

36. C　静脉补钾时速度不宜过快，成人 30~40 滴 / 分，严禁直接静脉注射氯化钾溶液，以防造成心脏骤停。静脉补钾时遵循“四不宜”原则：不宜过早，见尿补钾（尿量＞ 40ml/h）；不宜过浓，浓度＜ 0.3%；不宜过快，成人 30~40 滴 / 分；不宜过多，成人每天总量控制在 3~6g。

37. E　急性化脓性腹膜炎患者无休克者取半坐卧位，以利于腹腔内渗液流向盆腔，减少吸收和减轻中毒症状，同时可使腹腔内脏器下移，利于呼吸和循环，减轻腹痛；禁食、胃肠减压，可改善胃肠壁的血运；维持体内平衡和有效循环血量，纠正体液失衡；已确诊、治疗方案已定者可用哌替啶镇痛。灌肠可增加腹腔渗液，加重患者腹痛症状，并导致腹膜炎扩散。

38. C　颅内压增高者应取头高位，抬高床头 15°~30°，以利于颅内静脉回流，减轻脑水肿。

39. B　消化性溃疡急性穿孔主要表现为弥漫性腹膜炎，突发上腹部刀割样剧痛，并迅速波及全腹，有明显压痛和反跳痛，腹肌紧张，肝浊音界缩小，可有移动性浊音，腹部 X 线检查膈下可见新月形游离气体。对于急性穿孔患者应禁食，胃肠减压，以减少胃内容物继续外漏（选 B，不选 A）；应用抗生素以预防和控制感染（不选 C）；输液，纠正水、电解质失衡（不选 E）；做好紧急手术的准备（不选 D）。

40. A　脱水患者静脉补液原则为先盐后糖（选 A，不选 B），先晶后胶（不选 C），先快后慢（不选 E），液种交替，见尿补钾（不选 D）。

41. D　腹膜炎术后患者取半坐卧位，可减轻切口张力（不选 A），减轻疼痛（不选 E）；利于腹腔渗液流入盆腔，减少毒素吸收和减轻中毒症状（不选 B）；防止膈下感染（不选 C）。鼓励患者术后在卧床期间床上翻身活动，早期下床活动，可促进肠蠕动恢复（选 D）。

42. C　全身麻醉患者清醒前，患者的意识、咽反射消失，易发生反流和误吸，此时最重要的护理是保持呼吸道通畅。

43. E　门静脉高压症患者行分流术后 48 小时内，取平卧位或低半坐卧位（不选 C）。不宜早期下床活动，一般术后需要卧床 1 周，防止血管吻合口破裂出血（选 E）。术后早期禁食，术后 24~48 小时肠蠕动恢复后可进流质饮食（不选 B），逐渐过渡到半流质饮食及软质饮食；分流术后易诱发肝性脑病，应限制蛋白质的摄入（不选 A）。脾切除术后 2 周内每天或隔天监测血小板（不选 D）。

44. A　手术切除是治疗乳腺纤维腺瘤唯一有效的方法，常规送病理。大多数纤维腺瘤在完全切除后不再复发，青春期发生的纤维腺瘤有多灶性或在靠近手术部位有再发的倾向。

45. A　胰头癌根治性切除术患者术前应给予高蛋白、高热量、高维生素、低脂饮食，必要时肠内、肠外营养支持。遵医嘱保肝治疗，黄疸者静脉补充维生素 K，改善凝血功能。术前常合并糖尿病，通过饮食调节和胰岛素控制血糖在 7.2~8.9mmol/L。术前 3 天开始口服抗生素抑制肠道细菌，预防术后感染；胰腺癌术后肺部感染的风险极大，所以术前应戒烟、训练深呼吸、有效咳嗽咳痰。

46. E　急性阑尾炎患者如阑尾穿孔已被包裹形成阑尾周围脓肿，病情较稳定，宜应用抗生素治疗或同时联合中药治疗促进脓肿吸收消退，也可在超声引导下穿刺抽脓或置管引流，不必立即急诊手术。

47. B　收缩压升高、舒张压下降和脉压增大为甲状腺功能亢进症（甲亢）的特征性表现。甲亢患者甲状腺激素分泌增多，主要影响心肌收缩力，心肌收缩力增强，心排血量增加，导致收缩压升高，同时外周组织耗氧量增加使血管扩张，引起舒张压下降，导致脉压增大。甲亢患者脉压增大最主要的原因是收缩压升高。

48. C　进行性排尿困难是良性前列腺增生最主要的症状，典型表现为排尿迟缓、断续、尿流细而无力、射程短、终末滴沥、排尿时间延长。严重者需要用力增加腹压以帮助排尿，常有排尿不尽感。

49. A　体外循环下行人工瓣膜置换术后若 3~4 小时内，10 岁以下的小儿心包、纵隔引流管血性引流量＞ 50ml/h，成人＞ 100ml/h，引流液呈鲜红色，有较多血凝块，伴有低血容量的表现，应考虑有活动性出血的可能。该患者术后第 1 天纵隔引流量 80ml/h，＜ 100ml/h，引流量正常，应继续观察，不需要特殊处理。

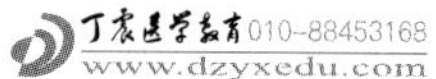

50. B 患者寒战、高热时细菌在血液中大量繁殖，此时行血培养较易发现致病菌。

51. A 单纯胸骨骨折的治疗主要为镇痛、固定胸壁和防治并发症。小量气胸（肺萎陷30%以下）不需要特殊处理，积气一般可在1~2周自行吸收。

52. C 大面积烧伤使毛细血管通透性增加，大量体液外渗，引起有效循环血容量锐减，从而发生低血容量性休克，表现为心率增快、血压下降等，是导致患者死亡最主要的原因。此时的护理重点为补充血容量。

53. C 肾上腺皮质腺瘤切除术前应给予低钠、高钾、高蛋白、低碳水化合物、低热量饮食，鼓励患者食用橘子、枇杷、香蕉、南瓜等含钾丰富的水果蔬菜，并摄取富含钙及维生素D的食物。

54. D 呼吸困难是颈椎前路手术最危急的并发症，术前应指导患者进行气管、食管推移训练，以适应术中反复牵拉气管、食管的操作，避免术后出现呼吸困难、咳嗽、反复吞咽困难等并发症。

55. A 非手术治疗适用于结石直径＜0.6cm、表面光滑、无尿路梗阻、无感染的纯尿酸或胱氨酸结石患者。直径＜0.4cm、表面光滑的结石，90%能自行排出。体外冲击波碎石术适用于直径≤2cm的肾结石及输尿管上段结石。输尿管肾镜取石、输尿管切开取石、经皮肾镜取石已较少使用。

56. E 切口感染表现为伤口局部红、肿、热、痛，有分泌物（浅表伤口感染），伴或不伴发热和白细胞升高。此时应拆除有脓点部分缝线，充分敞开切口，清理切口后，放置凡士林油纱条（布）引流脓液，定期更换敷料，争取二期愈合。

57. B 肾损伤非手术治疗患者出院后3个月内不宜从事重体力劳动，以防止继发损伤。

58. A 肝癌切除术后7天，出现精神错乱、幻觉、扑翼样震颤，最可能的诊断是肝性脑病昏迷前期。

59. C 胰腺癌患者的典型表现为上腹痛、不适，癌肿位于胰头时，可表现为梗阻性黄疸，呈进行性加重，伴皮肤瘙痒、茶色尿及白陶土色大便。病毒性肝炎主要表现为黄疸及消化道症状。胆石症患者主要表现为胆绞痛，合并感染时可有寒战高热、黄疸等表现。

60. B 颅内肿瘤为脑疝的常见病因，发生小脑幕切迹疝时，表现为剧烈头痛、与进食无关的频繁呕吐等颅内压增高的表现，患侧瞳孔缩小、对光反射迟钝，随病情进展患侧动眼神经麻痹，患侧瞳孔逐渐散大，直接和间接对光反射均消失并有患侧上眼睑下垂、眼球外斜。在做出脑疝诊断的同时应按颅内压增高的处理原则，快速静脉输注高渗降颅内压药物如20%甘露醇，以缓解病情，争取手术时间。

61. B 胃十二指肠急性穿孔表现为突发上腹部“刀割样”剧烈腹痛，腹痛迅速波及全腹；查体可见全腹压痛，腹肌紧张呈“板状腹”，肠鸣音减弱或消失，叩诊肝浊音界缩小或消失，可闻移动性浊音，立位腹部X线检查见膈下游离气体。腹膜对于腹腔内液体和毒素的吸收能力，上腹部最强，盆腔较差，胃溃疡急性穿孔无休克者取半坐卧位可使腹腔内渗液流入盆腔，有利于炎症局限和引流，减少毒素的吸收，减轻中毒症状，减轻腹胀对呼吸和循环的影响，放松腹肌，减轻疼痛。

62. D 胃大部切除术后应严格禁饮、禁食，待肛门排气、引流量减少后，拔除胃管。

63. E 胆总管探查术后T管一般放置2周左右。术后10~14天试行夹闭T管1~2天，若无腹胀、腹痛、发热及黄疸等症状，可行T管造影，造影后继续引流24小时以上。若胆道通畅、无结石和其他病变，再次夹闭T管24~48小时，无不适症状方可拔管。

64. C 急性胆管炎患者术后48小时内最重要的是观察腹部引流液的量和性质。术后24小时内引流量300~500ml，恢复饮食后可增加至600~700ml/d，以后逐渐减少至200ml/d左右。如胆汁过多，提示胆总管下端有梗阻的可能；如胆汁浑浊，应考虑结石残留或胆管炎症未完全控制。

65. A 急性胆管炎术后最易出现的并发症为出血和胆汁漏。出血可能与术中血管结扎线脱落，肝断面渗血及凝血功能障碍，结石、炎症引起血管壁糜烂、溃疡或术中操作不慎有关。胆汁漏多由术中胆管损伤、胆总管下端梗阻、T管脱出所致。

66. C 胰头十二指肠切除术（Whipple）后1~2天可能出现的并发症为腹腔内出血，多因凝血障碍导致创面广泛渗血、手术中止血不确切或吻合口出血引起。术后1~2周也可发生由胰液、胆汁腐蚀所致的出血。胰瘘多发生于术后1周左右。胆瘘多发生于术后5~10天。

67. B 术后腹腔引流出淡血性液体时，应取半坐卧位，可使腹腔渗出液流入盆腔，减少炎症扩散和毒素吸收，便于引流；减轻腹部切口缝合处的张力，缓解疼痛，有利于切口愈合。

68. A 膈下脓肿患者脓肿部位可有持续性钝痛，深呼吸时加重，脓肿刺激膈肌时，可因感染向上蔓延引起顽固性呃逆。肠间脓肿主要表现为腹部持续性隐痛，可有肠梗阻表现，肠鸣音亢进或减弱。盆腔脓肿主要表现为直肠或膀胱刺激症状。

69. D 颅内压增高常以头痛、呕吐、视神经乳头水肿为典型表现，称为颅内压增高“三主征”。

70. D 颅内占位性病变便秘患者用力排便可使颅内压增高，诱发脑疝。能进食者应鼓励其多吃蔬菜和水果等粗纤维素类食物（不选E），可行腹部按摩或使用开塞露（不选A、B），必要时用缓泻药（不选C），禁止灌肠（选D）。

71. A 颅内出血是颅脑手术后最危险的并发症，多发生于术后24~48小时，患者表现为意识清醒后又逐渐嗜睡、反应迟钝甚至昏迷。术后应密切观察，一旦发现有颅内出血征象，应及时报告医师，并做好再次手术止血的准备。

72. D 出现脑脊液鼻漏患者应预防颅内感染，避免咳嗽、打喷嚏（选D），勿挖鼻、回吸鼻涕，避免捏鼻鼓气，禁止自行鼻腔填塞（不选B），切勿冲洗鼻腔及滴药入鼻腔（不选C、E）。取头高位（不选A），借助重力作用使脑组织移向颅底，封闭漏口。

73. D 食管癌早期症状不明显，表现为吞咽粗硬食物时偶有不适感，如哽噎感、胸骨后烧灼样、针刺样或牵拉摩擦样疼痛；中晚期的典型症状为进行性吞咽困难。贲门失弛缓症患者的主要症状为间断性咽下困难、胸骨后沉重感或阻塞感，病程较长，症状时轻时重。食管平滑肌瘤临床症状不明显，多因其他疾病食管X线钡剂检查时发现。

74. A 食管镜检查合并病理学检查对食管癌有确诊价值。CT检查能显示食管癌侵犯的范围及淋巴结转移情况。食管X线钡剂造影可见皱襞粗糙或中断，充盈缺损、管腔狭窄等。

75. C 吻合口瘘多发生在术后5~10天，患者出现呼吸困难、胸痛、胸腔积液和全身中毒症状等吻合口瘘表现，如白细胞增多、高热、寒战甚至休克等。乳糜胸多发生在食管癌术后2~10天，乳糜胸患者胸膜腔闭式引流为淡血性或淡黄色液。

76. E 食管癌术后患者一旦发生吻合口瘘，护士应立即通知医生并嘱患者禁食，行胸膜腔闭式引流，应用抗生素并加强营养支持，严密观察生命体征，必要时做好术前准备。

77. C 冠状动脉旁路移植术术前3~5天停用抗凝药（如华法林、低分子肝素等）、利尿药、洋地黄、奎尼丁等药物，以防术中出血不止、洋地黄毒性反应等。

78. E 急性左心衰竭患者应取端坐卧位，双腿下垂以减少静脉回流，无须行肢体活动功能检测。对急性左心衰竭患者应密切监测血压，维持血压稳定，观察脉搏、心率、心电图变化，警惕心律失常和心肌梗死的发生。中心静脉压可测定上、下腔静脉或右心房内的压力，是评估血容量、右心室前负荷及右心功能的重要指标，左心衰竭可发展为全心衰竭，中心静脉压也有必要监测。

79. D 石膏托外固定时，浸泡石膏绷带的水温应保持在35~45℃。协助医生将患者肩关节置于功能位即内收内旋位，屈肘90°，在石膏固定处的皮肤表面加衬垫，可在骨凸处覆盖棉垫，以防压疮。搬运及翻身时，用手掌平托石膏固定的肢体，切忌抓捏，以免留下指凹点，干固后形成局部压迫。在石膏未干固之前患者须卧硬板床，以防塑形之前变形。

80. E 石膏绷带包扎时，患肢应保持功能位。包扎时动作应敏捷、用力均匀，石膏表面应涂抹光滑，不可用手指尖端帮助塑形，以防留下指压凹陷。为便于局部检查或伤口引流、更换敷料等，石膏未干前可在相应部位石膏上开窗。

81. C 脊椎高位骨折伴脱位合并脊髓损伤时，可出现严重的呼吸困难。急救时为挽救患者生命立即行气管切开，保持患者呼吸道通畅。

82. C 颈椎高位骨折伴脱位出现脊髓损伤时，可出现严重呼吸困难。脊髓损伤后，任何阻碍膈肌活动和呼吸道通畅的原因均可导致呼吸衰竭，出现呼吸困难，如脊髓水肿继续上升至近C_4节段、痰液阻塞气管、肠胀气和便秘等。

83. E 腹部空腔性脏器损伤后，患者可出现体温升高、呼吸急促等全身感染症状，严重者可出现感染性休克（选E）。空腔性脏器出血量一般不大，通常不会导致失血性休克（不选A）。创伤性休克的患者更常发生多器官功能障碍综合征（不选B）。

84. A 腹部损伤患者为预防休克，应取休克卧位，即中凹卧位，以增加回心血量（选A）。同时予禁食（不选B）、胃肠减压（不选D），遵医嘱补液以纠正酸碱平衡紊乱（不选C），合理应用抗生素以预防或治疗感染（不选E）。

85. A 弥散性血管内凝血（DIC）肝素抗凝时，若凝血时间短于12分钟，提示肝素剂量不足；若超过30分钟提示过量；凝血时间在20分钟左右表示肝素剂量合适。

86. D 对抗肝素过量使用鱼精蛋白治疗时，注射鱼精蛋白速度不宜太快，以免抑制心肌引起血压下降（不选 A）、心动过缓（选 D，不选 C）和呼吸困难（不选 E）。快速输注时还可引起短暂面部潮红及温热感、肺动脉高压等（不选 B）。

87. E 破伤风发作期的典型症状是肌紧张性收缩及阵发性强烈痉挛，咀嚼肌最先受累，表现为牙关紧闭、张口困难（选 E）；随后依次累及面部表情肌、颈、背、腹、四肢肌，最后为膈肌，此时可出现苦笑面容（不选 A），颈强直（不选 B），角弓反张（不选 C），上肢屈曲、下肢伸直等表现（不选 D）。

88. E 破伤风发作期的典型症状是肌紧张性收缩及阵发性强烈痉挛，咀嚼肌最先受累，随后依次为面部表情肌、颈、背、腹、四肢肌，最后为膈肌。持续的呼吸肌和膈肌痉挛可致呼吸困难，甚至窒息，是导致患者死亡的主要原因。

89. D 破伤风患者对于轻微的刺激（声、光、疼痛、接触、饮水等）均可诱发强烈的阵发性痉挛。应置于单人病室（不选 A），温、湿度适宜（不选 C），保持安静（不选 B），避免声、光刺激。各项护理操作尽量集中于应用镇静药后 30 分钟内进行，以减少对患者的刺激（选 D）。室内备齐急救药品和物品，以便抢救呼吸肌痉挛引起的窒息等严重并发症（不选 E）。

90. A 乳腺查体应从乳房外上象限开始检查，依次为外上、外下、内下、内上象限，然后检查乳头、乳晕等中央各区，最后检查腋窝有无肿块及乳头有无溢液。

91. C 乳腺癌根治术后，预防皮下积液的主要措施是手术部位用绷带加压包扎，使皮瓣紧贴胸壁，防止积液积气（选 C）。皮瓣下置管引流可及时、有效地吸出残腔内的积液、积血等，有利于皮瓣的愈合，是预防皮瓣坏死的重要措施（不选 E）。

92. D 乳腺癌术后 24 小时内开始活动手指和腕部，3 天内肩部制动（选 D）。术后 1~2 周，待皮瓣基本愈合后，开始做肩关节活动，以肩部为中心，前后摆臂。患侧腋窝淋巴结切除后，易发生上肢淋巴回流不畅，应避免在患侧上肢测血压、抽血或输液（不选 A）。术后患侧上肢垫枕抬高 10°~15°（不选 B），肘关节轻度屈曲（不选 C），以促进淋巴回流。肿胀严重者，可使用弹力袖或弹力绷带，以利于回流（不选 E）。

93. B 乳腺是多种内分泌激素的靶器官，如雌激素、孕激素及催乳素等，雌酮及雌二醇与乳腺癌的发病有直接关系。乳腺癌患者术后 5 年内应避免妊娠，以减轻激素作用，减少乳腺癌复发。

94. D 急腹症患者应严格执行四禁，禁食、禁用镇痛药、禁服泻药、禁止灌肠。诊断未明确时，禁用吗啡、哌替啶等麻醉性镇痛药，以免掩盖病情、延误诊断（选 D）。急腹症患者血压稳定、无休克时，取半坐卧位。禁食、胃肠减压是治疗急腹症的重要措施（不选 B、C），手术、禁食期间给予静脉营养支持（不选 A），给予静脉输液，纠正水、电解质紊乱（不选 E）。

95. D 腹部手术后患者取半坐卧位，可减轻切口张力（不选 A），减轻疼痛（不选 E）；利于腹腔渗液流入盆腔，减少毒素吸收和减轻中毒症状（不选 B）；防止膈下感染（不选 C）。鼓励患者术后在卧床期间床上翻身活动，早期下床活动，可促进肠蠕动恢复（选 D）。

96. B 直肠癌的临床表现为直肠刺激症状、癌肿破溃出血症状、肠腔狭窄症状等，大便次数增加，便前肛门有下坠、里急后重感，晚期有下腹痛；大便表面带血及黏液；当癌肿侵犯致肠管部分梗阻后，有腹痛、肠鸣音亢进等表现。直肠指诊是诊断低位直肠癌最主要和最重要的方法，可了解直肠肿瘤的大小、形态及下缘距肛缘的距离等。

97. B 直肠癌保肛手术是目前应用最多的直肠癌根治术。根治原则要求肿瘤远端距切缘至少 2cm，低位直肠癌至少 1cm，在肛门外括约肌和肛提肌未受累，保证环周切缘阴性的前提下，均可行结肠 - 直肠低位吻合或结肠 - 肛管超低位吻合，达到保肛目的。

98. D 癌胚抗原（CEA）和糖类抗原 19-9（CA19-9）主要用于预测大肠癌的预后和监测复发，缺乏对早期结肠癌、直肠癌的诊断价值。

99. B 尿道外伤后最易并发尿道狭窄，狭窄轻者可定期做尿道扩张术；狭窄严重，可行内镜下尿道内冷刀切开狭窄部位、切除瘢痕组织；必要时可经会阴切除瘢痕狭窄段，行尿道端端吻合术。

100. D 预防尿道狭窄的有效措施是拔导尿管后定期行尿道扩张术（选 D）。尿道扩张术是将金属探条由细到粗依次插入尿道内（不选 A），逐渐扩张尿道，使其狭窄段变粗，达到排尿通畅的目的。